临床医师诊疗丛书

心血管内科疾病诊疗指南

第4版

主 编 汪道文 曾和松 王 炎

科学出版社

北 京

内 容 简 介

本书紧密围绕当前心血管领域的日常实践和前沿进展，主要涵盖心血管疾病的诊疗概要、临床综合征和热点主题、临床常规检查方法、相关影像学检查、介入诊疗技术概要、重症患者的监护和抢救方法、检验检查技术及新兴领域等内容。

本书特色鲜明，内容具有高度概括性，临床实用性较强，特别适合心血管内科专科医师、内科住院医师规范化培训学员、心血管专科医师规范化培训学员及基层心血管专科医师等学习使用。

图书在版编目（CIP）数据

心血管内科疾病诊疗指南 / 汪道文，曾和松，王炎主编.-- 4版.
北京：科学出版社，2025.3.（临床医师诊疗丛书）.-- ISBN 978-7-03-079960-9

Ⅰ.R54-62

中国国家版本馆CIP数据核字第2024AJ7224号

责任编辑：张艺璇　戚东桂 / 责任校对：张小霞
责任印制：肖　兴 / 封面设计：有道文化

科学出版社 出版

北京东黄城根北街 16 号
邮政编码：100717
http://www.sciencep.com

天津市新科印刷有限公司印刷
科学出版社发行　各地新华书店经销

*

1999年3月第　一　　版　　开本：850×1168　1/32
2025年3月第　四　　版　　印张：22 1/8
2025年3月第二十五次印刷　字数：650 000

定价：118.00元
（如有印装质量问题，我社负责调换）

编写人员

主　编　汪道文　曾和松　王　炎

编　者　（按姓氏笔画排序）

丁　虎　马　飞　王　红

王　炎　王　峰　王洪杰

邓小艳　左　萍　左后娟

白　杨　吕家高　朱小华

朱红玲　刘　磊　刘启功

刘婉君　严江涛　李　晟

李　瑞　李宗哲　杨晓云

肖志超　吴俊芳　何祚雯

汪道文　汪璐芸　宋玉娥

张敬群　陈　琛　陈光志

苗　琨　林　立　周　宁

周　强　赵春霞　贺行巍

秦　瑾　夏黎明　倪　黎

徐　昶　徐西振　郭小梅

唐家荣　陶婧雯　黄　璐

崔广林　蒋建刚　曾和松

赖金胜　管汉雄

前　　言

心血管疾病已经成为人类死亡的主要原因之一。在中国，目前有3亿多心血管疾病患者，其中农村人口的发病率、死亡率迅速上升，已经超过城市，心血管疾病正严重威胁着我国人民的生命健康。

近年来，对心血管疾病的机制研究和认识不断深入，诊断和治疗技术日新月异。有鉴于此，我们组织华中科技大学同济医学院附属同济医院心血管内科的专家和教授，基于第3版《心血管内科疾病诊疗指南》，紧密结合当前的研究和实践进展，融合各位学者的认识与体会，对该指南予以更新。

本书内容翔实，极富可读性，涵盖心血管疾病各论、相关的临床综合征、特殊检查与治疗、重要的介入诊疗技术、新兴领域和热点主题等多个方面，全面介绍了其诊疗概要和进展信息，并提炼出符合临床实际的指导策略，帮助读者既能迅速将之用于实践指导，又能知晓相关的前沿进展。

1. 在心血管疾病各论方面，主要介绍了心力衰竭、心律失常、动脉粥样硬化和冠状动脉粥样硬化性心脏病、高血压、心肌疾病、成人常见先天性心血管疾病、急性风湿热、心脏瓣膜病、心包疾病、感染性心内膜炎、肺血管疾病、主动脉夹层的诊疗知识。

2. 在临床综合征和热点主题方面，主要介绍了晕厥、休克、心搏骤停与心源性猝死、血管痉挛性心绞痛诊断与治疗等内容。

3. 在常规检查技术方面，主要阐述了心电图、经食管心房调搏术、超声心动图、心室晚电位、倾斜试验等多种检查方法和意义。

4. 在影像医学方面，主要介绍了 CT、MRI 及核医学在心血管疾病诊治中的应用适应证和价值。

5. 在介入诊疗技术方面，主要涵盖心导管检查、冠状动脉腔内影像学与生理功能学检查、心血管疾病的介入治疗、心内电生理检查、心律失常的射频消融治疗、人工心脏起搏器与植入型心脏复律除颤器及心力衰竭的非药物治疗知识。

对于常规的介入诊疗技术及新技术均有简要介绍，如房间隔穿刺、心肌活检、心导管检查、血管内超声（IVUS）、光学相干断层扫描（OCT）、微创介入主动脉瓣植入术（TAVI）、经皮二尖瓣钳夹术、心脏收缩力调节器（CCM）植入、无导线起搏器植入、绿色电生理和脉冲技术、经皮房间隔造瘘或分流术、心脏神经节消融治疗、梗阻性肥厚型心肌病的消融治疗等。

6. 在重症患者的监护和抢救技术方面，主要介绍了血流动力学监测、机械循环辅助支持治疗及电复律/除颤的主要方法。

7. 在新兴领域方面，特别介绍了心脏康复、肿瘤心脏病学、高脂血症的现代处理。

8. 在前沿进展方面，本书特别介绍了基因诊断与分型在心血管疾病中的应用，以及人工智能技术在心血管疾病诊疗中的应用等。

9. 在实验室检查基础相关背景方面，对心血管相关的内分泌及代谢检查、细胞因子及代谢检测数据都进行了简要介绍。

本书编写人员精益求精，认真编排，为此，特别向他们辛苦的付出致以崇高的敬意！

尽管编者力求专业和严谨，但由于时间仓促，本书涉及内容多，参编专家多，基础背景不一致，因此在章节结构、内容取舍、文字叙述、写作风格等方面难以充分一致，敬请读者不吝赐教！

汪道文　曾和松　王　炎
2025年1月于湖北省武汉市

目 录

第一章　心力衰竭

第一节　心力衰竭概述

心力衰竭（简称心衰）是由任何结构或功能性的心脏异常所引起的影响心室灌注或搏血能力的临床综合征。

【病因】

（一）基本病因

1. 原发心肌损害，导致心肌丧失及其间质异常。
2. 心脏压力负荷和（或）容量负荷过度。
3. 心脏舒张充盈受限。

（二）常见诱发因素

1. 感染，尤以肺部感染为最常见诱因。
2. 体力活动过度和情绪激动。
3. 妊娠和分娩。
4. 输液过多和（或）过快。
5. 心律失常，既可作为病因，亦可作为诱发因素。
6. 电解质紊乱和酸碱平衡失调。

【临床类型】

根据左心室射血分数（left ventricular ejection fraction，LVEF），分为射血分数降低的心力衰竭（heart failure with reduced ejection fraction，HFrEF）、射血分数保留的心力衰竭（heart failure with preserved ejection fraction，HFpEF）和射血分数中间值的心力衰竭（heart failure with mid-range ejection fraction，HFmrEF）。根据心力衰竭发生的时间、速度，分为慢性心力衰竭和急性心力衰竭。根据心力衰竭发生、发展过程，分为4个阶段（表1-1），旨在强调心力衰竭重在预防。美国纽约心脏学会（New York Heart Association，NYHA）心功能分级是临床常用的心功能评估方法（表1-2），常用于评价患者的症状随病程或治疗而发生的变化。

表1-1 心力衰竭的4个阶段

心力衰竭的阶段	定义	患病人群
阶段A （前心力衰竭 阶段）	具有心力衰竭的高危因素，但无心脏结构或功能异常，无心力衰竭的症状和（或）体征	有高血压、冠心病、糖尿病、肥胖、代谢综合征、使用心脏毒性药物史、酗酒史、风湿热史、心肌病家族史等人群及肥胖者
阶段B （前临床心力衰竭 阶段）	已发展成器质性心脏病，之前从无心力衰竭症状和（或）体征	左心室肥大、陈旧性心肌梗死、无症状的心脏瓣膜病等患者
阶段C （临床心力衰竭 阶段）	器质性心脏病，既往或目前有心力衰竭的症状和（或）体征	器质性心脏病患者伴运动耐量下降（呼吸困难、疲乏）和体液潴留
阶段D （难治性终末期心 力衰竭）	器质性心脏病不断进展，积极的内科治疗后休息时仍有症状，且需要特殊干预	因心力衰竭反复住院，且不能安全出院者；需要长期静脉用药者 等待心脏移植者；使用心脏机械辅助装置者

表1-2 纽约心脏学会（NYHA）心功能分级

Ⅰ级	体力活动不受限。平常体力活动不引起过度气促、疲乏或心悸
Ⅱ级	体力活动轻度受限。静息时舒适，但平常体力活动引起过度气促、疲乏或心悸
Ⅲ级	体力活动显著受限。静息时舒适，但比平常轻的体力活动引起过度气促、疲乏或心悸
Ⅳ级	不能没有不适地进行任何体力活动。静息时也存在症状，进行任何体力活动便增加不适

第二节 慢性心力衰竭

【诊断和评估】

心力衰竭的诊断和评估依赖于病史、体格检查、实验室检查、心脏影像学检查和功能检查。慢性心力衰竭的诊断流程见图1-1。

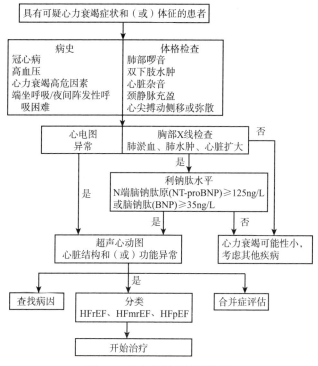

图1-1　心力衰竭的诊断流程
（参考《中国心力衰竭诊断和治疗指南2018》）

（一）常规检查

1. 心电图　所有心力衰竭及怀疑心力衰竭的患者均应行心电图检查，明确心率、心律、QRS波形态和宽度等。

2. 胸部X线检查　可提供肺淤血/水肿及心脏增大的信息，但胸部X线片正常不能除外心力衰竭。

3. 生物标志物　①脑钠肽（BNP）或N端脑钠肽原（NT-proBNP）：BNP＜100ng/L、NT-proBNP＜300ng/L时通常可排除急性心力衰竭；BNP＜35ng/L、NT-proBNP＜125ng/L时通常可排除慢性心力衰竭。②心肌肌钙蛋白（cardiac troponin，cTn）：用于心力衰竭患者的病因诊断（如急性心肌梗死）和预后评估。③反映心肌纤维化、炎症、氧化应激的标志物，如可溶性ST2、半乳糖凝集素3及生长分化因子15等也有助于心力衰竭患者的危险分层和预后评估。

4. 超声心动图　评估心脏结构和功能的首选方法。

5. 实验室检查　如血常规，以及血钠、血钾、血糖、肌酐或估算肾小球滤过率（eGFR）、肝酶、胆红素、血清铁、铁蛋白、总铁结合力、血脂、糖化血红蛋白、促甲状腺激素等检测为心力衰竭患者的初始常规检查。

（二）特殊检查

1. 心脏磁共振成像（MRI）　是测量左、右心室容量，质量和射血分数的"金标准"。

2. 冠状动脉造影　适用于经药物治疗后仍有心绞痛的患者；合并有症状的室性心律失常或有心搏骤停史的患者；有冠心病危险因素，无创检查提示存在心肌缺血的心力衰竭患者。

3. 心脏计算机断层扫描（CT）　对低中度可疑的冠心病或负荷试验未能明确诊断心肌缺血的心力衰竭患者可考虑行冠状动脉CT以排除冠状动脉狭窄。

4. 负荷超声心动图　运动或药物负荷超声心动图可用于心肌缺血和（或）存活心肌、部分瓣膜性心脏病患者的评估。

5. 核素心室造影及核素心肌灌注和（或）代谢显像　可用于诊断心肌缺血，判断心肌存活情况。

6. 心肺运动试验　适用于临床症状稳定2周以上的慢性心力衰竭患者。

7. 6分钟步行试验　用于评估患者的运动耐力。6分钟步行距离＜150m为重度心力衰竭，150～450m为中度心力衰竭，＞450m为轻度心力衰竭。

8. 有创血流动力学检查　右心导管和肺动脉导管检查适用于评估重症心力衰竭患者、肺动脉高压患者等。

9. 心肌活检　适用于临床怀疑心力衰竭是由可治疗的特殊病因所致且只能通过心肌活检明确诊断的患者。

10. 基因检测　对肥厚型心肌病、特发性扩张型心肌病、致心律失常性右室心肌病、限制型心肌病、致密化不全心肌病等患者可考虑行基因检测。

11. 生活质量评估　运用心理学量表，对心理健康、躯体健康和社会功能等进行多维度量化评估。

【预防】

建议对所有患者进行临床评估以识别心力衰竭危险因素，有助于延缓或预防心力衰竭的发生。

1. 对心力衰竭危险因素的干预 控制高血压、血脂异常、糖尿病、其他危险因素（如肥胖、吸烟、饮酒），检测利钠肽水平以筛查心力衰竭高危人群。

2. 对无症状性左心室收缩功能障碍的干预 所有无症状的LVEF降低的患者，为预防或延缓心力衰竭发生，推荐使用血管紧张素转换酶抑制药和β受体阻滞剂。

【慢性HFrEF的药物治疗】

慢性HFrEF的治疗目标是改善患者临床症状和生活质量，预防或逆转心脏重构，减少再住院，降低死亡率。一般性治疗包括去除或缓解基本病因、去除诱发因素、改善生活方式。

（一）利尿药

1. 适应证 有体液潴留证据的心力衰竭患者均应使用利尿药。

2. 禁忌证 ①从无体液潴留的症状及体征；②痛风是噻嗪类利尿药的禁忌证；③过敏或存在不良反应。

3. 不良反应 如电解质丢失、低血压、肾功能恶化及高尿酸血症等。

（二）肾素-血管紧张素系统抑制药

1. 血管紧张素转换酶抑制药（angiotensin converting enzyme inhibitor，ACEI）

（1）适应证：所有HFrEF患者均应使用ACEI，除非有禁忌证或不能耐受。

（2）禁忌证：①使用ACEI曾发生血管神经性水肿（导致喉头水肿）；②妊娠妇女；③双侧肾动脉狭窄。以下情况须慎用：①血肌酐＞221μmol/L（2.5mg/dl）或eGFR＜30ml/（min·1.73m^2）；②血钾＞5.0mmol/L；③症状性低血压（收缩压＜90mmHg）（1mmHg=0.133kPa）；④左心室流出道梗阻（如主动脉瓣狭窄、梗阻性肥厚型心肌病）。

（3）不良反应：①肾功能恶化；②高钾血症；③低血压；

④干咳；⑤血管神经性水肿，发生血管神经性水肿的患者终生禁用ACEI。

2. 血管紧张素Ⅱ受体阻滞药（angiotensin Ⅱ receptor blocker，ARB）

（1）适应证：推荐作为不能耐受ACEI的HFrEF患者的备选药。

（2）禁忌证：除血管神经性水肿外，其余同ACEI。

（3）不良反应：包括低血压、肾功能恶化和高钾血症等，极少数患者也会发生血管神经性水肿。

3. 血管紧张素受体脑啡肽酶抑制剂（angiotensin receptor-neprilysin inhibitor，ARNI）

（1）适应证：同ACEI，可减少心力衰竭的发病率及死亡率。

（2）禁忌证：重度肝损害（Child-Pugh分级C级）、胆汁性肝硬化和胆汁淤积患者禁用；其余禁忌证同ACEI/ARB。

（3）不良反应：主要是低血压、肾功能恶化、高钾血症和血管神经性水肿。

（三）β受体阻滞剂

1. 适应证　病情相对稳定的HFrEF患者均应使用β受体阻滞剂，除非有禁忌证或不能耐受。

2. 禁忌证　心源性休克、病态窦房结综合征、二度及以上房室传导阻滞（无心脏起搏器）、心率<50次/分、低血压（收缩压<90mmHg）、支气管哮喘急性发作期。

3. 不良反应　①心衰恶化，液体潴留加重；②心动过缓和房室传导阻滞；③低血压。

（四）醛固酮受体拮抗药

1. 适应证　HFrEF患者。

2. 禁忌证　①肌酐>221μmoL/L（2.5mg/dl）或eGFR<30ml/（min·1.73m^2）；②血钾>5.0mmol/L；③妊娠妇女。

3. 不良反应　主要是肾功能恶化和高钾血症；螺内酯可引起少数男性乳房疼痛或乳腺增生症，为可逆性，使用特异性高的依普利酮可明显减少此副作用。

（五）钠-葡萄糖协同转运蛋白2（sodium-dependent glucose transporters 2，SGLT2）抑制剂

1. 适应证　对于有症状的HFrEF患者，无论是否合并糖

尿病，均推荐应用SGLT2抑制剂。

2. 禁忌证　①对本类药物有严重超敏反应史者。②重度肾功能损害，eGFR＜30ml/（min·1.73m²）；终末期肾病或需要透析的患者。③妊娠及哺乳期妇女。④1型糖尿病和糖尿病酮症酸中毒的患者。

3. 不良反应　包括低血压、酮症酸中毒、急性肾功能损伤、泌尿系生殖系统感染、合用胰岛素和胰岛素分泌促进剂相关性低血糖等。

（六）伊伐布雷定

1. 适应证　①HFrEF患者已使用ACEI/ARB/ARNI、β受体阻滞剂、醛固酮受体拮抗药，β受体阻滞剂已达到目标剂量或最大耐受剂量，心率仍≥70次/分；②心率≥70次/分，对β受体阻滞剂禁忌或不能耐受者。

2. 禁忌证　①病态窦房综合征、窦房传导阻滞、二度及以上房室传导阻滞、治疗前静息心率＜60次/分；②血压＜90/50mmHg；③急性失代偿性心衰；④重度肝功能不全；⑤心房颤动（房颤）/心房扑动（房扑）；⑥依赖心房起搏。

3. 不良反应　最常见为光幻视和心动过缓。

（七）洋地黄类药物

1. 适应证　应用利尿药、ACEI/ARB/ARNI、β受体阻滞剂和醛固酮受体拮抗药，仍持续有症状且心率较快的HFrEF患者。不强调洋地黄化，不宜足量和长期使用。

2. 禁忌证　①病态窦房结综合征、二度及以上房室传导阻滞患者；②心肌梗死急性期（＜24h），尤其是有进行性心肌缺血者；③预激综合征伴房颤或房扑；④梗阻性肥厚型心肌病。

3. 不良反应　①心律失常；②胃肠道症状；③神经精神症状（视觉异常、定向力障碍）。

（八）其他药物

1. 血管扩张药　对于无法使用ACEI/ARB/ARNI的有症状HFrEF患者，合用硝酸酯与肼屈嗪治疗可能有助于改善症状。

2. 能量代谢　改善心肌能量代谢的药物，如曲美他嗪、辅酶Q10等可以改善患者症状和心功能，提高生活质量。

（九）慢性 HFrEF 的治疗流程

慢性 HFrEF 的治疗流程见图 1-2。

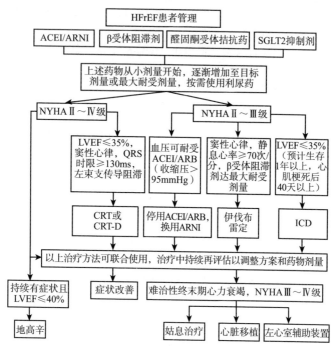

图 1-2　慢性 HFrEF 的治疗流程（参考《中国心力衰竭诊断和治疗指南 2018 》）

ICD. 植入型心律转复除颤器；CRT. 心脏再同步化治疗；CRT-D. 心脏再同步治疗心律转复除颤器

【慢性 HFrEF 患者的心脏植入型电子器械治疗】

慢性 HFrEF 患者的心脏植入型电子器械治疗主要包括 2 项内容：①CRT 或 CRT-D，用于纠正心衰患者的心脏失同步以改善心衰；②ICD 治疗，用于心衰患者心源性猝死的一级或二级预防。

1. CRT 适应证　窦性心律，QRS 时限≥130ms，左束支传导阻滞（left bundle branch block，LBBB），LVEF≤35% 的症状性心衰患者。

2.ICD治疗适应证

（1）二级预防：慢性心衰伴低LVEF，曾有心脏停搏、心室颤动（室颤）或伴血流动力学不稳定的室性心动过速（室速）。

（2）一级预防：①缺血性心脏病患者，优化药物治疗至少3个月，心肌梗死后至少40天及血运重建至少90天，预期生存期＞1年，LVEF≤35%，NYHA Ⅱ级或Ⅲ级，或LVEF≤30%，NYHA Ⅰ级，推荐植入ICD。②非缺血性心衰患者，优化药物治疗至少3个月，预期生存期＞1年，LVEF≤35%，推荐植入ICD。

第三节 急性心力衰竭

急性心力衰竭是指心脏在短时间内发生心肌收缩力明显减低或心室负荷急剧加重而致心排血量急剧下降，导致组织器官灌注不足和急性淤血的临床综合征。

【病因和诱因】

新发心力衰竭的常见病因为急性心肌坏死和（或）损伤（如急性冠脉综合征、重症心肌炎等）和急性血流动力学障碍（如急性瓣膜关闭不全、高血压危象、心脏压塞）。慢性心力衰竭常在一个或多个诱因下急性失代偿。

【诊断和评估】

应根据基础心血管疾病、诱因、临床表现（病史、症状和体征）及各种检查（心电图、胸部X线、超声心动图、利钠肽）做出急性心力衰竭的诊断，并评估严重程度、分型和预后。

1.症状 急性肺水肿表现为突发呼吸困难、端坐呼吸、频繁咳嗽、咳粉红色泡沫样痰、烦躁大汗、面色青灰、口唇发绀。

2.体征 典型体征为双肺布满湿啰音和哮鸣音，心尖部闻及舒张期奔马律，心率快，脉搏可呈交替脉，早期可有血压升高，严重者可出现心源性休克，甚至心搏骤停。

根据以上临床表现及体征，再结合超声心动图、胸部X线、NT-proBNP相关检查，急性心力衰竭不难诊断。

【治疗】

急性左心衰竭所导致的是一种急症，诊断和治疗通常同时进行。

（一）一般处理

一般处理包括：①调整体位，半卧位或端坐位，双腿下垂以减少回心血量，降低心脏前负荷；②吸氧；③镇静，阿片类药物（如吗啡）可缓解焦虑和呼吸困难，急性肺水肿患者应谨慎使用。

（二）容量管理

肺淤血、体循环淤血及水肿明显者应严格限制饮水量和静脉输液速度；同时限制钠摄入＜2g/d。病情严重时可行透析治疗，从而帮助降低容量负荷。

（三）药物治疗

1. 利尿药　有体液潴留证据的急性心力衰竭患者均应使用利尿药，首选静脉袢利尿药，同时纠正低血压、低氧血症、代谢性酸中毒、低钠血症、低蛋白血症、感染等，尤其注意纠正低血容量，必要时行超滤治疗。

2. 血管扩张药　硝酸酯类药物适用于急性心力衰竭合并高血压、冠状动脉粥样硬化性心脏病（冠心病）、心肌缺血、二尖瓣反流的患者。硝普钠适用于严重心力衰竭、后负荷增加，以及伴肺淤血或肺水肿的患者，特别是高血压危象、急性主动脉瓣反流、急性二尖瓣反流和急性室间隔穿孔合并急性心力衰竭等需快速减轻后负荷的疾病。

3. 正性肌力药物　适用于低血压（收缩压＜90mmHg）和（或）组织器官低灌注的患者。

4. 血管收缩药　如去甲肾上腺素、肾上腺素等，适用于应用正性肌力药物后仍出现心源性休克或合并明显低血压状态的患者，用药过程中应密切监测血压、心律、心率、血流动力学和临床状态变化，当器官灌注恢复和（或）循环淤血减轻时应尽快停用。

5. 洋地黄类药物　主要适应证是房颤伴快速心室率（＞110次/分）的急性心力衰竭。急性心肌梗死后24h内应尽量避免使用。

6. 糖皮质激素 急性肺水肿严重缺氧时可静脉注射地塞米松 $10\sim20mg$。

7. 抗凝治疗 如低分子量肝素，建议将其用于深静脉血栓和肺栓塞发生风险较高且无抗凝治疗禁忌证的患者。

8. 改善预后的药物 慢性 HFrEF 患者出现失代偿和心力衰竭恶化，如无血流动力学不稳定或禁忌证，可继续原有的优化药物治疗方案，包括β受体阻滞剂、ACEI/ARB/ARNI、醛固酮受体拮抗药及 SGLT2 抑制剂，可根据病情适当调整用量。

（四）非药物治疗

1. 主动脉内球囊反搏（intra-aortic ballon pump，IABP） 适应证如下：①急性心肌梗死或严重心肌缺血并发心源性休克，且不能由药物纠正；②伴血流动力学障碍的严重冠心病（如急性心肌梗死伴机械并发症）；③心肌缺血或急性重症心肌炎伴顽固性肺水肿；④作为左心室辅助装置（left ventricular assist device，LVAD）或心脏移植前的过渡性治疗。时间证明，这是一种十分有效的短期治疗方法。

2. 机械通气 ①无创呼吸机辅助通气适用于有呼吸窘迫者（呼吸频率>25次/分、$SpO_2<90\%$），应尽快给予无创通气；②气道插管和人工机械通气适用于呼吸衰竭导致的低氧血症（$PaO_2<60mmHg$）、$PaCO_2>50mmHg$ 和酸中毒（pH<7.35），经无创通气治疗不能改善者。

3. 肾脏替代治疗 高容量负荷，如肺水肿或严重外周水肿，且存在利尿药抵抗的患者可考虑超滤治疗。

4. 机械循环辅助装置 对于药物治疗无效的急性心衰或心源性休克患者，可短期（数天至数周）应用机械循环辅助治疗，包括经皮心室辅助装置、体外生命支持装置（extracorporeal life support，ECLS）和体外膜氧合器（extracorporeal membrane oxygenerator，ECMO）。

（五）急性心力衰竭稳定后的后续处理

患者病情稳定后仍需要监测，每天评估心力衰竭相关症状、容量负荷、治疗的不良反应；根据心力衰竭的病因、诱因、合并症调整治疗方案；应注意避免再次诱发急性心力衰竭，对各种可能的诱因要及早控制；对于伴基础心脏病变的急性心力衰竭患者，应针对原发疾病进行积极有效的预防、治疗和康复；对于慢性心力衰竭失代偿的患者，应恢复或启动慢性心力衰竭的治疗方案，评估有无器械治疗的适应证，制订随访计划。

【难治性心力衰竭的治疗】

优化内科治疗后，严重的心衰症状仍持续存在或进展，常伴有心源性恶病质，且需反复长期住院，死亡率高，即为心力衰竭的终末阶段，对其治疗应注意以下4个方面。

1. 控制体液潴留。

2. 神经内分泌抑制药的应用　患者对ACEI/ARB和β受体阻滞剂耐受性差，一旦体液潴留缓解，ACEI/ARB和β受体阻滞剂宜从极小剂量开始应用。

3. 正性肌力药物或血管扩张药的静脉应用　此类患者可考虑静脉滴注正性肌力药物和血管扩张药，作为姑息疗法短期（3～5天）治疗，可以缓解症状。

4. 心脏机械辅助治疗和外科治疗

（1）心脏移植：是终末期心力衰竭的有效治疗方法，主要适用于严重心功能损害而无其他治疗方法的重度心力衰竭患者。

（2）左心室辅助装置（LVAD）：主要用于心脏移植前的过渡性治疗和部分严重心力衰竭患者的替代治疗。

（倪　黎　汪道文）

第二章　心律失常

第一节　窦性心律失常

窦性心律的心电图特征为代表心房电活动的P波具有窦性P波的特点，即P波在标准十二导联中Ⅰ、Ⅱ、aVF导联直立，aVR导联倒置；P波额面电轴介于0°～+90°，而在水平面指向正前方伴轻度左偏，因此，V_1和V_2导联P波可以倒置，但V_3～V_6导联P波必须直立；PR间期≥0.12s。正常成人窦性心律的频率为60～100次/分，比较规则。

一、窦性心动过速

【概述】

成人的窦性心率＞100次/分，称为窦性心动过速（sinus tachycardia）。

【病因】

窦性心动过速（简称窦速）由生理（如运动、情绪激动、饮酒或喝咖啡等）或病理（如发热、贫血、甲状腺功能亢进、缺氧、休克、心力衰竭、药物等）因素引起。迷走神经功能减弱会导致不适当的窦速，体位改变也可引起窦速（直立性心动过速综合征）。窦房结内或其邻近组织的折返激动可引起窦房结折返性心动过速或窦房折返性心动过速。

【诊断要点】

窦速的心电图表现为窦性心律（即P波在Ⅰ、Ⅱ、aVF导联直立，aVR导联倒置，PR间期≥0.12s），P波频率＞100次/分（图2-1）。

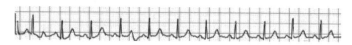

图2-1 窦性心动过速

Ⅱ导联的心电图，窦性P波规律出现，频率约为105次/分

【分型】

（一）生理性窦速

1. 机制 正常情况下，窦房结频率在60～90次/分，其频率受自主神经调节，还受温度、低氧血症、酸中毒、机械张力、激素（如三碘甲状腺素、5-羟色胺）及药物（如氨茶碱、阿托品、儿茶酚胺、迷幻剂）等因素的影响。上述因素均影响了窦房结内起搏细胞的除极频率。

2. 临床表现 患者常自觉心悸，其他症状取决于发生的原因。当心动过速发生于心力衰竭或心肌缺血患者时，由于心室充盈时间的缩短和冠状动脉血流的减少，可诱发心力衰竭加重或心绞痛发作。

3. 诊断 生理性窦速呈非阵发性，逐渐增快与逐渐减慢的改变。频率大多在100～180次/分，偶尔超过200次/分，可暂时波动。刺激迷走神经（如按摩颈动脉窦、Valsalva动作）可使患者的频率逐渐减慢。

4. 治疗 一般不必治疗。应注意寻找与纠正病因和诱因，如低血容量患者给予补液、发热患者给予降温等治疗。少数病例可使用镇静药（如地西泮5～10mg，1～4次/天），必要时可用β受体阻滞剂（如普萘洛尔10～40mg，4次/天）。对于症状性甲状腺功能亢进患者应联合使用β受体阻滞剂和治疗甲状腺功能亢进的药物。

（二）不适当窦速

不适当窦速是指无明确生理、病理诱因的静息状态时窦性心率加快的心律失常。

1. 机制 不适当窦速的机制尚不清楚，可能是多因素的，如窦房结自律性增加、自主神经调节异常等，抗β受体抗体可能也参与其中。近年来也有心脏起搏细胞超极化激活的环核苷酸门控4（HCN4）通道的功能增益性突变引起家族性不适当窦速的报道。

2. 临床表现　近90%为女性，平均年龄为（38±12）岁。心悸为主要症状，但胸痛、气短、头昏、眩晕及近似晕厥等也有报道。轻者可无症状，仅在常规体检时发现；症状严重者可完全丧失活动能力，需药物及心理治疗。

3. 诊断　心动过速和相关症状呈非阵发性；长程心电图监测白天心率＞100次/分，而夜间心率正常；P波形态与心内激动顺序和窦性心律时一致；需除外继发性原因，如发热、甲状腺功能亢进、嗜铬细胞瘤、心衰、贫血和心肌炎等。

4. 治疗　由于不适当窦速的预后是良性的，故其治疗目的主要是减轻症状。不适当窦速可能是由β受体阻滞剂、非二氢吡啶类钙通道阻滞药引起的一定副作用，但有关这些药物的证据有限。目前认为伊伐布雷定与β受体阻滞剂的联合使用更为有益。导管消融不应作为大多数不适当窦速患者的常规治疗，治疗推荐见表2-1。

表2-1　2019年ESC/AEPC室上性心动过速管理指南对不适当窦速及窦房结折返性心动过速的治疗建议

心动过速类型	治疗建议	推荐类别	证据水平
不适当窦速	推荐对可逆原因进行评价和处理	I	C
	对于有症状的患者，应当考虑伊伐布雷定单独使用或与β受体阻滞剂联合使用	IIa	B
	对于有症状的患者，应当考虑使用β受体阻滞剂	IIa	C
窦房结折返性心动过速	对于有症状的患者，在无HFrEF时，可以考虑使用非二氢吡啶类钙通道阻滞药	IIb	C
	对于药物治疗无效的有症状患者，应当考虑导管消融术	IIa	C

（三）窦房结折返性心动过速

窦房结折返性或窦房折返性心动过速是由于窦房结内或其邻近组织发生折返而形成的心动过速，呈阵发性。在因阵发性室上性心动过速（室上速）而行电生理检查的患者中，窦房结折返性心动过速的检出率为1.8%～16.9%；而在局灶性房性心动过速的患者中，检出率可高达27%。伴有器质性心脏病患者的发病率较高。

1. 机制　这类心动过速和房室结内折返性心动过速类似，对刺激迷走神经和腺苷敏感。窦房结内传导的不一致性是形成折返的基础。

2. 临床表现　患者有阵发性心悸、头晕和近似晕厥的症状，因为发作频率很少超过180次/分。心动过速呈阵发性发作是诊断的重要线索。

3. 诊断　心动过速和相关症状呈阵发性；P波形态和窦性P波相同，且心内心房激动顺序和窦性心律时相同；房性期前收缩刺激可诱发和终止心动过速；刺激迷走神经或腺苷可终止心动过速；心律失常的诱发与房内或房室结传导时间无关。

4. 治疗　对于临床上疑为窦房结折返性心动过速的患者，迷走神经刺激、腺苷、胺碘酮、β受体阻滞剂、非二氢吡啶类钙通道阻滞药，甚至地高辛可能都有效。对心房最早激动部位的导管消融已被证明安全而有效。

二、窦性心动过缓

【概述】

成年人的窦性心率＜60次/分，称为窦性心动过缓（sinus bradycardia）。

【病因】

1. 生理性原因　常发生于健康的青年人、运动员、体力劳动者及睡眠时。致迷走神经张力增高的手法，如压迫眼球、按压颈动脉窦、诱导呕吐等亦可引起窦性心动过缓。

2. 病理性原因　心内外疾病，如颅内压增高、低温、甲状腺功能减退（甲减）、黄疸、窦房结病变、冠心病等，以及应用洋地黄、β受体阻滞剂与利血平等药物。

【诊断要点】

1. 临床表现　心率低于60次/分。窦性心动过缓并不严重、心脏每搏输出量能代偿性增加时，患者可无症状。当窦性心动过缓严重（频率＜40次/分）或伴严重器质性心脏病时，若每搏输出量不能代偿性增加，心排血量将明显降低，出现器官灌注不足的症状，如头晕、疲乏、气促、心绞痛等。

2. 心电图诊断　窦性P波，频率＜60次/分；常伴随窦性心律不齐（PP间期长短不一，其差值在同一导联上＞0.12s）；可出现逸搏、逸搏心律和继发于心动过缓的快速性心律失常（图2-2）。

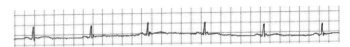

图2-2　窦性心动过缓
Ⅱ导联的心电图，窦性P波规律出现，频率约为51次/分

【鉴别诊断】

1. 二度窦房传导阻滞　当发生2∶1窦房传导阻滞时，心率可以很慢，酷似窦性心动过缓。鉴别方法为活动或注射阿托品后心率突然成倍增加，而在窦性心动过缓时心率虽也可加快，但增加缓慢，且不成整倍数关系。

2. 未下传的房性期前收缩　仔细观察可识别出未下传的房性期前P′波，有时它可融合在前一心搏的T波中，仅造成T波形态的改变。

【治疗】

正常变异者无须治疗。有基础病因者应给予纠正。对严重而持续的窦性心动过缓，心脏起搏治疗比药物更可取。具体治疗可参见本节"四、病态窦房结综合征"。

三、窦　性　停　搏

【概述】

窦性停搏（sinus arrest）或窦性静止（sinus block）是指窦房结在一个或多个心动周期中不能形成冲动。

【病因】

1. 功能性原因　如迷走神经张力增高或颈动脉窦过敏等。

2. 器质性原因　如窦房结病变、急性心肌梗死、脑血管意外等病变，以及应用洋地黄、奎尼丁和钾盐等药物。

【诊断要点】

1. 临床表现　短暂的窦性停搏可无症状；过长时间的窦性停搏如无逸搏发生，患者可出现头晕、黑矇，甚至发生晕厥、抽搐，即阿-斯综合征。

2. 心电图诊断

（1）窦性心律中有一段停顿，停顿PP间期与基础窦性PP间期无倍数关系；停顿的长PP间期内无P波发生，或P波与QRS波群均不出现。

（2）长间歇后可出现房室交界性逸搏或室性逸搏。如窦性停搏时间过长，可出现房室交界性逸搏心律或室性逸搏心律（图2-3）。

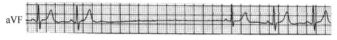

图2-3　窦性停搏

aVF导联的心电图，窦性停搏3.3s时出现房性逸搏，此P波形态与窦性P波不同

【鉴别诊断】

1. 二度Ⅱ型窦房传导阻滞　二度Ⅱ型窦房传导阻滞所致的长PP间期是基础窦性PP间期的倍数。

2. 窦性停搏与三度窦房传导阻滞在心电图上不能鉴别。

【治疗】

治疗同窦性心动过缓。

四、病态窦房结综合征

【概述】

病态窦房结综合征（sick sinus syndrome，SSS）简称病窦综合征，是由窦房结或其周围组织病变，导致窦房结冲动形成障碍或冲动向心房传导障碍所致的多种心律失常的综合征。

当合并快速性心律失常反复发作时，称心动过缓 - 心动过速综合征（bradycardia tachycardia syndrome），简称慢快综合征。

【病因】

1. 窦房结的器质性损害 ①累及窦房结本身的病变，如淀粉样变性、感染与炎症、纤维化与脂肪浸润、硬化与退行性病变等；②窦房结周围神经与神经节或心房肌的病变；③窦房结动脉的阻塞，多见于下壁心肌梗死。

2. 窦房结的功能性障碍 迷走神经张力增高、某些抗心律失常药物、急性下壁心肌梗死可能导致可逆性窦房结的功能抑制，急性期过后多消失。

【诊断要点】

（一）临床表现

1. 症状 主要表现为与心动过缓相关的心、脑、肾等器官灌注不足的症状，如头晕、气短、胸痛、乏力与进行性心力衰竭等。出现高度窦房传导阻滞或窦性停搏时，可出现发作性黑矇，甚至晕厥。

2. 体征 持久的窦性心动过缓，心率低于50次/分。常在运动、发热及心力衰竭等时心率有不相称的缓慢。

（二）心电图诊断

病窦综合征表现为下列情况：

1. 持续而显著的窦性心动过缓（心率＜50次/分）。

2. 窦性停搏与窦房传导阻滞。

3. 窦房传导阻滞与房室传导阻滞并存。

4. 慢快综合征是指心动过缓与房性快速性心律失常交替发作，后者通常为房性心动过速、房扑或房颤。心动过速发作终止时，在恢复窦性心律前出现较长的间歇（≥2.0s）。

5. 心房颤动的心室率缓慢，或其发作前后有窦性心动过缓和（或）一度房室传导阻滞。

6. 持久的缓慢的房室交界性逸搏心律。

动态心电图检查：单次或多次24h动态心电图检查可查明患者24～48h的最快及最慢心率、最长的RR间隔、是否有窦性停搏、窦房传导阻滞与房室传导阻滞，以及短阵快速性心律失常（慢快综合征的依据）发作。

（三）窦房结功能测定

对于疑似患者，下列试验将有助于诊断。

1. 运动和药物试验　运动、阿托品试验（静脉注射阿托品1～2mg）或异丙肾上腺素试验（异丙肾上腺素以2～3μg/min的速度静脉滴注），若心率不能达到90次/分和（或）出现窦房传导阻滞、房室交界区性心律等为阳性。如窦性心律增快＞90次/分，则多为迷走神经功能亢进所致。

2. 固有心率（IHR）　应用普萘洛尔与阿托品完全阻断自主神经系统对心脏的支配后，测定窦房结产生冲动的频率。正常值=118.1–（0.57×年龄）。IHR低于正常值者，提示窦房结功能低下。

3. 窦房结恢复时间（SNRT）与窦房传导时间（SACT）　起搏心房（心内直接起搏右心房或食管调搏起搏左心房），频率逐级增加到使窦房结完全被抑制，然后突然终止起搏，窦房结经过一段"温醒"过程后恢复窦性心律。测定最后一次起搏的心房激动到第一次自发的窦性恢复引起心房激动的间期称为SNRT。因为自发性窦性心律影响SNRT，故从测定的SNRT减去起搏前窦性周期时限得到校正的SNRT（CSNRT）。正常值：SNRT＜1500ms；CSNRT＜500ms。SACT亦可通过程序期前刺激或心房起搏测定。SACT正常值为45～125ms。

虽然SNRT与SACT测定是病窦综合征较可靠的诊断方法，但其结果正常不能完全排除病窦综合征的可能。

【治疗】

1. 病因治疗　应尽可能明确病因。如心肌炎可应用糖皮质激素；急性心肌梗死可进行冠状动脉血运重建以改善冠状动脉供血等。

2. 药物治疗　无症状者不必治疗，但需定期随访。对于有症状的病窦综合征患者，应给予治疗。异丙肾上腺素、阿托品、氨茶碱等药物可作为安置心脏起搏器前的过渡性治疗，长期应用效果不佳。

慢快综合征患者发作房性快速性心律失常时，单独应用抗心律失常药物及洋地黄治疗可能加重心动过缓，甚至心搏骤停。此外，由于房性快速性心律失常可能是慢快综合征的一种表现，故对该类患者（特别是中老年者）在应用抗心律失常药物前应审慎，须查明有无病窦综合征的可能。应用起搏治疗后，患者仍有心动过速发作时，可同时应用抗快速性心律失常药物治疗。

3. 植入起搏器治疗 植入前，应仔细评估心律失常与症状的关系。其适应证参见起搏器植入章节。

第二节 房性心律失常

一、房性期前收缩

【概述】

房性期前收缩（atrial premature beat）是起源于窦房结以外心房任何部位提前发出的异位激动。

【病因】

房性期前收缩（简称房早）在正常人24h长程心电图中检出率为60%，烟酒、咖啡和情绪激动可作为诱因。各种器质性心脏病患者可发生房早；感染（尤其是呼吸道疾病）、甲状腺功能亢进及拟交感神经药物亦可诱发。

【诊断要点】

1. 临床表现 可无症状或有心悸、漏搏感。体格检查时可发现在基本心律间夹有提前搏动，其后有一较长间歇。期前收缩之S1可增强，S2减弱。期前收缩的脉搏减弱或消失，形成漏脉，这是由心室充盈和心排血量减少造成的。

2. 心电图诊断

（1）提早出现的房性P′波，其形态与窦性P波不同。P′R间期≥0.12s。

（2）房早下传的QRS波群形态多与窦性心律相同；如房早出现较早，落于前次搏动的相对不应期，则QRS波群稍增宽或畸形，称为房早伴室内差异性传导，需与室性期前收缩相鉴别；如房早出现更早，落于前次搏动的绝对不应期，则P′波之后无QRS波出现，称为房早未下传。

（3）房早的代偿间歇多不完全（图2-4）。

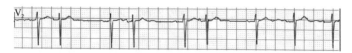

图2-4 房性期前收缩

V₂导联的心电图，第2、4、6个心搏可见提前出现的P′波，形态与窦性P波不同，P′R间期＞0.12s，P′波后QRS波群正常，其后代偿间歇不完全

【鉴别诊断】

1. 房室交界性期前收缩 逆行P′波亦可位于QRS波群之前，但其P′R间期＜0.12s。

2. 房早伴室内差异性传导需与室性期前收缩相鉴别 前者QRS波群前可见P′波，P′R间期≥0.12s，V₁导联QRS波群多呈rsR′型；后者QRS波群前后无相关P波。

3. 房早未下传需与缓慢性心律失常（窦房传导阻滞、窦性停搏及二度房室传导阻滞等）相鉴别：仔细寻找房性P′波，并确定其与窦性P波的关系。

【治疗】

一般无须治疗。应注意病因和诱因的寻找与纠正，如伴有心肌缺血或心力衰竭的房早往往随着原发因素的控制而好转。症状明显，或可诱发室上性心动过速或心房颤动的房早应给予治疗。伴有交感神经功能亢进者适用镇静药（如地西泮）。药物选择参见房性心动过速。

二、房性心动过速

【概述】

房性心动过速（atrial tachycardia）可由自律性增高、折返和触发活动所致，其发生和维持与窦房结和房室结无关。房性心动过速（简称房速）根据发生机制与心电图表现的不同，可分为局灶性房性心动过速、折返性房性心动过速与多源性房性心动过速3种。

【分型】

（一）局灶性房性心动过速

局灶性房性心动过速是指起源于心房的某一局灶部位的

规律性心动过速。其病因包括洋地黄中毒伴或不伴低血钾、严重心肺疾病、急性酒精中毒及各种代谢障碍。特发性房性心动过速少见，多发生于儿童和青少年。

1. 临床表现 呈短暂、间歇或持续性发作。短暂发作者绝大多数无症状，或仅有心悸症状；持续发作者可出现心悸、胸痛、头晕、近似晕厥，甚至晕厥等症状。长期发作者可引起心动过速性心肌病，表现为心脏扩大及心力衰竭。

2. 心电图诊断

（1）发作后心动过速频率逐渐加速至稳定（即"温醒"现象），心房率通常为100～250次/分。

（2）P′波位于QRS波群之前，形态与窦性P波不同，但P′波形态一致；P′R间期≥0.12s；P′波间可见等电位线（图2-5）。

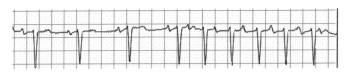

图2-5 局灶性房性心动过速

V_1导联的心电图，窦性心律后可见一阵心动过速发作，QRS波群为室上型，其前可见房性P′波，形态与窦性P波不同，部分P′波落在前一心搏的T波中，引起T波形态的改变

（3）洋地黄过量引起房性心动过速发作时，继续使用洋地黄会使心房率逐渐加速，P′R间期逐渐延长，出现二度Ⅰ型或Ⅱ型房室传导阻滞，但不能终止心动过速。如出现房性心动过速伴房室传导阻滞，则可以排除房室折返性心动过速和房室结内折返性心动过速。

（4）刺激迷走神经不能终止心动过速，仅加重房室传导阻滞。

3. 治疗 心室率不快、无血流动力学障碍者不需紧急处理。心室率>140次/分或洋地黄中毒，或出现血流动力学障碍（如严重心力衰竭或休克）时应紧急处理。

（1）急诊治疗：洋地黄中毒者应立即停用洋地黄；血清钾不高时补充钾盐，已有高血钾者试用利多卡因、苯妥英钠、普萘洛尔等。对于未服用洋地黄者，药物治疗参见表2-2。

表 2-2　2019 年 ESC/AEPC 室上性心动过速管理指南对局灶性
房性心动过速的急诊治疗建议

血流动力学 状态	急诊治疗建议	推荐 类别	证据 水平
血流动力学 不稳定者	推荐同步直流电复律	Ⅰ	B
血流动力学 稳定者	应考虑使用腺苷（6～18mg 静脉注射）	Ⅱa	B
	如腺苷无效，应考虑静脉注射 β 受 体阻滞剂（无失代偿性心力衰竭时）； 应考虑静脉注射维拉帕米或地尔硫 草（无低血压或 HFrEF 时）	Ⅱa	C
	静脉应用腺苷、β 受体阻滞剂、维拉帕 米或地尔硫草，如果上述措施无效， 可静脉注射伊布利特、氟卡尼、普 罗帕酮或胺碘酮	Ⅱb	C
	当药物不能转复心律或控制心动过速 时，推荐行同步直流电复律	Ⅰ	B

（2）长期治疗：导管消融是复发性局灶性房性心动过速
的首选治疗方法。特发性房性心动过速也应首选射频消融治
疗。药物治疗参见表 2-3。

表 2-3　2019 年 ESC/AEPC 室上性心动过速管理指南对局灶性
房性心动过速的长期治疗建议

长期治疗建议	推荐类别	证据水平
导管消融术推荐用于反复发作的局灶性房性心动 过速，特别是无休止发作或引起了心动过速性 心肌病的患者	Ⅰ	B
不愿或不能导管消融时，应考虑使用 β 受体阻滞 剂，或于无 HFrEF 时使用维拉帕米或地尔硫 草；对于不伴结构性或缺血性心脏病的患者， 可选用普罗帕酮或氟卡尼	Ⅱa	C
如上述措施无效，可考虑伊伐布雷定联用 β 受体 阻滞剂，或使用胺碘酮	Ⅱb	C

（二）折返性房性心动过速

折返性房性心动过速是由于心房肌复极不同步，形成心房内的折返环路所致。本型较为少见，折返形成的基础可为心房外科手术的瘢痕或解剖上的缺陷等。

1. 临床表现　心动过速呈突发突止，发作时常觉心悸。

2. 心电图诊断

（1）心动过速突然发作，无"温醒"现象。

（2）P'波固定在QRS波群之前，形态与窦性P波不同，P'R间期≥0.12s，P'波间可见等电位线。

（3）刺激迷走神经可产生房室传导阻滞，但不影响心房内传导，故不能终止心动过速发作。

3. 治疗　可参见本章第三节"三、房室结内折返性心动过速"。

（三）多源性房性心动过速

多源性房性心动过速是一种由触发活动所致的不规律房性心动过速，通常发生于患有慢性阻塞性肺疾病和充血性心力衰竭的老年患者，亦可见于儿童。洋地黄中毒、低血钾或茶碱的使用也可诱发。最终将发展为心房颤动。

1. 临床表现　发作时可觉心悸；其他症状与原发性心、肺疾病有关。

2. 心电图诊断

（1）同一导联可见至少三种形态的P'波，P'P'间期和P'R间期各不相同，P'波间可见等电位线。

（2）心房率通常为100～130次/分。

（3）大多数P'波可传至心室，但部分P'波因过早发生而使下传受阻，故心室率不规则（图2-6）。

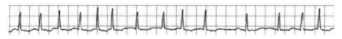

图2-6　多源性房性心动过速
Ⅱ导联的心电图，P'波形态各异，P'R间期各不相同

3. 治疗　主要针对基础疾病，并去除诱因，如控制感染，以及停用洋地黄、茶碱及儿茶酚胺类等药物。抗心律失常药物疗效有限（表2-4），可补充钾、镁。β受体阻滞剂

应避免使用于支气管痉挛性肺疾病的患者。电复律或导管消融均无效。

表2-4 2019年ESC/AEPC室上性心动过速管理指南对多源性房性心动过速的治疗建议

方法	治疗建议	推荐类别	证据水平
急诊治疗	如果可行，推荐第一步治疗基础疾病	I	C
	应考虑静脉注射β受体阻滞剂或维拉帕米或地尔硫草	IIa	B
长期治疗	对于反复发作的症状性多源性房性心动过速，应考虑使用1种选择性β受体阻滞剂或口服维拉帕米或地尔硫草（无HFrEF时）	IIa	B
	对于药物治疗无效的反复发作的多源性房性心动过速伴左心室功能不全的患者，应考虑房室结消融后再起搏（首选双心室起搏或希氏束起搏）	IIa	C

三、心房扑动

【概述】

心房扑动（atrial flutter）又称大折返性房性心动过速，是一种快速、规则的心电电活动，有不稳定的倾向，可恢复至窦性心律或发展为心房颤动。心房扑动（简称房扑）可分为阵发性房扑和持续性房扑。

【病因】

阵发性房扑可发生于无器质性心脏病患者，每次发作历时数分钟至数小时；持续性房扑常伴有各种器质性心脏病，多见于合并风湿性心脏病、冠心病与二尖瓣狭窄的患者，可持续数月或数年。甲状腺功能亢进、酒精中毒及洋地黄过量等亦可诱发房扑。

【诊断要点】

1. 临床表现

（1）症状：主要取决于心室率的快慢。心室率不快且规则者，可无症状；心室率快或不规则时可致心悸、乏力、呼吸困难或胸痛等表现；极快心室率可诱发心功能不全与心、脑供血不足的症状，如心绞痛、眩晕和晕厥等。

房扑与房颤患者类似，均有较高的栓塞发生率。

（2）体征：若房室传导比例恒定，心脏听诊可闻及心音规则，S1强度一致。若房室传导比例不恒定，则心室律不规则，S1强弱不等，偶可听到舒张期附加的心房音。

按摩颈动脉窦能加重房室传导阻滞，使房扑的心室率突然减慢，停止按摩后心室率又恢复至原先水平。令患者运动、应用增加交感神经张力或降低迷走神经张力的方法，可改善房室传导阻滞，使房扑的心室率明显加速。

2. 心电图诊断

（1）P波消失，代之以形态、振幅、间距规则的锯齿状房扑波（F波），等电位线消失。F波在Ⅱ、Ⅲ、aVF或V₁导联最明显，频率在250～350次/分。增加迷走神经张力时可产生短暂的房室传导阻滞而使F波清晰显示。

（2）QRS波群形态正常，伴室内差异性传导、束支传导阻滞或预激综合征时QRS波群增宽、畸形。

（3）心室率的快慢取决于房室传导比例。传导比例以偶数多见，其中2∶1传导最常见。心房率300次/分且心室率150次/分的房扑最具特征性（图2-7）。

（4）心室律规则与否，取决于房室传导比例是否恒定。

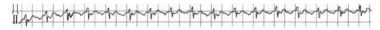

图2-7　心房扑动

Ⅱ导联的心电图，P波消失，代之以大小、间隔相等的F波，F波频率约为300次/分，心室率约为150次/分，房室比例为2∶1

【治疗】

1. 病因治疗　治疗原发病因（如风湿热、甲状腺功能亢进、心力衰竭等）往往有效。

2.终止房扑和预防复发

（1）直流电心脏复律：房扑伴极快心室率、血流动力学障碍者，首选直流电心脏复律，终止房扑安全、有效。血流动力学稳定者，如房扑持续时间小于48h，可于抗凝治疗后行低能量电复律；如房扑持续时间超过48h或发生时间不详，需先充分抗凝或经食管超声明确无左心房血栓。

（2）药物转复：参见表2-5。

表2-5　2019年ESC/AEPC室上性心动过速管理指南对心房扑动的治疗建议

方法	治疗建议	推荐类别	证据水平
血流动力学不稳定者急诊治疗	推荐同步直流电复律	I	B
血流动力学稳定者急诊治疗	推荐住院期间静脉注射伊布利特，或静脉注射或口服多非利特转复心律为窦性心律	I	B
	推荐低能量（＜100J双向）电复律	I	B
	对于植入了起搏器或除颤器的患者，推荐心房高频起搏终止房扑	I	B
	应考虑静脉注射β受体阻滞剂或非二氢吡啶类钙通道阻滞药控制快速心室率	Ⅱa	B
	可考虑侵入性和非侵入性高频心房起搏终止房扑	Ⅱb	B
	如果上述方法不可行或不可取，可尝试静脉注射胺碘酮	Ⅱb	C
	不推荐使用普罗帕酮和氟卡尼转复心律	Ⅲ	B
长期治疗	有症状的典型房扑首次发作后应考虑导管消融	Ⅱa	B
	有症状、反复发作的典型房扑，推荐导管消融	I	A

续表

方法	治疗建议	推荐类别	证据水平
	有症状、反复发作的非典型房扑，推荐在有经验的中心进行导管消融	I	B
	持续性房扑或因心动过速性心肌病致左心室收缩功能降低者，推荐导管消融	I	B
	不愿或不能消融时，应考虑使用β受体阻滞剂，或非二氢吡啶类钙通道阻滞药（无HFrEF时）	Ⅱa	C
	如上述措施失败，可考虑使用胺碘酮维持窦性心律	Ⅱb	C
	有明显症状的持续性快心室率房扑，如上述治疗均无效，应考虑行房室结消融和起搏（双心室起搏或希氏束起搏）	Ⅱa	C

（3）心房高频起搏：以房扑波频率的120%～130%起搏，刺激10～15s，能使部分房扑转复为窦性心律或心室率较慢的心房颤动。特别是对电复律无效者，或已应用大量洋地黄而不能电复律者，以及伴病窦综合征的Ⅰ型房扑（Ⅱ型无效）患者。

（4）射频消融：典型房扑可通过消融三尖瓣峡部固定缓慢传导区，打断折返环路，终止房扑；消融后峡部传导的双向阻滞可使该型房扑的根治成功率达90%以上。非典型房扑可在三维检测系统上定位其折返环的关键部位，亦有机会成功根治。

3. 控制心室率　如房扑无法转复或根治，则治疗目标旨在控制心室率。

（1）非二氢吡啶类钙通道阻滞药：无HFrEF时可考虑使用。维拉帕米[起始剂量5～10mg静脉注射，继之以5μg/（kg·min）静脉滴注]或地尔硫䓬（0.25mg/kg静脉滴注）能有效减慢房扑心室率。

（2）β受体阻滞剂：如普萘洛尔、阿替洛尔、美托洛尔和艾司洛尔等。

4. 抗凝治疗　应采用抗凝治疗预防房扑患者发生栓塞。

四、心房颤动

【概述】

心房颤动（atrial fibrillation）简称房颤，是临床上最常见的持续性心律失常，目前估计成年人房颤的患病率为2%～4%，年龄增长是房颤的主要危险因素。

【病因】

1. 心源性病因　多见于器质性心脏病，以心脏瓣膜病（二尖瓣狭窄最多见）、冠心病、高血压性心脏病、心力衰竭常见；此外尚可见于心肌病、心包疾病、预激综合征等。

2. 非心源性病因　甲状腺功能亢进、肺部疾病、急性酒精中毒、电解质紊乱等亦可为房颤的潜在病因；糖尿病、慢性肾功能不全、肥胖和阻塞性睡眠呼吸暂停等也是其危险因素。对于某些易感人群，自主神经系统通过迷走神经或交感神经张力的增加可触发房颤，称为神经源性房颤，按其发病特点分别称为迷走性或肾上腺素性房颤。

3. 孤立性或特发性房颤　未能发现器质性病变基础，且发生原因不明。

【诊断要点】

1. 临床表现

（1）症状：主要取决于心室率的快慢、房颤的持续时间、存在的结构性心脏病及其程度。心室率快时，患者可感心悸、气短，并可出现心绞痛、充血性心衰等血流动力学障碍表现。晕厥不常见，但可见于伴有窦房结功能异常者、经房室旁道前传而致极快心室率者、合并梗阻性肥厚型心肌病者及球状附壁血栓堵塞二尖瓣口者等。持续而快速的心房率与心室率可诱发心房和心室组织的重构，甚至形成心动过速性心肌病。心室率慢时，患者可无症状，但其首发表现却可能为血栓栓塞或心力衰竭。房颤时发生体循环栓塞的风险较高，其原因是房颤时心房机械协调收缩能力丧失，左心房及左心耳血流减慢，附壁血栓形成，栓子脱落后可造成脑、肾及肢体动脉等栓塞。

（2）体征：心脏听诊可闻及S1强弱不等，心律绝对不规则，心室率快时可发生脉搏短绌。体循环栓塞时会出现相应体征。

（3）一旦房颤患者的心室律变得规则，应考虑它可能转变为窦性心律、房速、房扑伴固定房室传导比例、房室交界性心动过速或室性心动过速。如心室律变为慢而规则（30～60次/分），提示可能出现完全性房室传导阻滞。房颤患者并发房室交界性与室性心动过速或完全性房室传导阻滞时，其最常见原因为洋地黄中毒。

2. 心电图诊断

（1）P波消失，代之以形态、振幅、间距绝对不规则的房颤波（f波），频率为350～600次/分，以V_1导联最为明显。

（2）RR间期绝对不等；QRS波群通常形态正常，但振幅并不一致，伴室内差异性传导、束支传导阻滞或预激综合征时QRS波群增宽、畸形（图2-8）。

（3）房颤未经药物治疗、房室传导正常者，心室率通常在100～160次/分。宽QRS波群伴极快心室率（＞200次/分）者提示存在房室旁道。

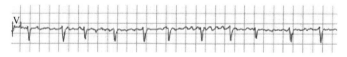

图2-8　心房颤动

V_1导联的心电图，P波消失，代之以大小不一、形态不同、间隔不等的f波，f波频率＞350次/分，RR间期绝对不等，心室率约为86次/分

【鉴别诊断】

1. 房扑　P波消失，代之以快速而规律的锯齿状F波，F波电压及FF间距相等，F波频率在250～350次/分；QRS波振幅相等，心室率规则或呈整倍数关系增减。

2. 多源性房性心动过速　心电图上可见到清晰的至少3种形态的P'波，心房率为100～130次/分；多数P'波能下传至心室，P'R间期各不相同，心室率不规则，部分P'波因过早发生而下传受阻。

【分类】

根据房颤发作的表现、持续时间和自发终止，可以分为以下5种类型。

1. 初发性房颤　之前未诊断的房颤，不论其持续时间或房颤相关症状的存在及严重程度如何。

2. 阵发性房颤　在发作后7天内自发或经干预终止的房颤。

3. 持续性房颤　持续超过7天，包括在7天后通过复律（药物或电复律）终止发作的房颤。

4. 长期持续性房颤　当决定采用节律控制策略时，房颤持续时间＞12个月。

5. 永久性房颤　患者和医师都接受不再进一步尝试恢复或维持窦性心律的房颤。该术语代表患者和医师的治疗态度，而不是房颤固有的病理生理属性，若重新采用节律控制策略，则该种房颤将重新被归入"长期持续性房颤"。

【治疗】

房颤的综合管理包括4个方面：心血管危险因素和合并疾病的检出与管理、更好的症状管理（包括心室率和节律控制）及抗凝治疗。

1. 心血管危险因素和合并疾病的检出与管理　包括生活方式干预（如减肥、戒酒、适度体育锻炼等）、治疗心血管危险因素和合并疾病（如高血压、心力衰竭、糖尿病、睡眠呼吸暂停等）。

2. 心室率控制　心室率控制通常足以改善房颤的相关症状。基于AFFIRM、RACE和RACE Ⅱ等临床试验的分析，除心动过速性心肌病以外，宽松的心室率控制（静息心率＜110次/分）是一种可接受的初始方法，除非症状需要更严格的心室率控制（静息心率＜80次/分）。

β受体阻滞剂、非二氢吡啶类钙通道阻滞药及洋地黄类药物可作用于房室结，通过延长房室结不应期，增加隐匿性传导，达到减慢心室率的目的。但对于合并预激综合征的房颤患者，上述药物应属禁忌，因为抑制房室结前传会促使快频率的心房冲动经房室旁路前传，导致极快心室率，诱发室性心动过速（室速）或心室颤动（室颤），甚至猝死。

（1）β受体阻滞剂和非二氢吡啶类钙通道阻滞药作为控制

心室率的首选药物，在低血压和HFrEF时应慎用，必要时可联合应用洋地黄类药物。

（2）洋地黄类药物对交感神经活性增高引起的房颤无效，仅在房颤合并HFrEF时可作为一线治疗药物，此时也可联用β受体阻滞剂。

（3）对于血流动力学不稳定或左心室收缩功能严重受损的患者，可以静脉注射胺碘酮紧急控制心率。

（4）若对上述药物治疗无反应或不耐受，且不适合导管消融进行心律控制的患者，应考虑房室结消融治疗控制心率；如果接受这些，患者将成为起搏器依赖者。

3. 节律控制 对于有症状的房颤患者，推荐采用节律控制治疗以改善其症状和生活质量，其方法包括心脏电复律、药物复律和导管消融。除需紧急电复律外，采取任何节律控制方法前均应检查抗凝治疗情况。

初发性房颤大部分在24～48h可自动转复为窦性心律，因此对无器质性心脏病的初发性房颤可以考虑采取"等待和观察"策略（通常＜24h），作为早期心脏复律的非劣效替代方案。对于房颤持续多年、左心房明显扩大、基础病因（如二尖瓣狭窄）尚未纠正者，复律成功率很小且难以维持窦性心律，不宜强行复律。

（1）药物复律：对于阵发性房颤（尤其是持续时间＜48h），药物复律非常有效。目前推荐用于房颤复律的药物为ⅠC类（如氟卡尼、普罗帕酮）和Ⅲ类（如胺碘酮、维纳卡兰、伊布利特）抗心律失常药物。普罗帕酮是无缺血性或结构性心脏病且心功能正常患者房颤复律的首选药物，慎用于合并器质性心脏病、心力衰竭或严重阻塞性肺疾病的患者；对于合并器质性心脏病、缺血性心脏病和心力衰竭的患者，首选胺碘酮。

普罗帕酮：口服450～600mg（10mg/kg），首次给半量，1h后再给半量的1/2，以后每天10mg/kg，分3次服用，共4天；静脉应用时为1.5～2.0mg/kg，静脉注射10min，继之以0.007mg/（kg·min）静脉滴注，不超过2h。

胺碘酮：口服每次0.2g，每天3次，5～7天后部分患者可转复，继之每次0.2g，每天2次，5～7天后以每天0.2g维持；静脉应用时为5～7mg/kg，持续30～60min，然后以15mg/kg于1天内静脉滴注。

对于病态窦房结综合征、房室传导阻滞或QTc间期＞500ms的患者，除非考虑到致心律失常和心动过缓的风险，否则不应尝试药物复律。

（2）心脏电复律：当房颤呈极快心室率（尤其是房颤合并预激综合征时）或出现严重血流动力学障碍时应紧急电复律。对于药物复律无效者，可考虑心脏电复律；对于持续性房颤，电复律效果优于药物复律，可考虑使用胺碘酮、氟卡尼、伊布利特或普罗帕酮进行预处理，以促进电复律的成功。具体操作方法及注意事项详见第二十八章。

（3）导管消融：房颤导管消融术是预防房颤复发的有效治疗方法，其主要临床获益是减少心律失常相关症状，因此目前环肺静脉消融被推荐用于Ⅰ类或Ⅲ类抗心律失常药物治疗失败或不耐受的有症状的阵发性房颤或持续性房颤患者。当房颤合并左心室功能不全时，导管消融为Ⅰ类推荐。

（4）复律后窦性心律维持：房颤复律后应选用药物维持窦性心律，预防房颤复发。胺碘酮在预防房颤复发方面比其他抗心律失常药物更有效，适用于HFrEF患者（每次200mg，3次/天，逐渐减量至每次200mg，1次/天维持），然而其心外毒性作用常见。如患者无器质性心脏病或HFrEF，可选用普罗帕酮（每次150～300mg，3次/天）。

4. 抗凝治疗　房颤使卒中风险显著增加，其临床模式（即初发性、阵发性、持续性、长期持续性和永久性）不应影响血栓预防的适应证。

$CHA_2DS_2-VAS_C$评分（表2-6）可用于预测非瓣膜性房颤患者是否会发生血栓栓塞事件，积分越高，发生血栓栓塞的风险越高。当启动抗凝治疗后，患者血栓栓塞风险下降，但出血风险也随之增加。可采用HAS-BLED评分（表2-7）对患者进行出血风险评估，3分以上则为出血风险高危人群，但在没有绝对口服抗凝药（OAC）禁忌的情况下，估计的出血风险不应指导OAC预防卒中的治疗决策。

表2-6　$CHA_2DS_2-VAS_C$评分

风险因素和定义	分数
C（充血性心力衰竭）：临床心力衰竭或中、重度左心室功能不全或肥厚型心肌病的客观证据	1

续表

风险因素和定义	分数
H（高血压）：高血压或接受抗高血压治疗	1
A（年龄）：≥75岁	2
D（糖尿病）：糖尿病或接受降血糖治疗或空腹血糖＞7mmol/L	1
S（卒中）：既往卒中、短暂性脑缺血发作或血栓栓塞	2
V（血管疾病）：血管造影提示严重的冠状动脉病、既往心肌梗死、外周动脉疾病或主动脉斑块	1
A（年龄）：65～74岁	1
S（性别）：女性	1

表2-7　HAS-BLED评分

风险因素和定义	分数
H（未控制高血压）：舒张压＞160mmHg	1
A（肝肾功能异常）：包括透析、肾移植、血清肌酐＞200μmol/L；肝硬化、胆红素＞2×正常上限、谷丙转氨酶、谷草转氨酶或碱性磷酸酶＞3×正常上限	各1分
S（卒中）：既往缺血性或出血性卒中	1
B（出血史或出血倾向）：既往大出血或贫血或严重的血小板减少	1
L（国际标准化比值不稳定）：接受维生素K拮抗药的患者治疗范围内的时间＜60%	1
E（老年）：65岁以上或极端虚弱	1
D（使用药物或过量饮酒）：合并使用抗血小板药或非甾体抗炎药；酒精摄入量高	各1分

（1）长期抗凝：具体策略视评估的血栓风险而定。$CHA_2DS_2-VAS_C$评分为0分（男性）或1分（女性）时无须抗凝；$CHA_2DS_2-VAS_C$评分≥2分（男性）或3分（女性）时推荐华法林或NOAC抗凝；$CHA_2DS_2-VAS_C$评分为1分（男性）或2分（女性）时根据临床净获益及患者偏好个体化考虑抗凝治疗。

目前长期抗凝策略主要为OAC治疗，包括口服维生素K

拮抗药（vitamin K antagonist，VKA）或非维生素K拮抗药，即新型口服抗凝药（new oral anticoagulant，NOAC）。不再推荐使用单独抗血小板治疗（单药治疗或阿司匹林联用氯吡格雷）预防房颤卒中的发生。

对于适合OAC抗凝的房颤患者，除机械瓣置换术后或合并中、重度二尖瓣狭窄外，目前推荐优先使用NOAC预防脑卒中。常见NOAC的剂量推荐见表2-8，对于高龄（≥80岁）、肾功能受损及存在其他出血高危因素的患者需相应减少NOAC剂量，避免引起严重出血事件。利伐沙班、艾多沙班和阿哌沙班的减量方案是治疗严重慢性肾功能不全（肌酐清除率为15～30ml/min）的可行选择。

表2-8　NOAC剂量推荐及低剂量适用人群

项目	达比加群	利伐沙班	阿哌沙班	艾多沙班
标准剂量	每次150mg，2次/天	每次20mg，1次/天	每次5mg，2次/天	每次60mg，1次/天
低剂量	每次110mg，2次/天			
减少剂量		每次15mg，1次/天	每次2.5mg，2次/天	每次30mg，1次/天
低剂量适用人群	年龄≥80岁合并维拉帕米消化道出血风险增加	肌酐清除率为15～49ml/min	3项条件中符合至少2项：年龄≥80岁、体重≤60kg或血清肌酐≥133μmol/L	符合以下任何1项：肌酐清除率为30～50ml/min；体重≤60kg；同时使用决奈达隆、环孢素、红霉素或酮康唑

对于合并风湿性二尖瓣疾病和（或）使用机械瓣膜的房颤患者，VKA是目前唯一具有确定安全性的治疗方法。VKA主要是华法林，其推荐抗凝治疗强度为国际标准化比值（international normalized ratio，INR）2.0～3.0，推荐抗凝治疗稳定性为治疗窗内时间（time in therapeutic range，TTR）百分比应大于70%。华法林起始剂量为2.0～3.0mg/d，2～4天起效，多数患者在5～7天达治疗高峰。因此，开始治疗后应

每周监测INR 1～2次，连续3次INR均在监测窗内后每月复查1～2次。当INR＜1.50时，推荐每周总剂量增加15%；当INR为1.51～1.99时，推荐每周总剂量增加10%；当INR为2.00～3.00时，推荐剂量不变；当INR为3.01～4.00时，推荐每周总剂量减少10%；当INR为4.00～4.99时，建议先暂停服用1天，再将每周总剂量减少10%；当INR为5.00～8.99时，建议暂停服用直至INR下降到目标范围再启动华法林抗凝，并将每周总剂量减少15%。

此外，在OAC绝对禁忌的情况下，如活动性严重出血、严重的血小板减少（＜50×10⁹/L）、严重贫血、近期发生过颅内出血等高危出血事件，可以考虑使用左心耳封堵或切除。对于进行心脏手术的房颤患者，也可以考虑手术封堵或切除左心耳预防卒中。

（2）复律前后的抗凝策略：房颤转复过程中患者脑卒中和血栓栓塞的风险增加，特别是在未服用OAC和房颤持续时间＞12h的情况下。

当房颤患者出现血流动力学不稳定需紧急电复律时，应在尽早使用肝素或低分子量肝素或NOAC抗凝的同时进行复律。

房颤持续时间＜48h的患者可预先应用肝素或低分子量肝素或使用NOAC抗凝后直接复律。

当房颤持续时间不明或≥48h，应在复律前有效抗凝（如使用华法林，需INR达标）至少3周。若需早期复律，可经食管超声心动图（trans esophageal echocardiography，TEE）排除左心房血栓后即刻电复律；如TEE检查证实有血栓，则应进行有效抗凝至少3周后再次复查，确保血栓消失后行电复律；若仍存在血栓，不建议复律。

除房颤持续时间≤24h且卒中风险低的患者复律后抗凝策略可进行个体化选择外，所有患者于复律后均需继续有效抗凝4周，4周后是否还需长期抗凝可根据CHA₂DS₂-VASc评分决定。

（3）消融前后的抗凝策略：对于有卒中风险、消融前未服用OAC的房颤患者，推荐消融前至少3周开始OAC治疗性抗凝或使用TEE排除左心房血栓；对于接受房颤导管消融且正在进行OAC治疗性抗凝的患者，推荐在不中断OAC的情况下进行消融治疗；消融治疗后推荐持续使用OAC进行全身抗凝至少2个月，此后是否需长期抗凝取决于患者的卒中风险。

5. 其他治疗　对进行心脏手术的房颤患者，在权衡复律获益与复发风险后，可考虑同时进行房颤外科消融。

第三节　房室交界性心律失常

一、房室交界性期前收缩

【概述】

房室交界性期前收缩（junctional premature contraction）是房室交界区提前发出的异位激动。

【病因】

房室交界性期前收缩（简称交界性早搏）的病因与房性期前收缩类似。

【诊断要点】

1. 临床表现　无症状或主诉心悸、漏搏。心脏听诊可闻及提前心搏，继之出现一个略长的间歇。

2. 心电图诊断

（1）提前出现的QRS波群，形态与窦性心律相同，少数因伴室内差异传导而增宽、畸形。

（2）逆行P′波可位于QRS波群之前（P′R间期＜0.12s）、之中（P′波不可见）或之后。

（3）代偿间期多数为完全性（图2-9）。

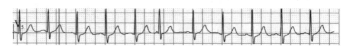

图2-9　房室交界性期前收缩

V₅导联的心电图，第5个心搏后可见提前出现的正常的QRS波群，其前有逆行P′波，P′R间期＜0.12s，其后代偿间歇完全

【治疗】

房室交界性期前收缩通常无须治疗。

二、非阵发性房室交界性心动过速

【概述】

非阵发性房室交界性心动过速（nonparoxysmal atrioventricular junctional tachycardia）是由房室交界区组织自律性增高或触发活动所致。与阵发性心动过速的区别在于无起止突然的规律、发作后不出现较长的代偿间歇等。

【病因】

非阵发性房室交界性心动过速最常见的病因是洋地黄中毒，还见于心肌炎、下壁心肌梗死、心脏手术后、低钾血症等，偶见于正常人。

【诊断要点】

临床症状与体征多变，心电图诊断要点如下。

1. 心动过速呈逐渐发作和终止，频率多在70～130次/分；自主神经张力变化可影响心率。

2. QRS波群形态与窦性心律相同，少数因伴室内差异性传导而增宽、畸形。

3. 逆行P'波可见于QRS波群前（P'R间期<0.12s）或波群后（图2-10）。

4. 因心房激动和心室激动分别由窦房结或异位心房起搏点和房室交界区起搏点控制，常可见干扰性房室分离。

5. 心律经短暂"温醒"现象后常规则，但洋地黄过量时可因合并房室交界区起搏点的文氏型传导阻滞，使心室律变得不规则。

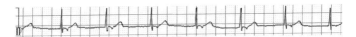

图2-10　非阵发性房室交界性心动过速

Ⅱ导联的心电图，一系列连续的节律规则的室上性QRS波群，频率约为

65次/分。逆行P'波位于QRS波之后

【治疗】

治疗以纠正基础病因为主。本型通常能自行消失，假如患者耐受性良好，仅需密切观察和治疗原发疾病。洋地黄过

量所致者应立即停药，补充钾盐，以及给予利多卡因、苯妥英钠或β受体阻滞剂治疗，不应施行电复律。

三、房室结内折返性心动过速

【概述】

阵发性室上性心动过速（paroxysmal supraventricular tachycardia，PSVT）最主要的发生机制为折返，自律性增高及触发激动者少见。根据折返发生的部位可分为窦房结折返性心动过速、房内折返性心动过速、房室结内折返性心动过速（atrioventricular nodal reentrant tachycardia，AVNRT）和房室折返性心动过速。

AVNRT是阵发性室上性心动过速中最常见的类型。患者一般无器质性心脏病，不同性别与年龄均可发生。

【发病机制与分类】

患者的房室结存在两条电生理特性不同的径路：一条为快径，传导快但不应期长；另一条为慢径，传导慢但不应期短。正常情况下，激动从快径下传（图2-11A）。当激动提早下传遇到快径不应期时，激动从慢径下传（图2-11B）。若激动传到慢径远端时快径已脱离了不应期，激动便可以经快径

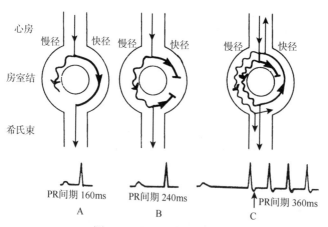

图2-11 折返的机制示意图

A. 正常；B. 房性期前收缩；C. 房性期前收缩伴 AVNRT（慢—快型）

逆行传到心房。此时慢径也已脱离不应期，激动得以再次经慢径下传，周而复始形成折返性心动过速（图2-11C）。这种经慢径路前传、快径路逆传者是房室结内折返性心动过速中最常见的类型，即慢—快型。反之，冲动经快径路下传、慢径路逆传者称为快—慢型。两条径路传导均相对较慢时称为慢—慢型。

【诊断要点】

1. 临床表现 发作性心悸，突发突止，持续时间长短不一，可为数秒、数小时或数日。可伴头晕、气短、乏力等，少数引起血流动力学不稳，诱发低血压、心绞痛、晕厥与心力衰竭。症状轻重取决于发作时心室率的快慢、持续时间的长短及有无器质性心脏病基础。心率一般为140～250次/分，心脏听诊可闻及心尖区S1强度恒定，心律绝对规则。

2. 心电图诊断（以慢—快型为例）

（1）通常由一个房性期前收缩触发，下传的P'R间期显著延长，随之引起心动过速突然发作。成人发作时心率多为180～250次/分，节律规则。

（2）QRS波群形态与时限正常，少数伴有室内差异性传导。心率很快时可发生QRS电交替。

（3）逆行P'波与QRS波群关系恒定，常埋藏于QRS波群内或位于其终末部分，在V₁导联可表现为假r'波，在下壁导联可表现为假S波，RP'间期≤70ms；偶尔位于QRS波群前，形成假Q波，P'R间期＜100ms（图2-12）。

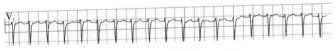

图2-12 慢—快型 AVNRT

V₁导联的心电图，一系列快速、整齐的形态及时限正常的QRS波群，频率约为175次/分，QRS波群终末部分可见逆行P'波，RP'间期＜70ms

（4）刺激迷走神经可终止发作或减慢心动过速的发作频率。

（5）心动过速时心房与心室间比例多呈1∶1，少数可呈文氏型房室传导阻滞、2∶1传导或完全分离关系，但多为一过性。

【鉴别诊断】

AVNRT需与其他类型的窄QRS心动过速相鉴别,特别是窦房结折返性心动过速、折返机制房速、房扑(2∶1传导)、AVNRT和持续性交界性反复性心动过速。此外,分支型室性心动过速亦可表现为窄QRS心动过速。

【治疗】

1. 心动过速发作时的处理

(1)对于血流动力学不稳定的患者,推荐同步直流电复律。

(2)对于血流动力学稳定的患者,首先尝试刺激迷走神经,患者最好取仰卧位,双下肢抬高。兴奋迷走神经的措施还有鉴别作用。只有阵发性室上性心动过速可以因兴奋迷走神经而突然终止,而其他快速性心律失常或无反应,或仅减慢心率。

如刺激迷走神经无效,可考虑药物治疗。用药过程中,应进行心电监护,当心动过速终止或出现明显的心动过缓或传导阻滞时应立即停用。

首选腺苷(6～18mg静脉注射),其起效迅速,半衰期短,不良反应消失快,可于最后1次给药后1min内重复给药,终止阵发性室上性心动过速的成功率达90%以上。临床上多使用三磷酸腺苷(10～20mg)从大静脉弹丸式注射,适于伴低血压、心功能不全的患者及婴幼儿,但因短暂的负性房室结传导作用,其禁用于房室传导阻滞和病态窦房结综合征的患者,支气管哮喘患者也禁用。

上述两种方法均无效时,可考虑静脉注射维拉帕米(5mg稀释后缓慢静脉注射,10min后可重复,总量不超过20mg)或地尔硫䓬(0.25～0.35mg/kg静脉注射);也可考虑静脉注射β受体阻滞剂,如艾司洛尔[50～200μg/(kg·min)]或美托洛尔,但伴心力衰竭或低血压者均不宜选用。

(3)若上述措施均无效或有禁忌,可静脉应用普罗帕酮(70mg稀释后缓慢静脉注射,10～20min后可重复,总量不超过210mg)或胺碘酮;有条件者可尝试经食管心脏调搏术;最终可使用同步直流电复律转复。

2. 长期治疗　对于有症状、反复发作的AVNRT,首选导管消融术。通过消融房室结慢径,打断折返环路,达到根治

AVNRT 的目的，其成功率高达 97%，复发率仅为 1.3%～4%。如果不愿或不能进行导管消融，可考虑使用地尔硫䓬或维拉帕米治疗，或使用 β 受体阻滞剂治疗。

四、房室折返性心动过速

【概述】

房室折返性心动过速（atrioventricular reentrant tachycardia，AVRT）是 PSVT 的常见类型，其折返环路一般由房室结、希氏束和旁道组成，极少数情况下环路由两条旁道组成。

【发病机制】

旁道常沿二尖瓣环或三尖瓣环分布，直接连接心房肌和心室肌，也可位于接近希氏束和房室结的上房间隔区域。旁道的电生理特征不同于房室结，通常表现为快速的非递减传导。大多数旁道可顺向和逆向双向传导，但有些仅能沿一个方向传导（以逆向传导者居多）。仅能逆向传导的旁道称为隐匿性旁道；能顺向传导者心房冲动会使整个心室或心室的某一部分提前激动，在心电图上形成心室预激波，称为显性旁道，显性旁道多能双向传导。

【分型及诊断要点】

AVRT 可分为顺向型 AVRT（经房室结顺传并经旁道逆传）及逆向型 AVRT（经旁道顺传并经房室结逆传），顺向型 AVRT 占 AVRT 的 90% 以上。AVRT 的临床表现与 AVNRT 基本相同。

1. 顺向型 AVRT 的心电图诊断

（1）可被适时的房性或室性期前刺激所诱发，心率 150～250 次 / 分，节律规则。

（2）QRS 波群形态与时限正常，少数伴有室内差异性传导；出现功能性束支传导阻滞，通常与束支阻滞同侧的旁道相关。

（3）逆行 P′ 波位于 QRS 波群之后，RP′ 间期固定＞ 70ms，RP′ 间期＜ P′R 间期。

2. 逆向型 AVRT 的心电图诊断

（1）QRS 波群宽大畸形，呈完全性预激表现，与发作间歇期窦性心律时相似。

（2）逆行P′波常埋于ST-T中，结合食管心电图可测得P′R间期<120ms，RP′间期>P′R间期。

【鉴别诊断】

1. 顺向型AVRT需与AVNRT相鉴别（表2-9）。

表2-9　顺向型AVRT与AVNRT的心电图鉴别

项目	顺向型AVRT	AVNRT
逆行P′波与QRS波群关系	逆行P′波位于QRS波群后	逆行P′波位于QRS波群内或其终末部分
RP′间期	RP′间期固定（>70ms），RP′间期<P′R间期	RP′间期≤70ms
房室比例	1∶1传导	偶尔可见文氏型房室传导阻滞、2∶1传导或完全分离

2. 逆向型AVRT需与室性心动过速相鉴别。

【治疗】

1. 心动过速发作时的处理

（1）对于血流动力学状态不稳定的患者，推荐行同步直流电复律。

（2）对于血流动力学状态稳定的患者，首先尝试刺激迷走神经，最好患者取仰卧位，双下肢抬高。如刺激迷走神经无效，对于顺向型AVRT，可选择作用于房室结或旁路的药物，首选腺苷（因存在诱发房颤的风险，预激综合征患者慎用），推荐静脉注射维拉帕米或普罗帕酮，也可考虑使用β受体阻滞剂；对于逆向型AVRT，可谨慎选用腺苷或普罗帕酮，如无效，可选择伊布利特。常用药物的禁忌证及用法参见本章AVNRT治疗。

（3）若上述措施均无效或有禁忌，可考虑静脉注射胺碘酮（150～300mg，稀释后10min缓慢静脉注射）；有条件者可尝试经食管心脏调搏术；最终可使用同步直流电复律转复。

2. 长期治疗　对于有症状、反复发作的AVRT，首选导管消融术。通过消融旁路，打断折返环路，达到根治AVRT的目的。如果不愿或不能进行导管消融，对于心功能正常的非预激综合征患者，可考虑给予地尔硫䓬或维拉帕米治疗或β受体阻滞剂治疗；对无缺血性或结构性心脏病者，可考虑给予普罗帕酮（每次150～200mg，3次/天）或氟卡尼治疗；对于合并明确器质性心脏病者，仅可给予胺碘酮治疗。

五、预激综合征

【概述】

心电图上存在预激，即存在显性旁道，且伴有快速性心律失常发生，称为预激综合征，即Wolff-Parkinson-White（WPW）综合征。这些患者最常见的心律失常为AVRT，其他特殊情况还包括：①预激性心动过速，即当存在局灶性房性心动过速、房扑、房颤及AVNRT时，旁道充当旁观者不参与折返，仅QRS波可能会被预激；②LGL综合征，即短PR间期综合征；③非典型预激，即Mahaim纤维参与的预激及心动过速。

【病因】

多无器质性心脏病，少数伴发于先天性心脏病，如三尖瓣下移畸形、二尖瓣脱垂与心肌病等。与左心室肥大和多系统疾病相关的家族性预激综合征也有报道。

【诊断要点】

1. 临床表现　预激本身并无症状。并发AVRT、房性心动过速或AVNRT时可呈发作性心悸。并发房颤与房扑时，若冲动经旁道下传，由于旁道前传不应期短，且不似房室结递减传导的特性，故可产生极快的心室率，甚至蜕变为室颤，发生休克、晕厥与猝死。运动、焦虑、酒精等刺激交感神经可能进一步缩短旁道不应期，加快心室率。WPW综合征发生猝死的高危因素包括房颤时最短的旁路前传（RR间期＜250ms）、症状性心动过速病史、多旁路、Ebstein畸形和家族性WPW综合征；低危因素包括间歇性WPW综合征、使用普鲁卡因胺后预激波消失。

2. 心电图诊断（WPW综合征）

（1）窦性心律时，PR间期缩短，时限＜0.12s。

（2）QRS波群起始部分粗钝，可见预激波（delta波），

QRS波群时限≥0.12s（图2-13）。

（3）ST-T呈继发性改变，与QRS波群主波方向相反。

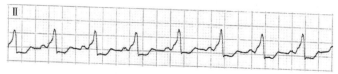

图2-13　WPW综合征

Ⅱ导联的心电图，PR间期缩短＜0.12s，QRS波群起始部有预激波，QRS波群
增宽，时限≥0.12s

（4）根据胸前导联心电图的表现，可将WPW综合征分成两型：A型，预激波在V_1～V_5导联均呈正向，QRS波群以R波为主，提示旁道位于左心房室间；B型，V_1～V_3导联预激波呈负向或正向，QRS波群以S波为主，V_4～V_6导联预激波和QRS波群均呈正向，提示旁道位于右心房室间。

（5）并发AVRT、房速或AVNRT时的心电图特点详见相关章节。

（6）并发房扑较少见；并发房颤时，除房颤本身的特点外，因心房激动或从旁道下传，或从房室结下传，心室内也可能发生差异性传导，使QRS波群形态多变，振幅不同，宽窄不一。

【鉴别诊断】

1. 心室预激应与束支传导阻滞、心室肥大或心肌梗死相鉴别：PR间期是否缩短，其他导联上是否有预激波。

2. 预激综合征并发心动过速时，其鉴别诊断参见相应的心动过速。

【治疗】

1. 预激综合征并发AVRT、房性心动过速或AVNRT的治疗　详见各相关章节。

2. 预激并发房颤的治疗

（1）急诊治疗：对于血流动力学不稳定者，推荐同步直流电复律。对于血流动力学稳定者，可考虑用普罗帕酮（有缺血性或结构性心脏病者禁用），如果药物治疗无效，推荐同步直流电复律，不推荐静脉使用胺碘酮。

（2）长期治疗：对有症状和复发的预激伴房颤患者，首选导管消融；可考虑对无缺血性或结构性心脏病者给予普罗帕酮治疗，但推荐级别较低；不推荐地高辛、β受体阻滞剂、非二氢吡啶类钙通道阻滞药和胺碘酮。

3. 无症状预激的治疗　高风险者推荐导管消融，低风险者应考虑临床随访，也可根据其意愿在经验丰富中心进行消融。但对于因电不同步导致左心室功能不全的患者，也应考虑导管消融。

第四节　室性心律失常

室性心律失常指起源于心室的快速心律失常，包括室性期前收缩（ventricular premature beat）、室性心动过速（ventricular tachycardia，VT）、心室扑动（ventricular flutter）与心室颤动（ventricular fibrillation）。

一、室性期前收缩

【概述】

室性期前收缩（简称室早）是指希氏束及其分支以下心室肌提前发出的异位激动，引起心室除极。

【病因】

室性期前收缩的常见病因包括不良生活方式（如精神紧张、过度劳累，以及过量烟、酒、咖啡摄入等）、各种结构性心脏病（如冠心病、心肌病和瓣膜性心脏病等）、药物（如洋地黄类药物、奎尼丁、三环类抗抑郁药中毒等）应用和电解质紊乱（如低钾或低镁血症等）。

【诊断要点】

1. 临床表现　差异很大，可无明显症状，也可有心悸、胸闷、心脏停搏感，甚至可出现乏力、气促、出汗、头晕等。频发室性期前收缩还可能引起室性期前收缩诱导性心肌病，表现为心脏扩大、心功能下降，而室性期前收缩根除后心脏结构逆转、心功能改善。

2. 心电图诊断　　可见提前出现的宽大畸形QRS波群，时限≥0.12s，其后代偿间歇完全（图2-14）。

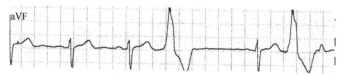

图2-14　室性期前收缩

aVF导联的心电图，第3、5个心搏可见提前出现的宽大畸形的QRS波群，其后代偿间歇完全

【鉴别诊断】

室性期前收缩需与室上性期前收缩伴差异性传导、间歇性预激综合征等相鉴别。

【治疗】

室性期前收缩的治疗基于对室性期前收缩的预后评估和危险分层，建议通过静息十二导联心电图、动态心电图和超声心电图全面评估患者室性期前收缩的类型和负荷，以及患者是否合并结构性心脏病，必要时还可考虑行运动试验和心脏增强磁共振成像等。目前认为室性期前收缩预后不良的危险因素包括合并结构性心脏病或心脏离子通道病、短联律间期（R on T）、非流出道起源室性期前收缩、室性期前收缩QRS波时限过宽、室性期前收缩在24h大于2000次、复杂室性期前收缩或非持续性室速、插入性室性期前收缩、多种室性期前收缩形态和运动时室性期前收缩增多。

无症状或症状轻微的频发室性期前收缩患者若不合并结构性心脏病、遗传性心律失常综合征或心功能不全，则暂无须治疗，定期监测室性期前收缩负荷和左心功能即可；若合并结构性心脏病，首先应侧重基础心脏病的治疗，还可考虑行电生理检查以协助心源性猝死危险分层。症状明显者，可考虑行β受体阻滞剂或非二氢吡啶类钙通道阻滞药治疗，但疗效有限。

若频发室性期前收缩（在24h内大于10 000次）患者合并不明原因的左心室功能障碍、CRT治疗无反应或触发ICD反复放电时，可选择导管消融。部分无症状患者由于升学、就业或妊娠等也可尝试导管消融。具体参见相关章节。

二、室性心动过速、心室扑动、心室颤动

连续出现3个或3个以上室性期前收缩称为室性心动过速（简称室速）。当正常QRS波群消失，出现规则而宽大的频率约为300次/分的正弦波图形，称为心室扑动（简称室扑）。室扑短时间便可转为形态、振幅与间距均完全不规则的频率超过300次/分的颤动波，称为心室颤动（简称室颤）。室扑与室颤均为致命性心律失常，一旦发生，患者迅速出现阿-斯综合征，表现为意识丧失、抽搐、呼吸停顿，伴有心音消失、脉搏触不到、血压测不出，继而死亡。由于室性心律失常是导致心源性猝死（sudden cardiac death，SCD）的重要原因，因此需及早识别并积极处理有SCD风险的室性心律失常。

【分类】

室速按电生理特性可分为以下几类（表2-10）。

表2-10　2006年美国心脏病学会/美国心脏协会/欧洲心脏病学会对室速的电生理分类

类型	频率	形态	特点
非持续性室速	频率超过100次/分、连续3个以上心室激动、30s内自行终止	单形性	单一QRS形态的非持续性VT
		多形性	QRS形态多变的、周长在600ms±180ms变动的非持续性VT
持续性室速	时间超过30s或因血流动力学原因在30s内被终止	单形性	单一QRS形态的持续性VT
		多形性	QRS形态多变的、周长在600ms±180ms变动的持续性VT
束支折返性VT	His-Purkinje折返所致的VT，表现为左束支传导阻滞（LBBB）形态，通常发生于心肌病患者		
双向性室速	室速发生时的QRS波群的额面电轴上下交替变换，通常与地高辛中毒相关		

续表

类型	频率	形态	特点
尖端扭转型室速（TdP）	长QT或QTc患者，VT表现为QRS波群围绕等电位线上下翻转		典型者在"短-长-短"配对间期后发作
			短配对变异型在"正常-短"配对间期后发作

心室扑动：单型、规律、频率约为300次/分的室性心律失常（周长差异≤30ms），QRS波群间没有等电位线。

心室颤动：显著不规则的室性心律失常，QRS波群周长、形态、振幅显著易变，频率通常超过300次/分，持续200ms（周长≤180ms）。

【治疗】

预后和治疗除了取决于心律失常的临床表现外，还取决于心脏疾病本身的严重程度。对室性心律失常（室性期前收缩、非持续性室速、持续性单形和多形室速、心室扑动和心室颤动）选择恰当的治疗措施，有赖于对心律失常病因和机制的理解、对可能导致心律失常恶化的相关医疗状况的评价，以及对心律失常带来的风险和治疗的风险得益比的评估。心律失常的治疗包括停用可以导致心律失常的药物，以及应用药物、可植入性装置导管消融和外科手术等特殊的抗心律失常治疗。

1. 药物治疗　除β受体阻滞剂外，现有的抗心律失常药物在随机临床试验中没有显示出对恶性室性心律失常或猝死的预防有益处。此外，抗心律失常药物本身有潜在的致恶性心律失常作用，因此必须慎重使用。

对于各种器质性心脏病患者，无论有无心力衰竭，β受体阻滞剂都能有效地抑制室性期前收缩和其他心律失常，减少SCD，其是目前最为重要的、安全和有效的抗心律失常药物。胺碘酮总的长期生存益处还有争议，尽管有研究认为胺碘酮减少了陈旧心肌梗死或非缺血性扩张型心肌病导致的左心室功能不全患者的心源性猝死，但是SCD-HeFT试验显示，胺碘酮和安慰剂相比没有生存获益。长期应用胺碘酮可能引起复杂的药物相互作用，以及引起对肺、肝、甲状腺和皮肤的副作用。索他洛尔与胺碘酮相似，有抑制室性心律失常的作用，但致心律失常作用更强，没有明显的改善生存的作用，应用索他洛尔的患者中有2%～4%可出现更严重的室性心律失常。

因此，除β受体阻滞剂外，抗心律失常药物不应作为治疗室性心律失常和预防SCD的首选方法。对有室性快速心律失常，但不符合植入ICD者，β受体阻滞剂被推荐作为一线治疗药物，如果已经达到治疗剂量但仍无效，可在密切监测其副作用的前提下试用胺碘酮或索他洛尔。对已植入ICD，因反复VT/VF而ICD频繁放电（称为电风暴）的患者，需要加用抗心律失常药物和（或）射频消融来控制VT的反复发作并减少ICD放电。索他洛尔可以有效地抑制心房和心室快速心律失常；β受体阻滞剂与胺碘酮联合应用也是选择方案之一；静脉注射胺碘酮是有效的。对于安装了ICD，发生阵发性或持续性伴快速心室率的房颤导致ICD误放电的患者，必须控制房性心动过速的快速心室率，如果其他治疗有禁忌、不能耐受或无效，可以应用胺碘酮控制心室率。

除抗心律失常药物外，通过静脉或者口服补充钾和镁，也可能减少室性心律失常的发生，尤其在低钾血症和低镁血症的情况下。血管紧张素转换酶抑制药、血管紧张素Ⅱ受体阻滞药、醛固酮受体拮抗药（包括螺内酯）都可能通过逆转心室重塑改善心肌基质，从而减少室性心律失常的发生。

2. 植入性和体外心脏复律装置　包括体外自动除颤器（AED）、植入型心律转复除颤器（ICD）、可穿式的自动除颤仪（详见第三十三章）。

3. 射频消融治疗　参见第三十二章。

4. 抗心律失常的外科治疗和血管再生重建治疗　外科治疗室性心律失常包括消融或手术切除心律失常起源病灶、心脏交感神经切除术或室壁瘤切除术。对于反复室速，药物、植入型除颤器和射频导管消融治疗均无效的患者，直接外科消融或切除心律失常起源病灶是一种可采取的治疗手段。

【室性心动过速的紧急治疗建议】

室性心动过速的紧急治疗建议见表2-11。

表 2-11 室性心动过速的紧急治疗建议

室性心动过速的分类	建议	推荐类别	证据水平
单形性室性心动过速	宽 QRS 被心动过速如果诊断不清，应按照 VT 处理	I	C
	持续单形性 VT 伴有血流动力学异常时，推荐直流电复律并给予镇静治疗	I	C
	稳定的持续单形性 VT 患者可首先给予静脉注射普鲁卡因胺	IIa	B
	对于血流动力学不稳定的持续单形性 VT 患者，如电转复效果不佳，或给予普鲁卡因胺或其他药物后复发，建议静脉给予胺碘酮	IIa	C
	对于电转复效果不佳或给予抗心律失常药物后反复发作的持续单形性 VT 患者，经静脉导管起搏终止可能有用	IIa	C
	静脉应用胺碘酮、β 受体阻滞剂和普鲁卡因胺（或索他洛尔、欧洲使用的阿义马林）治疗反复发作的单形性 VT 有效，包括冠状动脉疾病相关和特发性 VT	IIa	C
	对于稳定的持续单形性 VT 患者，特别是与急性心肌缺血或心肌梗死相关的患者，可首先静脉给予利多卡因	IIb	C
	对于不明原因的宽 QRS 波群的心动过速，特别是有心功能不全病史的患者，应避免使用钙通道阻滞药，如维拉帕米和地尔硫䓬	III	C
多形性室性心动过速	持续的多形性 VT 伴血流动力学异常，推荐进行直流电同步心律转复，同时给予适当的镇静药治疗	I	B
	复发的多形性 VT，静脉应用 β 受体阻滞剂有效，尤其是可疑心肌缺血时	I	B

续表

室性心动过速的分类	建议	推荐类别	证据水平
	复发的多形性VT，在除外先天性或获得性长QT间期综合征所致的复极异常时，静脉给予负荷量的胺碘酮有效	I	C
	对于多形性VT患者，在不能除外心肌缺血时，应考虑急诊行冠状动脉造影及血运重建治疗	I	C
	对于多形性VT，特别是与急性心肌缺血或心肌梗死相关的患者，可静脉给予利多卡因	IIb	C
不能终止的室性心动过速（室速风暴）	急性心肌缺血导致的反复发作或不能终止的VT，推荐静脉应用普鲁卡因胺或胺碘酮，随后给予β受体阻滞剂并行血运重建治疗	I	C
	反复发作的或不能终止的单形性VT，静脉给予胺碘酮或普鲁卡因胺及消融治疗有效	IIa	B
	对于存在室性心动过速风暴的患者，静脉给予胺碘酮和β受体阻滞剂单独使用或联合应用有效	IIb	C
	反复发作或不能终止的VT，可考虑超速起搏及全身麻醉	IIb	C
	反复发作或不能终止的VT，可考虑脊髓调节	IIb	C

【特殊类型的室性心律失常的处理】

（一）特发性室速

本病多见于青壮年，临床上无器质性心脏病证据，发作时有特征性心电图图形，预后多良好，可分为起源于右心室流出道的特发性室速和起源于左心室间隔下部的左心室特发性室速。右心室流出道室速呈左束支传导阻滞，伴电轴左偏或右偏，β受体阻滞剂和（或）钙通道阻滞药（RVOT VT可使用 I c类药物）适用于心脏结构正常并伴随临床症状的右心室起源的VT患者（推荐级别 I 类，证据级别C）。左心室特发性室速呈右束支传导阻滞图形，伴电轴左偏、少数右偏（图2-15），药物治疗首选维拉帕米，β受体阻滞剂亦可能有效。药物治疗无效或伴血流动力学障碍者，应施行直流电同步心律转复。导管消融适用于有临床症状、心脏结构正常、起源于右心室或左心室的药物难治性VT或不能耐受药物或不愿长期接受药物治疗的患者（推荐级别 I 类，证据级别C）。

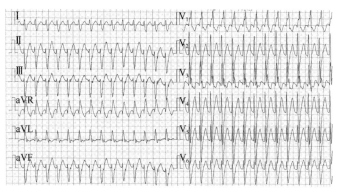

图2-15　左后分支室速

（二）束支折返性室速

右束支、左束支或左束支分支之间构成折返。室速QRS波群图形由构成折返的束支通路决定。最常见者经左束支逆传、右束支顺传，QRS波群呈左束支传导阻滞图形，电轴约+30°；经相反路径传导，则QRS波群呈右束支传导阻滞图形。常见于器质性心脏病，如扩张型心肌病患者。药物治疗与一般室速相似。射频消融造成束支传导阻滞可予根治。

（三）儿茶酚胺敏感型多形性室速

儿茶酚胺敏感型多形性室速（CPVT）和长QT间期综合征（LQTS）、Brugada 综合征一样是遗传性的心律失常疾病。CPVT 的遗传方式可以是常染色体显性遗传，也可以是常染色体隐性遗传。50%的常染色体显性遗传患者为编码心脏雷诺丁受体（RyR2）的基因突变所致，该基因负责肌浆网的钙离子释放。隐性遗传形式是由编码肌集钙蛋白的基因（*CASQ2*）突变引起，这是一种肌质网的钙缓冲蛋白。CPVT的特点是静息心电图基本异常、在体力活动或情绪激动时出现快速性心律失常。多于儿童时期首发，但也有晚发的报道。临床确诊的CPVT，对于有自发或有记录的应激诱导的室性心律失常，首先推荐β受体阻滞剂（推荐级别Ⅰ类，证据级别C）；对于心搏骤停后幸存的CPVT患者，推荐联合β受体阻滞剂与ICD治疗（推荐级别Ⅰ类，证据级别C）。儿童时期遗传分析诊断的没有临床症状的CPVT，可用β受体阻滞剂进行有效的预防（推荐级别Ⅱa类，证据级别C）；在用β受体阻滞剂时，出现晕厥和（或）有记录的持续性VT，则应在应用β受体阻滞剂的基础上植入ICD（推荐级别Ⅱa类，证据级别C）。

（四）加速性室性自主节律

起始渐缓（非阵发性），其频率一般为60～110次/分，多发生在缓慢性心律失常的基础上，由于心率较慢，易出现室性融合波。常见于急性心肌梗死（特别是再灌注治疗时）、洋地黄过量、心肌病等心脏疾病。本型为一种良性室速，可自行消失，一般无须治疗。主要治疗是处理基础疾病。心动过缓者可用阿托品（0.5～1mg静脉注射）或心房起搏，通过恢复窦性心律、夺获心室可终止这种异位室性心律。若心率成倍加速而产生症状时，则首选利多卡因。

（五）尖端扭转型室性心动过速（torsade de pointes，TdP）

详见本章"长QT间期综合征"。

第五节　心脏传导异常

冲动在心脏传导系统的任何部位传导时均可发生阻滞，如窦房传导阻滞、房内传导阻滞、房室传导阻滞和室内传导阻滞等。

按照传导阻滞的严重程度，通常可将其分为三度。一度房室传导阻滞的传导时间延长，所有冲动仍能传导。二度房室传导阻滞分为两型：莫氏（Mobitz）Ⅰ型和Ⅱ型房室传导阻滞。莫氏Ⅰ型房室传导阻滞即文氏型房室传导阻滞（Wenckebach block），表现为传导时间进行性延长，直至一次冲动不能传导；莫氏Ⅱ型房室传导阻滞，冲动的传导时间恒定不变，但间歇出现传导阻滞。三度房室传导阻滞又称完全性传导阻滞，即全部冲动均不能传导。

一、窦房传导阻滞

【概述】

窦房传导阻滞（sinoatrial block，SAB）指窦房结冲动传导至心房时发生延缓或阻滞。

【病因】

窦房传导阻滞多为间歇性，常见于迷走神经亢进或颈动脉窦过敏者。持续性窦房传导阻滞绝大多数见于器质性心脏病，包括窦房结病变、冠心病特别是下壁心肌梗死、心肌炎、心肌病等。此外，洋地黄或奎尼丁中毒、高血钾等均可导致。

【诊断要点】

按其阻滞程度，可分一度、二度和三度窦房传导阻滞，但只有二度窦房传导阻滞才能从心电图上做出诊断。二度Ⅰ型窦房传导阻滞表现为PP间期进行性缩短，直至出现一次长的PP间期，该PP间期短于基本PP间期的两倍。二度Ⅱ型窦房传导阻滞时，P波之间出现长间歇，长PP间期为基本PP间期的整倍数。窦房传导阻滞后可出现下位起搏点逸搏或逸搏心律。若房室交界区或心室未能及时发出冲动，患者可有头晕，甚至发生晕厥和抽搐，即阿-斯综合征。

【鉴别诊断】

窦房传导阻滞需与窦性心动过缓、窦性停搏及房性期前收缩未下传相鉴别。

【治疗】

参见本章"病态窦房结综合征"。

二、房室传导阻滞

【概述】

房室传导阻滞（atrioventricular block，AVB）是指房室交界区脱离生理不应期后，心房冲动在房室之间传导延迟或中断。其分为不完全性和完全性两类，前者包括一度和二度房室传导阻滞，后者又称三度房室传导阻滞，阻滞部位可在房室结、希氏束及双束支等。

【病因】

1. 生理性原因　正常人或运动员可发生一度或二度Ⅰ型房室传导阻滞，与迷走神经张力增高有关。

2. 病理性原因　各种器质性心脏病及电解质紊乱、洋地黄药物中毒等可引起房室传导阻滞。特发性的传导系统病变，如Lev病（心脏纤维支架的钙化与硬化）与Lenegre病（传导系统本身的原发性硬化变性疾病）可能是成人孤立性慢性心脏传导阻滞的病因。

【诊断要点】

（一）临床表现

1. 症状　一度房室传导阻滞患者通常无症状。二度房室传导阻滞可有心悸、胸闷与心搏脱漏感。三度房室传导阻滞时，若心室逸搏心律建立且较快，患者可无症状；若心室逸搏心律未能建立或频率缓慢，可出现严重的心、脑供血不足，发生心绞痛、心力衰竭或阿-斯综合征，严重者可致猝死。

2. 体征　一度房室传导阻滞，听诊S1强度减弱。二度Ⅰ型及Ⅱ型房室传导阻滞时有心搏脱漏感。三度房室传导阻滞时，由于房室分离、房室收缩不协调，可不规则地出现心房音及响亮的S1（大炮音）。如心房与心室收缩同时发生，颈静脉可出现巨大的α波。心室率缓慢时可引起收缩压升高和脉压增宽。

（二）心电图

1. 一度房室传导阻滞　每个心房冲动都能下传心室，但传导延缓。

（1）PR间期＞0.20s。

（2）每个P波后都有相关的QRS波群（图2-16）。

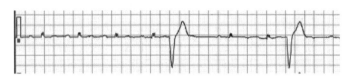

图2-16　一度房室传导阻滞

PR间期0.23s，频发室性期前收缩

2. 二度房室传导阻滞　部分心房冲动不能传至心室，一些P波后没有QRS波群。二度房室传导阻滞可分为两型：Ⅰ型亦称文氏（Wenckebach）型或莫氏（Mobitz）Ⅰ型；Ⅱ型亦称莫氏Ⅱ型。

（1）二度Ⅰ型房室传导阻滞：①PR间期进行性延长，直至一个P波受阻不能下传心室；②PR间期增量递减，相邻RR间期呈进行性缩短，直至一个P波不能下传心室；③包含受阻P波在内的RR间期小于正常窦性PP间期的两倍（图2-17）。

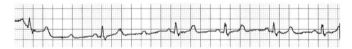

图2-17　二度Ⅰ型房室传导阻滞

第1至第2个心搏PR间期逐渐延长，直至第3个P波后QRS波群脱落，继之PR间期又延长，周而复始

（2）二度Ⅱ型房室传导阻滞：①PR间期恒定不变，可正常或延长；②QRS波群呈周期性脱漏，阻滞程度可经常变化，可为2∶1、3∶1、3∶2、4∶3等（图2-18）。

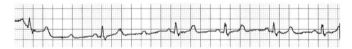

图2-18　二度Ⅱ型房室传导阻滞

下传的PR间期固定，呈2∶1或3∶1

一度和二度Ⅰ型房室传导阻滞：阻滞部位大多在房室结，其QRS波群不增宽；二度Ⅱ型房室传导阻滞：其阻滞部位可在希氏束以下，此时QRS波群常增宽。

（3）三度房室传导阻滞：①P波与QRS波群相互无关，各自按自己的频率出现；②心房率快于心室率，心房冲动来自窦房结或房性异位节律；③心室起搏点通常在阻滞部位稍下方。如位于希氏束近邻，QRS波群正常，心室率为40～60次/分；如位于室内传导系统的远端，QRS波群增宽，心室率可低至40次/分以下（图2-19）。

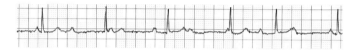

图2-19　三度房室传导阻滞

【治疗】

1. 病因治疗　首先应针对不同病因进行治疗，如停用抑制房室传导的药物、纠正电解质紊乱等。对急性心肌炎和急性下壁心肌梗死伴发的房室传导阻滞，可应用肾上腺皮质激素。

2. 药物治疗　一度和二度Ⅰ型房室传导阻滞心室率不慢者预后良好，无须特殊处理。二度Ⅱ型与三度房室传导阻滞者如心室率不慢、无症状可不急诊处理；如心室率过慢，伴有血流动力学障碍，甚至有阿-斯综合征发作，应给予异丙肾上腺素（1～4μg/min）静脉滴注维持心室率，并及早给予临时性或永久性心脏起搏治疗。阿托品（0.5～2.0mg）静脉注射仅适用于阻滞部位位于房室结者，对阻滞部位较低者无效。

3. 植入起搏器治疗　植入之前应考虑阻滞是否为永久性，应先纠正可逆性的原因（如电解质紊乱）。适应证参见第三十三章。

三、室内传导阻滞

【概述】

室内传导阻滞（intraventricular block）简称室内阻滞，是指希氏束分叉以下部位的传导阻滞。希氏束在室间隔上端分出左、右束支，左束支主干很短，又分出左前分支和左后分支两组纤维。左、右束支及左前分支和左后分支均可发生传导阻滞，可呈现单分支、双分支或三分支传导阻滞。

【病因】

右束支细长且为单独一支，故易于受损，且损害范围不大即可致完全性传导阻滞。右束支传导阻滞可发生于无心脏病表现的正常人，这种孤立的右束支传导阻滞常见，其发生率随年龄增长而增加。左束支较粗，分支也早，不易发生传导阻滞，如出现多表示心肌病变广泛。左前分支阻滞较左后分支阻滞多见。常见的病因有冠心病、原发性高血压、风湿性心脏病、急性及慢性肺源性心脏病、肺梗死、心肌炎、心肌病、梅毒，以及法洛四联症或室间隔缺损纠正手术后等。

【诊断要点】

1. 临床表现　单支、双支传导阻滞在临床上除心音分裂外无其他特殊表现。完全性三分支传导阻滞的临床表现与完全性房室传导阻滞相同。束支传导阻滞可为永久性，也可呈间歇性。

2. 心电图诊断

（1）右束支传导阻滞：V_1 导联呈 rsR′型，R′波粗钝；V_5、V_6 导联呈 qRS 型，S 波宽阔。ST-T 波呈继发性改变，与 QRS 主波方向相反。Ⅰ、aVL 导联波型多似 V_5 导联；aVR 导联波型多似 V_1 导联。当 QRS 波时限 ≥0.12s 时，为完全性右束支传导阻滞；QRS 波时限 <0.12s 时，为不完全性右束支传导阻滞（图 2-20）。

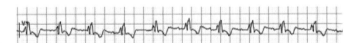

图 2-20　右束支传导阻滞

V_1 呈 rsR′型，各导联 QRS 波群终末部分宽钝，QRS 波群时间为 0.12s，为完全性传导阻滞

（2）左束支传导阻滞：V_5、V_6 导联呈宽大 R 波，顶部粗钝，其前无 Q 波；V_1、V_2 导联呈 QS 型或 rS 型。ST-T 波呈继发性改变，与 QRS 主波方向相反。Ⅰ、aVL 导联波型多似 V_5 导联；Ⅲ、aVF、aVR 导联波型多似 V_1 导联。当 QRS 波时限 ≥0.12s 时，为完全性左束支传导阻滞；QRS 波时限 <0.12s 时，为不完全性左束支传导阻滞（图 2-21）。

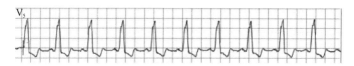

图2-21 左束支传导阻滞

V$_5$导联R波宽大，顶部粗钝

（3）左前分支阻滞：①QRS电轴左偏−45°～−90°；②QRS波在Ⅰ、aVL导联呈qR型或R型，QRS波在Ⅱ、Ⅲ、aVF导联呈rS型，且R$_{aVL}$＞R$_Ⅰ$；③QRS波不宽或轻度增宽，时限≤0.12s（图2-22）。

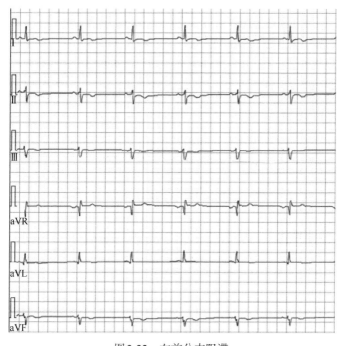

图2-22 左前分支阻滞

电轴左偏，Ⅰ、aVL呈qR或R型，Ⅱ、Ⅲ、aVF呈rS型，QRS波时间正常

（4）左后分支阻滞：①QRS波电轴右偏+90°～+120°；②QRS波在Ⅰ、aVL导联呈rS型，QRS波在Ⅱ、Ⅲ、aVF导联呈qR型，且R$_Ⅲ$＞R$_Ⅱ$，QRS波时限轻度增宽，时限≤0.12s。

必须在排除肺气肿、肺梗死、右心室肥厚、侧壁心肌梗死与正常变异后，才能确立左后分支传导阻滞的诊断。

（5）单分支传导阻滞、双分支传导阻滞与三分支传导阻滞：室内传导系统三分支（右束支、左前分支与左后分支）可单独或同时发生传导阻滞，其中任何两个分支同时发生传导阻滞称为双分支传导阻滞，以右束支传导阻滞合并左前分支传导阻滞最常见。3个分支同时发生阻滞称为三分支传导阻滞。三分支传导阻滞均为完全性时，则形成完全性房室传导阻滞。双侧束支传导阻滞是指右束支传导阻滞合并左束支或左侧一个分支传导阻滞。

【治疗】

患者如无症状，无须接受治疗。双分支传导阻滞与不完全性三分支传导阻滞可以多年保持稳定而并不进展为完全性房室传导阻滞，因此不主张给予预防性起搏器治疗。急性心肌梗死伴发的双分支、三分支传导阻滞，一般应临时起搏。慢性双分支、三分支传导阻滞伴有晕厥等症状者，则应及早考虑植入起搏器。

（陶婧雯　林　立）

第六节　长QT间期综合征

【概述】

长QT间期综合征（LQTS）是一组心脏结构正常但心肌复极延迟的单基因遗传性心血管疾病，主要表现为心电图校正的QT（QTc）间期延长，易发生室性心律失常，尤其是尖端扭转型室性心动过速（torsade de pointes，TdP），导致晕厥甚至心源性猝死（sudden cardiac death，SCD）。LQTS的临床表型多样，患者可终生无明显症状，亦可幼年发生SCD。LQTS患病率在高加索白种人中约为1/2000，我国尚不明确。未治疗的LQTS患者10年病死率可达50%。

【病因】

LQTS可分为遗传性LQTS和获得性LQTS两种类型。

1. 遗传性LQTS　是编码心肌离子通道蛋白相关基因突

变导致心肌细胞膜离子通道功能异常的遗传病。LQTS既有家族性发病病例，亦有散发病例，散发病例可能与新发突变有关。LQTS共有两种形式：不伴听力障碍的称为罗马诺-沃德综合征，系常染色体显性遗传病；伴有先天性神经性耳聋者称为Jervell-Lange-Nielsen（JLN）综合征（*KCNQ1*和*KCNE1*），为常染色体隐性遗传病。后者更为少见，病情更严重。目前报道的LQTS相关致病基因至少有16个，其中明确的致病基因有9个，分别编码电压门控钾、钠、钙通道蛋白及其相关调节蛋白，其中*KCNQ1*（LQT1）、*KCNH2*（LQT2）和*SCN5A*（LQT3）3个致病基因可解释约75%的患者，其余致病基因可解释5%～10%的患者。目前仍有15%～20%的LQTS患者无法用已知的致病基因解释，提示可能存在未发现的致病基因。遗传性LQTS的基因分型见表2-12。

表2-12 长QT间期综合征相关致病基因

基因名称	基因ID	遗传模式	占比
KCNQ1	3784	AD，极少AR	30%～35%
KCNH2	3757	AD	25%～30%
SCN5A	6331	AD	5%～10%
KCNE1	3753	AD，极少AR	少见
KCNJ2	3759	AD	少见
CACNA1C	775	AD	少见
CAV3	859	AD	少见
CALM1	801	AD	少见
CALM2	805	AD	少见

注：AD. 常染色体显性遗传；AR. 常染色体隐性遗传。

2. 获得性LQTS　通常与应用某些药物（如ⅠA、ⅠC及Ⅲ类抗心律失常药物）、电解质紊乱（低钾）、心脏与中枢神经疾病等有关。

【诊断要点】

（一）临床表现

LQTS有外显延迟性，致病基因突变携带者发病时间不等，早至子宫内尚未分娩时即可检测到QTc间期延长，亦有携带者晚年发病甚至终生不发病。

晕厥/先兆晕厥：发作性晕厥是LQTS最常见的临床表现，其原因是发生TdP或室颤，可自然恢复，亦可导致猝死。晕厥常由紧张、情绪激动或运动诱发，然而在最常见的3个基因亚型中，心血管事件的发生有其基因特异性触发因素。LQT1型患者（*KCNQ1*基因突变）易在运动中发生心血管事件，尤以游泳时多见；LQT2型患者（*KCNH2*基因突变）心血管事件多发于情绪激动时，尤其在有声音刺激时；LQT3型患者（*SCN5A*基因突变），心血管事件多发于休息和睡眠中，恶性程度最高（表2-13）。

表2-13　LQT1、LQT2和LQT3的典型临床表现

项目	LQT1	LQT2	LQT3
心血管事件发生的典型情况	体力劳动/游泳	突然的响亮噪声	睡眠
童年发生心血管事件	++	+	罕见
40岁前发生心血管事件	+++	++	++
典型T波形态	宽基底，延长的	振幅小而宽，切迹或双峰	较长的等电位线后晚现T波
运动时QTc间期缩短	减弱	正常	增强
β受体阻滞剂疗效	+++	++	++

（二）心电图

1. QT（QTc）间期延长是LQTS的特征。女性QTc间期≥0.48s或男性≥0.47s可作为独立的诊断标准；女性QTc间期<0.43s或男性<0.41s即可排除LQTS；QTc间期处于临界值的患者（0.44s<QTc间期<0.47s）需进一步做运动试验及动态心电图判断。

2. T波和U波异常是LQTS的另一特征。T波宽大有切迹，双向或倒置；U波显著。

3. 发作时呈TdP、室颤或心电静止。

LQTS容易导致TdP，诱因可能有两个：一是QT间期显

著延长的心动过缓；二是窦性心动过速伴交感神经亢进。TdP是介于室速和室颤之间的恶性室性心律失常，表现为宽大畸形的QRS波群，极性和振幅呈周期性变化，每隔3～20个心搏，QRS波群方向逐渐或突然向相反方向转变，形成围绕基线上下扭转的图形，频率为200～250次/分（图2-23）。

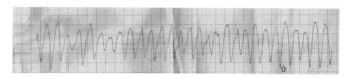

图2-23　长QT间期综合征的尖端扭转型室性心动过速

（三）激发试验

对有猝死家族史的QT间期延长的年轻人应高度重视，可考虑在充分保护前提下，做肾上腺素激发试验帮助诊断，但目前的指南不推荐将激发试验作为LQTS患者的常规诊断检查。

（四）基因诊断

因缺乏特异性临床表现，绝大多数LQTS患者无法仅通过临床表现和传统实验室检查进行分型，具体分类需依靠基因诊断。指南推荐所有疑诊和确诊LQTS的患者应进行基因检测和遗传咨询。检测基因推荐使用高通量测序方法（基因组合或全外显子组测序），检测范围应包括表2-12中列出的9个明确致病基因。若未检出致病突变，可考虑加做拷贝数分析（copy number variation，CNV），筛查因大片段缺失致病的LQTS。

【诊断标准】

LQTS诊断的专家共识推荐。

1. LQTS可以诊断

（1）LQTS风险评分≥3.5（表2-14），且无QT间期延长的继发原因。

（2）在LQTS致病基因中找到无争议的致病突变。

（3）多个12导联心电图中，用心率经Bazett公式校正后的QTc间期≥500ms，且无QT间期延长的继发原因。

2. LQTS可以考虑诊断　多个12导联心电图中，QTc间期介于480～499ms，患者有无法解释的晕厥却无致病突变且无引起QT间期延长的继发原因。

表2-14 Schwartz LQTS风险评分

	心电图表现[a]		得分
A	QTc间期[b]	≥480ms	3
		460～479ms	2
		450～459ms	1
B	运动负荷试验后第4分钟QTc间期[c]≥480ms		1
C	尖端扭转型室性心动过速		2
D	T波电交替		1
E	3个导联T波切迹		1
F	心率在该年龄段相对较低[d]		0.5
	病史		
A	晕厥	运动	2
		无运动	1
B	先天性耳聋		0.5
	家族史		
A	明确LQTS家族史[e]		1
B	直系亲属30岁前无法解释的心源性死亡[e]		0.5

注：评分≤1分，LQTS低风险；3～5分，LQTS中风险；≥3.5分，LQTS高风险。

a. 没有导致QT间期延长的病理情况或其他疾病。

b. QTc间期计算使用Bazett公式，$QTc=QT/\sqrt{RR}$。

c. 相互排斥的。

d. 静息心率低于该年龄段第二百分位数。

e. 同一个家系成员不能同时计入A和B。

【治疗】

（一）获得性LQTS的治疗

获得性LQTS的治疗主要是针对病因和去除诱因，如停用延长QT间期的药物等。发作TdP时治疗方法如下。

1. 首选硫酸镁静脉注射，首剂 2～5g 稀释至 40ml，3～5min 注射完毕，继以 2～20mg/min 速度持续给药；如 TdP 复发，可再行一次 2g 注射。同时伴低血钾时应同时补钾。

2. 心脏起搏时以 90～110 次 / 分的频率临时起搏，通过加快心率缩短 QT 间期，预防 TdP 复发。

3. 对心动过缓依赖型 TdP，在安置临时起搏器前可给予异丙肾上腺素持续静脉滴注，维持心率在 90 次 / 分以上。

4. 必要时可试用 I B 类抗心律失常药物，如利多卡因、苯妥英钠或钙通道阻滞药如维拉帕米（异搏定）。

5. 如果 TdP 发作已转为室颤，电除颤是首选方法。

（二）遗传性 LQTS 的治疗

遗传性 LQTS 的治疗主要是 β 受体阻滞剂等药物治疗、左侧心交感神经切除术及 ICD 治疗。治疗措施包括以下方面。

1. 一般治疗 避免应用延长 QT 间期的药物，改变生活方式。LQT1 型患者应避免剧烈运动，尤其是游泳；LQT2 型患者应避免突然听到响亮的声音（如闹铃、电话铃等）。

2. 药物治疗 β 受体阻滞剂是遗传性 LQTS 患者的首选治疗，宜选择非选择性药物，如普萘洛尔，用至最大耐受量。对 LQT2 型患者补钾、镁有效。LQT3 型患者 QTc 间期 > 500ms 时，使用钠通道阻滞药（美西律、氟卡尼、雷诺嗪）进行快速口服药试验，若可将 QTc 间期缩短 40ms 以上，则可加用该口服药物进行治疗。尚未接受 β 受体阻滞剂治疗而发生心搏骤停的 LQT1 型患者应首先考虑给予 β 受体阻滞剂口服治疗或行左侧心交感神经切除术，而不是优先考虑行 ICD 治疗，除非患者幼年发病。

3. 手术治疗 药物无效时可行左侧心交感神经切除术。

4. ICD 能预防猝死的发生，因此推荐用于具有指征的患者。基因检测出携带 ≥ 2 个致病基因突变的 LQTS 患者或先天耳聋的 JLN 综合征患者 SCD 风险高，可积极考虑预防性植入 ICD。

第七节 Brugada 综合征

【概述】

Brugada 综合征（Brugada syndrome，BRS）是一种常染

色体显性遗传的致死性离子通道病，主要特征为心脏结构和功能正常，右胸导联（$V_1 \sim V_3$）ST段抬高，伴或不伴右束支传导阻滞，可因室颤导致猝死。Brugada 综合征以 30～40 岁的青年男性为主，男女比例为（8～10）∶1，该病患病率约为 5/10 000。

【病因】

BRS 报道的相关致病基因超过 20 个，但目前仅编码心脏钠通道 α 亚基的 SCN5A 基因为其明确的致病基因。

【诊断要点】

（一）临床表现

晕厥或心搏骤停：不明原因的晕厥与猝死，主要发生在男性，不伴器质性心脏病的证据。有些患者发生晕厥或猝死前有发热作为诱因。猝死的原因为快速多形性室性心律失常，多发生于休息或睡眠中。既往有晕厥病史伴心电图上 ST 段自发性抬高的患者，发生心搏骤停的概率是没有晕厥史和 ST 改变者的 6 倍。

（二）心电图

BRS 的心电图特点是发作性右束支传导阻滞、$V_1 \sim V_3$ 导联 ST 段抬高。患者可有以下 3 型心电图改变：1 型，"穹窿型" ST 段抬高，表现为 J 波振幅或抬高的 ST 段顶点≥2mm，伴随 T 波倒置，很少或无等电位线分离；2 型，"马鞍型" ST 段图形，表现为 J 波振幅（≥2mm）引起 ST 段逐渐下斜型抬高（在基线上方仍然≥1mm），紧随正向或双向 T 波；3 型，右侧胸前导联 ST 段抬高＜1mm，可以表现为马鞍型或穹窿型或两者兼有。1 型危险性最高。

"Brugada 综合征样心电图改变" 不仅见于 BRS，亦可见于急性冠脉综合征、急性肺栓塞、致心律失常性右心室心肌病等。

（三）药物激发试验

在做好了充分准备和抢救措施的前提下，可以考虑静脉注射钠通道阻滞药（如氟卡尼）来激发隐匿型 BRS，但其灵敏度和特异度尚不明确。目前的指南不推荐对无症状的 1 型

BRS心电图模式的患者进行激发试验。

（四）基因诊断

当前指南推荐，对所有疑诊和确诊的BRS患者进行基因检测和遗传咨询。检测基因推荐使用高通量测序方法（基因组合或全外显子组测序），检测范围应包括 *SCN5A* 基因。不推荐对孤立的2型或3型BRS样心电图个体进行基因检测。基因检测可协助诊断临床可疑病例，但其本身不能诊断BRS。

【诊断】

当前指南对没有其他心脏病，呈现/诱发1型BRS样心电图模式，且有以下至少一种情况的患者，考虑诊断该病。

1. 心律失常导致的晕厥或夜间猝死。

2. BRS家族史。

3. 有猝死家族史（＜45岁），尸检阴性且具有疑似BRS指征。

【治疗】

β受体阻滞剂与胺碘酮等药物治疗不能预防BRS患者猝死的发生。迄今为止被唯一证明能有效预防心源性猝死的治疗是ICD治疗。此外，患者应避免使用钠通道阻滞药和三环类抗抑郁药。不推荐对无症状的BRS患者进行导管消融。

第八节 短QT综合征

【概述】

短QT综合征（SQTS）是一种罕见的遗传性心脏离子通道病，以心电图上极短的QTc间期、胸前导联高尖T波，以及易发心房颤动（房颤）、室颤及SCD而心脏结构正常为特点。SQTS临床表现多样，从无症状到房颤、室颤、反复晕厥，甚至SCD。SQTS的患病率尚不明确。

【病因】

SQTS通常为常染色体显性遗传，目前已经报道至少3个基因与其发病相关，其中 *KCNH2* 基因（SQTS1型）的致病性明确。该基因编码电压门控钾通道蛋白，可以解释约20%的患者。该病遗传解释度不高，提示还有其他致病基因待发掘。SQTS有一定的外显延迟性，发病年龄不一，亦可终生携带致病基因而不发病。

【诊断与治疗】

当QTc间期≤320ms时，应考虑SQTS。当QTc间期≥320ms但≤360ms时，若患者出现心律失常导致的晕厥，应考虑SQTS。当QTc间期≥320ms但≤360ms时，若患者存在猝死家族史（小于40岁），应考虑SQTS。

推荐对所有疑诊和确诊SQTS的患者进行基因检测和遗传咨询。检测基因推荐使用高通量测序方法（基因组合或全外显子组测序），检测范围应包括*KCNH2*基因。基因检测确诊SQTS的患者应考虑使用奎尼丁，尤其是SQTS1型患者。可考虑将索他洛尔用于SQTS1型以外的其他类型的SQTS患者。可考虑对存在心律失常致晕厥的SQTS患者行ICD治疗。

第九节　儿茶酚胺敏感性多形性室性心动过速

【概述】

儿茶酚胺敏感性多形性室性心动过速（CPVT）是一种少见却严重的遗传性心律失常和离子通道病，表现为早发的无器质性心脏病的个体在运动或激动时发生双向性、多形性室速，导致发作性晕厥，甚至猝死。CPVT的患病率国内外尚未见大规模流行病学调查结果，通常为个案报道或单中心小样本量数据，西方报道约为1/10 000。

【病因】

CPVT可表现为常染色体显性或隐性遗传，目前公认的CPVT致病基因包括*RYR2*和*CASQ2*。CPVT1型的致病基因*RYR2*编码兰尼碱受体，为常染色体显性遗传，检出率约为65%。CPVT2型致病基因*CASQ2*编码肌集钙蛋白，为常染色体隐性遗传，检出率为3%～5%。*KCNJ2*、*TECRL*、*ANK2*、*TRDN*和*CALM1*基因突变亦与CPVT关联密切，但是否为CPVT致病基因尚不确定。

【诊断与治疗】

推荐对所有疑诊和确诊CPVT的患者进行基因检测及遗传咨询。检测基因推荐使用高通量测序方法（基因组合或全外显子组测序），检测范围应包括*RYR2*和*CASQ2*基因。若检测结果阴性，可考虑加做CNV检测。

在做好了周全的准备和防护前提下，可考虑进行运动激发试验帮助诊断，若无法进行运动试验，可以考虑应用肾上腺素或异丙肾上腺素进行激发试验。建议所有诊断为CPVT的患者应用β受体阻滞剂，理想情况下可使用非选择性的普萘洛尔。携带*RYR2*基因突变的患者发病较早、预后较差，氟卡尼可有效减少*RYR2*基因突变携带者室性心律失常事件的发生。

（李宗哲　汪道文）

第十节　宽QRS波心动过速

【概述】

心动过速时体表心电图QRS波宽度≥120ms为宽QRS波心动过速。宽QRS波心动过速主要包括室性心动过速（室速）与阵发性室上性心动过速（室上速）伴室内差异性传导、束支传导阻滞及预激综合征并发逆向型房室折返性心动过速等。

【鉴别诊断】

诊断宽QRS波心动过速首先考虑室速，但也不能除外某些特殊类型的室上速。

（一）危险性分层

晚电位阳性表明存在可发生折返性室性心律失常的缓慢传导的异常心肌，并为存在折返性室性快速心律失常基质的重要标记。SAECG阴性对排除宽QRS波心动过速引起的不明原因晕厥具有较高的预测价值（89%～99%）。心电生理检查可用于冠心病患者不明原因宽QRS波快速心律失常的诊断，评价非缺血性扩张型心肌病患者出现的持续性心悸、宽

QRS波心动过速、晕厥前兆或晕厥（推荐级别Ⅰ类，证据级别C）。

（二）分类及鉴别要点

1. 室速　多种心电图特征有助于室速的鉴别诊断。

（1）房室分离：宽QRS波心动过速伴房室分离且心室率快于心房率时，支持室速的诊断，但房室分离现象只见于30%的室速患者。按摩颈动脉窦可引发房室分离现象，室速的维持无须心房（P波）参与。有时宽QRS波心动过速心电图上P波识别困难，可设法找出房室分离的其他证据，如不规则的大炮波、第一心音强弱不等、收缩压波动等，也可使用食管电极导联记录P波，帮助鉴别诊断。

（2）融合波：心室融合波或心室夺获是室速的一个重要诊断依据，但某些特殊情况下的室上速亦可出现室性融合波。因此，有室性融合波不能完全排除室上速。

（3）QRS波宽度：在右束支传导阻滞（RBBB）图形中超过0.14s，在左束支传导阻滞（LBBB）图形中超过0.16s，支持室速的诊断。但室上速经旁路前传、室上速合并束支传导阻滞或室上速使用Ⅰa、Ⅰc类抗心律失常药物时，QRS波宽度也可在0.14s以上。QRS波宽度≤0.14s也不能排除室速，因为某些分支型室速可发生相对窄的QRS波群。

（4）QRS电轴：发作时电轴左偏有利于室速的诊断，不偏则有利于室上速的诊断。电轴右偏对鉴别诊断意义不大。室速也可见到电轴右偏。相反，室上速伴室内差异性传导时亦偶见电轴左偏。

（5）胸前导联QRS波同向性：指$V_1 \sim V_6$所有QRS波群均向上或均向下时，支持室速的诊断，如胸前导联上QRS均为负向，呈QS型（若为正向一致性，有可能是经左后旁路前传的AVRT）。

（6）心动过速时QRS图形特征：V_1和V_6导联的形态对鉴别室上速和室速有帮助。

支持室速诊断的心电图特征参见图2-24。

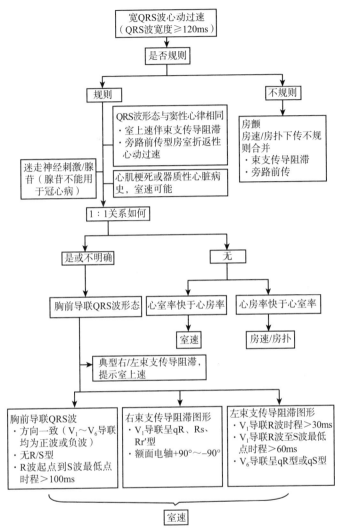

图2-24 宽QRS波心动过速的鉴别诊断流程

注意：尽管室速有上述心电图特征，但仍有不少误诊的机会。QRS波群宽度及形态标准的特异性在服用抗心律失常药者和高钾血症及严重心衰患者中都会受到影响。

2. 室上速合并束支传导阻滞或差异性传导　束支传导阻滞可以是在窦性心律下就已存在或在心动过速时才出现

的，是由于心室率过快，在束支系统产生的差异性传导。室上速伴室内差异性传导，V_1、V_5 多呈典型右束支传导阻滞型。

3. 室上速合并旁路前传　多种室上速可合并旁路前传，如房性心动过速、房扑、房颤等。由旁路参与的 AVRT 可经旁路前传，而经正常房室传导系统或另一条旁路逆传，表现为 LBBB 的宽 QRS 波心动过速也可由少数特殊房室旁路（如房束旁路、结束旁路和结室旁路）引起。

2005 年《中华心血管病杂志》发表的《室上性快速心律失常治疗指南》亦提出了宽 QRS 波心动过速鉴别诊断流程图（图 2-24）。

【治疗】

根据病史及心电图资料，一旦诊断明确，应针对其发病机制及伴随的血流动力学状态采取相应的急、慢性治疗措施。对一个宽 QRS 波心动过速并不能以心动过速时血流动力学状况估计心动过速类型。不能明确诊断时则按室速处理。某些用于终止室上速的药物，如维拉帕米、地尔硫䓬有可能会使室速患者的血流动力学恶化，故用药前应注意鉴别诊断。无论是室速还是室上速，若血流动力学不稳定，最有效的处理方法是直流电转复。

宽 QRS 波心动过速的急性期处理。

1. 对血流动力学不稳定的心动过速，应立即行直流电转复。对不规则的宽 QRS 波心动过速（房颤合并预激综合征）建议电转复。

2. 若血流动力学尚稳定，也应尽早终止。先通过询问病史及 12 导联心电图检查结果进行判断，然后选择电转复、抗心律失常药物或起搏超速抑制来终止。

（1）直流电转复：优势包括没有致心律失常作用、快捷、高效；缺点是不能够避免心律失常的再发，需要镇静或麻醉。

（2）抗心律失常药物：对于无器质性心脏病和血流动力学稳定的宽 QRS 波心动过速可选用。优点是无须麻醉，且多数有效；缺点是终止较慢，部分患者不能终止；副作用包括低血压和致心律失常作用。被广泛采用的药物有经静脉给药的普鲁卡因胺、索他洛尔、利多卡因和胺碘酮。对有器质性心脏病、左心室功能损害或有心衰征象者，胺碘酮更为安全。参见室性心律失常章节室速的紧急治疗建议。

3. 对血流动力学稳定、诊断为室上速者，则按窄QRS波心动过速处理。经旁路前传的宽QRS波心动过速可按室上速处理，但不能使用影响房室结传导的药物。

（陶婧雯　林　立）

第三章　动脉粥样硬化和冠状动脉粥样硬化性心脏病

第一节　动脉粥样硬化

【概述】

动脉粥样硬化（atherosclerosis，As）是动脉硬化中最常见且最重要的一种类型，由于其发生在动脉内膜的病变所积聚的脂质外观呈黄色粥样，因此称为动脉粥样硬化。

【临床特点】

动脉粥样硬化主要是有关器官受累后的表现，根据粥样硬化斑块的进程可将粥样硬化的临床过程分为4期。

1. 无症状期或称亚临床期　粥样硬化斑块已形成，但尚无管腔明显狭窄，因此无组织或器官受累的临床表现。

2. 缺血期　是动脉粥样硬化斑块导致管腔狭窄、器官缺血所致。如冠状动脉粥样硬化引起心肌缺血可出现心绞痛；肾动脉狭窄可引起顽固性高血压、肾功能不全；下肢动脉粥样硬化可致下肢发凉、麻木和间歇性跛行。

3. 坏死期　由于动脉管腔堵塞或血管腔内血栓形成而产生器官、组织坏死的表现。如冠状动脉闭塞表现为急性心肌梗死；下肢动脉闭塞可表现为肢体的坏疽。

4. 纤维化期　长期缺血导致靶器官组织纤维化、萎缩而引起的症状。如心脏长期缺血纤维化，可导致心脏扩大、心功能不全、心律失常等表现；长期肾缺血可导致肾萎缩并发展为肾衰竭。

【辅助检查】

1. 血脂检测显示多种脂代谢异常，主要包括总胆固醇（TC）、低密度脂蛋白胆固醇（LDL-C）、甘油三酯（TG）和脂蛋白a[Lp（a）]增高及高密度脂蛋白胆固醇（HDL-C）降低等。

2. 血管造影包括冠状动脉造影，是诊断动脉粥样硬化最直接的方法。该检查可显示动脉粥样硬化病变所累及血管的管腔狭窄程度，以及病变的所在部位、范围和程度。

3. 多普勒超声可帮助判断颈动脉、四肢动脉和肾动脉的病变及血流情况。

4. CT血管成像（CTA）或磁共振血管成像（MRA）有助于判断四肢和脑动脉的病变情况。

5. 心电图检查及其负荷试验的特征性改变、超声心动图检查、放射性核素心脏检查可帮助诊断冠状动脉粥样硬化。

6. 踝臂指数（ABI）是诊断外周动脉疾病的一种简单、非侵入性、可靠的方法，可用于预测和早期检测出动脉粥样硬化性疾病。ABI已证实是心脑血管疾病的重要预测指标。

7. 血管内超声和血管镜检查可直接窥见动脉管腔内的粥样硬化病变。

【诊断要点】

早期诊断很不容易，若发展到相当程度，尤其是有器官明显病变时，诊断并不困难。年长患者如检查发现血脂异常，超声或动脉造影等发现血管狭窄性或扩张性病变，应首先考虑本病。

【治疗】

（一）一般防治措施

饮食治疗和改善生活方式是血脂异常治疗的基础措施，包括合理膳食、合理安排工作和生活、适当进行体力劳动和体育运动；其他措施还包括控制危险因素、积极治疗与本病相关的疾病（如提倡不吸烟和适量饮酒，积极治疗糖尿病、高血压、肥胖症等）。

（二）药物治疗

1. 调血脂药 对于血脂异常的患者，通过饮食调节和一定的体力活动3个月后血脂仍不能调整至正常者，应首选以降低 TC 和 LDL-C 为主的他汀类调血脂药。常用制剂有阿托伐他汀（10～20mg）、瑞舒伐他汀（5～10mg）、普伐他汀（10～20mg）、匹伐他汀（1～2mg），均1次/晚；其他调血脂药，包括贝特类（非诺贝特200mg，1次/天）、依折麦布和PCSK9抑制药等。需要定期进行调脂疗效和药物不良反应的监测。调脂治疗应将降低LDL-C作为首要目标。不同危险人群需开始药物治疗的LDL-C水平及需达到的LDL-C目标值有很大不同（表3-1）。

表3-1　不同ASCVD危险人群LDL-C目标值推荐[a]

危险等级	LDL-C相对降低目标	LDL-C绝对降低目标
极高危	基线水平降低幅≥50%	<1.4mmol/L
高危	基线水平降低幅≥50%	<1.8mmol/L
中危	无	<2.6mmol/L
低危	无	<3.0mmol/L

注：ASCVD.动脉粥样硬化性心血管疾病。

a. 2021年欧洲ESC指南推荐。

2. 抗血小板药物　抗血小板黏附和聚集，可防止血栓形成，有助于防止血管阻塞性病变病情的发展，用于预防冠心病及脑动脉血栓栓塞。可选用阿司匹林肠溶片100mg，1次/天，晨起空腹服用；氯吡格雷75mg，1次/天。

3. 溶栓和抗凝药物治疗　对动脉内形成血栓导致管腔狭窄或阻塞者，可用溶血栓药物，如尿激酶、链激酶、重组组织型纤溶酶原激活剂等，继而用抗凝血药，包括低分子量肝素、华法林或新型口服抗凝血药等。

（三）介入或手术治疗

如患者病变严重，已有明显的管腔狭窄或闭塞，可采取介入或手术治疗。目前针对冠状动脉病变常用的有经皮冠状动脉介入治疗（PCI）及冠状动脉旁路移植术（CABG）。

（丁　虎　严江涛）

第二节　冠状动脉粥样硬化性心脏病

冠状动脉粥样硬化性心脏病（coronary atherosclerotic

heart disease）指冠状动脉粥样硬化使管腔狭窄或阻塞，导致心肌缺血、缺氧而引起的心脏病，其和冠状动脉功能性改变即冠状动脉痉挛一起，统称为冠状动脉性心脏病（coronary heart disease），简称冠心病，亦称缺血性心脏病。

根据冠心病的临床特点，本病分为5种临床类型。

（1）隐匿型或无症状性心肌缺血型。

（2）心绞痛型。

（3）心肌梗死型。

（4）缺血性心肌病型。

（5）猝死型。

近年来根据冠心病发病特点和治疗原则的不同分为两大类：①慢性冠状动脉疾病（chronic coronary artery disease，CAD），包括稳定型心绞痛、缺血性心肌病和隐匿型冠心病；②急性冠脉综合征（acute coronary syndrome，ACS），包括不稳定型心绞痛（unstable angina）、非ST段抬高心肌梗死（non-ST-segment elevation myocardial infraction，NSTEMI）、ST段抬高心肌梗死（ST-segment elevation myocardial infraction，STEMI）和冠心病猝死。

一、心　绞　痛

【概述】

心绞痛（angina pectoris）是由于冠状动脉供血不足，心肌急剧的、暂时的缺血与缺氧所引起的临床综合征。心绞痛绝大多数是由于冠状动脉粥样硬化所致，少数可由非冠状动脉心脏病所致，如严重主动脉瓣狭窄或关闭不全、肥厚型心肌病、先天性冠状动脉畸形，梅毒性冠状动脉炎也可引起。

【临床特点】

1. 症状　心绞痛的主要特征性症状是疼痛。①部位：典型的疼痛部位在胸骨后上段或中段，也有在心前区或腹上区者，常放射至左肩、左臂内侧达环指和小指，或至颈、咽或下颌部。范围约手掌大小，有的横贯前胸。②性质：胸痛常为压迫、发闷或紧缩感，重者可伴出汗、濒死感。针刺样或触电样锐痛不像心绞痛。③持续时间：呈阵发性发作，持续数分钟，一般不会超过10min，也不会转瞬即逝或持续数小时。④诱因：发作常由体力活动引起，情绪激动（如愤怒、过度兴奋等）、寒冷、饱餐、吸烟等皆可诱发。疼痛发作于体力活动的当时，而不是在其后。⑤缓解方式：一般在停止原来诱发症状的活动后即可缓解；舌下含服硝酸甘油常可使心绞痛在数分钟内迅速缓解。

2. 体征　平时一般无异常体征。心绞痛发作时常有心率增快、血压升高、表情焦虑、皮肤冷或出汗，有时出现第四或第三心音奔马律。可有暂时性心尖区收缩期杂音。

【实验室检查】

1. 空腹血糖；血脂检查，包括TC、HDL-C、LDL-C、TG及Lp（a）；血常规；甲状腺功能。必要时做糖耐量试验。

2. 尿常规、肝肾功能、电解质、肝炎相关抗原等，需在冠状动脉造影前进行。

3. 心肌肌钙蛋白（cTnT或cTnI）、肌酸激酶（CK）及同工酶（CK-MB）。

【特殊检查】

1. 心电图检查　所有胸痛患者均应行静息心电图检查。在胸痛发作时争取行心电图检查，缓解后立即复查。心绞痛发作时，绝大多数患者可有暂时性的缺血性ST-T改变，ST段压低＞0.1mV（1mm），有时T波倒置或假性正常化。24h动态心电图表现如有与症状相一致的ST-T变化，则对诊断有参考价值。

2. 心电图负荷试验

（1）对有症状的患者，各种负荷试验均有助于心绞痛的诊断及危险分层，但必须配备严密的监测及抢救设备。

（2）最常用的是运动负荷试验，即次极量心电图活动平板（或踏车）试验。运动阳性标准：为运动中出现典型心绞痛，运动中或运动后出现ST段水平或下斜型下降≥1mm（J点后60～80ms），或运动中出现血压下降（≥1.33kPa，即≥10mmHg）。

（3）需终止试验情况：①出现明显症状，伴有意义的ST段变化。②ST段明显压低（压低＞2mm为终止运动的相对指征；≥4mm为终止运动的绝对指征）。③ST段抬高≥1mm。

④出现有意义的心律失常；收缩压持续降低＞10mmHg或血压明显升高（收缩压＞250mmHg或舒张压＞115mmHg）。⑤已达目标心率者。

3. 胸部X线检查　对稳定型心绞痛并无诊断性意义，一般情况都是正常的，但有助于了解心肺疾病的情况，如有无充血性心力衰竭、心脏瓣膜病、心包疾病等。

4. 超声心动图、核素心室造影　建议对疑有慢性稳定型心绞痛的患者行超声心动图或核素心室造影。

5. 多层CT或电子束CT平扫　①CT冠状动脉造影为显示冠状动脉病变及形态的无创检查方法。有较高的阴性预测价值，若CT冠状动脉造影未见狭窄病变，一般可不进行有创检查。②CT冠状动脉造影对狭窄病变及程度的判断仍有一定的限度，特别当钙化存在时会显著影响对狭窄程度的判断。

6. 冠状动脉造影　对心绞痛或可疑心绞痛的患者，冠状动脉造影可以明确诊断及观察血管病变情况，并决定治疗策略及预后。有条件者应常规行冠状动脉造影检查。对糖尿病、年龄＞65岁的老年患者、年龄＞55岁的女性胸痛患者，冠状动脉造影更有价值。

7. 腔内影像学及生理学　血管内超声（IVUS）、光学相干断层扫描（OCT）及血流储备分数（FFR）等可确定心绞痛罪犯病变，并指导治疗策略的选择。

【鉴别诊断】

（一）非心脏性疾病

1. 消化系统疾病　包括食管疾病（反流性食管炎、食管裂孔疝）、食管动力性疾病（弥漫性食管痉挛）、胆道疾病（胆石症、胆囊炎等）、溃疡病、胰腺病等。

2. 胸壁疾病　包括肋骨炎、肋软骨炎、纤维织炎、肋骨骨折、胸锁骨关节炎等，局部常有肿胀和压痛；带状疱疹；颈胸肌神经根病变，如颈椎病、胸椎病等，与颈椎、脊椎动作有关。

3. 肺部疾病　如肺栓塞、肺动脉高压，伴气短、头晕、右心负荷增加，可做相应检查。肺部其他疾病：肺炎、气胸、胸膜炎、睡眠呼吸暂停综合征等。

4. 精神性疾病　如过度换气、焦虑症、抑郁症等。

5. 其他　心肌需氧量增加，如高温、甲状腺功能亢进、拟交感毒性药物可卡因的应用、高血压、重度贫血、低氧血症等。

（二）非冠心病的心脏性疾病

非冠心病的心脏性疾病可以诱发胸痛的有心包炎、严重未控制的高血压、主动脉瓣狭窄、肥厚型心肌病、扩张型心肌病、快速性室性或室上性心律失常、主动脉夹层等，均有相应的临床表现及体征。

（三）冠状动脉造影无明显病变的胸痛

冠状动脉造影无明显病变的胸痛需考虑冠状动脉痉挛、心脏X综合征或非心源性胸痛。

【治疗】

（一）一般治疗

发作时立即休息，一般患者在停止活动后症状即可消除。平时应尽量避免各种确知的诱发因素，如过度的体力活动、情绪激动、饱餐等。

（二）药物治疗

1. 改善预后的药物

（1）阿司匹林肠溶片：所有患者只要没有用药禁忌证，用药剂量都应该是100mg，1次/天，空腹服用。主要不良反应为胃肠道出血或对阿司匹林过敏。不能耐受阿司匹林者，可改用氯吡格雷、吲哚布芬等药物作为替代治疗。

（2）氯吡格雷：75mg，1次/天，或者选用替格瑞洛90mg，2次/天。主要用于支架植入后与阿司匹林联合双抗血小板治疗。

（3）β受体阻滞剂：推荐使用无内在拟交感活性的β受体阻滞剂。β受体阻滞剂的使用剂量应个体化，从较小剂量开始，逐级增加剂量，以能缓解症状，心率不低于50次/分为宜。

常用β受体阻滞剂：普萘洛尔10～20mg，2～3次/天；美托洛尔25～100mg，2次/天；美托洛尔缓释片47.5～95mg，

1次/天；阿替洛尔25～50mg，2次/天；比索洛尔5～10mg，1次/天。

注意：①用药后要求静息心率降至55～60次/分，严重心绞痛患者如无心动过缓症状，可降至50次/分；②β受体阻滞剂与硝酸酯药物有协同作用，因而两药合用时剂量应偏小；③停用β受体阻滞剂时应逐渐减量，突然停用可使心绞痛恶化和存在诱发心肌梗死的可能；④有低血压、支气管哮喘及心动过缓和二度及以上AVB者不宜使用。

（4）调血脂药治疗：他汀类药物能有效降低TC和LDL-C的水平，并因此降低心血管事件的发生率，还能延缓斑块进展，使斑块稳定，且具有抗炎等有益作用。他汀类调血脂药适用于所有没有禁忌证的冠心病心绞痛患者。冠心病患者LDL-C的目标值参见本章第一节动脉粥样硬化药物治疗中的"调血脂药"。

（5）血管紧张素转换酶抑制药（ACEI）：在稳定型心绞痛患者中，合并糖尿病、心力衰竭或左心室收缩功能不全的高危患者应该使用ACEI。有明确冠心病的患者推荐使用ACEI。冠心病患者通常均能从ACEI治疗中获益，但低危患者获益的可能性较低。

2. 抗心绞痛和抗心肌缺血

（1）β受体阻滞剂：只要无禁忌证，β受体阻滞剂应作为稳定型心绞痛的初始治疗药物。β受体阻滞剂能降低心肌梗死后稳定型心绞痛患者的死亡和再梗死风险。推荐使用无内在拟交感活性的β受体阻滞剂，更倾向于使用选择性$β_1$受体阻滞剂，如美托洛尔、阿替洛尔及比索洛尔。

（2）硝酸酯药物：为内皮依赖性血管扩张药，能减少心肌需氧和改善心肌灌注，从而改善心绞痛症状。使用短效硝酸甘油可缓解和预防心绞痛急性发作。长效硝酸酯药物可用于降低心绞痛发作的频率和程度，适宜用于慢性长期治疗。

硝酸甘油，0.5～0.6mg，舌下含化；硝酸甘油皮肤贴片，5mg，1次/天。二硝酸异山梨酯，普通片10～30mg，3～4次/天；二硝酸异山梨酯，缓释片20～40mg，1～2次/天。单硝酸异山梨酯，普通片20mg，2次/天；单硝酸异山梨酯，缓释片40～60mg，1次/天。

（3）钙通道阻滞药：通过改善冠状动脉血流和减少心肌耗氧量起缓解心绞痛的作用，对变异型心绞痛或以冠状动脉痉挛为主的心绞痛，钙通道阻滞药是一线药物。当不能耐受β受体阻滞剂或β受体阻滞剂作为初始治疗药物效果不满意时，可使用钙通道阻滞药。合并高血压的冠心病患者可应用长效钙通道阻滞药作为初始治疗的药物。

地尔硫䓬30～90mg，3次/天，缓释剂90～180mg，1次/天；维拉帕米40～80mg，3次/天，缓释剂120～240mg，1次/天；氨氯地平5～10mg，1次/天。

注意：①变异型心绞痛以钙通道阻滞药疗效最好；②停药前应逐渐减量，以免发生冠状动脉痉挛；③维拉帕米和地尔硫䓬与β受体阻滞剂合用时对心脏有过度抑制的危险。

（4）其他药物治疗

1）代谢性药物：曲美他嗪通过抑制脂肪酸氧化和增加葡萄糖代谢，改善心肌氧的供需平衡而治疗心肌缺血。常用剂量为20mg，3次/天，饭后服。

2）尼可地尔：是一种钾通道开放剂，与硝酸酯类药物具有相似的药理特性，对稳定型心绞痛治疗可能有效。常用剂量为2mg，3次/天。

（三）经皮冠状动脉介入治疗

经皮冠状动脉介入治疗（percutaneous coronary intervention，PCI）指的是一组经皮介入技术，包括经皮球囊冠状动脉成形术、冠状动脉支架植入术、冠状动脉旋磨术、冠状动脉定向旋切术等。目前PCI已成为冠心病治疗的重要手段。

（四）冠状动脉旁路移植术

对低危患者（年死亡率＜1%），冠状动脉旁路移植术（CABG）并不比药物治疗给患者带来更多的预后获益，但CABG可改善中危至高危患者的预后。2016年我国PCI指南对SYNTAX评分≤22分的低危左主干和三支病变，PCI治疗推荐等级Ⅰ类，证据级别B，与CABG相当；SYNTAX评分为23～32分的中危左主干病变，PCI治疗推荐等级Ⅱa类，证据级别B，患者可以选择PCI，也可以选择CABG。

心绞痛的诊治流程见图3-1。

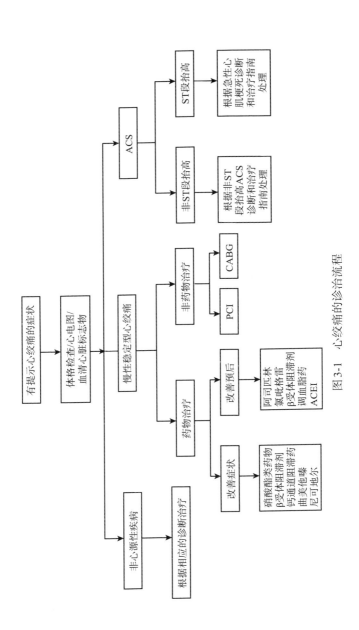

图 3-1　心绞痛的诊治流程

二、急性 ST 段抬高心肌梗死

【概述】

心肌梗死（myocardial infarction）是指冠状动脉突然发生完全闭塞或近乎堵塞，血流急剧减少或中断，使相应的心肌发生严重而持久的急性缺血，最终导致心肌缺血性坏死。临床上表现为剧烈而持久的胸痛和组织坏死的一些全身性反应，血清心肌酶活力增高和心肌急性损伤与坏死的心电图进行性演变变化，并可发生严重心律失常和急性循环衰竭。

有胸痛或其他缺血相关症状，且心电图显示至少两个相邻导联的 ST 段抬高，则诊断为 ST 段抬高心肌梗死（STEMI）。反之，若患者目前尚无 ST 段抬高，则常称为非 ST 段抬高心肌梗死（NSTEMI）。

【临床特点】

1. **症状**　胸痛通常位于胸骨后或左胸部，可向左上臂、下颌、颈、背、肩部或左前臂尺侧放射；胸痛持续时间超过 10～20min，呈剧烈的压榨性疼痛或压迫感、烧灼感，常伴有恶心、呕吐、大汗和呼吸困难等；含服硝酸甘油不能完全缓解。

2. **体征**　可完全正常，也可有心尖区第一心音减弱、第三或第四心音奔马律。10%～20% 的患者发病后第 2～3 天出现心包摩擦音，多在 1～2 天消失。乳头肌功能不全时可有收缩期杂音，心衰或休克者有相关体征。注意听诊肺部啰音，采用 Killip 分级法评估心功能，Ⅰ 级：无明显的心力衰竭；Ⅱ 级：有左心衰竭、肺部啰音＜50% 肺野、奔马律、窦性心动过速或其他心律失常、静脉压升高、肺淤血的 X 线表现；Ⅲ 级：肺部啰音＞50% 肺野，可出现急性肺水肿；Ⅳ 级：心源性休克，有不同阶段和程度的血流动力学障碍。

【辅助检查】

1. **心电图**　是诊断心肌梗死的必备依据之一，有其特征性改变和动态改变。故临床只要疑诊心肌梗死的胸痛患者就必须尽快（患者到达急诊室后 10min 内）记录 12 导联或 18 导联（加做 $V_7 \sim V_9$ 和 $V_3R \sim V_5R$）心电图。如早期心电图不能确诊时，需 5～10min 重复测定。T 波高尖可出现在 STEMI 超急性期。与既往心电图进行比较，有助于诊断。左束支传导阻滞患者发生心肌梗死时，心电图诊断困难，需结合临床情况仔细判断。有Q波心肌梗死的定位和范围可根据出现特征性改变的导联数来判断。

2. 血清生化标志物 敏感的心肌标志物测定可发现无心电图改变的小灶性梗死。建议于入院即刻、2～4h、6～9h、12～24h测定血清心肌标志物。肌钙蛋白是诊断心肌坏死最特异和敏感的首选标志物，在AMI症状发生后2～4h开始升高，10～24h达到峰值，肌钙蛋白超过正常上限结合心肌缺血证据即可诊断AMI。肌酸激酶同工酶（CK-MB）对判断心肌坏死的临床特异性较高，AMI时其检测值超过正常上限并有动态变化。肌红蛋白测定有助于早期诊断，但特异性较差（表3-2）。

表3-2 心肌坏死标志物及其动态变化

检测时间	肌红蛋白	肌钙蛋白		CK-MB
		cTnT	cTnI	
开始升高时间（h）	1～2	2～4	2～4	6
峰值时间（h）	4～8	10～24	10～24	18～24
持续时间（d）	0.5～1.0	10～21	7～14	3～4

注：cTnT. 心肌肌钙蛋白T；cTnI. 心肌肌钙蛋白I。

3. 影像学检查 根据超声心动图所见的室壁运动异常可对心肌缺血区域做出判断。在评价有胸痛而无特征性心电图变化时，超声心动图可帮助除外主动脉夹层。

必须指出，不应该因等待血清心脏生化标志物测定和影像学检查结果而延迟PCI和溶栓治疗。

【诊断标准】

1. 心肌梗死的诊断 主要依据临床症状、心电图改变与演变规律、心肌标志物的动态变化，这三项指标具备两项可确诊AMI（1979年WHO心肌梗死诊断标准）。

2012年，美国心脏协会（AHA）、美国心脏病学会（ACC）、欧洲心脏病学会（ESC）及世界心脏联盟（WHF）共同制定并发表了AMI新的诊断标准。

当临床上发现急性心肌缺血伴有心肌坏死的证据时，就应当使用"心肌梗死"这一术语。因此，只要符合下列任何一条标准，就应诊断为心肌梗死。

（1）检测到心肌标志物，尤其是心肌肌钙蛋白（cTn）升高和（或）下降，至少有一次超出正常参考值上限（URL）的第99百分位值，并且至少伴有下列一项证据：①心肌缺血的症状；②新发的或推测新发的显著ST-T改变或新出现的左束支传导阻滞（LBBB）；③心电图出现病理性Q波；④影像学检查发现新发的心肌丢失或新发的节段性室壁运动异常；⑤冠状动脉造影或尸检发现冠状动脉内存在新鲜血栓。

（2）心源性死亡，伴有心肌缺血的症状，并伴有推定为新发的心肌缺血心电图改变或新出现的LBBB，但死亡之前未能获取血液标本或血液中心肌标志物尚未开始升高。

（3）经皮冠状动脉介入治疗（PCI）相关性心肌梗死定义为基线cTn值正常（≤99% URL）的患者，PCI术后升高超过99% URL的5倍；若基线水平升高且保持稳定或处于下降期，则术后cTn较基线值升高＞20%。此外，尚需具备以下任何一项：①心肌缺血的症状；②新发现的心肌缺血心电图改变；③血管造影结果与PCI并发症相吻合；④影像学检查显示新发的心肌丢失或新发的节段性室壁运动异常。

（4）支架内血栓相关性心肌梗死：在心肌缺血时冠状动脉造影或尸检发现支架内血栓形成，并伴有心肌标志物升高和（或）下降，至少有一次数值超过99% URL。

（5）冠状动脉旁路移植术（CABG）相关性心肌梗死：基线cTn值正常（≤99% URL）的患者，手术后心肌标志物超过99% URL的10倍。此外，尚需有以下任何一项表现：①新出现的病理性Q波或新出现的LBBB；②冠状动脉造影发现新的桥血管或自身冠状动脉闭塞；③影像学检查显示新出现的心肌丢失或新发的节段性室壁运动异常。

2. 陈旧性心肌梗死的诊断　符合以下任何一条标准即可诊断。①发现新的病理性Q波，有或无症状，且排除了非缺血性病因；②影像学证据显示局部存活心肌丢失（变薄并丧失收缩功能），且排除了非缺血性病因；③病理检查发现陈旧性心肌梗死。

【临床分型】

2012年心肌梗死全球统一定义中根据病理学、临床和预后的不同，以及治疗方案的不同，将心肌梗死分为以下5种类型。

1型：自发性心肌梗死。自发性心肌梗死是由于粥样斑块破裂、溃疡、侵蚀和（或）破裂、裂隙或夹层而导致在一个或多个冠状动脉内血栓形成，从而造成心肌灌注明显下降或远端血管血小板血栓形成，导致心肌坏死。

2型：继发于缺血的心肌梗死。由心肌需氧增加或供氧减少引起，如冠状动脉内皮功能障碍、冠状动脉痉挛或栓塞、心律失常、高血压、低血压。

3型：心肌梗死所致的心源性猝死。心源性猝死的患者常有提示心肌缺血的症状，伴有推测的新发缺血性心电图改变或新发LBBB，但是患者在血标本未获取前或在心肌标志物未升高前死亡，或是在少数情况下血标本未送检心肌标志物。

4a型：伴发于PCI的心肌梗死。

4b型：伴发于支架内血栓形成的心肌梗死。

5型：伴发于CABG的心肌梗死。

【鉴别诊断】

1. 心绞痛　参见本节"一、心绞痛"（表3-3）。

表3-3　心绞痛和心肌梗死的鉴别诊断要点

鉴别诊断项目	心绞痛	心肌梗死
疼痛		
部位	胸骨上、中段之后	相同，但可能在较低位置或上腹
性质	压榨性或窒息性	相似，但更剧烈
诱因	劳力、情绪激动、饱食等	不如前者常有
时限	短，1～5min或15min以内	长，数小时或1～2天
频率	频繁发作	不频繁
硝酸甘油疗效	显著缓解	作用较差
气喘或肺水肿	极少	常有
血压	升高或无显著改变	常降低，甚至发生休克
心包摩擦音	无	可有

续表

鉴别诊断项目	心绞痛	心肌梗死
坏死物质吸收的表现		
发热	无	常有
血白细胞计数增加	无	常有
红细胞沉降率增快	无	常有
血清心肌标志物含量增高	无	有
心电图变化	无变化或暂时性ST段和T波变化	有特征性和动态性改变

2. **主动脉夹层** 胸痛常呈撕裂样，迅速达高峰且常放射至背部、腹部、腰部和下肢。两上肢血压和脉搏可有明显差别，可有下肢暂时性瘫痪、偏瘫和主动脉关闭不全的表现，无AMI心电图的特征性改变及血清酶学改变。二维超声心动图检查有助于诊断。CT和MRI可确诊。

3. **急性心包炎** 急性非特异性心包炎亦可有严重而持久的胸痛及ST段抬高。胸痛与发热同时出现，呼吸和咳嗽时加重。早期可听到心包摩擦音。心电图改变常为普遍的导联ST段弓背向上抬高，无AMI心电图的演变过程，亦无血清酶学改变。

4. **肺栓塞** 可引起胸痛、咯血、呼吸困难、休克等表现，还有右心负荷急剧增加的表现，如发绀、肺动脉瓣区第二心音亢进、颈静脉充盈、肝大、下肢水肿等。心电图示电轴右偏、Ⅰ导联S波加重、Ⅲ导联出现Q波和T波倒置、胸导联过渡区左移、右胸导联T波倒置等改变。与AMI心电图的演变迥然不同，可资鉴别。

5. **急腹症** 见于胃或十二指肠溃疡穿孔、急性胰腺炎、急性胆囊炎、胆石症等。常有典型急腹症的体征，心电图及酶学检查可协助鉴别。

6. **其他疾病** 如自发性气胸、急性胸膜炎、胸部带状疱疹等。

【治疗】

（一）一般治疗

所有STEMI患者到院后应立即给予吸氧和心电图、血压和血氧饱和度监测，及时发现和处理心律失常、血流动力学异常和低氧血症。起病3天内应绝对卧床休息，保持安静环境，给予镇静药，保持排便通畅和避免用力排便。患者剧烈胸痛时，应迅速给予有效镇痛药，如静脉注射吗啡3mg，必要时5min重复1次，总量不宜超过15mg。

（二）抗栓治疗

1. 抗血小板治疗　为急性STEMI的常规治疗，溶栓前即应使用。

（1）阿司匹林：心肌梗死急性期，所有患者只要无禁忌证，均应立即口服水溶性阿司匹林或嚼服肠溶性阿司匹林300mg，继以100mg，1次/天长期维持。

（2）P2Y12受体拮抗药：首剂应给予替格瑞洛负荷量180mg，继以90mg，2次/天长期维持；或氯吡格雷负荷量300mg，继以75mg，1次/天长期维持。

（3）GPⅡb/Ⅲa受体拮抗药：在双重抗血小板治疗及有效抗凝治疗的情况下，GPⅡb/Ⅲa受体拮抗药不推荐常规应用，可选择性用于血栓负荷重的患者和P2Y12受体拮抗药未给予适当负荷量的患者。

常用的药物有替罗非班（tirofiban）：先静脉注射负荷量25μg/kg，再以0.15μg/（kg·min）维持，静脉滴注12～24h。

2. 抗凝药物治疗　行急诊PCI治疗的患者术后应接受DAPT（双联抗血小板治疗），联合使用阿司匹林和P2Y12受体拮抗药及肠外抗凝血药。急诊PCI不建议术后常规应用抗凝药物治疗。

（1）普通肝素：肝素目前多用于溶栓治疗的辅助用药和急诊PCI术中常规使用，以及术后支架内血栓形成的高危患者。重组组织型纤溶酶原激活剂（rt-PA）为选择性溶栓药，故必须与充分抗凝治疗相结合。溶栓前先静脉注射肝素60U/kg（最大量4000U），继以12U/（kg·h）（最大量1000U/h），使活化部分凝血活酶时间（APTT）维持在对照值的1.5～2倍（50～70s），至少应用48h。尿激酶和链激酶均为非选择性溶栓药，对全身凝血系统影响很大，因此溶栓期间不需要充分抗凝治疗。使用肝素期间需监测凝血时间、血小板计数，及时发现肝素诱导的血小板减少症。

（2）低分子量肝素：是普通肝素的小片段，由于其具有应用方便、不需要监测凝血时间等优点，除急诊PCI术中外，均可用低分子量肝素替代普通肝素。依诺肝素的用法：年龄＜75岁，血肌酐男性≤221μmol/L（2.5mg/dl）或女性≤177μmol/L（2.0mg/dl）者，先静脉注射30mg，15min后开始1mg/kg皮下注射，每12小时1次，最长使用8天。

（3）磺达肝癸钠：是间接Xa因子抑制药。对于接受溶栓或不行再灌注治疗的患者，磺达肝癸钠有利于降低死亡和再梗死的发生率，而不增加出血并发症的发生率。对于无严重肾功能不全的患者，初始静脉注射2.5mg，随后每天皮下注射1次（2.5mg），最长使用8天。

（三）抗心肌缺血和其他治疗

1. 硝酸酯类药物　STEMI最初24～48h静脉滴注硝酸酯类药物，可缓解持续缺血性胸痛、控制高血压或减轻肺水肿，发病48h后，可控制心绞痛复发或心功能不全。

常用硝酸酯类药物包括硝酸甘油、硝酸异山梨酯和5-单硝酸异山梨酯。静脉滴注硝酸甘油应从低剂量（5～10μg/min）开始，酌情逐渐增加剂量（每5～10min增加5～10μg）。该药的禁忌证为急性心肌梗死合并低血压（收缩压≤90mmHg）或心动过速（心率＞100次/分）；下壁伴右心室心肌梗死时，即使无低血压也应禁用。

2. β受体阻滞剂　无该药禁忌证时，应于发病后24h内常规口服应用。建议口服美托洛尔每次25～50mg，每6～8小时1次，若患者耐受良好，可转换为相应剂量的长效控释制剂。STEMI合并顽固性多形性室性心动过速（室速），同时伴交感神经兴奋电风暴表现者，可选择静脉使用β受体阻滞剂治疗。

以下情况需暂缓使用β受体阻滞剂：①心力衰竭体征；②低心排血量的依据；③心源性休克高危因素（年龄＞70岁、收缩压＜120mmHg、心率＜60次/分或窦性心率＞110次/分及STEMI发作较久者）；④其他β受体阻滞剂相对禁忌证（PR间期＞0.24s、二度或三度房室传导阻滞、活动性哮喘或反应性气道疾病）。

3. 血管紧张素转换酶抑制药（ACEI）和血管紧张素受体阻滞药（ARB）　对于合并LVEF≤40%或肺淤血，以及高血压、糖尿病和慢性肾病的STEMI患者，只要无使用此药的禁忌证，应该尽早应用。STEMI发病24h后，如无禁忌证，所有STEMI患者均应进行ACEI长期治疗。早期ACEI应从小剂量开始逐渐增加剂量。具有适应证但不能耐受ACEI治疗者，可应用ARB类药物。

ACEI的禁忌证：①AMI急性期收缩压＜12kPa（90mmHg）；②临床出现严重肾衰竭（血肌酐＞265μmol/L）；③有双侧肾动脉狭窄病史者；④对ACEI制剂过敏者；⑤妊娠、哺乳期妇女等。

4. 醛固酮受体拮抗药　通常在ACEI治疗的基础上使用。对STEMI后LVEF≤40%、有心功能不全或糖尿病，无明显肾功能不全（血肌酐男性≤221μmol/L、女性≤177μmol/L，血钾≤5mmol/L）的患者，应给予醛固酮受体拮抗药。

5. 钙通道阻滞药　STEMI患者不推荐使用短效二氢吡啶类钙通道阻滞药。对无左心室收缩功能不全或AVB的STEMI患者，为了缓解心肌缺血、控制房颤或房扑的快速心室率，如果β受体阻滞剂无效或禁忌使用（如支气管哮喘），则可考虑应用非二氢吡啶类钙通道阻滞药。

6. 他汀类药物　STEMI患者入院后如无禁忌证，应尽早开始他汀类药物治疗，且无须考虑胆固醇水平。所有心肌梗死后的患者都应将LDL-C水平控制在2.6mmol/L（100mg/dl）以下，建议在他汀类药物治疗的基础上必要时联合应用依折麦布、PCSK9抑制药等调血脂药，以使LDL-C水平达标。

（四）再灌注治疗

1. 溶栓治疗
（1）溶栓治疗的适应证和禁忌证见表3-4。

表3-4　溶栓治疗的适应证和禁忌证

溶栓治疗	具体内容
适应证	发病12h以内到不具备急诊PCI治疗条件的医院就诊、不能迅速转运、无溶栓禁忌证的STEMI患者均应进行溶栓治疗
	患者就诊早（发病≤3h）而不能及时进行介入治疗者，或虽具备急诊PCI治疗条件，但就诊至球囊扩张时间与就诊至溶栓开始时间相差＞60min。且就诊至球囊扩张时间＞90min者应优先考虑溶栓治疗
	对再梗死患者，如果不能立即（症状发作后60min内）进行冠状动脉造影和PCI，可给予溶栓治疗
	对发病12～24h仍有进行性缺血性疼痛和至少2个胸导联或肢体导联ST段抬高＞0.1mV的患者，若无急诊PCI条件，经过选择的患者也可溶栓治疗

续表

溶栓治疗	具体内容
禁忌证	既往任何时间的脑出血病史
	脑血管结构异常（如动静脉畸形）
	颅内恶性肿瘤（原发或转移）
	6个月内缺血性卒中或短暂性脑缺血史（不包括3h内的缺血性卒中）
	可疑主动脉夹层
	活动性出血或者出血素质（不包括月经来潮）
	3个月内的严重头部闭合性创伤或面部创伤
	慢性、严重、没有得到良好控制的高血压或目前血压严重控制不良（收缩压≥180mmHg或者舒张压≥110mmHg）
	痴呆或已知的其他颅内病变
	创伤（3周内）或者持续＞10min的心肺复苏，或者3周内进行过大手术
	近期（4周内）内脏出血
	近期（2周内）不能压迫止血部位的大血管穿刺
	感染性心内膜炎
	5天至2年内曾应用过链激酶，或者既往有此类药物过敏史（不能重复使用链激酶）
	妊娠
	活动性消化性溃疡
	目前正在应用抗凝药物，国际标准化比值（INR）越高，出血风险越大

（2）常用药物及用法

1）重组组织型纤溶酶原激活剂（rt-PA）：有两种给药方案。①全量90min加速给药法：首先静脉注射15mg，随后0.75mg/kg在30min内持续静脉滴注（最大剂量不超过50mg），继之以0.5mg/kg于60min持续静脉滴注（最大剂量不超过35mg）；②半量给药法：50mg溶于50ml专用溶剂，首先静脉注射8mg，之后42mg于90min内滴完。

2）尿激酶（UK）：尿激酶150万U溶于100ml生理盐水，30min内静脉滴注完。溶栓结束后12h皮下注射普通肝素7500U或低分子量肝素，共3～5天。

3）链激酶（SK）：静脉给药，150万U于60min内静脉滴注完。同时给予地塞米松5mg静脉注射预防过敏反应。

4）瑞替普酶：10U溶于5～10ml注射用水，在2min以上静脉注射，30min后重复上述剂量。

5）替奈普酶：一般为30～50mg溶于10ml生理盐水静脉注射。根据体重调整剂量，如体重<60kg，则剂量为30mg；体重每增加10kg，则剂量增加5mg，最大剂量为50mg。

（3）冠状动脉再通指标：溶栓开始后60～180min应监测临床症状、心电图ST段抬高和心律变化。血管再通的间接判定指标包括：①60～90min抬高的ST段至少回落50%；②cTnT（I）峰值提前至发病12h内，CK-MB酶峰值提前到14h内；③2h内胸痛症状明显缓解；④治疗后的2～3h出现再灌注心律失常（如加速性室性自主心律、房室传导阻滞等）。上述4项中，心电图变化和心肌损伤标志物峰值前移最重要。再通直接指征为冠状动脉造影检查TIMI 2级或3级血流表示再通，TIMI 3级为完全性再通。

2. 经皮冠状动脉介入治疗（PCI）

（1）直接PCI：在STEMI早期，通过PCI直接扩张闭塞的相关冠状动脉，可作为血管再通的治疗措施。①如果即刻可行，且能及时进行（就诊至球囊扩张时间<90min），对症状发病12h内的STEMI（包括正后壁心肌梗死）或伴有新出现或可能新出现左束支传导阻滞的患者应行直接PCI；②年龄<75岁，在发病36h内出现休克，病变适合血管重建，并能在休克发生18h内完成者，应行直接PCI；③症状发作<12h，伴有严重心功能不全和（或）肺水肿Killip Ⅲ级的患者应行直接PCI；④如发病12～24h具备以下1个或多个条件时可行直接PCI：严重心力衰竭、血流动力学或心电不稳定、持续缺血的证据。

（2）转运PCI：高危STEMI患者就诊于无直接PCI条件的医院，尤其是有溶栓禁忌证或虽无溶栓禁忌证但已发病>3h的患者，可在抗栓治疗的同时，尽快转运患者至可行PCI的医院。

（3）溶栓后紧急PCI：溶栓治疗后仍有明显胸痛，抬高的ST段无明显降低者，应尽快进行冠状动脉造影。接受溶栓治疗的患者，具备以下任何一项，推荐行急诊PCI：①年龄<75岁、发病36h内的心源性休克、适合进行血运重建的患者；②发病12h内的严重心力衰竭和（或）肺水肿；③有血流动力学障碍的严重心律失常。

（4）溶栓治疗成功或未溶栓患者（>24h）PCI：溶栓治疗成功或未溶栓患者，如无缺血复发表现，可在7～10天后行冠状动脉造影，如残留的狭窄病变适宜 PCI 可行 PCI。

3. 外科再灌注 急诊外科冠状动脉重建方法已成为减少梗死范围的一种措施。由于 STEMI 发病后多数患者不能及时到达医院，而且临床检查、血管造影、术前准备等需耗费很长时间，因而不能作为 STEMI 的常规治疗方法。

以下情况可考虑 CABG。

（1）对少数 STEMI 合并心源性休克不适宜 PCI 者，急诊 CABG 可降低病死率。机械性并发症（如心室游离壁破裂、乳头肌断裂、室间隔穿孔）引起心源性休克时，在急性期需行 CABG 和相应心脏手术治疗。

（2）溶栓治疗后多支血管病变者，CABG 可使早期和远期预后得到改善。

（3）溶栓治疗后患者仍有严重的持续心肌缺血及血流动力学不稳定状态，急诊 CABG 有益。

（五）心律失常治疗

1. 室性心律失常

（1）室性期前收缩：对无症状的室性期前收缩，无须给予抗心律失常药物治疗。

（2）室性逸搏心律：急性 STEMI 早期常见。除非心率过于缓慢，一般不需要特殊处理。

（3）室速和室颤：非持续性室速（持续时间＜30s）和加速性室性自主心律，通常不需要预防性使用抗心律失常药物。持续性和（或）血流动力学不稳定的室速（发生率＜3%）需要抗心律失常药物处理，必要时给予电除颤治疗。再灌注治疗和 β 受体阻滞剂的使用使发病 48h 内的室颤发生率降低。注意电解质紊乱，纠正低血钾和低血镁。如室性心律失常反复，可静脉应用胺碘酮治疗。

2. 严重窦性心动过缓（心率＜50 次/分） 可给予阿托品静脉注射，每 10～30 分钟 1 次（总量不超过 2mg），使心率上升至 60～70 次/分。阿托品治疗无效时给予临时起搏器治疗。

3. 房室传导阻滞 对症状性心动过缓的急性 STEMI 患者仍建议给予临时起搏治疗，待传导阻滞消失后撤除，但临时起搏术并不改善远期存活率。一度 AVB 无须处理。新出现的左束支传导阻滞通常表明广泛的前壁心肌梗死，发展至完全性 AVB 可能性较大，需要预防性临时起搏术。

（六）右心室心肌梗死的处理

下壁STEMI患者出现低血压、肺野清晰、颈静脉压升高临床三联征时，应怀疑右心室心肌梗死。右胸前导联（尤其V4R）ST段抬高大于等于0.1mV，高度提示右心室心肌梗死，因此，所有下壁STEMI和休克患者均应记录右胸前导联。超声心动图检查可能有助于其诊断。

右心室心肌梗死可导致低血压、休克，其处理原则不同于严重左心室功能障碍引起的心源性休克。一旦右心室心肌梗死合并低血压或休克，主要处理原则是维持右心室前负荷。应避免使用利尿药和血管扩张药，积极经静脉扩容治疗，若补液1000～2000ml血压仍不回升，应静脉滴注正性肌力药（如多巴胺）。合并房颤时，应迅速心脏复律，以保证心房收缩，加强右心室的充盈。合并高度AVB时，应予以起搏。

（七）休克的处理

根据休克纯属心源性，抑或尚有周围血管舒缩障碍或血容量不足等因素，而分别处理。

1. 补充血容量　估计有血容量不足，或中心静脉压和肺动脉楔压低者，用右旋糖酐或5%～10%葡萄糖溶液静脉滴注。下壁心肌梗死合并右心室心肌梗死时，常出现低血压，扩容治疗是关键。对大面积心肌梗死或高龄患者应避免过度扩容而诱发左心衰竭。

2. 应用升压药　补充血容量后血压仍不上升，而肺小动脉楔压和心排血量正常时，提示周围血管张力不足，可静脉滴注多巴胺5～10μg/（kg·min），甚至10～20μg/（kg·min）或选择大静脉维持输注，以确保血压达到或接近90/60mmHg。必要时可同时静脉滴注多巴酚丁胺3～10μg/（kg·min）。大剂量多巴胺无效时，也可静脉滴注去甲肾上腺素2～8μg/min。

3. 应用血管扩张药　首选硝普钠，也可合用硝酸甘油，用量宜小，5～20μg/min静脉维持输注。可扩张小动脉（阻力血管）而增加心排血量和组织灌注，同时可降低肺毛细血管楔压而减轻肺淤血或肺水肿，从而改善血流动力学状态。与多巴胺或肾上腺素合用效果更好。

4. 主动脉内球囊反搏（IABP）　是目前STEMI并发心源性休克治疗时最常用的辅助循环装置。STEMI合并低血压、低心排血量及对药物治疗无效的心源性休克患者可选用

IABP。对入院时已处于心源性休克状态的STEMI患者，应用IABP越早越好，联合快速血运重建治疗有望改善其预后。但IABP本身不能改善心源性休克患者的预后。

5. 再灌注治疗　包括溶栓、急诊PCI或CABG。当STEMI合并心源性休克时，溶栓治疗的血管开通率明显降低，住院期病死率增高，提倡行机械性再灌注治疗，迅速开通梗死相关的动脉，恢复心肌再灌注，以降低病死率。

（八）心力衰竭的处理

1. 一般处理措施包括吸氧、连续监测氧饱和度及定时血气分析测定、心电图监护。行胸部X线检查、超声心动图有助于评估病情。

2. 对于轻度心力衰竭（Killip Ⅱ级）患者给予利尿药治疗；如无低血压，可静脉应用硝酸酯类药物；如无禁忌，则应在24h内开始应用ACEI。

3. 对于严重心力衰竭（Killip Ⅲ级）或急性肺水肿患者给予利尿药治疗；尽早使用机械辅助通气治疗；除非合并低血压，均静脉应用硝酸酯类药物；合并高血压可选用硝普钠。当血压明显降低时，可静脉滴注多巴胺 $5 \sim 15 \mu g/(kg \cdot min)$ 和（或）多巴酚丁胺。考虑早期给予血运重建治疗。

4. 在STEMI发病的24h内使用洋地黄制剂有增加室性心律失常的危险，不主张使用。在合并快速房颤时，可选用胺碘酮治疗。

【预防】

主要是冠状动脉粥样硬化性心脏病的二级预防。ABCDE方案对指导治疗有帮助。

A-aspirin　抗血小板聚集（阿司匹林或氯吡格雷）

　　anti-anginal therapy　抗心绞痛（硝酸酯类药物）

B-beta-blocker　β受体阻滞剂

　　blood pressure control　控制血压

C-cholesterol lowing　控制血脂水平

　　cigarettes quitting　戒烟

D-diet control　控制饮食

　　diabetes treatment　治疗糖尿病

E-education　普及有关冠心病的健康教育

　　exercise　鼓励有计划的、适当的运动锻炼

急性心肌梗死的诊治流程见图3-2。

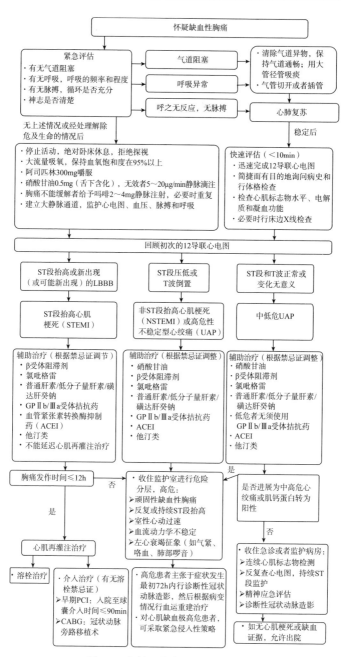

图 3-2 急性心肌梗死的诊治流程

三、非ST段抬高型急性冠脉综合征

【概述】

急性冠脉综合征（acute coronary syndrome，ACS）是一组冠状动脉粥样硬化斑块破裂、血栓形成或血管痉挛而致急性或亚急性心肌缺血的临床综合征。根据心电图有无ST段持续性抬高，可将ACS分为ST段抬高ACS（STE-ACS）和非ST段抬高ACS（NSTE-ACS）两大类，前者主要为ST段抬高急性心肌梗死（STEMI）；根据心肌损伤血清生物标志物测定结果将NSTE-ACS分为非ST段抬高心肌梗死（NSTEMI）与不稳定型心绞痛。本部分主要讨论NSTE-ACS。

【病理与病理生理】

NSTE-ACS的病理生理基础主要为冠状动脉严重狭窄和（或）易损斑块破裂或糜烂所致的急性血栓形成，伴或不伴血管收缩、微血管栓塞，引起冠状动脉血流减低和心肌缺血。病理基础为粥样斑块的不稳定和破裂，不稳定斑块又称易损斑块，斑块易于破裂可形成裂隙，再加上炎症活动、细胞因子的释放、血管痉挛及血管外机械应力的作用均促进了此过程，诱发血栓形成，临床表现为ACS。不稳定型心绞痛与NSTEMI常为血管不全阻塞，而STEMI常为斑块深部损伤形成全阻塞性血栓。

【临床特点】

1. 症状　典型心绞痛是NSTE-ACS的主要症状，通常表现为发作性胸骨后闷痛，紧缩压榨感，可放射至左肩、下颌部等，呈间断性或持续性，伴有出汗、恶心、呼吸困难、窒息感，甚至晕厥。

以加拿大心血管病学会（CCS）的心绞痛分级为判断标准，NSTE-ACS的临床特点包括静息心绞痛（心绞痛在休息时发作）持续时间在20min以上；初发性心绞痛（1个月内新发心绞痛）表现为自发性心绞痛或劳力性心绞痛（CCS分级Ⅱ或Ⅲ级）；原来的稳定型心绞痛最近1个月内症状加重，且具有至少CCS Ⅲ级心绞痛的特点（恶化性心绞痛）；心肌梗死后1个月内发作心绞痛。

变异型心绞痛也是不稳定型心绞痛（UAP）的一种，通常呈自发性，其特点是一过性ST段抬高，多数可自行缓解，不演变为心肌梗死，但少数可演变成心肌梗死，发病机制主要为冠状动脉痉挛。

2. 体征　绝大多数NSTE-ACS患者无明显的体征。高危患者心肌缺血引起心功能不全时，可有新出现的肺部啰音或啰音增加、第三心音。

【辅助检查】

1. 心电图　ST-T波动态变化是NSTE-ACS最有诊断价值的心电图表现。进行性胸痛患者应即刻（＜10min）做12导联心电图，必要时加做18导联心电图。症状发作时可记录到一过性ST段改变（常表现为2个或以上相邻导联的ST段下移≥0.1mV），症状缓解后ST段缺血性改变改善，或者发作时倒置T波呈"伪正常化"。发作后恢复至原倒置状态更具有诊断意义，并提示有急性心肌缺血或严重冠状动脉疾病。

NSTEMI的心电图ST段压低和T波倒置比不稳定型心绞痛更加明显和持久，并可有一系列演变过程（如T波倒置逐渐加深，再逐渐变浅，部分还出现异常Q波）。

2. 心肌损伤标志物　cTn是明确NSTE-ACS诊断和危险分层的重要依据之一，心肌坏死标志物（酶）及其检测时间（表3-2）与传统的心肌酶（如CK、CK-MB）相比，具有更高的特异性和敏感性。cTn增高或增高后降低，并至少有1次数值超过参考值上限第99百分位（即正常上限），提示心肌损伤坏死。临床上不稳定型心绞痛的诊断主要依靠临床变化及发作时心电图ST-T的动态改变，如cTn阳性意味着该患者已经发生微量心肌损伤，比cTn阴性者预后差。CK-MB特异性和敏感性不如肌钙蛋白，但仍是发现较大范围心肌坏死的一种非常有用的标志物。肌红蛋白特异性并不高，但有助于心肌梗死的早期诊断。

3. 影像学检查　超声心动图检查可发现缺血时左心室射血分数（LVEF）减低和心肌节段性运动减弱，甚至消失。负荷超声心动图的阴性预测值较高。超声心动图对主动脉夹层、肺栓塞、主动脉瓣狭窄、肥厚型心肌病及心包积液等疾病的鉴别诊断具有重要价值。心脏磁共振成像、心肌灌注成像及多源CT对诊断和排除NSTE-ACS均有一定的价值。

【诊断】

世界卫生组织（WHO）提出的ACS诊断标准为：①相应的临床表现；②心电图特异性改变；③生化标志物的出现。以上3条标准具备2条即可诊断ACS。

以肌钙蛋白为诊断标准，ST段不抬高的ACS中肌钙蛋白阳性的则为NSTEMI，肌钙蛋白阴性的则为不稳定型心绞痛；以CK-MB为诊断标准，若CK-MB大于或等于正常上限的2倍，则无ST段抬高的ACS即为NSTEMI，反之则为不稳定型心绞痛。对部分CK-MB并不增高，而肌钙蛋白超过正常上限99%可信区间的无ST段抬高的ACS，即称为微小心肌损伤。不稳定型心绞痛与NSTEMI的病因、发病机制和临床表现基本相似，只是心肌缺血损伤程度不一致。

【鉴别诊断】

1. 急性主动脉夹层　胸痛常呈撕裂样，迅速达高峰且常放射至背部、腹部、腰部和下肢。两上肢血压和脉搏可有明显差别，可有下肢暂时性瘫痪、偏瘫和主动脉关闭不全的表现。无AMI的特征性改变及血清酶学改变。偶可累及冠状动脉，甚至引起心肌梗死。二维超声心动图及MRI检查有助于诊断。

2. 急性心包炎　尤其在心包炎早期，可有心前区和胸骨后疼痛，胸痛与呼吸、咳嗽及体位变动有关。早期有心包摩擦音。心电图的ST段和T波改变常见于除aVR以外的所有导联，ST段抬高呈弓背向下。可有心脏压塞的症状和体征。心脏超声检查可确诊。

3. 急性肺栓塞　急性大面积肺栓塞可引起胸痛、呼吸困难、晕厥和休克，伴发绀、冷汗及濒死感。患者的体征、心电图和胸部X线检查常有急性肺动脉高压或者急性右心功能不全的表现，如心电图上可有肺性P波、右束支传导阻滞或较特异的 $S_I Q_{III} T_{III}$ 等表现。胸部X线检查显示肺动脉段凸出，一侧或某区域肺血管纹理显著稀疏、纤细、走行异常；常见肺浸润或肺梗死阴影，呈楔形、带形或球形。心脏超声可发现右心室搏动减弱，肺动脉压力增高。必要时行肺动脉造影可以确诊。

4. 胸部病变　常见肋软骨炎、肋间神经痛及带状疱疹等，多为刺痛或灼痛，临床症状和体征可资鉴别。

5. 上消化道疾病　如反流性食管炎、消化性溃疡或穿孔、急性胰腺炎或化脓性胆管炎等急腹症。

【危险分层】

NSTE-ACS 早期危险分层见表3-5。

表3-5　**NSTE-ACS 早期危险分层**

项目	高风险（至少具备下列一条）	中度风险（无高风险特征，但具备下列一条）	低风险（无高、中度风险特征，但具备下列任一条）
病史	48h内缺血症状恶化	既往心肌梗死、脑血管疾病、冠状动脉旁路移植术或使用ASA	
胸痛特点	长时间（＞20min）静息时胸痛	长时间（＞20min）静息时胸痛，但目前缓解，有高或中度冠心病可能；静息时胸痛（＜20min）或因休息或含服硝酸甘油后缓解	过去2周内新发CCS Ⅱ～Ⅳ级心绞痛，但无长时间（＞20min）静息时胸痛，有中或高度冠心病可能
临床表现	缺血引起肺水肿、新出现二尖瓣关闭不全杂音或原杂音加重、第三心音或新出现啰音或原啰音加重、低血压、心动过速、年龄＞75岁	年龄＞70岁	
心电图	静息时胸痛伴一过性ST段改变（＞0.05mV）、aVR导联ST段抬高＞0.1mV、新出现束支传导阻滞或持续性心动过速	T波倒置＞0.2mV、病理性Q波	胸痛时心电图正常或无变化
心肌损伤标志物	明显增高（即cTnT＞0.1μg/L）	轻度增高（即cTnT＞0.01μg/L，但＜0.1μg/L）	正常

【治疗】

1. 治疗原则　不稳定型心绞痛和 NSTEMI 治疗原则相同，以药物为主，抗栓不溶栓，部分症状不能控制的患者需做 PCI。处理旨在根据危险分层采取适当的药物治疗和冠状动脉血运重建策略，以改善严重心肌耗氧与供氧的失平衡，缓解缺血症状；稳定斑块，防止冠状动脉血栓形成和发展，降低并发症和病死率。

2. 抗心肌缺血治疗

（1）β受体阻滞剂：如无明确的禁忌证（如急性收缩性心力衰竭）或对β受体阻滞剂不能耐受，NSTE-ACS 患者应常规使用β受体阻滞剂。对于心绞痛基本缓解、血流动力学稳定的患者，发病后 24h 内开始β受体阻滞剂治疗。治疗时，宜从小剂量开始，逐渐增加剂量，并观察心率、血压和心功能状况。

对于心绞痛发作频繁、心动过速、血压较高的患者，可先静脉应用β受体阻滞剂（美托洛尔、艾司洛尔等），以尽快控制血压、心率，缓解心绞痛发作。静脉给予美托洛尔的用法：首剂 2.5～5mg（溶于生理盐水后缓慢静脉注射至少 5min）。30min 后可根据患者的心率、血压和心绞痛症状缓解情况酌情重复给药，总量不超过 10mg，病情稳定后改为口服药物治疗。

（2）硝酸酯类药物：用于有胸痛或心肌缺血表现的患者。对无禁忌证的 NSTE-ACS 患者应立即舌下含服硝酸甘油 0.3～0.6mg，每 5 分钟重复 1 次，总量不超过 1.5mg，同时评估静脉用药的必要性。静脉给药用于 NSTE-ACS 合并顽固性心绞痛、高血压或心力衰竭的患者。急性期持续给予硝酸酯类药物可能会出现耐药性，为此，应维持每天至少 8h 的无药期。硝酸酯类药物与β受体阻滞剂联合应用时，可以增强抗心肌缺血作用，并互相抵消药物的不良反应。

（3）钙通道阻滞药（CCB）：CCB 用于 NSTE-ACS 治疗的主要目的是缓解心绞痛症状或控制血压，目前尚无证据显示 CCB 可以改善 NSTE-ACS 患者的长期预后。在应用β受体阻滞剂和硝酸酯类药物后患者仍然存在心绞痛症状或难以控制的高血压时，可加用长效的二氢吡啶类 CCB；如患者不能耐受β受体阻滞剂，应将非二氢吡啶类 CCB（如维拉帕米或地尔硫䓬）与硝酸酯类药物合用。短效 CCB 禁用于 NSTE-ACS 患者。

（4）血管紧张素转换酶抑制药（ACEI）：ACEI不具有直接发挥抗心肌缺血的作用，但可通过阻断肾素-血管紧张素系统（RAS）发挥心血管保护作用。除非不能耐受，所有NSTE-ACS患者应接受ACEI治疗。对于不能耐受ACEI的患者，可考虑应用血管紧张素受体阻滞药（ARB）。ACS患者应该在第1个24h内给予口服ACEI。

（5）尼可地尔：其兼有ATP依赖的钾通道开放作用及硝酸酯样作用，可用于对硝酸酯类药物不能耐受的NSTE-ACS患者。

（6）主动脉内球囊反搏（IABP）：当NSTE-ACS患者存在大面积心肌缺血或濒临坏死、血流动力学不稳定时，可在血运重建前后应用IABP，以降低心脏负担，改善心肌缺血，提高患者对手术的耐受能力，有助于术后心功能恢复。

3. 抗血小板治疗

（1）阿司匹林：①NSTE-ACS患者入院后应尽快给予阿司匹林负荷量300mg，如能耐受，以100mg/d长期持续治疗；②对阿司匹林过敏或因胃肠道疾病而不能耐受阿司匹林时，应使用氯吡格雷（负荷量后每日维持量）；③所有不稳定型心绞痛/NSTEMI患者均应使用阿司匹林，除非有禁忌证。

（2）P2Y12受体拮抗药：①中或高危及准备行早期PCI的NSTE-ACS患者，入院后（诊断性血管造影前）应尽快开始双联抗血小板治疗，除阿司匹林外，在PCI前加用氯吡格雷300～600mg或替格瑞洛180mg；②选择最初的保守治疗（即非有创治疗）策略的不稳定型心绞痛/NSTEMI患者，入院后除了使用阿司匹林和抗凝药物治疗外，还应该尽快使用氯吡格雷（负荷量后每日维持剂量），至少使用1个月，最好使用1年；③接受PCI（尤其是置入药物洗脱支架）的NSTE-ACS患者，术后给予氯吡格雷75mg/d、普拉格雷10mg/d或替格瑞洛90mg，2次/天，并维持治疗至少12个月。

（3）GPⅡb/Ⅲa受体拮抗药：①持续性缺血、肌钙蛋白升高，或准备行PCI，或有其他高危表现的患者，除使用阿司匹林和低分子量肝素或普通肝素外，还可以使用GPⅡb/Ⅲa受体拮抗药；②阿昔单抗不应该给予不打算行PCI的患者；③缺血事件低或出血风险高且已经接受阿司匹林和氯吡格雷治疗的不稳定型心绞痛/NSTEMI患者，不推荐使用Ⅱb/Ⅲa受体拮抗药。

4. 抗凝治疗　所有NSTE-ACS患者在无明确的禁忌证时均推荐接受抗凝治疗。根据缺血和（或）出血风险、疗效和安全性选择抗凝血药。

可选用静脉用普通肝素或皮下注射低分子量肝素或磺达肝癸钠抗凝。低分子量肝素的抗凝作用较普通肝素更为稳定、安全、有效，出血并发症与普通肝素相当。保守治疗但出血风险增加的患者，可选择应用磺达肝癸钠。依诺肝素1mg/kg，皮下注射，每12小时1次，首剂可以1次静脉注射30mg。磺达肝癸钠，首剂可静脉注射2.5mg，其后每天皮下注射1次（2.5mg）。

5. 他汀类药物　在ACS的早期应用能稳定斑块、抗炎和改善血管内皮功能，在减少冠状动脉不良事件、降低冠心病患者的致残率与致死率方面都具有不可替代的价值。如无禁忌证，无论基线LDL-C水平如何，所有患者（包括PCI术后）均应给予他汀类药物治疗，使LDL-C达到<2.6mmol/L。必要时给予他汀类药物为基础的联合调脂治疗。

6. 血运重建治疗　心肌血运重建可使NSTE-ACS患者缓解症状、缩短住院期和改善预后，其指征和最佳时间及优先采用的方法（PCI或CAGB）取决于临床情况、危险分层、合并症及冠状动脉病变的程度和严重性。

（1）冠状动脉造影/PCI：①高危患者，目前，对高危NSTE-ACS患者主张于症状发生最初72h内行诊断性冠状动脉造影，然后根据病变情况给予血运重建治疗。对心肌缺血极高危患者（即难治性心绞痛伴心力衰竭、危及生命的室性心律失常或血流动力学不稳定），可行紧急侵入性策略（<2h）。对最初稳定的高危NSTE-ACS患者，应及早行冠状动脉造影或血运重建治疗。②低至中危患者，对于低至中危且无症状复发的NSTE-ACS患者，应行无创性心肌缺血评估。

（2）CABG：约10%的NSTE-ACS患者需行CABG，常在内科治疗病情稳定数日后进行。左主干或三支血管病变且左心室功能减低（LVEF<50%）的患者（尤其合并糖尿病时），CABG后生存率获益优于PCI；二支血管病变且累及前降支近段伴左心室功能减低（LVEF<50%），或无创性检查提示心肌缺血的患者宜行CABG或PCI；强化药物治疗下持续心肌缺血而不适宜或不能行PCI时，可考虑CABG。

ACS的诊治流程见图3-3。

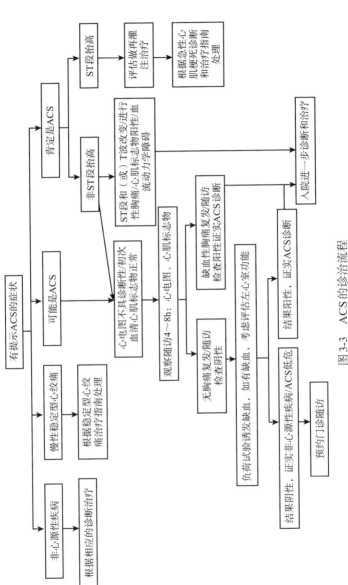

图3-3　ACS的诊治流程

四、缺血性心肌病

【概述】

缺血性心肌病是指由于冠状动脉粥样硬化所致长期心肌缺血引起的以弥漫性纤维化为主的心肌病变，表现为扩张型心肌病，伴收缩或舒张功能失常，或两者兼有，其临床表现不能完全用冠状动脉病变和缺血的严重程度来解释。

【临床特点】

心肌缺血和心肌梗死或坏死对心室的不同作用使缺血性心肌病具有各种不同的临床表现。根据患者的不同表现，可以将缺血性心肌病划分为两大类型，即充血型缺血性心肌病和限制型缺血性心肌病。

1. 充血型缺血性心肌病　占缺血性心肌病的绝大部分，以左心室扩大为主，严重者双心室均扩大。此病以心绞痛、心力衰竭和心律失常为主要临床表现。患者有心绞痛或心肌梗死的病史，但有些老年患者从一开始就可能没有心绞痛和心肌梗死的病史。心力衰竭的表现多逐渐发生，症状呈进行性进展，由劳力性呼吸困难发展至夜间阵发性呼吸困难及端坐呼吸，常有倦怠和乏力，周围性水肿和腹水出现较晚。此类患者可出现各种心律失常，心律失常一旦出现，常持续存在，其中以室性期前收缩、心房颤动、病态窦房结综合征、房室传导阻滞多见。由于心脏扩大、心房颤动，心腔内易形成附壁血栓，故缺血性心肌病患者发生心力衰竭时血栓和栓塞较常见。

2. 限制型缺血性心肌病　少数患者的临床表现以左心室舒张功能异常为主，而心肌收缩功能正常或轻度异常，心脏大小可以正常但左心室常有异常的压力–容量关系，类似于限制型心肌病的症状和体征，故被称为限制型缺血性心肌病或硬心综合征。患者常有劳力性呼吸困难和心绞痛，并因此使活动受限。即使在急性心肌梗死期间，有一部分患者虽然发生了肺淤血或肺水肿，却可以有接近正常的左心室射血分数，说明这些患者的心功能异常是以舒张期心功能障碍为主。

【辅助检查】

1. 心电图　部分患者可见陈旧性心肌梗死图形。冠状动脉供血不足的变化常见，包括ST段压低、T波平坦或倒置等。可见各种心律失常，其中以期前收缩、心房颤动、病态窦房结综合征、房室传导阻滞和束支传导阻滞多见。

2. 胸部X线检查　充血型缺血性心肌病患者胸部X线检查可显示心脏全心扩大或左心室扩大征象，可有肺淤血、肺间质水肿、肺水肿和胸腔积液等。限制型缺血性心肌病患者胸部X线片有肺间质水肿、肺淤血及胸腔积液，心脏多不大，也无心腔扩张。有时可见冠状动脉和主动脉钙化。

3. 超声心动图　充血型缺血性心肌病可见心脏普遍性扩大，常以左心室扩大为主，收缩末期和舒张末期容量增加，左心室射血分数下降，室壁呈多节段性运动减弱、消失或僵硬。有时可见心腔内附壁血栓形成。限制型缺血性心肌病超声心动图常表现为舒张受限，心室肌呈普遍性轻度收缩力减弱，无室壁瘤，局部室壁运动障碍。

4. 放射性核素心肌显像　^{201}Ti心肌显像示灌注缺损，如发现固定性灌注缺损超过左心室壁的40%，高度提示缺血性心肌病。

5. 冠状动脉造影　可确立对本病的诊断。它既可判断冠状动脉狭窄的程度和受损的部位，也可明确是否有其他冠状动脉疾病。患者常有多支血管病变狭窄达70%以上。

【诊断标准】

缺血性心肌病必须有引起长期心肌缺血的致病原因。由于引起心肌缺血的最常见病因为冠心病，因此既往有心绞痛或心肌梗死病史是重要的诊断线索。部分患者可表现为无痛性心肌缺血或心肌梗死，可根据临床查体及各种辅助检查筛查出有下列表现者：①心脏有明显扩大，以左心室扩大为主；②超声心动图有心功能不全征象；③冠状动脉造影发现多支冠状动脉狭窄病变。对于这部分患者应给予高度重视，以免漏诊。必须除外由冠心病和心肌梗死引起的乳头肌功能不全、室间隔穿孔及由孤立的室壁瘤等原因导致心脏血流动力学紊乱引起的心力衰竭和心脏扩大。

【鉴别诊断】

1. 扩张型心肌病　老年人缺血性心肌病与扩张型心肌病在心力衰竭时很难鉴别，二者之间有很多相似之处，但是充血型缺血性心肌病的发病基础是冠心病，与病因未明的扩张型心肌病有本质上的不同。因此存在冠心病危险因素，如糖尿病、高血脂、高血压、肥胖等，特别是有心绞痛或心肌梗死病史者，有利于充血型缺血性心肌病的诊断。

2. 甲状腺功能减退性心脏病　临床上多有明显的甲状腺功能减退的表现，如怕冷、表情淡漠、动作迟缓、毛发稀疏，并有黏液性水肿，可有劳力性呼吸困难、乏力和心绞痛，心脏浊音界扩大，心尖搏动弥散，心音低弱。心电图示窦性心动过缓，P波和QRS波群低电压，T波在多导联中低平或倒置，累及传导系统时可引起束支传导阻滞或房室传导阻滞。超声心动图提示心脏扩大、搏动减弱，常有心包积液。

3. 高血压性心脏病　高血压是冠心病的主要危险因素，老年患者常同时合并高血压和冠心病，可出现心绞痛、心肌梗死等症状，晚期可出现心力衰竭。但在缺血性心肌病时血压增高者少见，多数正常或偏低。高血压导致的心脏损害主要与血压持续升高加重左心室后负荷，导致心肌肥厚，继之引起心脏扩大和反复心力衰竭发作有关。

【治疗】

1. 药物治疗　在控制冠心病易患因素的基础上，给予硝酸酯类药物、β受体阻滞剂可缓解心绞痛，改善心肌缺血症状。以心力衰竭为主要表现者，应给予利尿药、血管紧张素转换酶抑制药（ACEI）、血管紧张素受体脑啡肽酶抑制药（ARNI）或血管紧张素受体阻滞药（ARB）、醛固酮受体拮抗药。对缺血性心肌病患者，除非有禁忌证或不能耐受，均应无限期终生使用ACEI，应用宜从小剂量开始，逐渐递增至最大耐受量或靶剂量。必要时给予正性肌力药（洋地黄），以控制心力衰竭。病情较稳定者应尽早给予β受体阻滞剂，从小剂量开始。合并心房颤动的患者应长期抗凝治疗。合并室性或室上性心律失常者，胺碘酮、β受体阻滞剂应用较多，胺碘酮负性肌力作用较小，对室性心律失常治疗效果好，但与安慰剂相比，不降低患者的病死率。限制型缺血性心肌病的治疗重点是应用改善心脏舒张功能的药物，可用硝酸酯类药物、β受体阻滞剂和钙通道阻滞药来治疗，也可考虑对合适的患者施行手术治疗，该类患者不宜使用洋地黄和拟交感胺类正性肌力药物。

2. 冠状动脉介入治疗（PCI）　因缺血性心肌病患者的冠状动脉病变多为累及多支血管的弥漫性病变，并且左心室功能差，故大多数患者不宜接受PCI。如冠状动脉造影发现2支血管病变伴左前降支近端严重次全狭窄（≥95%）和左心室功能损害；显著冠状动脉病变患者出现下列情况：药物不能稳定病情；复发的自发性或低水平的心绞痛或心肌缺血；心肌缺血合并充血性心力衰竭症状和第三心音奔马律，新发的或恶化的二尖瓣反流，或明确的心电图变化，可行PCI。

3. 外科治疗　CABG可明显改善心绞痛患者术后的症状，但对充血型心力衰竭患者，手术对症状的改善作用不大。因此，该手术适用于以缺血性心绞痛症状为主的患者。患者冠状动脉造影发现左主干病变（≥50%）或显著三支病变（70%）伴左心室功能受损（EF＜50%），狭窄的远端血管腔比较通畅并适合外科血管旁路手术，且存活的心肌数量充分时，可施行CABG。最近公布的STICH试验证实，对于EF＜35%的缺血性心肌病患者，强化药物治疗和药物治疗+CABG，两组的全因病死率无明显差异。对于难以用药物控制的晚期心力衰竭，而无其他严重的全身性疾病和器官损害者可考虑心脏移植。

五、心源性猝死

【概述】

猝死（sudden death）是指自然发生、出乎意料的突然死亡。猝死以心脏病引起者居大多数，称为心源性猝死（SCD）。SCD指死于不可预知的循环骤停，往往由心律失常所致，在症状发作1h内死亡。

【临床特点】

心源性猝死者半数生前无症状。有些患者平素"健康"，往往死于夜间睡眠之中。对死亡患者发病前短时间内有无先兆症状难以了解。而且多数患者在院外死亡，若死亡时无旁人见证，很难确定患者死亡的准确时间，临床主要根据有无冠心病史或证据推断死因。

心搏骤停的临床识别：①心音消失；②脉搏扪及不到，血压测不出；③意识突然丧失或伴有抽搐（多发生于心脏停搏后 10s 内), 有时伴眼球偏斜; ④呼吸断续, 呈叹息样, 以后即停止, 多发生于心脏停搏后 20 ～ 30s; ⑤昏迷, 多发生于心脏停搏 30s 后; ⑥瞳孔散大, 多在心脏停搏后 30 ～ 60s 出现。

心搏骤停较早, 而可靠的临床征象是意识突然丧失伴以大动脉 (如颈动脉和股动脉) 搏动消失, 有这两个征象存在, 心搏骤停的诊断即可成立。

【诊断标准】

心源性猝死目前尚无统一的诊断标准, 以下几点可供参考。

(1) 过去曾经诊断为冠心病或可疑冠心病突然死亡者。

(2) 突发心绞痛或心源性休克, 心电图示急性心肌梗死或梗死先兆在 6h 内死亡者。

(3) 突发心绞痛或心源性休克、来不及或无条件做心电图检查于发病后 6h 内死亡且不能以其他原因解释者。

(4) 发病后迅即死亡不能以其他原因解释者。

(5) 睡眠中死亡不能以其他原因解释者。

(6) 猝死后经尸检证实有明显的冠状动脉粥样硬化者。

【鉴别诊断】

心源性猝死应与其他如心肌病、心脏瓣膜病、先心病等引起的猝死相鉴别, 还应与心脏病以外的病因 (如蛛网膜下腔出血、脑干出血、急性出血性胰腺炎等) 进行鉴别。

【治疗】

1. 心源性猝死的现场抢救   一旦发现心搏骤停应立即就地抢救, 对挽救患者的生命有重大意义。如在医院外发生心搏骤停又无复苏医疗设备的情况下应采取人工胸外按压、通畅气道和人工呼吸措施施救, 简称 CAB (circulation、airway、breathing) 三部曲。在医院内发生的心搏骤停则根据患者的具体病情进行抢救, 特别是对心室颤动的电除颤, 可以得到很高的复苏成功率。

2. 室颤的预防   室颤通常为猝死的即刻原因, 因此对心源性猝死的预防应针对室颤的预防。

(1) β受体阻滞剂: 急性心肌梗死后无β受体阻滞剂禁忌证的患者, 均应长期服用β受体阻滞剂, 并根据患者耐受情况决定个体化治疗剂量。β受体阻滞剂可降低梗死后室颤、室速及频发室性期前收缩者的猝死率。β受体阻滞剂尤其适用于有心绞痛或室性心律失常者。

（2）体内埋藏式心律转复除颤器：该装置可在室颤或室速发生后，感知心律失常，立即放电进行心搏转复或除颤，而且可在需要时自动起搏。它的临床应用可望改善猝死高危患者的预后。

3. PCI和CABG　PCI或CABG等治疗是通过改善冠状动脉血流而减少猝死的发生。

六、无症状性心肌缺血

【概述】

无症状性心肌缺血（symptomless myocardial ischemia）或称隐匿性心肌缺血（silent myocardial ischemia），是指冠心病患者有心肌缺血的客观证据，如心电图典型的缺血性ST段改变，放射性核素检查或超声心动图显示缺血性心肌灌注异常或室壁运动异常、冠状动脉造影异常或负荷试验异常等，而临床缺乏胸痛或与心肌缺血相关的主观症状。

无症状性心肌缺血广泛存在于各种类型冠心病的病程中，Cohn将其分为3种类型：Ⅰ型指临床完全无症状和冠心病病史的心肌缺血；Ⅱ型指心肌梗死后患者伴有的无症状性心肌缺血；Ⅲ型指心绞痛患者伴有的无症状性心肌缺血。

【诊断要点】

无症状性心肌缺血因无症状，故诊断必须依靠以下辅助检查。

1. 运动心电图试验　诊断冠心病心肌缺血的敏感度为47%～81%，特异度为69%～96%，运动心电图的典型变化可提示诊断。

2. 动态心电图　适于同时观察运动及静息状态下冠状动脉张力增高引起的无症状性心肌缺血，是监测冠心病患者日常活动中发生无症状性心肌缺血的唯一检测手段。诊断标准为ST段呈水平型或下斜型压低≥1mm，持续时间≥1min，相邻两次ST段改变间隔时间≥1min，又无心绞痛及等同症状者。

3. 运动核素心肌显像　临床常用运动^{201}Ti心肌断层显

像或运动^{99m}Tc-MIBI，是诊断心肌缺血较为敏感的方法。国外报道其诊断冠心病的敏感度为70%～100%，特异度为75%～100%。运动心肌显像诊断冠心病心肌缺血的价值优于运动心电图试验及动态心电图检查，可提高无症状性心肌缺血的检出率。

4. 冠状动脉造影　对无创检查提示心肌缺血达到高危标准者，如Duke活动平板评分达到高危、负荷试验显示大面积心肌灌注损、心率不高时超声心动图出现广泛室壁运动障碍等应考虑行冠状动脉造影。

【鉴别诊断】

1. 自主神经功能失调　此类患者有肾上腺素β受体兴奋性增高，心电图可出现ST段压低和T波倒置等改变。服普萘洛尔10～20mg后2h，再做心电图检查，可见ST段和T波恢复正常，有助于鉴别。

2. 其他　心肌炎、心肌病、其他心脏病、电解质紊乱及药物作用等引起的ST段和T波改变，根据其各自的临床表现不难做出鉴别。

【治疗】

1. 完全无症状性心肌缺血（Ⅰ型）　一般通过消除危险因素，避免导致心肌缺血的诱因，采用抗心肌缺血药物（硝酸酯类药物、β受体阻滞剂）和阿司匹林进行预防性治疗。对多支冠状动脉病变或左主干病变，特别是伴有左心室功能不全者，应采用PCI和冠状动脉旁路移植术治疗。

2. 心肌梗死后无症状性心肌缺血（Ⅱ型）　β受体阻滞剂有心肌保护作用，抗心肌缺血药物和阿司匹林也有一定的效果，可延长运动时间，降低运动时无症状性左心室功能异常及无症状性心肌缺血的发生率。有手术指征者宜采用PCI或冠状动脉旁路移植术治疗。

3. 心绞痛患者伴有的无症状性心肌缺血（Ⅲ型）　应积极采用抗心肌缺血药物治疗，控制心绞痛症状。由于无症状性心肌缺血发作与冠状动脉痉挛有密切关系，因此药物治疗宜首推钙通道阻滞药。根据患者冠状动脉造影结果和具体病情选用PCI和外科手术治疗。

七、X 综 合 征

【概述】

X 综合征（syndrome X）系指以劳力性心绞痛发作为突出症状，心电图运动试验阳性，冠状动脉造影正常，而又无冠状动脉痉挛现象的一类综合征。缺血性胸痛和冠状动脉造影正常是 X 综合征的两个主要特征。

【临床特点】

本综合征以胸痛为突出的临床症状，女性多见，心绞痛发作多与劳力和情绪因素有关。疼痛可向肩部和左上肢放射，胸痛可因舌下含服硝酸甘油而缓解。患者心绞痛的疼痛性质和程度通常不似冠心病心绞痛那样典型，疼痛持续时间多较长，可超过 30min，甚至达 1h 以上，心绞痛发作无明显诱因。

【辅助检查】

1. 心电图检查

（1）静息时心电图：部分患者心绞痛发作时可呈现缺血性 ST-T 改变。

（2）心电图负荷试验：心电图运动试验阳性者，运动后出现心绞痛和心电图 ST 段压低≥1mm。

（3）动态心电图监测：24～48h 动态心电图监测有至少 1 次 ST 段压低幅度达 1mm 或 1mm 以上。

2. 冠状动脉造影　冠状动脉造影正常，且无冠状动脉痉挛现象发生。

【诊断标准】

1. 有劳力性心绞痛症状。

2. 心电图运动试验阳性，或 24～48h 动态心电图监测出现至少 1 次 ST 段压低达到或大于 1mm。

3. 冠状动脉造影和左心室功能正常。无自发性或诱发冠状动脉痉挛的表现。

【鉴别诊断】

1. 冠心病心绞痛　一般劳力性心绞痛常有明显诱因，胸痛持续时间多在几分钟以内，舌下含服硝酸甘油后常迅即缓解。冠状动脉造影能显示冠状动脉的狭窄性病变及病变的范围和程度。

2. 急性心肌梗死　急性心肌梗死患者的胸痛程度较重，持续时间较长，可达数小时或数天。患者可出现烦躁不安、出汗、恐惧或濒死感，部分患者有频繁恶心、呕吐和上腹痛等胃肠道症状，严重者可发生心力衰竭或休克。血清心肌酶含量增高及特征性的心电图和心电向量图改变可资鉴别。

3. 应与胸壁、肺、胃肠及食管病变等引起的非心源性胸痛相鉴别，以及与心脏瓣膜病、心肌病、心包炎等明确病因的心源性疾病进行鉴别。

【治疗】

心脏X综合征的治疗主要是缓解症状。硝酸酯类药物对50%左右的患者有效，可使用长效硝酸酯类药物作为初始治疗。如果症状持续，可联合使用长效钙通道阻滞药或β受体阻滞剂。ACEI和他汀类药物有助于改善基础内皮功能障碍，应考虑使用。合并高脂血症的患者推荐使用他汀类药物治疗，合并高血压、糖尿病的患者推荐ACEI治疗。其他抗心绞痛的药物，包括尼可地尔和代谢类药物曲美他嗪，也有一定效果，可考虑使用。

（丁　虎　严江涛）

八、血管痉挛性心绞痛

【概述】

血管痉挛性心绞痛（vasospastic angina，VSA）曾被称为Prinzmetal型心绞痛或变异型心绞痛，表现为冠状动脉痉挛引起的静息心绞痛发作，使用短效硝酸酯类药物后可迅速缓解。近年来，随着研究证明冠状动脉痉挛可伴随ST段抬高或压低，目前更常用的术语为"血管痉挛性心绞痛"。

【病理生理学】

血管痉挛性心绞痛是由心外膜冠状动脉管壁平滑肌层局部或弥漫性痉挛引起的。血管平滑肌高反应性是血管痉挛性心绞痛发病机制的核心。痉挛常发生于动脉粥样硬化斑块局部，程度各异；也可发生于血管造影正常的冠状动脉；也有可能出现弥漫性血管痉挛，而不限于狭窄局部。

　　冠状动脉高反应性相关的病理生理过程包括：①内皮层功能障碍；②血管平滑肌细胞高反应性；③最近20年的临床证据提示炎症，包括心外膜脂肪层的炎症、心肌炎和血管周围炎症，可能是诱导冠状动脉痉挛的基本原因，而内皮和平滑肌功能异常均与炎症有关。

【临床表现】

　　血管痉挛性心绞痛患者通常表现为长期、反复的胸痛发作，硝酸酯类药物治疗有效。胸痛性质与阻塞性冠状动脉疾病引起的经典型心绞痛不易区分（表3-6），但两者发生的背景不同。血管痉挛性心绞痛可引起心绞痛症状，也可能无症状，还可表现为心律失常，甚至心搏骤停。

表3-6　血管痉挛性心绞痛与经典型心绞痛的区别

项目	血管痉挛性心绞痛	经典型心绞痛
临床表现	劳力通常不诱发胸痛	劳力通常诱发胸痛
	情绪不安一般不诱发胸痛	情绪不安常诱发胸痛
	胸痛症状往往更重，持续时间更长	胸痛症状一般较轻，持续时间短
	胸痛发作常伴随其他部位疼痛，呈周期性、节律性	胸痛不具有周期性
	若胸痛不呈现周期性，症状加重的时间往往与症状缓解时间相等	胸痛症状加重的时间较症状减轻的时间更久
	发病时间集中在午夜或清晨	除体力劳动和情绪诱发外，发病时间通常不规律
	约50%患者诱发心律失常，多为室性	心律失常并不常见
	胸痛症状往往由于单个较大冠状动脉分支强直性收缩造成局部血管狭窄引起	胸痛症状主要由于弥漫性的冠状动脉慢性病变造成管腔狭窄引发
	发生心肌梗死后，胸痛症状多可缓解	发生心肌梗死后，胸痛症状多持续

续表

项目	血管痉挛性心绞痛	经典型心绞痛
心电图表现	胸痛发作时ST段短暂抬高，对应标准导联ST段压低	通常胸痛发作时ST段压低，未发作时对应导联ST段不抬高
	发作时ST段和T波改变似乎改善了发作前异常的心电图，出现"伪改善"现象	发作时不会出现"伪改善"现象
	发作时引起ST抬高的心肌区域与大冠状动脉的分布对应	发作时引起ST段压低的心肌区域是弥漫性的，与任何单个大冠状动脉的分布不对应
	ST段抬高的心脏区域是即将发生心肌梗死的部位	心肌梗死部位通常不可预测
	症状严重时可见R波增高	QRS波群通常不受症状轻重的影响
	运动不会诱发胸痛，但在某些情况下可能会产生ST段压低	运动可诱发胸痛，并引发ST段特征性压低

【诊断】

血管痉挛性心绞痛的诊断标准如下。

1. 对硝酸酯类药物有反应的心绞痛　在自发性心绞痛发作时，至少存在以下情况中的一项。

（1）静息心绞痛：尤其在夜间和凌晨发作的类型。

（2）活动耐力具有明显的昼夜变化：早晨的活动耐力下降明显。

（3）过度换气可诱导心绞痛发作。

（4）钙通道阻滞药治疗有效，而β受体阻滞剂治疗无效。

2. 短暂的缺血性心电图变化　发病时至少在相邻的两个导联出现以下任意改变。

（1）ST段抬高≥0.1mV。

（2）ST段压低≥0.1mV。

（3）新的负向U波。

3. 冠状动脉痉挛　定义为自发性或在激发试验（尤其乙酰胆碱、麦角新碱或过度通气）中出现的完全或次完全冠状动脉闭塞（＞90%狭窄），并伴随心绞痛症状及心电图改变。

"确诊的血管痉挛性心绞痛"诊断应符合以下特征：硝酸酯类药物对心绞痛症状具有明显的缓解作用，并伴短暂的缺血性心电图变化或者满足冠状动脉痉挛标准。

"可疑的血管痉挛性心绞痛"诊断应符合以下特征：硝酸酯类药物对心绞痛症状具有明显的缓解作用，但不确定是否伴有或无法得到短暂的缺血性心电图变化或者满足冠状动脉痉挛标准的证据。

【治疗】

1. 避免诱发因素　主要包括吸烟、饮酒、寒冷刺激、过敏原、精神压力、药物使用（如可卡因）、拟交感神经药（肾上腺素、去甲肾上腺素）、β受体阻滞剂、拟副交感神经药和麦角生物碱（麦角新碱、麦角胺等）。

2. 硝酸酯类药物　硝酸盐可以通过扩张冠状动脉和降低心室充盈压力来减轻心绞痛的症状，目前，ESC指南建议对接受了钙通道阻滞药治疗但仍有症状的患者联合使用长效硝酸盐制剂。硝酸酯类药物无法缓解持续性和复发性心绞痛，而且长期服用硝酸盐可能会导致药物耐受，甚至增加心血管疾病的风险。

3. 钙通道阻滞药　鉴于钙通道阻滞药具有心脏保护和抗心绞痛的作用，因此是血管痉挛性心绞痛的一线治疗药物。二氢吡啶类（如硝苯地平、氨氯地平）和非二氢吡啶类（如维拉帕米、地尔硫䓬）钙通道阻滞药均有效，但两者均不能改善患者的预后。

4. 抗血小板药物　通常用于患有动脉粥样硬化的血管痉挛性心绞痛患者，但是临床研究表明，这些药物不仅不能改善血管痉挛性心绞痛的预后，还可能增加冠状动脉痉挛的发生概率。因此，对于没有严重冠状动脉狭窄的血管痉挛性心绞痛患者，应谨慎使用抗血小板药物，尤其是避免双重抗血小板治疗。

5. 调血脂药　尽管他汀类药物用于粥样硬化性心血管疾病（ASCVD）的一级和二级预防是有效的，但是，对血管痉挛性心绞痛预后的影响仍存在争议。目前不推荐他汀类药物作为无动脉粥样硬化斑块或血脂异常的血管痉挛性心绞痛患者的一线药物。

6. Rho激酶抑制药　法舒地尔是Rho激酶抑制药，研究表明其可抑制血管平滑肌的收缩。然而，迄今为止，还没有Rho激酶抑制药被批准用于治疗血管痉挛性心绞痛，仍需要更多的临床证据。

7. 新的治疗药物　免疫调节和抗炎治疗对由Kounis综合征和心肌炎引起的冠状动脉痉挛有效。由于血管痉挛性心绞痛与免疫炎症相关，因此，靶向免疫炎症反应的药物对血管痉挛性心绞痛患者有很好的治疗潜力，如糖皮质激素和丙种球蛋白的应用。

肾素-血管紧张素-醛固酮系统抑制药可以抑制血管炎症反应、血管平滑肌高反应性、内皮功能障碍和氧化应激，因此可改善血管痉挛性心绞痛的症状和预后。

（何祚雯　汪道文）

第四章 高 血 压

第一节 原发性高血压

【诊断标准及诊断方法】

在人群中正常血压与高血压之间无明确界限，高血压的诊断标准是根据流行病学及临床研究资料界定的。现阶段我国制定的血压分类及标准见表4-1。高血压的定义为：在未使用抗高血压药的情况下，非同日3次测量诊室血压，其平均收缩压（SBP）≥130mmHg和（或）舒张压（DBP）≥80mmHg。SBP≥130mmHg和DBP＜80mmHg为单纯收缩期高血压。根据血压升高水平，又进一步将高血压分为1级和2级。动态血压监测（ABPM）的高血压诊断标准为平均SBP/DBP在24h≥130/80mmHg；白天≥135/85mmHg；夜间≥120/70mmHg。家庭血压监测（HBPM）的高血压诊断标准为≥135/85mmHg。

表4-1 血压水平分类和定义

分类	收缩压（mmHg）		舒张压（mmHg）
正常血压	＜120	和	＜80
正常高值	120～129	和（或）	＜80
高血压	≥130	和（或）	≥80
1级高血压	130～139	和（或）	80～89
2级高血压	≥140	和（或）	≥90

注：当SBP和DBP分属于不同级别时，以较高的分级为准。

2017年美国心脏病学会等11个学会制定的成人高血压预防、监测、评估和治疗指南及2022年中国高血压临床实践指南均提出了新的高血压诊断标准（≥130/80mmHg）和治疗目标值（＜130/80mmHg），这对于高血压的早防早治，心血管疾病（ASCVD）预防及治疗关口前移均具有积极意义。我国尚需通过积累更广泛人群及更多的临床研究证据，进一步确定我国高血压诊断标准。

由于诊室血压测量的次数较少，血压又具有明显波动性，需要在数周内多次测量来判断血压升高情况，尤其对于1级、2级高血压。如有条件，应进行24h动态血压监测或家庭血压监测。常见血压的测量方法如下。

（一）诊室血压

由医护人员在标准条件下按统一规范进行测量，是目前诊断高血压、进行血压水平分级及观察降压疗效的常用方法。

1. 测量设备　采用经过核准的汞柱式或者电子血压计，根据WHO减少汞污染的倡议，于2020年全面废除汞柱式血压计的使用，故推荐成人采用经过标准化方案验证的上臂式电子血压计测量血压。

2. 测量方法

（1）患者测量血压前30min内禁烟酒、禁咖啡、排空膀胱，安静休息3～5min，测量时坐在带有靠背的椅子上，上臂平放于桌面，血压计袖带中心保持同心脏水平。

（2）选择合适的袖带进行血压测量，使用标准规格的袖带（气囊长22～26cm、宽12cm），肥胖者或臂围大者（＞32cm）应使用大规格气囊袖带。如果上臂围＞42cm者可选择腕式电子血压计。

（3）测量血压的上臂应充分暴露或只覆盖单层衣物（勿挽袖子），袖带下缘置于肘窝上方2～3cm。

（4）每次测量血压至少获得2次血压读数，每次间隔1～2min，取2次读数的平均值；若第1次与第2次血压读数的差值＞10mmHg（1.33kPa），建议测量第3次，取后2次血压读数的平均值。首次测量血压时应测量双上臂血压，以血压高的一侧为准。一般来说，左、右上臂血压相差低于10～20mmHg（1.33～2.66kPa）。如果两上臂血压相差较大时，要排除血压低侧上肢有锁骨下动脉及远端阻塞性病变。

（5）推荐心房颤动患者采用电子血压计测量血压，每次测量至少获得3次血压读数，取3次血压读数的平均值。

（6）疑似直立性低血压的患者还应测量平卧位和站立位血压。

（二）24h动态血压监测

24h动态血压监测（ABPM）可评估24h血压昼夜节律、直立性低血压、餐后低血压等。可有效筛查出白大衣高血压及隐匿性高血压。

1. 测量设备　使用经过国际标准化方案认证的动态血压监测仪，并定期校准。

2. 测量方法

（1）通常白天每15～20min测量1次，晚上睡眠期间每30min测量1次。应确保整个24h期间血压有效监测，每小时至少有1个血压读数；有效血压读数应达到总监测次数的70%以上，计算白天血压的读数≥20个，计算夜间血压的读数≥7个。

（2）动态血压监测指标：如24h、白天（清醒活动）、夜间（睡眠）SBP和DBP平均值，根据动态血压监测数值，同时显示血压负荷值。

（三）家庭血压监测

由被测量者自我测量，也可由家庭成员协助完成，又称自测血压或家庭血压监测（HBPM）。HBPM可用于评估数日、数周、数月，甚至数年的降压治疗效果和长时血压变异，改善患者治疗依从性，可辅助调整治疗方案。基于互联网的远程实时血压监测是血压管理的新模式。对于精神高度紧张或焦虑的患者，不建议频繁自测血压。

1. 测量设备　选择经过标准化方案验证的电子血压计。

2. 测量方法

（1）家庭血压监测采用上臂式血压计，测量的一般条件与在诊室测量时大致相似。

（2）家庭血压监测需每日早、晚各测量2～3个读数，间隔1min，取平均值。对于初诊及治疗早期或虽经治疗但血压尚未达标的患者，应在就诊前连续测量5～7天，而在血压控制良好时，每周也应至少测量1天。

（3）早上血压测量应在起床后1h内进行，在服用抗高血压药之前、早餐前、剧烈活动前。晚间血压测量应在晚饭后、上床睡觉前进行。

（4）不论早上，还是晚上，测量血压前均应注意排空膀胱。

【治疗原则】

（一）降压目标

1. 建议无临床合并症、年龄＜65岁的高血压患者血压控制目标值＜130/80mmHg。

2. 对于高血压合并心房颤动的患者，建议血压控制目标值＜130/80mmHg。

3. 对于高血压合并冠心病的患者，建议血压控制目标值＜130/80mmHg。

4. 建议高血压合并射血分数降低及射血分数保留的心力衰竭患者，血压控制目标值＜130/80mmHg。

5. 对于高血压合并糖尿病的患者，建议血压控制目标值为SBP＜130mmHg和DBP＜80mmHg。

6. 对于65～79岁的高血压患者，建议血压控制目标值＜130/80mmHg；对于≥80岁的高血压患者，建议首先将SBP降至＜140mmHg，如能耐受可降至＜130mmHg。

7. 对于高血压合并急性出血性卒中的患者，建议急性期进行降压治疗并将SBP控制在130～140mmHg。

（二）高血压的非药物治疗

建议对所有高血压患者均进行生活方式干预，包括饮食干预、运动干预、减压干预、减重干预、戒烟限酒和综合生活方式干预。

（三）高血压的药物治疗

1. 推荐将ACEI、ARB、钙通道阻滞药（CCB）和利尿药作为无临床合并症的高血压患者的一线初始抗高血压药。

2. 对心率偏快、交感神经兴奋的高血压患者也可考虑应用β受体阻滞剂进行降压治疗。

3. 临床上应根据患者的个体情况和药物特点，选择其中一种或多种抗高血压药作为初始用药。

4. 对血压≥140/90mmHg的高血压患者，推荐初始联合抗高血压药治疗。

5. 对需要联合抗高血压药治疗的高血压患者，建议优先选用单片复方制剂（SPC）。

6. 对于SPC的选择，建议优先选用肾素-血管紧张素系统抑制药（RASI）+CCB或RASI+利尿药组合。

7. 高血压合并冠心病，有心绞痛症状的患者，抗高血压药推荐首选β受体阻滞剂和CCB；高血压合并冠心病，有心肌梗死病史的患者，抗高血压药推荐首选β受体阻滞剂和ACEI/ARB。

8. 高血压合并HFrEF的患者，推荐血管紧张素受体脑啡肽酶抑制药（ARNI）替代ACEI/ARB作为首选用药；高血压合并HFpEF的患者，ARNI/ARB/ACEI均可作为首选用药。

9. 对于既往有卒中或短暂性脑缺血发作病史的高血压患者，推荐选用ACEI（1A）、利尿药（1A）或ACEI+利尿药（1A）进行降压治疗。若以上药物不适用或效果不佳，可选用CCB（2C）或ARB；对于既往有卒中或短暂性脑缺血发作（TIA）病史的高血压患者，不推荐β受体阻滞剂作为一线抗高血压药（1A）。

10. 高血压合并2型糖尿病患者，推荐首选ACEI/ARB控制血压。

11. 推荐RASI作为有微量白蛋白尿和蛋白尿的慢性肾脏病患者降压治疗的首选药物。RASI可作为无微量白蛋白尿及蛋白尿的慢性肾脏病患者降压治疗的首选药物。

第二节 继发性高血压

高血压是心、脑血管疾病最重要的危险因素，其患病率高，严重威胁着人类健康。高血压分为原发性和继发性，后者是某些确切疾病或病因的一个症状和特征。继发性高血压除了高血压本身造成的危害外，与之伴随的代谢异常、电解质紊乱、低氧血症等还可引起独立于血压之外的心血管损害，故其危害程度远高于原发性高血压。但是，继发性高血压如能明确病因，则可通过手术、介入或特异性药物等治疗原发病，使血压易于控制甚至完全治愈，因此早期识别、早期治疗至关重要（表4-2）。

表4-2 常见继发性高血压的原因及临床特点

病因	临床特点
睡眠呼吸暂停综合征	打鼾、肥胖（也可见于非肥胖人群）；晨起头痛，日间嗜睡，夜间血压升高
肾实质性疾病	肾病史、血尿、蛋白尿、夜尿增多、肾功能异常、贫血，以及肾大小、形态异常
肾血管疾病	反复一过性肺水肿，腹部有血管杂音，单侧肾萎缩，低钾血症，难治性高血压，服用RASI后血肌酐明显升高
原发性醛固酮增多症	低钾血症，肾上腺意外瘤，肌无力（罕见），不明原因的心房颤动
嗜铬细胞瘤和副神经节瘤	为阵发性、持续性或阵发性加重的高血压，发作时伴头痛、出汗、心悸，可伴糖、脂代谢异常，药物诱发的血压骤升（如β受体阻滞剂、甲氧氯普胺、拟交感神经药物、阿片类药物和单胺氧化酶抑制药等）
库欣综合征	满月脸、向心性肥胖、多血质、皮肤紫纹；糖代谢异常；低钾血症和骨质疏松
甲状腺疾病	甲状腺功能亢进：怕热、多汗、心动过速、体重下降、腹泻
	甲状腺功能减退：怕冷、少汗、行动迟缓、心动过缓、体重增加、便秘
主动脉缩窄	上下肢之间和（或）左右臂之间血压差≥20/10mmHg，双下肢血压明显低于上肢（ABI＜0.9），听诊肩胛间有血管杂音，胸部X线片可见肋骨切迹
药物性高血压	激素类药物，中枢神经类药物，非类固醇类抗炎药物，中草药类，靶向抗肿瘤药物，其他

注：RASI.肾素-血管紧张素系统抑制药；ABI.踝臂指数。

　　建议对下列患者常规进行继发性高血压筛查：①所有新诊断为高血压的患者；②发病年龄＜40岁的年轻高血压患者；③难治性高血压患者；④有继发性高血压临床线索或存在高血压介导的广泛靶器官损害的高血压患者。

一、原发性醛固酮增多症

原发性醛固酮增多症（primary aldosteronism）简称原醛症，是继发性高血压的常见病因，主要表现为非肾素依赖的肾上腺皮质自主分泌过多的醛固酮。文献报道，原醛症在新诊断的高血压中的发生率超过4.0%；在1、2级高血压患者中，患病率分别为1.99%、8.02%和13.2%；而在难治性高血压患者中，其患病率达到17%～23%。故若条件允许，新诊断的高血压患者均应筛查原醛症。此外，下述情况，如难治性高血压、高血压合并低钾血症、肾上腺意外瘤，以及早发高血压家族史或早发（＜40岁）脑血管意外家族史的高血压患者及原醛症患者的一级亲属出现高血压等均是原醛症的高风险人群，更应重视筛查。

【诊断】

1. 原发性醛固酮增多症初筛试验　推荐检测非卧位2h的血浆醛固酮、肾素水平，并将血浆醛固酮/肾素浓度比值（aldosterone to renin ratio，ARR）作为原醛症的筛查指标。建议基于肾素浓度（化学发光法）的ARR切点为2.0(ng/dl)/(mU/L)，基于肾素活性（放射免疫法）的ARR切点为30(ng/dl)/[ng/(ml·h)]。除ARR增高外，原醛症患者的血浆醛固酮浓度一般应≥8ng/dl。研究证实，化学发光法与放射免疫法检测的血浆醛固酮或肾素水平一致性较好，对原醛症的筛查效率无差异。但是，化学发光法更简便、快速，在临床上能够被更广泛地推广应用。

2. 原发性醛固酮增多症的确诊试验

（1）ARR筛查阳性的患者应至少进行1项确诊试验。卡托普利抑制试验、盐水输注试验均具有较高的诊断准确性。

（2）相比于盐水输注试验，卡托普利抑制试验相对安全且操作更简便；同时，与卧位相比，坐位的盐水输注试验准确性更高。

（3）结果判断：卡托普利抑制试验后的血浆醛固酮浓度≥11ng/dl，或者盐水输注试验后的血浆醛固酮浓度≥8ng/dl时，确诊原醛症的敏感度、特异度较高。

3. 原发性醛固酮增多症筛查全程是否需要药物洗脱　临床上常用的抗高血压药都可能影响血浆醛固酮和肾素的检测结果，进而影响ARR，但在未停（换）药条件下检测到的ARR结果，并未明显降低ARR筛查效能，也不影响临床诊断。

患者只服用ACEI、ARB、二氢吡啶类CCB、排钾利尿药等可能导致ARR假阴性的药物时，ARR仍增高者应判断为筛查阳性，可进一步行确诊试验；而服用上述药物时ARR呈阴性结果，但合并任何一项原发性醛固酮增多症高危因素，需药物洗脱2周后再行ARR筛查。若患者只服用β受体阻滞剂等导致ARR假阳性的药物时，ARR正常可除外原醛症；ARR增高者则应在药物洗脱2周后复查ARR。需要强调的是，保钾利尿药（如螺内酯）对ARR测定值影响较大，一般需药物洗脱4周后再行ARR筛查。

4. 分型诊断　肾上腺增强CT与肾上腺静脉采血（adrenal venous sampling，AVS）是原醛症患者进行分型诊断的最常用手段。

（1）肾上腺增强CT检查：不仅有助于除外肾上腺皮质癌，而且可以充分了解肾上腺静脉的解剖结构，有利于AVS的顺利实施。

（2）肾上腺静脉采血：如果患者愿意手术且手术可行，肾上腺增强CT提示单侧或双侧肾上腺形态异常（包括腺瘤或增生），则需进一步行双侧AVS以明确有无优势分泌。

【治疗】

1. 手术治疗　确诊醛固酮瘤或原发性肾上腺皮质增生（PAH）后首选手术治疗，分泌醛固酮的肾上腺皮质癌发展迅速，转移较早，应尽早切除原发肿瘤。

2. 药物治疗　特发性醛固酮增多症首选药物治疗，螺内酯是一线药物，依普利酮是二线药物；糖皮质激素可抑制醛固酮增多症（GRA），治疗首选小剂量糖皮质激素。

二、肾实质性高血压

肾实质性高血压包括急、慢性肾小球肾炎，以及糖尿病肾病、慢性肾盂肾炎、多囊肾和肾移植术后等各种肾病导致的高血压，是最常见的继发性高血压。肾实质性高血压的发生主要是由于肾单位大量丢失，导致水钠潴留和血容量增加，以及肾素-血管紧张素系统（RAAS）激活。

【诊断及鉴别诊断】

肾实质性高血压的诊断主要依据肾病史；蛋白尿、血尿、管型尿，估测的肾小球滤过率（eGFR）降低，肾功能异常；肾大小、形态异常。其蛋白尿、血尿出现早、程度重，肾功能受损严重，上述临床情况常先于高血压或与其同时出现，血压较高且难以控制。

一般情况下，除恶性高血压外，原发性高血压早期很少出现明显的蛋白尿、血尿，肾功能减退首先从肾小管开始，表现为浓缩功能障碍，夜尿增多，eGFR可长期保持正常或增高，直到最后阶段才降低，血肌酐增高。必要时行肾病理活检可明确诊断。

【治疗】

肾实质性高血压患者应限制钠盐摄入（氯化钠＜6g/d）。有蛋白尿者首选以ACEI或ARB为基础的降压治疗方案，血压目标值＜130/80mmHg。

三、肾动脉狭窄

肾动脉狭窄（renal artery stenosis，RAS）是肾动脉主干或分支狭窄，导致患肾缺血，激活RAAS引起高血压及患肾功能减退。老年患者多由动脉粥样硬化引起，年轻患者多由肾动脉纤维肌性发育不良、多发性大动脉炎等病因导致。

【临床表现】

1. 年龄＜40岁（多见于女性）或者≥50岁的中重度高血压患者。

2. 有动脉粥样硬化性心血管疾病（ASCVD）病史。

3. 既往血压控制良好，在未改变抗高血压药且无其他原因的情况下血压突然难以控制。

4. LVEF正常，但反复出现一过性肺水肿。

5. 难治性高血压。

6. 体格检查发现脐周血管杂音。

7. 使用抗高血压药（尤其是ACEI/ARB）后血肌酐明显

升高或血压明显降低。

8. 单侧肾萎缩。

9. 低钾血症。

【辅助检查】

1. 当 eGFR ≥ 30ml/（min·1.73m²）时，建议优先选择肾动脉 CTA，备选钆造影剂增强磁共振血管成像及肾动脉超声检查。

2. 当 eGFR ＜ 30ml/（min·1.73m²）时，建议优先选择肾动脉超声检查，备选非增强磁共振血管成像，尽量避免肾动脉 CTA 或增强磁共振血管成像。

3. 介入性肾动脉造影　是诊断 RAS 的金标准，但主要应用于上述检查不能确诊或者拟行介入治疗时。

【治疗】

1. 药物治疗　①单侧 RAS 的高血压患者，在密切监测尿量、血钾及肾功能的基础上推荐应用 ACEI 或 ARB；②RAS 患者介入治疗成功后，考虑使用 ACEI 或 ARB；③双侧 RAS、孤立肾或单功能肾合并 RAS 患者，在密切监测肾功能和血钾的基础上，从小剂量起始，谨慎应用 ACEI 或 ARB；④应用 ACEI 或 ARB 期间，如果患者发生少尿或血肌酐升高 ＞ 44μmol/L（0.5mg/dl）或较基线水平升高 ＞ 30% 时建议减量或停用；⑤动脉粥样硬化性 RAS 患者，如果无禁忌证，建议常规使用他汀类及抗血小板药物等；⑥活动期大动脉炎患者在行支架植入术前需给予糖皮质激素及免疫抑制药治疗。

2. 介入治疗

（1）适用于动脉粥样硬化性 RAS 合并难治性高血压、一过性肺水肿，或难治性心力衰竭、肾功能减退的患者。

（2）适用于动脉粥样硬化性 RAS ≥ 70%，且能证明其狭窄与高血压或肾功能减退相关者。

（3）肾动脉纤维肌性发育不良的 RAS 患者优先选择经皮肾血管内球囊扩张成形术，如果无效或者出现再狭窄时行肾动脉支架植入术。

（4）动脉粥样硬化或者大动脉炎引起的 RAS 患者优先选择支架植入术。

四、阻塞性睡眠呼吸暂停

阻塞性睡眠呼吸暂停（obstructive sleep apnea，OSA）是以睡眠期间上气道反复出现完全阻塞（呼吸暂停）或部分阻塞（低通气）为特征的一种睡眠呼吸障碍疾病，常伴有血氧饱和度下降和睡眠中短暂觉醒。OSA患者中35%～80%合并高血压，30%～50%的高血压患者也同时伴有OSA，而难治性高血压（resistant hypertension，RH）患者中OSA患病率高达70%～90%。另外有数据表明，RH患者发生OSA的风险是一般高血压患者的2.5倍，且与非RH患者相比，RH患者的OSA严重程度更高。

【辅助检查】

多导睡眠监测（polysomnography，PSG）是OSA诊断的金标准，其严重程度通常通过呼吸暂停低通气指数（apnea-hypopnea index，AHI）来量化，该指数定义为每小时睡眠中出现的呼吸暂停和低通气次数之和，其中5次/时≤AHI＜15次/时定义为轻度，15次/时≤AHI＜30次/时定义为中度，AHI≥30次/时定义为重度。

【治疗】

1. 改善生活方式　应该是所有高血压合并OSA的基础治疗，包括戒烟、戒酒、低盐膳食、减重、有氧运动、侧卧位睡眠及慎用镇静催眠药和其他加重OSA的药物等。

2. 抗高血压药　合并OSA的高血压患者血压通常难以控制，需要多药联合治疗。目前较多的证据支持盐皮质激素受体拮抗药的治疗效果。

3. 持续气道正压通气（CPAP）治疗　是中重度OSA的首选治疗方法，它是通过将持续的正压气流送入气道以保持气道开放。荟萃分析显示，CPAP可使高血压患者的收缩压和舒张压降低2～3mmHg，而CPAP使RH患者24h收缩压和24h舒张压分别降低5.1mmHg和4.2mmHg。CPAP的降压疗效与OSA患者AHI、夜间缺氧程度、嗜睡症状、基线血压水平和夜间使用CPAP时长相关。要显著降低血压水平所需的CPAP使用时长最低为每晚4小时，最佳为超过每晚5～6小时。然而迄今为止，RCT未显示CPAP可显著改善心血管硬终点事件。

五、嗜铬细胞瘤和副神经节瘤

嗜铬细胞瘤和副神经节瘤（pheochromocytoma and paraganglioma，PPGL）是来源于肾上腺髓质或肾上腺外神经链嗜铬细胞的肿瘤，瘤体可分泌过多的儿茶酚胺（catecholamine，CA），从而导致高血压，引起心、脑、肾等靶器官损害及代谢紊乱。其临床表现可为阵发性、持续性或阵发性加重的高血压；高血压发作时常伴头痛、心悸、多汗三联征（40%～48%），如患者同时有高血压、直立性低血压伴有头痛、心悸、多汗三联征则诊断 PPGL 的特异度为95%。此外，肾上腺意外瘤、有PPGL 或PPGL 相关遗传综合征家族史、有PPGL 既往史均与PPGL 的发生有较强的相关性，与诊断、治疗和预后均密切相关。

【筛查及诊断】

1. 定性诊断　血/尿CA 及其代谢产物浓度的测定是PPGL 定性诊断的主要依据，其中CA 原型物质包括去甲肾上腺素和肾上腺素、多巴胺，中间代谢产物包括甲氧基去甲肾上腺素（normetanephrine，NMN）、甲氧基肾上腺素（metanephrine，MN）（二者合称MNs）和3-甲氧基酪胺，终末代谢产物包括香草扁桃酸（VMA）、高香草酸。MNs 是去甲肾上腺素、肾上腺素的中间代谢产物，仅在肾上腺髓质嗜铬细胞或PPGL 肿瘤体内代谢生成，并以高浓度水平持续存在，半衰期较 CA 长，也更加稳定，能客观反映 PPGL 肿瘤的功能状态，MNs 的敏感度和特异度优于CA 原型和VMA。故推荐MNs 作为诊断PPGL 的首选检测指标。血浆MNs 的敏感度和特异度优于尿液，但同时测定血及24h 尿MNs 和CA 浓度有更高的敏感度和特异度，高于正常参考值上限1.5～2.0 倍时可诊断PPGL。

2. 定位诊断　增强CT 可作为胸、腹及盆腔病灶首选的定位方法，磁共振成像可作为颅底和颈部病灶首选的定位方法。另外，间碘苄胍（MIBG）、^{68}Ga-Dotatate PET/CT、生长抑素受体奥曲肽显像等可用于对 PPGL 的功能影像学定位诊断。

3. 基因检测　建议所有PPGL 患者，尤其是多发性病变、转移性病变、双侧肾上腺病变、家族性PPGL、有遗传综合征表现的患者均应行基因检测。

【治疗】

PPGL通过定性及定位诊断确诊后应尽早手术切除肿瘤，非转移性PPGL切除肿瘤后可治愈；转移性肿瘤如能早期发现，及时手术也能延长生命。术前可先服用α受体阻滞剂。在未服用α受体阻滞剂的情况下禁忌使用β受体阻滞剂，以免诱发血压骤升。术后应终生随访。

六、库欣综合征

库欣综合征（cushing syndrome，CS）即皮质醇增多症，高皮质醇血症可导致多种合并症。向心性肥胖、高血压/难治性高血压、糖代谢异常、低钾血症和骨质疏松为其常见临床表现。满月脸、水牛背、向心性肥胖、多血质、皮肤紫纹等是其典型临床表现。

【筛查及诊断】

建议对临床上疑诊CS的高血压患者使用下述方法进行筛查：①血皮质醇浓度检测（早晨8时，下午4时）；②24h尿游离皮质醇；③过夜1mg地塞米松抑制试验；④午夜唾液皮质醇。

【治疗】

由于CS的定性、定位诊断及治疗比较复杂，对于初筛阳性的患者，建议转内分泌专科就诊。

七、主动脉缩窄

主动脉缩窄包括先天性和获得性。先天性为主动脉的局限性狭窄或闭锁，常位于主动脉峡部原动脉导管开口处附近。获得性病因包括多发性大动脉炎、动脉粥样硬化及主动脉夹层剥离等。

临床表现为上臂血压升高，而下肢血压不高或降低（ABI＜0.9），足背动脉搏动减弱或消失。在肩胛间区、胸骨旁、腋部有侧支循环的动脉搏动和杂音，胸部听诊有血管杂音。胸部X线片可见肋骨受侧支动脉侵蚀引起的切迹。主动脉CTA或主动脉造影可明确诊断。治疗主要采用介入扩张支架植入术或外科手术。

八、药物性高血压

药物性高血压是常规剂量的药物本身或该药物与其他药物之间发生相互作用而引起的高血压。涉及的药物主要包括以下几类。

1. 激素类药物　如糖皮质激素、盐皮质激素、雌激素、孕激素、雄激素等。

2. 中枢神经类药物　如氯胺酮、苯丙胺、可卡因等。

3. 非类固醇类抗炎药物　如吲哚美辛、布洛芬、塞来昔布等。

4. 中草药类　如甘草类、麻黄素类等。

5. 靶向抗肿瘤类药物　如针对血管内皮生长因子（VEGF）通路的抑制药，包括VEGF抑制药、VEGF受体的单克隆抗体及酪氨酸激酶抑制药等。

6. 单胺氧化酶抑制剂类　如异烟肼、三环类抗抑郁药等。

7. 噻唑烷二酮类　如吡格列酮等。

8. 重组人促红细胞生成素。

原则上，一旦确诊高血压与用药有关，应该尽量停用这类药物，换用其他药物或者应用抗高血压药。

（唐家荣）

第三节　单基因遗传性高血压

单基因遗传性高血压是指由单个基因突变引起、符合孟德尔遗传规律的一组高血压，种类繁多，相对较为少见，多为家族聚集性，也有散发病例（多为新发突变所致）。主要临床特征为发病年龄轻、多合并血钾异常和低肾素（血浆肾素活性或直接肾素浓度低于参考值）。部分单基因遗传性高血压一经确诊，可给予有效的针对性治疗。相反，一旦错过或延误确诊时机，会造成严重的靶器官损伤和不良预后。此类高血压的确诊必须依靠基因诊断。由于单基因遗传性高血压对于大多数临床医师较为陌生，部分疾病临床特点非常相似，因此不建议第一次基因检测时使用效率较低的Sanger测序法对候选基因逐一检测，通常推荐使用高通量测序方法（基因组合或全外显子组测序）进行批量筛查。对于特殊的疾病（如基因嵌合致病的家族性醛固酮增多症Ⅰ型），则应优选针对性检测方法（如长距离PCR法或探针法）。一旦明确致病突变，可通过遗传咨询进行选择性生育，避免疾病遗传。

一、Liddle综合征

【概述】

Liddle综合征是最常见的单基因遗传性高血压，由于临床表现酷似原发性醛固酮增多症，但患者血浆醛固酮偏低，螺内酯治疗无效，故又称假性醛固酮增多症。该病多为家族性常染色体显性遗传，也存在家族史阴性的散发病例（新发突变致病）。病因是编码肾小管上皮细胞钠通道（ENaC）β或γ亚单位的*SCNN1B*和*SCNN1G*基因发生功能增强性致病突变（多集中于第13号外显子），导致突变钠通道蛋白无法结合泛素连接酶，不能被正常泛素化和降解，最终引起水钠潴留、血压升高、血钾降低、肾素和醛固酮分泌受抑制。

【临床特点】

典型的症状包括早发中重度高血压、低血钾、低血浆肾素及低或正常血浆醛固酮水平。临床表现受基因外显率和其他因素的影响而差异较大，约50%的患者血压高而血钾正常，另有患者血压正常而血钾偏低，亦有隐匿起病者血压及血钾水平均正常。

【诊疗建议】

基因检测推荐使用高通量测序方法（基因组合或全外显子组测序），应包括*SCNN1B*和*SCNN1G*基因。确诊Liddle综合征的患者，应针对性给予阿米洛利或氨苯蝶啶治疗。

二、Gordon综合征

【概述】

Gordon综合征是一种伴随高钾血症的高血压，又称假性

低醛固酮血症 Ⅱ 型（pseudohypoaldosteronism Ⅱ，PHA Ⅱ），具有 5 个亚型，即 Gordon 综合征 A、B、C、D、E 型。该病主要为常染色体显性遗传，少数为隐性遗传，具有遗传异质性。Gordon 综合征 A 型致病基因尚不明确，定位于染色体 1q31—q42 区域。目前已经报道 WNK4、WNK1、KLHL3 和 CUL3 4 个致病基因分别与 Gordon 综合征 B、C、D 和 E 4 个亚型相关。KLHL3（D 型）是最常见的致病基因，约 70% 的 D 型患者为常染色体显性遗传，其余 D 型患者为常染色体隐性遗传。另外 3 个基因均为常染色显性遗传。

【临床特点】

典型的症状包括高血压、高钾血症、肾小球滤过率正常，还可表现为血肾素水平降低、血醛固酮水平可降低或正常、代谢性酸中毒、高氯血症、尿钙水平升高、血钙水平降低、身材矮小、智力障碍和牙釉质发育异常。发病年龄从出生后 2 周到 70 岁均可。

【诊疗建议】

基因检测推荐使用高通量测序方法（基因组合或全外显子组测序），应包括 WNK1、WNK4、KLHL3 和 CUL3 基因。对于确诊的 Gordon 综合征患者，应针对性给予氢氯噻嗪治疗。

三、表观盐皮质激素增多症

【概述】

表观盐皮质激素增多症（apparent mineralocorticoid excess，AME）是一种极其罕见的危险高血压，目前全球报道仅 100 多例患者。该病是由编码 11β- 羟基类固醇脱氢酶 2 的基因 HSD11B2 发生功能减低、致病突变导致的常染色体隐性遗传病。HSD11B2 基因突变导致 11β- 羟基类固醇脱氢酶 2 活性丧失或下降，体内正常水平的皮质醇无法代谢为皮质酮，大量蓄积的皮质醇与盐皮质激素受体结合活化，产生类似醛固酮增多症的表现。

【临床特点】

典型的症状包括高血压、低钾血症、低血浆肾素活性及低醛固酮血症，同时伴血、尿氢化可的松/可的松代谢异常。

AME多为儿童起病，患者父母常具有近亲婚史，表现为严重高血压、肾功能不全、低出生体重、生长发育迟缓等，严重者在幼儿期或青春期死于心脑血管并发症。AME 也可见于成人发病，易发生高血压并发症，如卒中等。

【诊疗建议】

基因检测推荐使用高通量测序方法（基因组合或全外显子组测序），应包括*HSD11B2*基因。对于确诊AME的患者，应针对性使用螺内酯或依普利酮治疗。

四、全身性糖皮质激素抵抗

【概述】

全身性糖皮质激素抵抗是一种罕见的高血压，为常染色体显性遗传病，由编码糖皮质激素受体的*NR3C1*基因发生功能丧失致病突变，导致糖皮质激素受体失活所致。目前仅报道100余例个体或家系。

【临床特点】

由于全身各器官对糖皮质激素反应不同，全身性糖皮质激素抵抗临床表现呈异质性，从无症状到严重临床表现，如低血糖、高血压、肾素活性和醛固酮水平降低、低钾性碱中毒和肾上腺增生及雄激素过多等。患者血皮质醇和促肾上腺皮质激素水平升高，但昼夜节律正常，无库欣综合征的表现。

【诊疗建议】

基因检测推荐使用高通量测序方法（基因组合或全外显子组测序），应包括*NR3C1*基因。对于确诊的全身性糖皮质激素抵抗患者，应针对性给予大剂量地塞米松治疗。

五、先天性肾上腺皮质增生症

【概述】

先天性肾上腺皮质增生症（congenital adrenal hyperplasia，CAH）是由肾上腺皮质激素合成过程中限速酶缺陷导致的相应综合征，是一组少见的常染色体隐性遗传病。目前已报道的各类CAH中，至少有2个致病基因的功能减低突变可引起明确的高血压表现，包括导致11β-羟化酶缺乏症的 *CYP11B1* 基因和导致17α-羟化酶缺乏症的 *CYP17A1* 基因。前者可引起11-去氧皮质酮和11-去氧皮质醇分泌增多；后者可引起11-去氧皮质酮和皮质酮分泌增多，均可导致水钠潴留和排钾增加，从而引起高血压和低钾血症。CAH导致的高血压特点是常伴随性征改变。

【临床特点】

两者均引起促肾上腺皮质激素代偿性升高，进而造成肾上腺皮质增生。11β-羟化酶缺乏症因雄激素过剩可导致女性患者男性化。17α-羟化酶缺乏症可造成性激素合成障碍，导致青春期延迟、原发性闭经等。

【诊疗建议】

基因检测推荐使用高通量测序方法（基因组合或全外显子组测序），应包括 *CYP11B1* 和 *CYP17A1* 基因。对于确诊的CAH患者，应针对性给予糖皮质激素替代治疗。单纯糖皮质激素替代治疗不能完全使患者血压恢复正常，需加用常规抗高血压药。越早开始治疗，效果越好。

六、家族性醛固酮增多症

【概述】

家族性醛固酮增多症（familial hyperaldosteronism，FHA）是原发性醛固酮增多症的一小类，由胚系致病基因突变所致，有家族聚集性，呈常染色体显性遗传。FHA分为Ⅰ型、Ⅱ型、Ⅲ型、Ⅳ型和PASNA型5种，共同临床表现为早发高血压、醛固酮增多。FHA Ⅰ型也被称为糖皮质激素可治疗的醛固酮增多症（glucocorticoid remediable aldosteronism，GRA），是由编码醛固酮合成酶的 *CYP11B2* 基因启动子区和编码11β-羟化酶的基因 *CYP11B1* 发生嵌合导致。嵌合基因的调节区来自11β-羟化酶（即受糖皮质激素调节），而基因本身却是醛固酮合成酶，因而患者醛固酮增高，用糖皮质激素可以抑制该基因表达，从而治疗本病。FHA Ⅱ型、Ⅲ型、Ⅳ型和PASNA型分别由编码氯离子通道2的 *CLCN2* 基因、编码G蛋白敏感内向整流钾通道的 *KCNJ5* 基因、编码电压依赖型钙通道的

*CACNA1H*基因和*CACNA1D*基因突变所致。

【临床特点】

FHA的临床特点同其他类型的原发性醛固酮增多症类似。Ⅰ型、Ⅲ型患者的18-氧皮质醇和18-羟基皮质醇水平可明显增高。Ⅱ型、Ⅲ型、Ⅳ型患者经糖皮质激素治疗无效，药物治疗可考虑盐皮质激素受体拮抗药或其他抗高血压药。

【诊疗建议】

基因检测推荐使用高通量测序方法（基因组合或全外显子组测序），应包括*CYP11B2*和*CYP11B1*基因嵌合变异，以及*CLCN2*、*KCNJ5*、*CACNA1H*和*CACNA1D*。怀疑FHA Ⅰ型（GRA）的患者应该优先考虑使用长距离PCR法或探针法进行检测。对于FHA Ⅰ型（GRA）患者推荐给予生理剂量的糖皮质激素治疗。对于FHA Ⅱ型的醛固酮腺瘤患者推荐行肾上腺切除术，对于双侧肾上腺增生的患者推荐行醛固酮受体拮抗药治疗。对于不能手术或不能使用抗醛固酮受体拮抗药或血压控制不良的患者，需使用额外的抗高血压药。对于严重的FHA Ⅲ型患者需行双侧肾上腺切除术以使血压和血钾恢复正常，而轻微的FHA Ⅲ型患者则给予醛固酮受体拮抗药和（或）其他抗高血压药治疗。

（李宗哲　汪道文）

第五章 心 肌 疾 病

第一节 心肌疾病概述

1995年世界卫生组织/国际心脏病学会联合会将心肌病定义为伴心功能不全的心肌疾病，分为原发性和继发性两大类。根据2008年欧洲心脏病学会的指南，心肌病被定义为心肌结构或功能异常的疾病。根据是否有家族聚集性和遗传学病因，又可分为家族性/遗传性心肌病及非家族性/非遗传性心肌病两大类。

2013年世界心脏联盟根据心肌病的形态功能特征（M）、受累器官（O）、家族遗传模式（G）、病因学（E），以及心力衰竭状态（S）提出了MOGE（S）分类，以便更全面、系统地描述心肌病分型（表5-1）。

第二节 原发性心肌病

原发性心肌病包括扩张型心肌病（DCM）、肥厚型心肌病（HCM）、限制型心肌病（RCM）、致心律失常型右心室心肌病（ARVC）及未分型心肌病五类。心肌病是心血管内科最常见的遗传病，扩张型心肌病的患病率为1∶（250～500），肥厚型心肌病的患病率为1∶500。

一、肥厚型心肌病

【概述和诊断】

肥厚型心肌病（hypertrophic cardiomyopathy，HCM）主要是由编码肌小节相关蛋白的基因致病性变异导致，或病

表5-1 心肌病分型

M-形态功能特征		O-受累器官		G-家族遗传模式		E-病因学		S-心力衰竭状态
D	扩张型心肌病	H	心脏	N	家族史阴性	G	遗传因素	根据ACC/AHA分级（A～D）
H	肥厚型心肌病	M	骨骼肌	U	家族史不明	OC	确定携带者	根据NYHA心功能分级（I～IV）
R	限制型心肌病	N	神经系统	AD	常染色体显性	ONC	确定非携带者	
A	致心律失常型右室心肌病	C	皮肤	AR	常染色体隐性	DN	新发突变	
NC	心肌致密化不全	A	眼	XLR	X连锁隐性	C	复杂遗传	
重叠表型	（H+R）（D+A）（NC+H）（H+D）（D+NC）等	L	耳	XLD	X连锁显性	Neg	已知家族遗传突变检测阴性	
E	早期	K	肾	M	母系遗传	NA	基因检测未获得	
NS	非特异表型	G	胃肠道	DN	新发突变	N	未发现基因缺陷	
NA	信息未获得	S	骨骼	0	家族史未调查	0	未进行基因检测	

续表

M-形态功能特征	O-受累器官	G-家族遗传模式	E-病因学		S-心力衰竭状态
0 未受影响	0 无器官受累		M	心肌炎	
			V	病毒感染	
			AI	自身免疫病	
			A	淀粉样变	
			I	非病毒感染	
			T	药物	
			E0	高嗜酸性粒细胞性心肌病	

因不明的以心肌肥厚为特征的心肌病，左心室壁受累常见，需排除其他的心血管疾病或全身性、代谢性疾病引起的心室壁增厚。超声心动图或MRI检查见左心室舒张末期任意部位室壁厚度≥15mm可确诊，致病基因检测阳性者或遗传受累家系成员检查发现左心室壁厚度≥13mm也可确诊。

【临床特点】

（一）分型

HCM可根据血流动力学、遗传学特点或者肥厚的部位进行分型。

1. 根据血流动力学特点　这种分型有利于指导患者治疗方案的选择，是目前临床最常用的分型方法。

（1）梗阻性HCM：异常肥厚的心肌突入左心室腔，造成血流通道阻塞，并在其上下方产生左心室流出道压力阶差（left ventricular outflow tract gradient，LVOTG）。根据LVOTG的变化情况分为静息梗阻性和隐匿梗阻性，前者指静息时LVOTG峰值≥30mmHg，后者指静息时LVOTG峰值＜30mmHg而激发后LVOTG峰值≥30mmHg。心肌肥厚累及右心室时，静息时右心室流出道压力阶差峰值≥16mmHg可诊断为右心室流出道梗阻。

（2）非梗阻性HCM：静息时或激发后LVOTG峰值均＜30mmHg。

2. 根据遗传学特点　分为家族性HCM和散发性HCM。家族性HCM是指除先证者外，三代直系亲属中有一个或一个以上成员被确诊为HCM，或存在与先证者相同的基因变异，伴或不伴有心电图及超声心动图异常。否则为散发性HCM。

3. 根据心肌肥厚部位

（1）室间隔肥厚：临床最常见，其中1/3累及室间隔基底部。

（2）左心室中部肥厚：左心室中部乳头肌水平室间隔肥厚，伴左心室心尖部与基底部心腔之间收缩末期压力阶差。

（3）心尖部肥厚：主要累及左心室乳头肌水平以下心尖部，通常不伴LVOTG升高。

（4）左心室壁弥漫性肥厚：少数患者表现为左心室壁弥

漫性增厚。

（5）双心室壁肥厚：除左心室壁肥厚外，还有右心室壁肥厚（右心室游离壁厚度＞5mm）。

（6）孤立性乳头肌肥厚：主要特点是乳头肌肥厚，其余左心室节段不受影响。

（二）症状

HCM临床症状变异性大，有些患者可长期无症状，而有些患者首发症状就是猝死。儿童或青少年时期确诊的HCM患者症状更多，预后可能更差，包括呼吸困难、胸痛、头晕、心悸、晕厥/先兆晕厥、心源性猝死。

（三）体征

HCM体格检查所见与患者疾病状态有关。典型体征与左心室流出道梗阻有关，无梗阻或梗阻较轻的患者可无明显的阳性体征。

触诊：心前区心尖搏动常横向移位，心尖搏动通常范围大，异常有力。

听诊：第一心音正常。第二心音通常正常分裂，但在流出道压力阶差大的患者中，可闻及矛盾分裂的第二心音。S3奔马律在儿童中很常见，但在成年人听到S3奔马律时，提示失代偿性心力衰竭。梗阻性HCM患者胸骨左缘第3～4肋间可闻及粗糙的喷射性收缩期杂音，增加心肌收缩力（如运动、室性期前收缩后）或减轻心脏前负荷的措施（如站立位、Valsalva动作、含服硝酸甘油等）可使杂音增强；相反，减弱心肌收缩力或增加心脏前负荷的措施（如应用β受体阻滞剂或蹲位）可使杂音减弱。

【辅助检查】

1. 超声心动图　是HCM诊断首选、准确且经济的方法，所有HCM患者均应行经胸超声心动图检查，必要时还需进行心脏超声造影和经食管超声心动图检查。可评估左心室壁厚度、左心室流出道梗阻、SAM征和二尖瓣反流、左心室舒张功能、左心室收缩功能及帮助进行HCM鉴别诊断。由于分辨率有限，可能会漏诊1/5的HCM患者，尤其是不典型部位肥厚的患者。

2. 心脏磁共振成像　除了能够准确显示心脏结构与功能

变化外，还可以结合钆造影剂延迟强化（delayed gadolinium contrast enhancement，LGE）在体识别心肌纤维化。LGE是目前临床在体评估心肌纤维化最有效的方法，约65%的HCM患者会出现LGE，多表现为肥厚心肌内局灶性或斑片状强化，其中以室间隔与右心室游离壁交界处局灶状强化最典型。LGE在疾病预后判断和危险分层中发挥了重要作用，出现广泛LGE（LGE定量大于等于左心室质量的15%或目测LGE分布广泛）提示SCD风险增加。

3. 心电图/动态心电图 作为初筛和随访的主要手段之一，推荐对所有疑诊和确诊的HCM患者进行常规心电图检查。HCM心电图异常通常有以下表现：①心房扩大；②病理性Q波：病理性Q波通常是因为存在透壁心肌纤维化，发生率为18%～53%；③左心室壁肥厚；④复极异常：ST-T改变在HCM中的发生率高，部分表型如心尖HCM可有典型的巨大倒置T波等特征性改变；⑤QT间期延长。由于HCM易合并心律失常，推荐所有患者行24～48h动态心电图监测，以评估发生心律失常、SCD的风险。

4. X线检查 早期多正常或轻度左心室增大，后期出现心力衰竭时，左心室和左心房扩大。

5. 核素心肌显像 放射性核素^{99m}Tc可用于鉴别心肌淀粉样变性。

6. 左心室造影检查 左心室造影不仅可通过造影显示心脏和血管的形态结构，还可测量心腔内的压力。

7. 心内膜心肌活检 有助于诊断或鉴别诊断疑似的代谢性或系统性疾病心肌受累及心肌炎。

8. 基因诊断 基因变异是绝大多数HCM患者的根本病因，约60%的HCM患者可以找到明确的致病基因变异。HCM主要是由罕见变异通过常染色体显性遗传模式导致的疾病，偶有隐性遗传模式报道。已经报道与HCM相关的基因众多，但证据充分的明确致病基因主要为编码肌小节蛋白的基因（表5-2）。

表 5-2 肥厚型心肌病致病基因

基因	编码蛋白	检出频率	遗传模式
MYBPC3	心脏型肌球蛋白结合蛋白C	15%~30%	AD, AR
MYH7	肌球蛋白重链7	15%~30%	AD
TNNI3	心肌肌钙蛋白I3	1%~5%	AD
TNNT2	心肌肌钙蛋白T2	1%~5%	AD
TPM1	原肌球蛋白1	1%~5%	AD
ACTC1	α肌动蛋白1	<1%	AD
ACTN2	辅肌动蛋白α2	<1%	AD
ALPK3	α激酶3	<1%	AR
CACNA1C	钙电压门控通道α亚基1C	<1%	AD
CAV3	小窝蛋白3	<1%	AD
CSRP3	半胱氨酸和甘氨酸富集蛋白3	<1%	AD
DES	结蛋白	<1%	AD
FLNC	细丝蛋白C	<1%	AD
JPH2	亲联蛋白2	<1%	AD
LDB3	LIM结合域3	<1%	AD
MYL2	肌球蛋白轻链2	<1%	AD
MYL3	肌球蛋白轻链3	<1%	AD, AR
MYH7B	肌球蛋白重链7B	<1%	AD
PLN	受磷蛋白	<1%	AD
RBM20	RNA结合基序蛋白20	<1%	AD
TNNC1	肌钙蛋白C1	<1%	AD
TTN	肌连蛋白	<1%	AD

注: AD. 常染色体显性遗传; AR. 常染色体隐性遗传。

其中以 MYH7 和 MYBPC3 基因变异所占比例尤多, 占所有肌节变异患者的 80%~90%。除 MYBPC3 基因外, 导致 HCM 的肌节变异主要以错义突变为主, 而 MYBPC3 基因的致病变异超过 1/2 为插入缺失或剪接位点变异, 导致蛋白质截短表达。也有研究显示, 除了经典的罕见变异通过单基因遗传模式致病外，常见变异的复杂遗传模式可能也是 HCM 的患病原因，尤其是对于上述已知致病基因阴性的患者，应给予关注。另外，部分代谢性疾病或系统性疾病，包括淀粉样变、糖原贮积病、溶酶体贮积病、线粒体肌病、神经肌肉疾病、血色病、畸形综合征等，会单独导致或伴有左心室壁肥厚，也应在 HCM 基因检测时纳入，有利于鉴别诊断。HCM致病基因的外显率（即携带致病基因患者最终发生 HCM 的比例）为 40%～100%，发病年龄异质性也较大，对基因诊断结果解释应谨慎。应在系统收集分析 HCM 患者家系（绘制包含三代亲属的家系图）基因型和临床表型信息后进行规范的遗传咨询。HCM 基因的诊断流程见图 5-1 和图 5-2。

【治疗】

HCM 治疗的总体原则是减轻症状，改善心功能，延缓疾病进展。由于 HCM 的发病机制主要是肌小节蛋白编码基因变异，因此常规药物很难从根本上解决心肌肥厚所导致的一系列临床综合征。对非梗阻 HCM 患者的治疗主要集中于控制心肌肥厚进展、降低左心室充盈压力、减轻临床症状，以及治疗、管理心律失常、心衰等合并症；对于梗阻性 HCM 患者，可以通过药物、介入治疗、外科手术等来改善症状，降低风险。

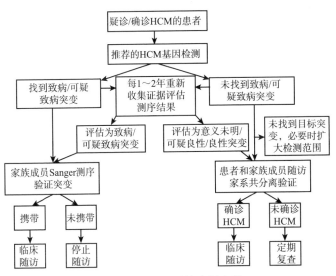

图 5-1　HCM 基因的诊断流程

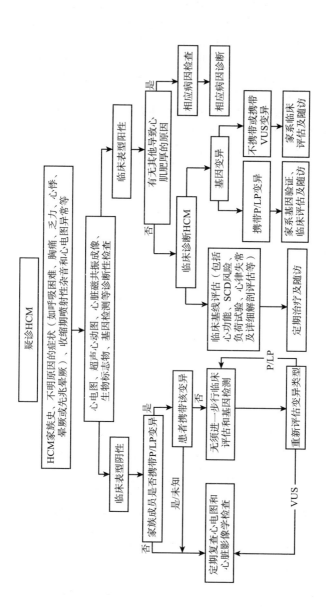

图 5-2　HCM 的诊断与评估流程

HCM. 肥厚型心肌病；SCD. 心源性猝死；P/LP. 致病/可能致病；VUS. 意义未明

1. 非梗阻性HCM治疗 进行猝死危险分层、合并症评估，如无禁忌，可适当选用药物治疗（如β受体阻滞剂等）。如合并典型心绞痛症状或伴有冠心病多重危险因素的患者，应排除冠心病。合并心衰、心律失常等的非梗阻性HCM患者的治疗方案与无HCM的心衰患者相似。非梗阻性HCM患者合并房颤的卒中风险增加，建议给予口服抗凝药物治疗，无须$CHA_2DS_2-VAS_c$评分，启动抗凝治疗前建议进行出血评分。由于HCM患者对快速心室率的耐受性较差，故维持窦性心律和控制心率是治疗的关键。

2. 梗阻性HCM治疗

（1）常规药物治疗：梗阻性HCM药物治疗的主要目标是缓解症状。在无禁忌证的情况下，根据心率、血压情况，从小剂量开始使用β受体阻滞剂，逐步增加至最大耐受剂量。β受体阻滞剂无效或不耐受的患者可选用非二氢吡啶类钙通道阻滞药（如维拉帕米、地尔硫草）。目前尚缺乏β受体阻滞剂与非二氢吡啶类钙通道阻滞药联合使用治疗HCM的证据，但这种联合可用于HCM合并高血压的患者。对于使用β受体阻滞剂或非二氢吡啶类钙通道阻滞药后仍有明显症状的患者，可联用丙吡胺。由于丙吡胺可增强房室结传导，在房颤发作时有增加心室率的可能，故建议应与β受体阻滞剂或非二氢吡啶类钙通道阻滞药联合使用。梗阻性HCM合并持续性呼吸困难的患者，临床证据显示容量过载或左心室充盈压高时，可考虑口服小剂量利尿药，但过量利尿会降低前负荷而加重左心室流出道梗阻。

（2）靶向药物治疗：Mavacamten可以靶向作用于心肌肌球蛋白ATP酶，减少肌动蛋白-肌球蛋白横桥的形成，从而减轻心肌的过度收缩，改善舒张功能。

（3）介入治疗：包括经皮穿刺腔内室间隔心肌消融术、经皮心肌内室间隔射频消融术、经皮心内膜室间隔射频消融术。

（4）外科手术治疗：包括Morrow手术、改良扩大Morrow手术、经二尖瓣口左心室腔中部梗阻疏通术、经心尖心肌切除术、经右心室心肌切除术等。

3. 植入双腔起搏器 起搏器的原理是使用短的AV间期改变了左心室的激动顺序，远离肥厚室间隔部位的心肌提前激动和收缩，而肥厚室间隔的激动和收缩相对滞后，随之减轻左心室流出道梗阻。

4. 心脏移植 是HCM终末期治疗最有效的手段。

5. 左心室辅助装置 经过谨慎选择的部分HCM患者可选择左心室辅助装置作为心脏移植术前的过渡性治疗。

6. 生活管理和随访 中等强度的个体化运动已被证明可以改善HCM患者健康相关的客观指标。HCM患者应避免竞技性运动。

7. 遗传阻断和选择性生育 HCM患者的孕前遗传学检测十分必要。基因检测结果的准确解释至关重要，未检测出致病变异并不能排除遗传病的可能性。产前遗传咨询有助于解释疾病遗传的风险，并指导后续的生育选择。胚胎植入前遗传学检测（preimplantation genetic testing，PGT）是通过一级预防策略实现HCM的孕前阻断，降低HCM患儿出生率的有效方式。

二、扩张型心肌病

【概述】

扩张型心肌病（dilated cardiomyopathy，DCM）是一类以心脏左心室或双心室扩张、收缩功能不全为主要特征的心肌疾病，异质性强。早期可仅表现为心脏扩大及收缩功能降低，后期往往出现慢性心力衰竭，是导致心力衰竭的重要原因之一。需除外高血压、心脏瓣膜病、先天性心脏病或缺血性心肌病等导致的心脏扩大。病程中常伴发心律失常、血栓栓塞，甚至心源性猝死等并发症，预后不佳。DCM发病无明显地域差异，发病率随着年龄增加而升高，儿童发病者较罕见。导致DCM的原因比较复杂，约1/3的DCM由遗传性病因导致。

【临床特点】

1. DCM的临床表现 心脏逐渐扩大、心室收缩功能降低、心衰、室性和室上性心律失常、传导系统异常、血栓、栓塞和猝死。

2. 体征 心界向左下及双侧扩大，第一心音低钝，可闻及第三或第四心音奔马律，严重左心衰竭时可有双肺底湿啰音，还可有右心衰竭表现，如颈静脉怒张、肝大及外周水肿等。

【辅助检查】

1. 超声心动图（UCG）　是诊断和评估DCM的常用重要检查方法。主要表现：①心脏扩大，早期左心室扩大，后期各心腔均有扩大，常合并二尖瓣和三尖瓣反流、肺动脉高压；②左心室壁运动减弱，绝大多数左心室壁运动弥漫性减弱，室壁相对变薄，可合并右心室壁运动减弱；③左心室收缩功能下降，左心室射血分数（LVEF）＜45%，左心室短轴缩短率（LVFS）＜25%；④合并右心室收缩功能下降时，三尖瓣环位移距离（TAPSE）＜1.7cm、右心室面积变化分数（FACS）＜35%。附壁血栓多发生在心尖部。

2. 胸部X线检查　心影向左侧或双侧扩大，心胸比＞0.5，常伴有肺淤血、肺水肿、肺动脉高压或胸腔积液等表现。

3. 心电图　心电图、动态心电图是常用检查方法，可见多种心电异常，如各类期前收缩、心房颤动、传导阻滞及室性心动过速等。此外还有ST-T改变、低电压、R波递增不良，少数可见病理性Q波，多系心肌广泛纤维化所致，但需与心肌梗死相鉴别。

4. 心脏磁共振（CMR）成像　CMR平扫与心肌延迟强化（LGE）技术不仅可以准确检测心肌功能，而且能清晰识别心肌组织学特征（包括心脏结构、心肌纤维化瘢痕、心肌活性等），是诊断和鉴别心肌疾病的重要检测手段。LGE+T_1 mapping（定性）+ECV（定量）技术在识别心肌间质散在纤维化和心肌纤维化定量方面更有优势，对DCM风险的评估及预后的判断具有重要价值。

5. 冠状动脉造影/CT血管成像（CTA）　主要用于排除缺血性心肌病导致的心脏扩大。

6. 心脏放射性核素扫描检查　核素血池扫描可见舒张末期和收缩末期左心室容积增大，LVEF降低。运动或药物负荷心肌显像可用于排除冠状动脉疾病引起的缺血性心肌病。

7. 心内膜心肌活检　DCM的病变主要是心肌纤维化，心内膜心肌活检和组织病理学检查有助于心肌病的病因诊断与鉴别诊断。

8. 基因诊断　DCM相关致病基因超过60个，其中具有明确家系连锁证据支持的致病基因见表5-3。DCM致病基因主要编码与细胞结构及功能相关的蛋白质。前者绝大多数为肌节蛋白相关编码基因，也包括心肌细胞Z带、细胞核、细胞骨架及连接相关蛋白的编码基因；后者见于转录因子及离子通道等与细胞功能相关的蛋白编码基因。遗传方式以常染色体显性遗传多见，也有常染色体隐性遗传、X连锁遗传等，后者多见于儿童。约40%的家族性DCM可筛查到明确的致病基因突变，*TTN*基因截短突变占比最高。疑诊或确诊家族性DCM的患儿尤其应关注最常见的致病基因*RAF1*。DCM患者如携带*LMNA*或*DES*致病基因突变且存在心脏传导异常（一度至三度房室传导阻滞）和（或）猝死家族史，则猝死风险较高；携带*DMD*致病基因突变则可能合并肌营养不良。

表5-3　扩张型心肌病相关致病基因

基因名称	基因ID	遗传模式	占比
MYH7	4625	AD	5%～10%
MYBPC3	4607	AD	2%
TNNT2	7139	AD	3%～6%
DSP	1832	AR	3%
TTN	7273	AD	15%～25%
LMNA	4000	AD	5%～8%
MYH6	4624	AD	4%
MYPN	84 665	AD	3%
RBM20	282 996	AD	2%～5%
SCN5A	6331	AD	3%
ANKRD1	27 063	AD	2%
RAF1	5894	AD	9%
DES	1674	AD	少见
DMD	1756	XR	少见

注：AD. 常染色体显性遗传；AR. 常染色体隐性遗传；XR. 伴X染色体隐性遗传。

【诊断标准】

1. 左心室舒张末期内径（LVEDD）女性＞5.0cm和男性

＞5.5cm，或大于年龄和体表面积预测值的117%，即预测值的2倍SD+5%。

2. LVEF＜45%和（或）左心室短轴缩短率（LVFS）＜25%。临床上主要以超声心动图作为诊断依据，胸部X线、心脏核素、心脏磁共振成像检查有助于诊断。在诊断DCM时需要排除引起心脏扩大的其他疾病，如高血压、冠心病、心脏瓣膜病、先天性心脏病等。

【治疗】

（一）早期阶段（NYHA Ⅰ级）

此阶段应针对DCM病因和心室重构治疗，包括β受体阻滞剂、血管紧张素转换酶抑制药（ACEI）/血管紧张素受体阻滞药（ARB），可减少心肌损伤和延缓病变发展。

（二）中期治疗（NYHA Ⅱ～Ⅲ级）

此阶段针对心力衰竭病理生理机制三大系统（交感神经系统、肾素-血管紧张素-醛固酮系统、利钠肽系统）的异常激活，采用三大类拮抗药［β受体阻滞剂、ACEI/ARB/ARNI、醛固酮受体拮抗药］。

体液潴留的患者应限制盐的摄入和合理使用利尿药：利尿药通常从小剂量开始，如呋塞米、氢氯噻嗪、托拉塞米、托伐普坦等。对于使用利尿药治疗疗效欠佳的患者推荐给予超滤治疗，从而清除体液潴留。

所有无禁忌证者应积极使用ACEI，不能耐受者使用ARB或ARNI。ACEI/ARB/ARNI应从小剂量开始，逐渐递增，直至达到目标剂量。

所有病情稳定、LVEF＜45%的患者应使用β受体阻滞剂：目前有证据显示，用于心力衰竭患者的β受体阻滞剂有卡维地洛、美托洛尔和比索洛尔，应在ACEI和利尿药的基础上加用β受体阻滞剂（无体液潴留、干体重），需从小剂量开始，患者能耐受则每2～4周将剂量加倍，达到以静息心率不小于55次/分为目标剂量或最大耐受量。

有中、重度心力衰竭表现而又无肾功能严重受损的患者可使用螺内酯，对合并肾功能不全的患者建议谨慎使用或不使用。需注意血钾监测，避免高钾血症。

地高辛主要适用于心力衰竭合并快速房颤的患者，可减慢心室率，但应注意监测患者体内的地高辛浓度，用量为 0.125mg，每天1次或隔天1次。对经β受体阻滞剂治疗后心率＞70次/分的患者，可使用伊伐布雷定2.5～7.5mg，每天2次。

（三）晚期治疗（NYHA Ⅳ级）

此阶段在上述利尿药、ACEI/ARB、地高辛等药物治疗的基础上，可考虑短期应用正性肌力药物（如多巴胺、多巴酚丁胺、米力农、左西孟旦），以及血管扩张药（如硝酸甘油、硝普钠、奈西立肽），作为姑息短期疗法3～5天，以缓解症状。药物不能改善症状者建议考虑超滤治疗、左心室辅助装置或心脏移植术等非药物治疗方案。

（四）其他治疗

其他治疗包括心脏再同步化治疗（CRT）、心律失常的药物治疗和植入型心律转复除颤器（ICD）植入、栓塞的预防治疗等。

（李宗哲　汪道文）

第三节　代谢性心肌病

代谢性心肌病是由一系列代谢性疾病引起的继发性心肌病变。尽管每个代谢性疾病都相对罕见，但此类疾病的总体患病率可达1/4000左右。根据原发病的不同，代谢性心肌病可呈HCM、RCM或DCM等表型，通常在婴幼儿时期已有表现，并合并多脏器功能障碍。单基因代谢性心肌病的病因学分类尚无统一标准，糖原代谢性疾病、脂肪酸氧化代谢性疾病、溶酶体疾病及线粒体病被认为是最常见的四大类，另外还包括氨基酸代谢性疾病、过氧化物代谢性疾病等其他类型。

一、法布里病

【概述】

法布里病（Anderson-Fabry disease）是一种致死性的溶酶

体贮积病，编码α半乳糖苷酶A的 *GLA* 基因致病突变可引起该酶活性降低或缺失，以致其降解底物——神经鞘脂类化合物及衍生物在心脏等全身多个器官组织细胞中贮积，引起相应多脏器的病变。该病为X连锁遗传模式。35岁以上表现为HCM的患者中有0.5%～1.0%为该病。

【临床特点】

该病的临床表现多样，受累器官众多，异质性也很强。典型的临床表现包括外周神经疼痛、少汗、皮肤血管角化瘤、蛋白尿、肾功能不全、眼部及心脏病变等。经典型法布里病多于儿童期发病，是更严重的表型，常表现出典型的症状，如神经性疼痛、角膜混浊和血管角质瘤，长期疾病表现包括肥厚型心肌病、心律失常、进行性肾衰竭和卒中。迟发型法布里病则多为成年后发病，严重程度低于经典型法布里病，与经典型相比，临床表现变化更大，可能仅限于单一器官。往往男性（半合子）的临床表现及分型重于女性（杂合子）。大部分女性患者会累及重要器官，包括肾、心脏和（或）大脑，通常比男性发病晚约10年。

心脏受累多表现为向心性心肌肥厚，由于神经鞘脂类物质主要沉积在内膜下而肌层受累较轻，超声心动图可见内膜和外膜回声强而中间肌层回声弱的"双边"表现。心电图常表现为传导系统受累，短PR间期不伴预激综合征、QRS时限延长、右束支传导阻滞，此外aVL导联R波电压 ≥ 1.1mV及下壁导联ST段压低对该病诊断有提示作用。CMR成像初始 T_1 值较HCM有显著降低，T_2 值增高，LGE通常出现在左心室下侧壁基底部，在心肌内正中分布，心内膜和心外膜下常不受累。心肌活检可见心肌细胞肥大，胞质内空泡变性，过碘酸希夫染色阳性，电镜下胞质内可见典型的嗜锇性髓样小体。需结合α半乳糖苷酶A活性、底物及衍生物水平等多项指标检测及基因检测以明确诊断。

【基因诊断】

法布里病是由 *GLA* 基因的遗传致病突变所引起的。*GLA* 基因仅7个外显子，并无热点突变，几乎每个氨基酸均有致病相关变异。建议使用高通量测序方法对该基因进行检测。

【治疗】

法布里病除了常规对症治疗外，最有效的靶向治疗药物为外源性α半乳糖苷酶A（阿加糖酶α和阿加糖酶β）。

二、心肌淀粉样变

【概述】

心肌淀粉样变（cardiac amyloidosis）是由遗传、变性和感染等因素引起蛋白前体形成不可溶性淀粉样纤维并沉积于器官或组织细胞外，导致其结构和功能障碍的一组疾病，其中心脏是淀粉样变常累及的器官，表现为心肌肥厚和舒张功能受损。可引起心肌淀粉样变的蛋白前体有不同来源，不同的蛋白前体与分型和预后密切相关。

可以引起心肌淀粉样变的蛋白前体有数十种，最常见的有3种类型：①因异常浆细胞分泌的单克隆免疫球蛋白轻链沉积引起的轻链型淀粉样变心肌病；②基因突变导致肝合成分泌的参与转运甲状腺素和维生素A的转甲状腺素蛋白异常，引起其发生解离、形成淀粉样纤维并沉积的突变型转甲状腺素蛋白淀粉样变心肌病，为常染色体显性遗传；③在无基因突变的情况下，转甲状腺素蛋白发生解离沉积，导致野生型转甲状腺素蛋白淀粉样变心肌病，多见于70岁以上男性。

【临床特点】

与HCM不同，心肌淀粉样变导致的左心室壁肥厚通常为对称性，大多数不伴有左心室流出道梗阻，常可表现为RCM。该病心电图表现为低电压（尤其是肢体导联）或者正常电压，与心肌肥厚不相称。除心室肌外，房间隔和瓣膜也可以由于淀粉样物质沉积发生增厚。

CMR显示LGE多发生在心内膜下，可以延展至附近心肌，而HCM时LGE则多见于明显增厚室壁的中层。^{99m}Tc标记的磷酸盐衍生物对于诊断转甲状腺素蛋白淀粉样变心肌病有较好的特异性和敏感性。另外，淀粉样变常有心脏外表现，如周围神经病变、腹泻或者假性肠梗阻、尿蛋白或肾功能不全、玻璃体混浊和双侧腕管综合征等。组织病理检查能够发现组织间质内无细胞结构的均匀物质沉积，刚果红染色后在偏振光显微镜下观察呈特征性苹果绿色双折光表现。基因检测有助于突变型转甲状腺素蛋白淀粉样变的诊断。

老年人新发的左心室壁肥厚，特别是合并心电图低电压表现，房室传导阻滞，主动脉瓣中、重度狭窄和心脏外器官受累等情况时，有11%～16%是由转甲状腺素蛋白淀粉样变所致。

【基因诊断】

心肌淀粉样变病因多种多样，临床表现近似，因此建议进行系统筛查，推荐使用高通量测序方法。最常见的致病基因是 *TTR*，其编码的转甲状腺素蛋白异常，进而致病，该基因为常染色体显性遗传模式。

【治疗】

除了不同受累器官的对症治疗外，轻链病引起的心肌淀粉样变需要进行化疗，*TTR* 基因致病突变导致的心肌淀粉样变可以使用靶向药物氯苯唑酸或 patisiran。

三、糖原贮积病

【概述与分型】

糖原贮积病（glycogen storage disease，GSD）是一组因基因突变导致一种或多种参与糖原合成/降解的酶活性降低或缺乏的遗传病，其特征是组织中糖原沉积或糖原结构异常。该病异质性较强，分型见表5-4。

表5-4　糖原贮积病分型

分型	基因名	基因ID	遗传模式
GSD 0 型	*GYS1*	2997	AR
GSD Ⅱ 型（庞贝病）	*GAA*	2548	AR
GSD Ⅱ b 型（Danon 病）	*LAMP2*	3920	XD
GSD Ⅲ 型（福布斯病）	*AGL*	178	AR
GSD Ⅳ 型	*GBE1*	2632	AR
GSD Ⅸ 型	*PHKA1*	5255	XR

续表

分型	基因名	基因ID	遗传模式
	PHKA2	5256	XR
	PHKB	5257	AR
	PHKG2	5261	AR
*PRKAG2*突变心脏综合征	*PRKAG2*	51 422	AD

注：AR. 常染色体隐性遗传；XR. 伴X染色体隐性遗传；AD. 常染色体显性遗传；XD. 伴X染色体显性遗传。

【临床特点】

该病的鉴别要点主要是多系统受累的临床表现，严重的左心室壁肥厚，早期进展为扩张相，常伴心室预激和传导异常等心电图表现，心肌活检可见心肌细胞呈畸形、肥大排列，多有心脏增大、猝死家族史。相对常见的GSD有以下两种。

1. Danon病　系编码2型溶酶体相关膜蛋白的基因变异导致的X连锁显性遗传病。临床主要表现为骨骼肌病、智力发育迟缓和心肌病变。心肌肥厚的患者中有0.7%～2.7%经基因检测诊断为该病。男性较女性发病年龄更早、症状更重。心脏受累在男性主要表现为严重的左心室对称性肥厚，而女性多为非对称性肥厚，室壁厚度常达30mm以上。心电图左心室高电压明显，80%以上的患者合并预激综合征。CMR显示LGE分布广泛、形式多样，但以不累及室间隔中段为特征性表现。心肌或骨骼肌活检可见特征性自噬空泡改变，血清肌酸激酶明显升高提示该病，基因检测有助于诊断。

2. 单磷酸腺苷激活蛋白激酶γ2亚基编码基因突变心脏综合征（*PRKAG2*突变心脏综合征）　为该基因变异导致的常染色体显性遗传病。临床主要表现为左心室壁肥厚、预激综合征和逐渐进展的传导系统疾病。大部分患者无心脏外表现，少数可有骨骼肌异常。心肌肥厚患者中经基因检测约0.5%诊断为该病。心脏受累早期可呈局限于左心室侧壁、后壁中部的非对称性肥厚，进展期以室间隔为著，通常不伴左心室流出道梗阻和SAM征；利用超声心动图斑点追踪技术（牛眼图）可见条带样特异性改变。

（李宗哲　汪道文）

四、糖尿病心肌病

【概述】

糖尿病心肌病（diabetic cardiomyopathy）是指发生在糖尿病患者的，不依赖于糖尿病血管病变（高血压、冠心病和心脏瓣膜病）的心肌结构或功能损伤。由心肌糖、脂代谢紊乱导致的心肌细胞肥大及凋亡、微血管病变、间质纤维化等是产生糖尿病心肌病的发病机制，非编码RNA，特别是微小RNA-320升高可能是重要的致病因素。

【临床特点】

1. 心力衰竭　为糖尿病心肌病的主要临床表现，主要表现为射血分数正常的心力衰竭，后期可出现射血分数降低的心力衰竭，心脏增大常不明显。

2. 心律失常　常出现房颤、房扑，其他如病态窦房结综合征、房室传导阻滞、房性或室性期前收缩等。

3. 心绞痛　糖尿病患者除伴发心外膜下冠状动脉病变外，也可由于壁内小冠状动脉阻塞而发生心绞痛，症状常不典型。

【辅助检查】

1. 实验室检查　缺乏特异性的生物标志物，血糖和血脂等代谢相关检测多有异常，多采用利钠肽（BNP或NT-proBNP）和心肌肌钙蛋白（cTnT或cTnI）评估心脏受损情况。

2. 超声心动图　多以左心室舒张功能异常为特征，较晚出现收缩功能异常。当糖尿病患者出现心力衰竭症状时，心脏通常不增大，直到后期才有轻度心脏扩大、左心室收缩功能受损等超声心动图表现。当射血分数正常时，超声心动图的整体长轴应变检测可以更敏感地评估心功能。

3. 心电图　常见窦性心动过速、ST-T改变及各种心律失常、左心室高电压等。

4. 介入性心导管检查　有研究表明，糖尿病心肌病患者一般有左心室舒张末压（LVEDP）升高，左心室舒张末容积（LVEDV）正常或增加，前者与后者的比值（LVEDP/LVEDV）升高，此比值反映左心室僵硬度和左心室舒张功能状态。

5. 其他影像学检查　必要时可利用PET或心脏磁共振成像（CMRI）进行心脏代谢、纤维化和心肌灌注等检测，帮助糖尿病心肌病的诊断。

【诊断】

糖尿病心肌病目前尚无统一的诊断标准，以下几点可供参考。

1. 确诊糖尿病。

2. 有心力衰竭的临床表现。

3. 心脏收缩功能或舒张功能障碍。

4. 排除了高血压心脏病、冠心病及风湿性心脏瓣膜病等其他心脏病引起的心力衰竭。

5. 必要时可行PET或CMRI进行心脏代谢、纤维化和心肌灌注等检测，如有心肌代谢异常、心肌纤维化或灌注损伤则支持诊断。

6. 有其他微血管病变，如视网膜、肾血管病变者则支持诊断。

【鉴别诊断】

该病主要与冠状动脉粥样硬化性心脏病相鉴别。冠状动脉造影显示主要分支存在狭窄性病变者有助于本病的诊断，可资鉴别。冠心病和糖尿病心肌病可并存。

【治疗】

目前无特效的治疗方法，可采取以下治疗措施。

1. 控制血糖　尽管严格的血糖控制并不能完全改善糖尿病心肌病的病程，但仍应及时、有效地控制高血糖。有研究表明，SGLT2抑制剂可改善糖尿病合并心功能损伤患者的糖代谢和心功能。

2. 调脂治疗　研究表明，糖尿病患者较正常人群患高脂血症的概率高，高脂血症是独立于胰岛素抵抗导致糖尿病心肌病的重要病因。

3. 降血压　合并高血压的患者需要降压治疗，理想的抗高血压药有ACEI，其中以培哚普利或雷米普利为优选，因为两者对糖、脂代谢有较好的作用，ARB为备选。噻嗪类利尿药尤其是噻嗪样利尿药可合并使用。

4. 抗心力衰竭治疗

（1）以收缩功能障碍为主的充血性心力衰竭的治疗参照心力衰竭的治疗方法，但疗效欠佳。

（2）以舒张功能障碍为主者，应以改善心肌代谢的药物为主，如曲美他嗪，加用其他治疗心力衰竭的药物，如ACEI、利尿药及硝酸酯类药物等。

（3）β受体阻滞剂：选用β1受体高选择性的β受体阻滞剂或卡维地洛。

（4）SGLT2抑制剂：既可治疗糖尿病，也可改善心功能和长期预后，应常规使用。

5. 治疗心绞痛　应用抗心肌缺血药物治疗，尤其以曲美他嗪、β受体阻滞剂和尼可地尔等为优选。

（陈　琛　汪道文）

第四节　心肌炎与暴发性心肌炎

【概述】

心肌炎（myocarditis）指由各种原因引起的心肌炎性损伤。暴发性心肌炎（fulminant myocarditis）是心肌炎最为严重和特殊的类型，主要特点是起病急骤、病情进展极其迅速，患者很快出现血流动力学异常及严重心律失常，并可继发/伴有呼吸衰竭和肝肾衰竭，早期病死率极高。

【临床特点】

1. 病史　应询问上呼吸道感染及腹泻症状、药物或食物等过敏史、心脏毒性药物（抗肿瘤药物）用药史、毒物等摄入史；此外传染性疾病（如COVID-19）、登革热疫区旅游史；近期长时间超负荷量工作、劳累应激是重要诱发因素；关注非心脏疾病，如结缔组织病、细菌性或寄生虫感染、糖尿病、甲状腺功能亢进或减退、淀粉样变性及嗜铬细胞瘤等病史。

2. 症状

（1）前驱症状：常无特异性，首发症状可表现为发热、乏力、肌痛、卡他性症状（鼻塞、流涕、咽痛、咳嗽）、腹泻等，个体表现差异较大。

（2）心肌受损表现：心肌炎患者常表现为胸闷、气喘、胸痛、头晕、乏力等，暴发性心肌炎则有血流动力学障碍。以恶性心律失常（室速、室颤或者高度房室传导阻滞）为首诊表现，反复发生晕厥甚至心搏骤停。出现心源性休克时，可出现皮肤湿冷、苍白、发绀，可呈现皮肤花斑样改变，甚至意识障碍等休克表现。

（3）其他组织器官受累表现：心肌炎患者常有轻度肝肾功能不全，暴发性心肌炎患者则易合并严重的肝、肾和呼吸功能损伤及凝血异常，甚至出现弥散性血管内凝血（DIC）和急性呼吸窘迫综合征（ARDS）。

3. 体征　患者可有发热、呼吸和心率加快，暴发性心肌炎则常有低血压，心脏查体示心尖搏动减弱、叩诊心界通常不大，听诊心音明显低钝，常可闻及第三心音及奔马律；可出现肺部啰音及哮鸣音；右心功能不全体征通常不明显，与全身肌张力低、回心血量减少有关；休克相关体征，如全身湿冷、末梢循环差及皮肤花斑样表现等。由于脑灌注减低和脑损伤等可出现烦躁、反应迟钝、意识障碍，甚至昏迷；肝损害明显时可以出现黄疸；凝血功能异常时可见皮肤瘀斑、瘀点等。

【辅助检查】

1. 血常规　部分患者周围血白细胞总数和中性粒细胞比例无明显增高，但有较多患者显著增高，中性粒细胞/淋巴细胞比例和单核细胞/淋巴细胞比例升高者提示心肌炎病情严重，需要动态监测其变化。

2. 肝肾功能、电解质、酸碱平衡　心肌炎患者的谷草转氨酶和谷丙转氨酶可轻度升高，偶有患者合并肝严重受损时而早期显著增高。暴发性心肌炎可出现严重肝损害、胆酶分离和DIC，并伴有肾功能不全等多器官功能损伤。部分患者由于进食减少、休克等原因，可能出现电解质及酸碱平衡紊乱。

3. 心肌损伤标志物　大部分心肌炎患者高敏肌钙蛋白I（hs-cTnI）或肌钙蛋白I（cTnI）显著升高，暴发性心肌炎患者通常更高，其水平变化与疾病治疗及预后密切相关。

4. 心功能不全标志物　心肌炎患者血浆BNP或NT-proBNP水平升高不明显，暴发性心肌炎患者通常显著升高，常超过10 000ng/ml，是预测治疗效果和判断预后的重要参考。

5. 凝血功能检测　心肌炎患者凝血功能常正常，暴发性心肌炎患者常发生凝血功能异常，甚至进展为DIC，肝损害可能促进其发生。

6. 炎症因子检测 C反应蛋白升高、红细胞沉降率增快为非特异性指标，部分心肌炎和暴发性心肌炎患者可增高；可溶性生长刺激表达基因2（sST2）对于暴发性心肌炎和非暴发性心肌炎的鉴别比NT-proBNP和cTnI更敏感。只有当明确合并细菌感染时，方可参考降钙素原（PCT）的水平指导抗生素的使用和效果评价。

7. 心电图 普通心肌炎患者心电图常表现为窦性心动过速、ST-T改变。暴发性心肌炎患者则多见各导联显著低电压，部分患者QRS波增宽，广泛导联或部分导联ST段抬高或压低，多有T波低平和（或）倒置，可伴有束支或室内传导阻滞。

8. 超声心动图 左心室弥漫性室壁运动减低，亦可表现为心室节段性运动异常，甚至室壁瘤形成；少数患者心腔扩大；室壁呈可逆性增厚，系心肌炎性水肿所致；左心室长轴应变下降，且早于心功能的下降，有助于早期诊断。

9. 胸部CT或X线检查 大部分患者心影不大或稍增大。可有肺淤血或肺水肿征象，少数患者可见胸腔积液和叶间胸膜增厚。

10. 冠状动脉造影 所有心肌炎患者均应尽早行冠状动脉造影检查，必要时行腔内影像学检查以明确诊断，急诊造影不增加暴发性心肌炎患者的死亡风险，但要注意尽量减少造影剂用量。

11. 心脏磁共振（CMR）成像 结合肌钙蛋白增高，CMR成像已逐渐成为临床诊断普通心肌炎的无创方法，尤其是低风险患者。CMR成像也有明显局限性，检查和分析费时，不适合危重症患者。

12. 心肌活检（EMB） 通过EMB进行病理学分析是传统意义上诊断心肌炎的金标准。对于普通心肌炎，心肌活检应用较少。但推荐暴发性心肌炎患者进行心肌活检，可明确病理诊断，并帮助预后评估。

【诊断】

心肌炎的诊断建议从临床诊断、病理诊断和病因诊断3个层面进行，见图5-3。临床诊断包括拟诊和确诊两个等级，极早做出临床诊断至关重要。

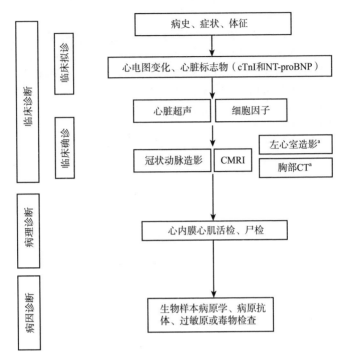

图 5-3　心肌炎的诊断流程

心电图、心脏超声、cTnI/NT-proBNP、冠状动脉造影和血细胞因子检测需要
立刻完成

a表示必要时进行，左心室造影是为了排除应激性心肌病，胸部CT是为了排除严重感染所致的脓毒性心肌病；CMRI. 心脏磁共振成像，根据情况择期进行

1. 临床诊断　①拟诊。通过上呼吸道或消化道感染的前驱症状、体征及心电图、hs-cTnI/cTnI和BNP/NT-proBNP显著升高，疑诊心肌炎的患者，应尽快进行超声心动图的检查，有条件者尽快完成床边炎症因子特别是sST2的检测，为明确临床诊断提供依据。②确诊。对于拟诊为暴发性心肌炎的患者，通常需要做冠状动脉造影排除急性心肌梗死等疾病，可临床确诊暴发性心肌炎。

2. 病理诊断　尽早行心肌活检，或者通过尸检组织明确病理类型。

3. 病因诊断 对于暴发性心肌炎患者，可通过病原微生物检测、自身免疫相关抗体及毒物检测，进一步寻找导致暴发性心肌炎的病因。

【鉴别诊断】

需要鉴别的疾病包括以下几种。

1. 急性心肌梗死 主要通过冠状动脉造影，同时结合MRI、炎症因子等综合评估，与暴发性心肌炎进行鉴别。

2. 脓毒性心肌病 严重细菌感染性休克时毒性和免疫损害也可导致心肌损伤，严重时心脏收缩功能显著下降，hs-cTnI/cTnI 和 BNP/NT-proBNP 显著增高，类似暴发性心肌炎，但该类患者早期有明显的细菌感染灶、血白细胞显著升高及其他全身表现，有助于鉴别。

3. 应激性心肌病 该病多见于女性，有强烈的心理应激作为诱因，临床表现酷似急性心肌梗死，但冠状动脉造影没有固定狭窄，hs-cTnI 和 NT-proBNP 显著增高，左心室造影及心肌活检可帮助明确诊断。

【治疗】

普通心肌炎以床边监测、一般对症和支持治疗为主，暴发性心肌炎参照"以生命支持为依托的综合救治方案"，见图5-4。核心内容包括：①机械生命支持；②免疫调节治疗；③使用神经氨酸酶抑制药。强调极早识别、极早诊断、极早预判和极早救治。

（一）一般对症和支持治疗

一般对症和支持治疗包括：①绝对卧床休息，减少探视和干扰，避免情绪刺激与波动；②给予清淡、易消化而富含营养的饮食，少食多餐，或者经鼻饲管给予营养；③鼻导管、面罩吸氧或正压给氧；④应用曲美他嗪等可改善心肌能量代谢的药物；⑤补充水溶性和脂溶性维生素，将有助于预防DIC；⑥液体补充宜量出为入，切忌液体快进快出；⑦使用质子泵抑制药，防止应激性溃疡和消化道出血；⑧高热时可物理降温或给予糖皮质激素治疗，不建议应用非甾体抗炎药。

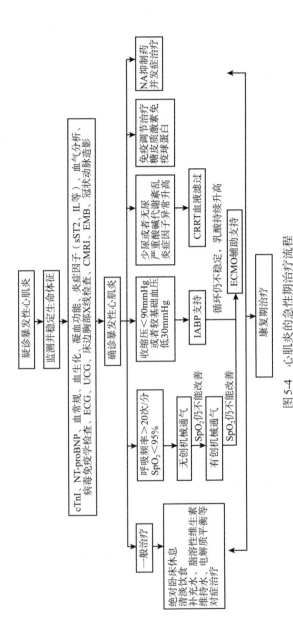

图 5-4 心肌炎的急性期诊疗流程

cTnI. 心肌肌钙蛋白I; NT-proBNP. N端脑钠肽原; sST2. 可溶性生长刺激因子2蛋白; IL. 白细胞介素; ECG. 心电图; UCG. 超声心动图; CMRI. 心脏磁共振成像; EMB. 心内膜心肌活检; SpO₂. 血氧饱和度; IABP. 主动脉内球囊反搏; CRRT. 连续肾脏代替治疗; ECMO. 体外膜氧合; NA. 神经氨酸酶

（二）患者床边监测

1. 心电、血压、氧饱和度和出入量监测　普通心肌炎早期病情趋势不明朗时可给予生命体征监测，患者病情明显好转后可逐渐解除监测；暴发性心肌炎患者可发生严重的血流动力学障碍、心律失常、呼吸衰竭等危重情况，需要严密监测体温、血压、心率、心律、呼吸频率、血氧饱和度和每日出入量等，每日评估症状和体征变化。

2. 有创血压监测　相对于无创血压，有创血压监测的准确性较高，主要适用于血流动力学状态不稳定、病情严重的患者。

3. 中心静脉压　暴发性心肌炎患者可监测中心静脉压以反映右心功能或容量负荷情况，是较重要的血流动力学指标。

4. 脉搏波指示连续心排血量（PICCO）血流动力学监测　可提供包括心排血量（CO）、全心舒张末期容积（GEDV）、血管外肺水（EVLW）、每搏变异率（SVV）等血流动力学指标，以提高床边评估的准确性，并可以指导临床决策。

（三）免疫调节治疗

心肌炎时由过度免疫激活和炎症风暴导致心肌严重损伤，针对该病理生理基础，可采取"免疫调节"治疗。

1. 极早使用足够剂量糖皮质激素　推荐普通心肌炎患者服用甲泼尼龙40～80mg/d，3天后根据病情变化减量。暴发性心肌炎患者诊断后即立刻开始使用，每天甲泼尼龙200～500mg（或3～8mg/kg）静脉滴注（紧急时可在静脉注射地塞米松10～20mg基础上再用甲泼尼龙），连续3～5天后依病情（通常在左心室射血分数值大于40%开始）逐步减量。出院前改为口服泼尼松20～40mg/d，维持1～3个月。随访期间根据患者症状、心功能级别、cTnI水平、炎症因子水平、CMRI或心肌活检显示心肌炎症和水肿程度、对药物的耐受程度，从而考虑停药和调整治疗。

2. 极早静脉使用足够剂量的免疫球蛋白　免疫球蛋白具有抗病毒、抗炎和调节免疫的多重作用，推荐入院后尽早开始丙种球蛋白每天10～20g静脉注射，使用3～5天后减半至5～10g，持续应用3～5天，总量约2g/kg。

3. 神经氨酸酶抑制药的应用　推荐对心肌炎患者常规使用磷酸奥司他韦胶囊（75mg，口服，2次/天），或静脉使用帕拉米韦。

4. 关于血管活性药和正性肌力药的使用 常用的血管活性药包括多巴胺、去甲肾上腺素、间羟胺和垂体后叶素等。对于暴发性心肌炎患者，原则上不使用这类药物。正性肌力药物左西孟旦和洋地黄类可结合病情谨慎使用。

（四）机械生命支持

机械循环支持能够主动减少心脏做功，在系统治疗下恢复心功能是首选的治疗方案和救治的中心环节之一。血管活性药物及强心剂仅在缺乏机械循环支持条件时短暂使用，使患者的平均动脉压维持在60～65mmHg，一旦有条件应立刻采用机械循环支持。机械循环支持措施包括：①主动脉内球囊反搏（IABP）；②体外膜氧合（extracorporeal membrane oxygenation，ECMO）；③Impella、右心辅助装置及Tandem Heart的双心室辅助系统。必要时可联合多种机械循环支持措施。其他机械生命支持治疗：①机械通气治疗，包括无创机械通气和有创机械通气；②连续性肾脏替代治疗（CRRT）（详见机械循环支持治疗章节）。

（五）暴发性心肌炎的常见并发症及其防治

1. 心律失常

（1）快速性心律失常的治疗：如房颤、房扑及房性心动过速、室速和室颤等导致血流动力学障碍者，应立即给予电复律，同时使用药物预防复发。

（2）缓慢性心律失常的治疗：明显心动过缓或传导阻滞患者应立即置入临时起搏器或少量使用异丙肾上腺素缓慢静脉泵入，但要控制剂量，防止诱发快速性心律失常。绝大多数心肌炎患者的缓慢性心律失常可恢复，急性期不建议植入永久起搏器。极少数患者病情稳定2周后传导阻滞仍未恢复者，再考虑植入永久起搏器；急性期发生室速、室颤的患者，不建议采用植入型心律转复除颤器（ICD）。

2. DIC 推荐所有合并DIC的患者，除使用糖皮质激素和免疫球蛋白外，立即使用新鲜血浆、冷沉淀和输注血小板或行人工肝等治疗。

3. 全身性毛细血管渗漏综合征 积极控制原发病、减轻全身炎症风暴、纠正休克，防止进展为全身性毛细血管渗漏综合征。

4. 感染 暴发性心肌炎患者本身原则上不使用抗生素，但是由于治疗中使用较大剂量的糖皮质激素，部分患者有明显肺淤血或气管插管和血管内介入（IABP或IABP+ECMO）等，因此，建议用广谱抗生素预防感染。但是，推荐持续评估，如果不合并感染，在拔除循环支持系统后停用抗生素。如果已经发生感染，应根据病原体培养和药敏试验结果、PCT水平、宏基因检测结果进行针对性治疗，这时宜早期、足量使用抗生素。

（汪璐芸 蒋建刚 汪道文）

第六章　先天性心血管疾病

第一节　先天性心血管疾病概述

【概述和发病率】

先天性心血管疾病（congenital cardiovascular disease）简称先心病，是最常见的出生缺陷，指由于胎儿心脏发育缺陷或部分停顿造成的心脏和大血管结构和功能异常。出生时即存在，为儿科常见病，但有的可能很久以后才被发现，同时因为药物、手术和技术的革新，90%以上的先心病患儿能自然或经治疗存活至成年，因此该病在成人心血管疾病中也占有重要的比例。

数十年来全球范围内先心病整体发生率在上升（可能部分源于检测手段提高，特别是20世纪80年代以后彩色超声多普勒技术的应用）。目前全球新生儿中先心病发病率约为9‰，存在较大地域差异，在西方及发达国家，由于可通过胎儿超声筛查后人为终止妊娠，严重先心病患儿的出生率下降。据我国1983～2005年各地区流行病学资料（缺港、澳、台资料）显示，各地先心病的患病率为1.3‰～13.8‰。一些资料显示先心病具有明显的性别分布差异，如房间隔缺损、动脉导管未闭、三尖瓣下移畸形（Ebstein畸形）更多见于女性，而主动脉瓣狭窄、主动脉缩窄、大动脉转位更多见于男性。出生时最常见的先心病依次为室间隔缺损、房间隔缺损、动脉导管未闭，其次有肺动脉瓣狭窄、法洛四联症、主动脉缩窄、大动脉转位、主动脉瓣狭窄等。发绀型先心病中以法洛四联症、右心室流出道梗阻和完全性大动脉转位居于前列。

【病因】

先心病的病因包括遗传因素和环境因素。已知某些基因突变或染色体异常与先心病发生相关，约1/4的先心病婴儿合并其他畸形，其中1/3符合一些已经明确定义的综合征，如唐氏综合征、DiGeorge 综合征、遗传性心血管上肢畸形综合征（Holt-Oram综合征）、马方综合征等。环境因素如所在地区海拔高度、环境污染、放射接触、妊娠早期母亲病毒感染（如风疹病毒）或服用某些药物、妊娠母亲慢性嗜酒等。

【病理生理】

（一）充血性心衰

国外资料显示，1岁以下先心病婴幼儿占儿科心衰患者的80%～90%，成人先心病患者心衰相对少见，多在长期容量负荷过重和心肌功能不良的基础上，合并持续性心律失常、妊娠、甲状腺功能亢进等一些诱发因素时促发。先心病占儿科心脏移植患者的40%，仅占成人心脏移植病例的2%。

（二）低氧血症和发绀

由于体循环静脉血在进入肺循环进行气体交换之前分流或混合入体循环动脉，动脉血氧饱和度降低而呈现皮肤、黏膜青紫的现象。可因原发病变直接导致右向左分流或体、肺循环回心血液混合（如大动脉转位、法洛四联症、三尖瓣闭锁、永存动脉干、完全性肺静脉畸形引流、肺动脉口狭窄或闭锁、功能性单心室），也可继发于艾森门格综合征和Ebstein畸形右心压力增高后发生的右向左分流。长期低氧血症和发绀可导致多器官系统功能障碍，如红细胞增多症、血液高黏滞综合征及继发凝血功能障碍；脑出血、反常性脑栓塞、脑脓肿等中枢神经系统损害；红细胞周转加快致尿酸生成与排泄不平衡，造成高尿酸血症及尿酸性肾病、尿酸性肾结石、蛋白尿、肾衰竭等肾损害，以及痛风性关节炎、肥厚增生性骨关节病等关节损害；增加的非结合胆红素造成患者胆结石风险增加；内皮功能障碍（表现为内皮依赖的血管扩张受损）、微循环受损，可导致心绞痛，甚至心肌梗死，以及其他器官功能损害。

（三）肺动脉高压

很多先心病会继发肺动脉高压，而且肺血管床的状态往往决定了疾病的临床表现和经过，以及畸形矫正手术是否可行。由于肺循环血量增加、肺血管收缩致血管张力增加等因素可产生功能性肺动脉高压，或肺血管床闭塞性结构病变导致器质性肺动脉高压。后者往往由于血管内皮细胞损伤、血管平滑肌细胞和结缔组织增生、细胞外基质合成增加等导致血管内膜和中层肥厚，管腔狭小甚至闭塞。未经治疗的左向右分流型先心病，随其病程自然进展，可逐渐由以功能性肺动脉高压因素为主过渡到以器质性肺动脉高压为主，最终失去矫正治疗的时机。

（四）艾森门格综合征（Eisenmenger综合征）

左向右分流型先心病，如房间隔缺损、室间隔缺损、动脉导管未闭或其他复杂畸形，因长期大量左向右分流可导致肺血管床闭塞性病变，使肺动脉压力增高达到体循环动脉压水平，变为双向分流或右向左分流，引起临床症状恶化，此时通称为艾森门格综合征。

（五）心律失常

房性心律失常，如房性心动过速、房扑（形态常不典型）、房颤最为常见，包括修补术后的先心病患者。室性心动过速相对少见，往往与心室扩张和功能不全或瘢痕相关。猝死可发生于某些先心病患者，如主动脉瓣狭窄、艾森门格综合征和法洛四联症修补术后。房室传导阻滞常见于房室间隔缺损、Ebstein畸形、老年人房间隔缺损及先心病术后患者。

（六）感染性心内膜炎

在成人先心病中感染性心内膜炎的发病率较普通人群高，任何发绀型先心病、分流两侧压差大的缺损（如室间隔缺损、动脉导管未闭）、器械闭合或心脏外科手术后6个月、术后仍存在残余分流或瓣膜反流为感染性心内膜炎易患的高危因素。建议保持良好的口腔卫生、进行健康的皮肤护理、尽量避免打耳洞或文身。牙科手术操作前应预防性应用抗生素。

【诊断思路】

通过病史采集、体格检查、心电图、胸部X线检查收集患者的一些基本和整体的信息，由此提示先心病的可能性和严重性，然后通过超声心动图可确诊大部分先心病，对于复杂先心病，可进一步选择心脏MRI或CT，甚至心导管检查以明确诊断或指导制定干预策略。心肺运动试验对于评估患者临床情况的严重程度及治疗干预效果有重要价值。

（一）病史采集

先心病患者最常见的症状是运动耐量下降和心悸。要询问患者的生活方式及日常生活的渐进性变化，要重点了解患者有无运动不耐受症状（劳力性气促、乏力）及其发生的年龄、有无心律失常相关症状及其发生年龄、有无发绀及其发生年龄和诱发因素。已知先心病的患者，要询问包括姑息性或修复性手术和导管介入治疗的详细信息，以及药物治疗的变化；怀疑先心病者，如果可能，追溯其母亲妊娠期的危险因素、婴幼儿及至青春期体格生长情况，同时追溯有无先心病家族史。

（二）体格检查

体格检查在先心病患者的初始评估、未手术或手术后患者的临床随访中起重要作用。

1. 一般评估 儿童和青少年患者的身高、体重是否在相同种族、性别、年龄人群的正常范围，面部和体格特征是否提示某些带心脏缺陷的综合征，是否有中心性发绀，不明显时要用手指血氧饱和度测试仪检测排除，是否有提示既往手术操作的胸壁瘢痕，触诊或叩诊检查心界大小和有无收缩期、舒张期震颤，触诊四肢脉搏，如脉搏减弱、缺失、延迟常提示动脉狭窄或阻塞及其部位，脉压减小提示心排血量下降，交替脉提示严重左心室功能不全，奇脉提示心脏压塞。寻找可能因年龄而异的心衰体征，如较小儿童的肋间隙凹陷、鼻翼扇动、肝大和搏动感，较大儿童、青少年或成人的颈静脉压力增高、成人外周水肿等。

2. 听诊 发现心脏杂音是许多先心病患者得以进入先心病诊疗程序的首要线索，然而心脏和血管的畸形本身又可能使心音和杂音的分布与特征不同于正常心脏和瓣膜性心脏病。强调要在整个前、后胸壁听诊，以帮助诊断和避免漏诊。如主动脉缩窄患者，主动脉缩窄前、后侧支循环形成产生的连续性血管杂音仅在肩胛间区可闻及；肺动脉远端局限性狭窄、肺动脉瓣闭锁患者主肺动脉间形成侧支循环产生的杂音，亦可能只在胸壁某局部可闻及。各型先心病的杂音特征将在相应章节中具体描述。

【辅助检查】

（一）心电图

心电图仍是先心病评价的重要工具。需常规评估患者心律、心率、房室传导情况、电轴偏移及有无心律失常。右心房、右心室肥大伴电轴右偏在先心病患者心电图中最为常见，提示右心受累，见于各种导致肺动脉高压的先心病、肺动脉口狭窄或主动脉瓣下右心室（如主动脉骑跨、功能性单心室）。不完全性右束支传导阻滞亦提示由于压力（如肺动脉高压或肺动脉口狭窄）或容量（如 ASD）负荷过重导致右心室肥大，QRS 波群显著增宽提示心室扩大和功能不全，更特异性地见于法洛四联症矫治术后发生完全性右束支传导阻滞和重度肺动脉瓣反流患者。左心房负荷过重的心电图表现提示肺循环血量增加致左心房回心血量增加、二尖瓣功能异常（狭窄或关闭不全）或左心衰竭。电轴左偏提示房室间隔缺损、单心室心脏或右心室发育不良。各种心律失常中以房扑或心房内折返性心动过速最为常见。

（二）胸部 X 线检查

重点观察心影大小、肺血量及其分布特征，少数患者发生心脏转位。左向右分流型先心病，当肺循环血量与体循环血量比值（Q_p/Q_s）＞1.5 时，可见分流性血管征，即边缘清晰的、增多增粗的肺血管影（与左心衰竭肺淤血时边缘模糊的肺血管影相区别），表现为整个肺野丰富的肺血管影均匀分布，而失去正常时下部多于上部的不对称特征；右下肺动脉段直径大于 17mm；肺门部肺动脉分支影较伴行的支气管影粗。当分流造成 Q_p/Q_s＞2.5 时出现心影增大。

（三）超声心动图

1. 胎儿超声心动图　经妊娠妇女腹部（妊娠 16 周以上）或阴道（妊娠 13～14 周及以上）行胎儿超声检查，可检出大部分重要的心脏大血管结构缺陷，对产前诊断、产前指导和制定有缺陷胎儿分娩后的治疗护理决策具有重要意义。美国食品药品监督管理局（FDA）规定，专用于胎儿检测的超声系统无论是二维、三维还是四维超声，其超声能量应小于 94mW/cm²。超声能量对胎儿的影响可能取决于超声波的强度、超声暴露时间的长短和超声暴露的频率。故不建议仅为满足妊娠妇女及其家人社会心理学需要而定期行胎儿超声检查。

2. 经胸超声心动图 是先心病患者心血管结构和功能评价应用最广泛、便捷的无创性评价手段，是先心病患者初始诊断和随访的首选方法。首先应用分段逐步分析法（segmental approach）评估心房、心室和大血管的位置和连接关系，然后针对具体病变采取多种或特定路径进行超声探测。

3. 经食管超声心动图（transesophageal echocardiography, TTE） 较经胸超声心动图可提供更高分辨率的二维图像，任何情况下当经胸超声心动图不能提供足够的二维和彩色多普勒信息时，应考虑应用经食管超声心动图检查。评估继发孔型房间隔缺损是否可行经导管介入封堵治疗并需排除可能合并存在的肺静脉畸形引流、评估二尖瓣反流患者二尖瓣形态和弹性是否适合修补或需要瓣膜置换、评价 Ebstein 畸形患者三尖瓣形态是否适合修补术或需要探测是否有心房内血栓时，应考虑应用经食管超声心动图检查。

4. 实时三维超声成像 进一步提高了超声技术的空间和时间分辨率，是目前临床超声诊断技术的最高水平。实时三维经食管超声心动图在美国已成为介入治疗前评价二尖瓣的标准方法。

（四）心脏磁共振成像

心脏磁共振成像（CMRI）不受人体身高、体重或声窗的限制，可以实现三维解剖重建，提高了空间分辨率和时间分辨率，使得复杂的心脏血管畸形解剖快速和清晰显像成为可能，而且可以定量测量心室容量、质量、射血分数，定量分析任意血管的血流情况，但在估计压力梯度和肺动脉压力，以及检测小而活动度大的结构（如瓣膜活动情况）方面，不如超声心动图。当经胸超声心动图不能提供所需诊断信息时，CMRI 尤显其价值，在评价右心室结构功能方面，CMRI 显著优于超声技术，CMRI 应作为法洛四联症矫治术后、大血管转位、主动脉病变的主要检查手段。

（五）心血管计算机断层显像

心血管计算机断层显像（CCT）空间分辨率与 CMRI 相当，具有高空间分辨率和快速采集的特点，特别适用于大血管、冠状动脉和侧支动脉的成像，以及肺实质疾病，较CMRI更方便、快捷，尤其是在急诊情况下。与CMRI相比，CCT的时间分辨率较差，放射剂量较大，因此不能用于连续评估心室大小和功能。

（六）心导管检查

随着心脏超声技术和CMRI技术的发展，单纯诊断性心导管检查已不常规应用，仅保留用于存在非创伤检查未能解释的问题和需要精确测量血流动力学指标的情况，如超声多普勒显示肺动脉压大于体动脉压的50%时，必须行心导管检查测量肺动脉压、肺血管阻力、肺血管对血管扩张药（如一氧化氮）的反应性以制定治疗决策，以及用于评估成人先心病患者外科心脏手术前可能存在的冠状动脉疾病。治疗性心导管技术显示了越来越广阔的前景，在许多情况下取代了开胸外科手术。

（七）心肺运动试验

生活质量和运动能力是先心病治疗干预成功与否的关键指标。心肺运动试验（CPET）包括客观运动能力（峰值耗氧量）、通气效率（VE/VCO$_2$，斜率通气量）、变时性和血压反应、运动相关心律失常和氧饱和度变化等，这些指标可用于功能和身体健康状况的广泛评估。连续运动测试应该是长期随访方案的一部分，它在干预和再干预的时机决策方面起着重要作用，也是个体化运动处方推荐体力活动强度的有用工具。6分钟步行试验是另一种简单的运动能力量化测试，它与PAH的预后有关。

（张敬群　郭小梅）

第二节　成人常见先天性心血管疾病

一、房间隔缺损

【分型】

房间隔缺损（atrial septal defect，ASD）在儿童先天性心脏病中排第二位，仅次于室间隔缺损，但由于室间隔缺损多于儿童青少年时期被诊断而接受外科手术修补或介入封堵治疗，而ASD可能直到患者成年才被诊断，因此成为最常见的成人先天性心脏病。ASD依缺损部位分型如下。

1. 继发孔型房间隔缺损 最常见，约占80%，缺损位于卵圆窝及其周围区域，故也称为中央型房间隔缺损。为原发房间隔吸收过多致继发孔过大，或继发房间隔发育不良，导致原发房间隔继发房间隔上、下边缘不能接触，形成继发孔（或第二孔）缺损。少数患者（约10%）合并肺静脉畸形引流。

2. 原发孔型房间隔缺损 约占15%，位于房间隔下部与心内膜垫交界，近十字交叉处。胚胎发育过程中，原发房间隔停止生长，不与心内膜垫融合而遗留间隙，形成原发孔（或第一孔）缺损。常合并房室瓣［二尖瓣和（或）三尖瓣］发育不良导致的不同程度的反流。

3. 上腔静脉窦型房间隔缺损 约占5%，缺损位于上腔静脉入口附近。大部分的此型房间隔缺损均伴有肺静脉畸形引流，部分或完全的右肺静脉连接到上腔静脉或右心房。

4. 下腔静脉窦型房间隔缺损 占比小于1%，缺损位于下腔静脉入口附近。

5. 无顶冠状静脉窦型房间隔缺损（冠状静脉窦顶部缺损） 占比小于1%，为冠状窦顶部与左心房之间分隔不完整，存在缺损，导致分流。常合并永存左上腔静脉（多引流入冠状静脉窦）。

【病理生理】

正常左心房压力略高于右心房，左心房血液部分经房间隔缺损流入右心房，分流量的大小取决于缺损大小和LA/RA压力差异的大小。任何降低左心室顺应性的因素（如高血压、心肌病、心肌梗死将导致左心室舒张功能下降，舒张末期压增高）及二尖瓣狭窄或反流均可导致左心房压升高，从而使左向右分流量增加。长期右心容量负荷增加和肺循环血量增多可导致肺血管床闭塞性病变，于成年时期可形成器质性肺动脉高压，但其发生比室间隔缺损和动脉导管未闭等高压性左向右分流型先天性心血管疾病要晚得多。严重的肺血管疾病（PVD）非常罕见（＜5%），它的发展可能需要其他因素，并且病程类似于特发性肺动脉高压（PAH）。

房间隔缺损常合并其他先天畸形，较常见的有肺静脉畸形引流入右心房或上腔静脉、肺动脉瓣狭窄、二尖瓣关闭不全、三尖瓣关闭不全、二尖瓣脱垂、永存左上腔静脉、室间隔缺损、动脉导管未闭等。房间隔缺损常合并存在于发绀型先天性心血管疾病中，如三尖瓣闭锁、大血管转位等。

【诊断要点】

（一）临床表现

1. 症状　患者通常成年才出现症状，大多数在40岁后出现症状，包括运动能力下降，表现为劳力性呼吸困难和心悸（室上性快速性心律失常），以及发作频率低的肺部感染和右心衰竭。肺动脉压（PAP）可以正常，但一般随年龄增长而增加。严重的肺血管病变罕见（＜5%），它的发展可能需要其他因素。随着年龄的增长和PAP的增加，快速性心律失常更加普遍（房扑、房颤）。全身性栓塞可能由反常栓塞（罕见）或房颤和房扑引起。出现发绀者提示发生了严重肺动脉高压和艾森门格综合征。

2. 体征　关键的临床发现包括第二心音的固定分裂（房间隔缺损的标志性体征）和肺血管收缩期杂音（胸骨左缘第2肋间2/6级或以上喷射性收缩期杂音，较粗糙）；三尖瓣区可能因流过瓣膜的血流量增加、三尖瓣相对狭窄而产生隆隆样低调舒张中期杂音；当发生右心衰竭时，可闻及三尖瓣反流产生的全收缩期吹风样杂音。

（二）辅助检查

1. 超声心动图　是本病的一线诊断技术，可探测到缺损部位房间隔回声中断，进一步判断其缺损类型、大小和血液分流方向。心室内径大小、右心室容量负荷过重（室间隔矛盾运动）和估测的肺循环血量/体循环血量值（Q_p/Q_s）可提示缺损的功能意义。对于继发孔型房间隔缺损准备做介入封堵治疗的患者，必须精确测量缺损大小、边缘的大小和质量，排除合并缺损，确认肺静脉回流正常，必要时做经食管超声心动图。静脉窦型房间隔缺损往往需要经食管超声做出准确判断。

2. 胸部X线检查　特征是右心房、右心室增大，肺动脉段凸出，肺门血管影粗大而搏动增强，肺血量增多，主动脉缩小。

3. 心脏磁共振（CMR）成像或心血管计算机断层显像

（CCT）在超声诊断有困难，特别是评价右心室容量负荷和肺静脉引流情况时，CMR成像和CCT可作为替代手段。

4. 心电图　可呈不完全或完全性右束支传导阻滞，右心房、右心室肥大，电轴右偏，可有房性心动过速、房扑、房颤等各种房性心律失常。V_1导联高大的R波或R′波提示肺动脉高压。

5. 右心导管检查　当超声提示肺动脉高压时，需要行右心导管检查，根据各部位心脏压力及血氧含量可计算出左向右分流量及肺循环阻力等血流动力学参数，从而评估手术指征。

综上所述，根据典型的体征、胸部X线、心电图、超声心动图（TTE或TOE），必要时行CMR成像或CCT，甚至心导管检查，可诊断本病。

【鉴别诊断】

1. 室间隔缺损　如左向右分流量较大，其X线检查、心电图表现与房间隔缺损相似，肺动脉瓣区第二心音可以亢进或分裂。但本病最典型杂音的最响处位置较低，在第3、4肋间，为全收缩期，达到4/6级或以上，多伴有震颤。肺动脉瓣区第二心音分裂不固定。X线检查和心电图除显示右心室增大外，左心房、左心室亦常有增大。进一步做心脏超声甚至CCT或CMR成像可确诊。

2. 单纯肺动脉瓣狭窄　可在胸骨左缘第2肋间听到响亮的收缩期杂音，胸部X线片上可见右心室肥大，肺动脉干凸出，心电图有右心室肥大及不完全性右束支传导阻滞等变化，因此，与心房间隔缺损有相似之处。但本病肺动脉瓣狭窄的杂音较响，传导较广，常伴有震颤，而肺动脉瓣第二心音则减轻或听不到。胸部X线片显示肺纹理稀少、肺野清晰等可资鉴别。超声心动图等进一步检查可确诊。

3. 部分性肺静脉畸形引流　最常见的是右侧肺静脉畸形引流入右心房，引起的血流动力学改变与房间隔缺损极为相似，并可合并存在房间隔缺损，因此，临床表现与单纯房间隔缺损颇为类同，故对已发现房间隔缺损的患者，需进一步排查有无肺静脉畸形引流，心脏超声、CCT或CMR成像，或心导管检查找到畸形引流的肺静脉可明确诊断。

4. 原发性肺动脉高压　原发性肺动脉高压的体征和心电图表现与心房间隔缺损颇为类似。X线检查亦可发现肺动脉干凸出，肺门血管影增粗，右心室和右心房增大，但肺野不充血或反而清晰；心脏超声等检查无左向右分流的证据而提示明显肺动脉高压，右心导管检查可确诊本病。

【治疗】

房间隔缺损（天然和残留）的处理原则见图6-1，能否

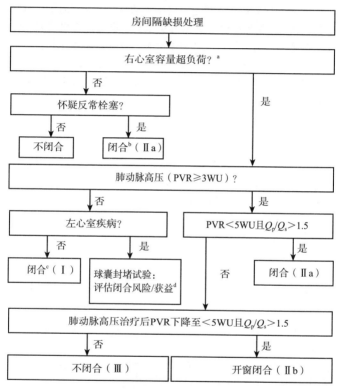

图6-1　房间隔缺损的处理原则

引自：《2020 ESC成人先天性心脏病管理指南》

PVR. 肺血管阻力；Q_p/Q_s. 肺循环与体循环血流量之比；WU. Wood单位

a 右心室增大，每搏量增加；b 没有肺动脉高压和左心室疾病；c 对于不适合器械闭合的老年患者，应仔细权衡外科手术风险与闭合ASD的潜在益处；d 仔细权衡消除左向右分流的益处与闭合ASD导致左心室充盈压增高相关的潜在负面影响（以选择闭合、开窗闭合或不闭合）

Ⅰ、Ⅱa、Ⅱb、Ⅲ分别代表指南中的推荐级别和证据级别。Ⅰ类推荐最强（没有争议）；Ⅱa表示较充分的证据支持推荐；Ⅱb表示欠充分的证据支持推荐；Ⅲ表示不推荐甚至禁忌

闭合缺损（闭合指征）取决于左向右净分流量和肺血管阻力，闭合方式包括外科修补手术或经导管介入封堵术。采取何种方式闭合缺损取决于缺损的类型（部位）、大小、边缘情况及其与相邻组织结构的距离等。

ASD缺损闭合指征：右心室增大（提示左向右分流量大，$Q_p/Q_s > 1.5$），肺血管阻力不高的患者（PVR < 3WU），无论有无症状都应手术；所有房间隔缺损并怀疑有因此而发生的反常栓塞者，无论缺损大小都应手术；肺血管阻力增高但仍小于5WU（3WU ≤ PVR < 5WU），且左向右净分流（$Q_p/Q_s > 1.5$）者，可考虑手术。肺血管阻力显著增高（PVR ≥ 5WU）经肺动脉高压药物治疗后下降至5WU以下，且左向右净分流$Q_p/Q_s > 1.5$者，可考虑开窗闭合，即无论修补还是封堵，不能完全闭合，需要开窗留一个较小的缺口。

ASD缺损闭合禁忌证：对于具有艾森门格综合征，PAH患者靶向治疗后PVR ≥ 5WU，运动时低氧者，不建议闭合ASD。

ASD缺损闭合时机：以学龄前期最佳，手术越早越能避免本病对右心室功能的不良影响，但即使成年以后，符合上述指征者依然需要手术治疗。

1. 外科手术治疗　即开胸直视条件下，直接缝合或用心包补片或合成材料补片修补缺损。

2. 介入治疗　即经导管器械封堵术。上述有手术指征的患者，部分继发孔型房间隔缺损符合以下条件者，如缺损直径 ≤ 38mm、缺损周围有 ≥ 5mm的质量合格的边缘可供封堵器附着，可施行经导管介入封堵治疗。

3. 内科药物治疗　主要针对心力衰竭、心律失常、房颤、房扑患者的血栓栓塞、感染性心内膜炎等并发症，以及经导管器械封堵治疗后需要至少6个月抗血小板治疗（阿司匹林最低剂量为75mg/d）者。

【预后】

本病预后随缺损类型、大小及是否早期修补而不同。原发孔型房间隔缺损常合并二尖瓣关闭不全，其预后比继发孔型房间隔缺损差。没有明显合并症、没有肺动脉高压的患者在25岁之前施行闭合修复最佳，两种手术死亡率均低于1%，长期预后好，预期寿命与正常人无明显差别。但40岁以上和有合并症的患者手术死亡率要高些，手术能改善活动耐量和心功能，但不能改善心律失常的发生率。

【运动和妊娠指导】

无症状、无肺动脉高压、无明显心律失常和右心功能不全者，运动不受限制。有肺动脉高压的患者应限于低强度非竞技性活动。

没有肺动脉高压的患者可以耐受妊娠，但未修补的房间隔缺损可增加妊娠期和产褥期反常栓塞的风险。有严重肺动脉高压和艾森门格综合征的患者禁忌妊娠，子代患先天性心脏病的风险为3%～10%（不包含常染色体显性遗传的家族性房间隔缺损和遗传性心血管上肢畸形综合征，又称心手综合征）。

二、室间隔缺损

室间隔缺损（ventricular septal defect，VSD）可独立存在，亦可作为法洛四联症或大动脉转位等其他复杂先心病的一部分而存在。一般所称室间隔缺损是指单纯的心室间隔缺损。VSD大多在成年前得以诊断并进行治疗。自发性闭合在儿童时期亦很常见。

【分型】

根据其在右心室侧的解剖部位和缺损边缘结构，可将心室间隔缺损分为四类。

1. 膜周缺损（膜周型）　最常见，约占VSD的80%，位于膜部间隔中，与三尖瓣和主动脉瓣相邻。可向流入道部、肌小梁部和流出道部延伸，常见膜部瘤形成。

2. 肌部缺损　占室间隔缺损病例的15%～20%，缺损边缘完全由心肌组织包围，常见多个缺损，有的致室间隔肌部呈筛状。可能自发闭合。若为无临床症状的单个小缺损，称为Roger病。

3. 流出道部缺损　又称嵴上型、干下型，约占5%，位于主动脉瓣（半月瓣）下方，可能是主动脉瓣脱垂和主动脉窦瘤导致的进行性主动脉瓣关闭不全（AR）。

4. 流入道部缺损　约占4%，紧邻房室瓣（二尖瓣）下方，多伴二尖瓣反流，典型表现见于唐氏综合征心内膜垫缺损的患者。

【病理生理】

由于左心室压力高于右心室，因此室间隔缺损所造成的分流开始都是左向右，故一般无发绀。轻度缺损（限制型缺损）患者，左向右的分流量小（$Q_p/Q_s < 1.5$），肺动脉收缩压/主动脉收缩压 < 0.3，可能在儿童时期自然闭合；中度缺损（中度限制型缺损）患者，左向右的分流量中等（Q_p/Q_s 为 $1.5 \sim 2.2$），肺动脉收缩压/主动脉收缩压 < 0.66；重度缺损（非限制型缺损）患者，缺损面积接近甚至超过主动脉瓣瓣口面积，血流可以无阻力通过，左向右的分流量大（$Q_p/Q_s > 2.2$），肺循环血流量甚至可达体循环血流量的 $3 \sim 5$ 倍，肺动脉收缩压/主动脉收缩压 > 0.66。大量左向右分流，久之促使肺循环血管重建、阻力增加，产生器质性肺动脉高压和艾森门格综合征（肺动脉收缩压/主动脉收缩压 ≥ 1，出现净右向左分流）。

未自然闭合或手术修复的VSD，随年龄的增长，可能由于高速VSD射流引起的RV内皮损伤而形成双腔右心室（double-chambered RV，DCRV），在流出道型（嵴上型）和高膜周部VSD，可发生右冠瓣或无冠瓣脱垂导致主动脉瓣关闭不全和主动脉窦瘤形成。

【诊断要点】

（一）临床表现

1. 症状　与房间隔缺损相似。缺损小、分流量小的患者（Roger病），一般无症状，预后良好。缺损大而分流量大者，可有发育障碍、易患呼吸道感染、运动不耐受、心悸，病程后期多有心力衰竭。肺动脉高压而有右向左分流的，可出现发绀。有些患者在心力衰竭、肺部感染或体力活动时因肺动脉高压暂时加重而出现发绀。

2. 体征

（1）本病的典型体征是在胸骨左缘第3、4肋间有响亮而粗糙的全收缩期杂音，常达4级以上，伴有震颤。杂音可在心前区广泛传导，有时亦传向颈部。

（2）缺损大、左向右分流量大的患者，心尖附近可能有第三心音及由于二尖瓣相对性狭窄所引起的隆隆样舒张期杂音。

（3）肺动脉瓣区第二心音亢进伴分裂，分裂不固定，在深吸气时增强。

（4）当肺动脉压显著增高时，左、右心室压差减小，分流减少，典型的收缩期杂音可能消失，心尖部的杂音亦消失，可能引起由于相对性肺动脉瓣关闭不全所致的肺动脉瓣区舒张期反流性杂音。

（5）缺损大的患者一般发育差，身体瘦小。

（6）有右向左分流的患者，有发绀及杵状指（趾）。

（7）晚期发生心力衰竭时可出现心衰相应体征。

（二）辅助检查

1. 心电图　缺损小者，心电图在正常范围内；中度以上缺损和分流者可见左心房扩大（P波增宽和切迹）、左心室容量负荷过重（V_5、V_6导联出现深Q波、高大的R波）。肺动脉高压者可有不完全性右束支传导阻滞及左心室或左、右心室合并肥大的改变。可出现房颤等心律失常。室间隔缺损修补术后亦常有右束支传导阻滞。

2. 超声心动图　是VSD关键的诊断技术，可提供室间隔缺损的部位、数量、大小，以及左心室容量负荷增加程度及估测的肺动脉压。还可探查有无主动脉瓣右冠瓣或无冠瓣脱垂引起的主动脉瓣关闭不全和主动脉窦瘤形成，有无右心室或左心室流出道梗阻、双腔右心室（DCRV）等改变。

3. 胸部X线检查　中度以上缺损可呈现左心房、左右心室增大和肺血量增多、肺门血管影搏动明显、肺动脉段凸出、主动脉结正常或较小。小缺损者胸部X线检查可正常。

4. 心脏磁共振成像　超声诊断有困难时的替代检查。

5. 心导管检查　主要用于室间隔缺损的血流动力学意义不明确时，或评估手术适应证有必要精确测定肺动脉压和肺血管阻力时。可明确缺损部位，测定分流量大小、肺动脉压及其对肺动脉扩张药（如NO制剂）的反应性。

【鉴别诊断】

在患者胸骨左缘闻及收缩期杂音，考虑室间隔缺损可能时，要与以下疾病相鉴别，并考虑合并其他病变的可能，可通过细致的体格检查及合适的辅助检查明确诊断。

1. 肺动脉瓣狭窄　室间隔缺损与肺动脉瓣狭窄患者均可

在胸骨左缘听到响亮的收缩期杂音，且两者均可伴有震颤，但对于其最响处的位置，室间隔缺损者在第3、4肋间，且为全收缩期型反流性，而肺动脉瓣狭窄者在第2肋间，且为收缩中期喷射型。室间隔缺损的肺动脉瓣区第二心音亢进，而肺动脉瓣狭窄的肺动脉瓣区第二心音减弱。在右心室流出道漏斗部狭窄时，杂音的最响处位置亦较低，多在第3、4肋间，甚至第5肋间，此时听诊鉴别较困难，可通过辅助检查鉴别，如胸部X线检查，室间隔缺损者多有左心房、左心室增大及肺血量增多，而肺动脉瓣狭窄或右心室流出道漏斗部狭窄者右心室增大、肺血量少。

2. 梗阻性肥厚型心肌病　有左心室流出道梗阻者，可在胸骨左下缘听到收缩期杂音，其位置和性质与室间隔缺损的杂音类似，但此病约50%的患者在心尖部有反流性收缩期杂音（相对性二尖瓣关闭不全）。胸部X线检查无肺血量增多的表现。超声心动图可见心室间隔明显增厚、二尖瓣前叶收缩期前移，无心室水平左向右分流。左心导管检查及选择性左心室造影可显示左心室与流出道间有收缩期压力阶差、心室腔小、肥厚的心室间隔阴影凸入心腔等。

3. 房间隔缺损　见"房间隔缺损"这一部分内容。

【并发症】

并发症以亚急性感染性心内膜炎最为常见，达每年2‰；少数患者因主动脉瓣脱垂而产生主动脉瓣关闭不全；个别患者有先天性或术后发生完全性房室传导阻滞的可能；可发生心律失常，但较其他类型的先心病少见；病程后期多有心力衰竭。

【治疗】

手术指征（无论外科还是经导管介入，详见图6-2）：中度以上缺损（左向右分流致 $Q_p/Q_s > 1.5$，或左心房、左心室增大，或肺动脉压轻、中度增高）但无不可逆显著肺动脉高压者（PVR < 3WU），无论有无症状均应手术；有室间隔缺损相关主动脉瓣脱垂导致进行性主动脉瓣反流或反复发作感染性心内膜炎病史者，无论缺损大小均应手术；显著肺动脉高压患者，尚有明显净左向右分流（$Q_p/Q_s > 1.5$），或强烈证据显示肺血管对血管扩张药有反应，尚可考虑手术（PVR < 5WU 为 IIa 推荐，PVR ≥ 5WU 为 IIb 推荐），否则（不满足

$Q_p/Q_s > 1.5$）禁忌手术。有艾森门格综合征或运动诱发血氧饱和度下降者禁忌手术；缺损小，其面积 $< 0.5cm^2/m^2$ 体表面积（直径 $< 5mm$）者，如 Roger 病，肺动脉压正常，左向右分流量甚小，以至于心导管检查时系列血氧分析未能发现，无室间隔缺损相关主动脉瓣关闭不全和感染性心内膜炎病史，多无须手术。

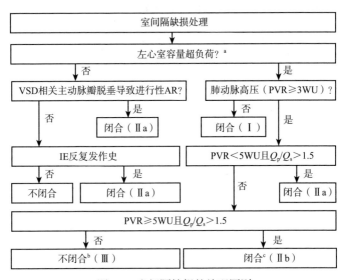

图 6-2　室间隔缺损的处理原则

引自：《2020 ESC 成人先天性心脏病管理指南》

VSD. 室间隔缺损；AR. 主动脉瓣关闭不全；IE. 感染性心内膜炎；PVR. 肺血管阻力；Q_p/Q_s. 肺循环与体循环血流量之比；WU. Wood 单位

a 左心室增大，每搏量增加；b 包括所有在静息状态下（艾森门格综合征）或运动状态下血氧饱和度降低的患者；c 需要在先天性心脏病专家中心进行谨慎的个体化决策

Ⅰ、Ⅱa、Ⅱb、Ⅲ 分别代表指南中的推荐级别和证据级别。Ⅰ 类推荐最强（没有争议）；Ⅱa 表示较充分的证据支持推荐；Ⅱb 表示欠充分的证据支持推荐；Ⅲ 类表示不推荐甚至禁忌

1. 外科手术治疗　对于有适应证的患者，进行外科手术缝合或用补片修补缺损，疗效肯定，但手术死亡率为1%～2%，略高于房间隔缺损修补术。手术死亡主要发生于缺损大、肺动脉高压的患者。

2. 介入治疗　即经导管器械封堵术。室间隔中部肌型缺损，经导管器械封堵可代替外科手术。外科手术风险高的患者，缺损部位经外科手术路径不易达到者，亦可考虑介入封堵治疗，但要严格筛选病例，注意缺损与瓣膜结构的关系。器械封堵可能导致主动脉瓣反流、三尖瓣反流或完全性房室传导阻滞等并发症（＜5%）。

3. 内科治疗　主要是预防与治疗感染性心内膜炎、心力衰竭等并发症。

【预后】

本病预后随缺损的大小及有无肺动脉高压而不同。限制型小缺损通常预后良好，并可能自然闭合（24%在2岁以内，50%在4岁以内，75%在10岁以内），但若紧邻主动脉瓣下方，可导致进行性主动脉瓣反流而使预后恶化。缺损大者可导致左心衰竭和肺动脉高压，后者久之将导致艾森门格综合征和右心衰竭。

【运动和妊娠指导】

室间隔缺损修补术后或小室间隔缺损无肺动脉高压、心律失常和左心衰竭者运动不受限制。有肺动脉高压的患者运动要限于低强度非竞技性活动。无症状且左心室大小正常、没有肺动脉高压的患者妊娠风险不大。有艾森门格综合征的妇女禁忌妊娠（母亲和胎儿死亡率高达50%～60%）。子代发生先心病的概率为6%～10%。

三、动脉导管未闭

动脉导管未闭（patent ductus arteriosus，PDA）系左肺动脉近段与紧邻左锁骨下动脉开口之后的降主动脉之间的持续交通。胎儿时期该动脉导管是右心系统的非氧合静脉血通过降主动脉流向胎盘部位发生氧合的重要通道，正常情况下足月出生后很快发生功能性闭合，数周后通过内膜增生和纤维化发生解剖闭合，据统计约80%在出生后3个月内闭合，1岁时95%已闭合。故1岁以上仍未闭合者，即可认为存在动脉导管未闭。动脉导管未闭为常见的先天性心血管疾病之一，是医学史上第1种可用外科手术完全治愈的先天性心血管疾病。女性发病率显著多于男性（约为3∶1）。

【分型】

1. 根据解剖改变,动脉导管未闭可分为3种类型。

(1)管型动脉导管:动脉导管长度多在1cm以内,直径可有大小不同,但导管两端粗细一致,成人患者多属此类。

(2)窗型动脉导管:肺动脉与主动脉紧贴,它们之间的沟通有如瘘管或类似缺损,几乎没有长度,直径往往较大。

(3)漏斗型动脉导管:其长度与管型动脉导管相似,但近主动脉端粗大,近肺动脉端狭小,呈漏斗型,极少数可形成动脉瘤样导管。

2. 根据血流动力学影响,动脉导管未闭可分为以下5种类型。

(1)寂静型动脉导管未闭:无临床症状和体征。仅通过特殊检查,通常在行心脏超声时发现。

(2)小型动脉导管未闭:无症状、有连续性杂音,Q_p/Q_s < 1.5,左心室容量负荷和肺动脉压正常。

(3)中型动脉导管未闭:有连续性杂音,Q_p/Q_s 为1.5~2.2,有明显左心室容量负荷过重和(或)肺动脉高压,可导致左心衰竭和(或)右心衰竭。

(4)大型动脉导管未闭:有连续性杂音,Q_p/Q_s > 2.2,有明显左心室容量负荷过重和肺动脉高压,可导致左心衰竭和右心衰竭。

(5)艾森门格型动脉导管未闭:中型及大型动脉导管未闭,长期大量左向右分流导致器质性肺动脉高压,达到或超过主动脉压后出现右向左分流,连续性杂音消失,出现差异性低氧血症和差异性发绀(因动脉导管主动脉端开口于分出左锁骨下动脉后的降主动脉,故来自肺动脉的未氧合血主要流向下半身导致下肢发绀,头颈部及双上肢正常,更严重时未氧合血也能流向左锁骨下动脉,导致左上肢出现发绀,称差异性低氧血症和差异性发绀)。

【病理生理】

对于尚无并发症的单纯动脉导管未闭,不论收缩期或舒张期,血液均可由压力高的主动脉流向肺动脉。收缩期因为左心射血量的增加而不致使收缩压明显下降,但舒张期可因分流致使周围动脉舒张压下降明显,故脉压增宽。肺动脉接受来自右心室及主动脉两处的血液,肺循环血流量增加,致肺动脉及其分支增粗，甚至瘤样扩张。未闭的动脉导管粗细不一，引起分流量的大小不等（4～19L/min），分流的血液经肺循环回流至左心房、左心室，使左心容量负荷加重，其心排血量达正常时的2～4倍，致左心室肥大。长期大量的肺循环血流量增加可导致肺动脉高压，致右心室肥大，并可引起右向左分流，出现差异性发绀（下肢发绀，严重时左上臂也发绀）。在并无器质性肺动脉高压时，婴儿啼哭、吸奶或咳嗽可致肺动脉压暂时升高而出现一过性右向左分流和发绀，肺部感染与心力衰竭时可有类似表现。

　　动脉导管未闭可与其他先天性心脏血管畸形同时存在，常见的有主动脉缩窄、完全性大血管转位、肺动脉瓣狭窄、房间隔或室间隔缺损等。在复合的先天性心脏血管畸形中，动脉导管未闭可能是维持患者生命的代偿通道。另外，未闭的动脉导管内可能有血栓形成。

【诊断要点】

（一）临床表现

　　1. 症状　小型者无症状，中、大型者可有肺充血和心律失常引起的气促、咳嗽、咯血、心悸、胸闷症状，婴儿啼哭、吸奶或咳嗽时可出现一过性差异性发绀，小儿可有心动过速、出汗、活动受限、发育迟缓、屡患肺炎，少数患者可发生感染性动脉内膜炎，晚期患者出现心力衰竭，肺动脉高压发展为右向左分流时可出现差异性发绀。

　　2.体征

　　（1）典型体征是在左前胸第1、2肋间闻及响亮的连续性机器样杂音，几乎占据全收缩期与舒张期，在收缩末期最响。此杂音可向左上胸、颈及背部传导，个别最响部位可在第3肋间。在婴幼儿期和有中度以上肺动脉高压者，因舒张期主、肺动脉压差减小，舒张期分流量少而表现为只有收缩期杂音。绝大多数杂音伴有震颤，以收缩期明显。

　　（2）肺动脉瓣区第二心音增强或分裂，但多被杂音掩盖而不易听到。

　　（3）肺动脉高压显著时，肺动脉瓣区可能听到肺动脉瓣相对关闭不全的舒张期杂音。

　　（4）少数患者在心尖部可能听到二尖瓣相对性狭窄的舒

张期样杂音。

（5）因脉压增大，可出现周围血管征，如水冲脉、颈动脉搏动、点头运动、毛细血管搏动征、枪击音和双重杂音等。

（6）其他体征尚有左前胸隆起、心浊音界扩大、心尖搏动增强并左移等。

（二）辅助检查

1. 超声心动图　是诊断本病最重要的无创检查。可探测到未闭动脉导管的存在、大小、分流程度及其血流动力学影响，如左心房左心室内径、肺动脉直径、右心改变和估测肺动脉压。

2. 胸部X线检查　肺血流量增多，肺门血管影搏动明显（不如心房间隔缺损所引起的显著），肺动脉段凸起，主动脉影不缩小或增大，左心室增大。显著肺动脉高压后右心室亦可增大。小型动脉导管未闭者胸部X线检查变化可不明显。

3. 心电图　可见左心房增大、左心室肥大或双心室肥大，可能发生心律失常，特别是房性心律失常。小型动脉导管未闭者心电图可正常。

4. CMR/CCT　需要进一步评估病理解剖结构时应用，CMR还可以用于心室容积及分流（Q_p/Q_s）的定量测量。

5. 心导管检查　当无创检查提示肺动脉高压间接征象或计算肺动脉收缩压＞40mmHg，应行右心导管检查精确测量肺动脉压，分别检测左、右肺动脉血氧饱和度，计算肺血管阻力，评估肺动脉对血管扩张药的反应性。右心导管可通过未闭的动脉导管从肺动脉进入主动脉，多进入降主动脉。若于动脉导管上游主动脉弓降部行选择性主动脉造影，可见主动脉与肺动脉同时显影，有时可见未闭的动脉导管显影。

6. 心肺运动试验　对于合并肺动脉高压患者，为了排除下肢缺氧的可能，必须进行心肺运动试验。

【鉴别诊断】

本病的鉴别诊断，主要是与其他足以引起连续性杂音的疾病相鉴别。

1. 先天性主肺动脉间隔缺损　为肺动脉干与升主动脉之间的间隔缺损。与PDA相比，此病的分流位置较低（约1个肋间），且较靠近脊柱，因而临床上杂音最响的位置较PDA的患者低1个肋间且较靠近脊柱。超声心动图见肺动脉干和主动脉均增宽，其间有缺损沟通；右心导管检查时导管可经肺动脉进入升主动脉而不是直接到降主动脉；逆行主动脉造影时，导管顶端送到主动脉根部注射造影剂，可见主动脉与肺动脉同时显影。

2. 主动脉窦瘤破入右心系统　由于先天性疾病、梅毒或感染性心内膜炎等原因，形成主动脉窦部动脉瘤，侵蚀并穿破至肺动脉、右心房或右心室，从而引起左向右分流。听诊杂音酷似动脉导管未闭，为连续性机器样杂音，但位置较PDA低，破入右心者舒张期更响。临床表现为起病突然、进展迅速，如突发心悸、胸部不适，很快发生心力衰竭。

3. 室间隔缺损伴有主动脉瓣关闭不全　此病可在胸骨左缘第3、4肋间听到收缩期和舒张期往来性杂音，而动脉导管未闭在前胸左侧第1、2肋间听到连续性杂音，二者听诊时需仔细辨别，心脏超声等辅助检查可明确诊断。

4. 其他足以引起类似动脉导管未闭杂音的疾病　如冠状动静脉瘘、冠状动脉肺动脉瘘、左上叶肺动静脉瘘、胸壁的动静脉瘘等。

5. 本病在婴幼儿期或肺动脉压显著增高时，可能只有收缩期杂音，要注意与室间隔缺损、房间隔缺损、肺动脉瓣狭窄等相鉴别。

【并发症】

本病常见的并发症为急性感染性动脉内膜炎和心力衰竭，晚期发展为艾森门格综合征。个别患者可发生肺动脉或未闭的动脉导管破裂出血，偶有未闭的动脉导管内形成血栓被冲入肺血流造成肺栓塞。

【治疗】

封闭动脉导管是根治本病的方法，其指征见图6-3。合并不可逆肺动脉高压、艾森门格综合征者禁忌手术。极小的无杂音的寂静型动脉导管未闭，不必封闭。在复合的先天性心血管畸形中，作为代偿通道而存在的未闭动脉导管不宜封闭，除非已对这些畸形做了根治手术，这类患者大多有发绀。PDA封闭方法包括外科手术和介入治疗（经导管器械封堵）。

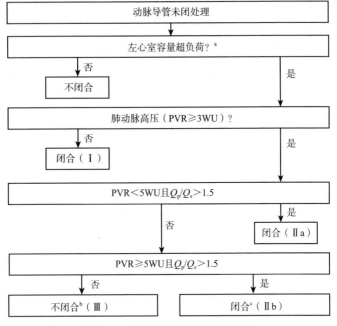

图 6-3　动脉导管未闭的处理原则

引自：《2020 ESC 成人先天性心脏病管理指南》

PVR. 肺血管阻力；Q_p/Q_s. 肺循环与体循环血流量之比；WU. Wood 单位

a 左心室增大；b 包括所有静息及运动后下肢缺氧的患者；c 需要心脏病中心专家的谨慎考虑

Ⅰ、Ⅱa、Ⅱb、Ⅲ 分别代表指南中的推荐级别和证据级别。Ⅰ类推荐最强（没有争议）；Ⅱa 表示较充分的证据支持推荐；Ⅱb 表示欠充分的证据支持推荐；Ⅲ类表示不推荐甚至禁忌

1. 外科手术治疗　结扎动脉导管是根治本病的传统方法。动脉导管被结扎后，约 10% 的患者可以恢复通畅，故近年多主张用切断缝合的方法。婴幼儿及较早期儿童以外科手术治疗为主。超大型 PDA 及解剖异常（如动脉瘤），亦推荐外科手术治疗。

对于有血流动力学意义（如有连续性杂音、左心室容量负荷过重）的动脉导管未闭患者，在发生不可逆性器质性肺动脉高压之前，手术治疗后左向右分流可完全消失，心脏可恢复正常，亦能防止感染性动脉内膜炎，故不论未闭动脉导管内径大小，均应早期施行手术治疗。手术年龄以满3周岁为宜。若未闭动脉导管较大、分流量大而引起心力衰竭等并发症，则在婴儿期即可施行手术治疗。并发心力衰竭及感染性动脉内膜炎的患者，在病情得到控制后应尽早施行手术。感染性动脉内膜炎经抗生素治疗难以控制者，可考虑提前手术，术后动脉内膜炎可能比较容易得到控制。

2. 介入治疗　即经导管器械封堵术，在技术条件成熟的心脏中心，可以代替外科开胸手术治疗本病，特别是对于未闭动脉导管内径小于8mm者，介入治疗安全、可靠。成人动脉导管往往出现钙化，对外科手术不利，PDA器械封堵是最佳选择，即使还合并其他需要外科治疗的心脏疾病，PDA器械封堵成功率高且并发症发生率低。

3. 药物治疗　对于发生在早产婴儿的动脉导管未闭，有学者主张使用抑制前列腺素的药物，如吲哚美辛（0.3mg/kg）或阿司匹林（20mg/kg），每6小时1次，共4次，动脉导管可能在24～30h关闭。

【预后】

无并发症的患者手术治疗效果好，风险小，介入治疗手术死亡率小于1%，外科手术在儿童时期风险小，成人时期手术死亡率为1%～3.5%，主要与肺动脉高压和动脉导管钙化、瘤样扩张有关。

【运动和妊娠指导】

对于无症状、无肺动脉高压的患者，运动不受限制。对于有肺动脉高压者，应限于低强度运动。寂静型和小型动脉导管未闭、妊娠前无症状的患者可耐受妊娠。对于有显著血流动力学影响的动脉导管未闭患者，妊娠可能促发或使心力衰竭恶化。对于有严重肺动脉高压或艾森门格综合征的患者，禁忌妊娠（母亲和胎儿死亡率高达50%～60%）。

（张敬群　郭小梅）

第七章　急性风湿热

急性风湿热（acute rheumatic fever，ARF）是呼吸道 A 组 β 溶血性链球菌感染后引起的一种自身免疫病，可累及全身各个系统，其中以心脏和关节受累最为显著，控制不佳常遗留显著的心脏瓣膜病变，形成慢性风湿性心脏瓣膜病。全世界每 10 万儿童和青年人中有 8～51 人发生 ARF。5～15 岁的儿童最常见。由于常反复急性发作，最终可导致严重的心脏及关节疾病，因此在识别和治疗初次感染的同时，仍需持续地给予抗生素治疗数年及数十年以预防复发。近些年，由于抗生素的广泛使用，发生慢性瓣膜病者已明显减少。

【链球菌感染的诊断】

急性风湿热的有效防治是基于对上呼吸道链球菌感染的识别和治疗。表 7-1 是链球菌咽部感染的临床及流行病学特点。

表 7-1　链球菌咽部感染的临床表现流行病学特点

类别	临床表现流行病学特点
症状	突发的咽痛、吞咽痛、发热、头痛、恶心、呕吐及腹痛
体征	扁桃体及咽部红斑、软腭瘀点
	悬雍垂红斑和肿胀
	颈前淋巴结肿痛
其他	发病季节：冬季和早春
特点	有链球菌感染患者的接触史

对于有上述表现的患者，为进一步明确病原学诊断应进行咽拭子培养、抗原及链球菌抗体检测。

【辅助检查】

1. 链球菌感染的指标　①咽拭子培养：链球菌的阳性率

为20%～25%；②抗链球菌溶血素"O"（ASO）阳性：一般在感染后2周左右出现，阳性率约50%；③抗B型去氧核糖核酸酶阳性：阳性率同ASO，两者联合阳性率可提高到90%。上述抗原检查阳性只能提示患者近期感染过A组溶血性链球菌，不能提示体内存在针对链球菌的自身免疫反应。

2. 急性炎症指标和免疫学检查 ①红细胞沉降率（ESR）增快和C反应蛋白（CRP）增加，急性期的阳性率约为80%，但对于病程较长及慢性病患者，阳性率明显降低；②免疫球蛋白IgG/IgM、循环免疫复合物和补体C3增高，占50%～60%；③血清蛋白电泳α1和α2增高，占70%；④抗心肌抗体，根据检查方法的不同，阳性率也不同，ELISA相对敏感，阳性率约为70%；⑤抗A组链球菌菌壁多糖抗体（ASP），阳性率为70%～80%；⑥外周血淋巴细胞促凝血活性试验（PCA），阳性率在80%以上时，有较高的敏感性和特异性。

3. 心电图及影像学检查 心电图检查可发现各种心律失常及PR间期延长，有助于心肌炎的诊断；心脏超声检查对轻度心包积液较敏感；心肌核素检查（ECT）可检测出轻症及亚临床心肌炎。

【诊断】

急性风湿热的诊断使用修改后的Jones标准，Jones标准首次发表于1944年，经过多次修改，最后一次更新是在2015年（表7-2）。该修订标准考虑到高风险人群和低风险人群之间诊断标准的差异而给出不同的推荐，并推荐多普勒超声心动图作为评估瓣膜反流、诊断早期心脏受累的较好工具。舞蹈症的存在本身就足以诊断急性风湿热。

表7-2 2015年AHA修订的Jones诊断标准

A. 有链球菌感染证据的患者	
初发ARF的诊断	2个主要标准或1个主要标准和2个次要标准
复发ARF的诊断	2个主要标准或1个主要标准和2个次要标准或3个次要标准
B. 主要标准	
低风险人群	中高风险人群
临床或亚临床心肌炎	临床或亚临床心肌炎

续表

关节炎（仅包括多发性关节炎）	关节炎（包括单关节炎、多关节炎或多关节痛）
舞蹈症	舞蹈症
环形红斑	环形红斑
皮下结节	皮下结节

C. 次要标准

低风险人群	中高风险人群
多关节痛	单关节痛
发热，体温＞38.5℃	发热，体温＞38℃
ESR＞60mm/h和（或）CRP＞3mg/dl	ESR＞30mm/h和（或）CRP＞3mg/dl
PR间期延长，在考虑年龄变异性之后	PR间期延长，在考虑年龄变异性之后

注：低风险人群是每10万学龄儿童 ARF 发病人数为2或更低的人群，或每1000人每年风湿性心脏病发病人数为1或更低的人群。亚临床心肌炎是指根据世界心脏联合会标准，超声心动图诊断有瓣膜炎。如心肌炎已列为主要表现，则心电图不能作为一项次要标准。

世界卫生组织2002～2003年推出了修订标准（表7-3），与2015年AHA的Jones诊断标准相比，不同之处主要是对风湿热提出了分类诊断标准，并对前驱链球菌感染做了明确45天的规定，主要和次要表现仍沿用了过去标准。

表7-3 2002～2003年WHO对风湿热和风湿性心脏病的诊断标准

诊断类别	诊断标准
初发风湿热	2项主要表现或1项主要表现加2项次要表现加前驱的链球菌感染证据
复发风湿热无风湿性心脏病	2项主要表现或1项主要表现加2项次要表现加前驱的链球菌感染证据
复发风湿热患有风湿性心脏病	2项次要表现加前驱的A组链球菌感染证据

续表

诊断类别	诊断标准
风湿性舞蹈症（隐匿发病的风湿性心肌炎）	风湿热的主要表现或A组链球菌感染的证据可不需要
慢性风湿性心瓣膜病［患者第一时间表现为单纯二尖瓣狭窄或复合性二尖瓣病和（或）主动脉瓣病］	不需要风湿热的任何标准即可诊断风湿性心脏病
主要表现	心肌炎、多关节炎、舞蹈病、环形红斑、皮下结节
次要表现	临床表现：发热、多关节痛 实验室：ESR增快，CRP阳性，白细胞增多 心电图：PR间期延长
近45天内有前驱链球菌感染的证据	ASO或风湿热链球菌抗体升高，咽拭子培养阳性或A组链球菌抗原快速试验阳性或新近患猩红热

此外，美国医师协会指出，根据患者的临床表现和实验室检查，可以通过三步对急性风湿热进行诊断，见表7-4。

表7-4　急性风湿热的逐步诊断方案

步骤1：检查是否有A组链球菌感染

以下任何一项：

快速抗原检测阳性并伴有适当的临床表现

或咽喉培养阳性

或ASO/抗DNA酶B滴度升高或持续增加

是——转至步骤2

否——考虑其他诊断

步骤2：确定人群风险。*根据相应的人群风险来确定主要和次要表现的数目

低风险人群	中高风险人群
主要标准	主要标准
心肌炎	心肌炎
多关节炎	单关节炎、多关节炎或多关节痛

续表

Sydenham 舞蹈症	Sydenham 舞蹈症
环形红斑	环形红斑
皮下结节	皮下结节
次要标准	次要标准
PR 间期延长	PR 间期延长
多关节炎	单关节炎
发热（体温达 38.5℃或更高）	发热（体温达 38℃或更高）
ESR≥60mm/h 和（或）CRP≥3mg/dl	ESR≥30mm/h 和（或）CRP≥3mg/dl

满足主要标准的数量_____

满足次要标准的数量_____

步骤3：确定患者是否有急性风湿热病史。根据相应的急性风湿热发作史明确患者是否符合诊断标准

首次发作	再次发作
2 个主要标准或	2 个主要标准或
1 个主要标准与 2 个次要标准	1 个主要标准与 2 个次要标准或
	3 个次要标准

是——急性风湿热确诊

否——考虑其他诊断

【治疗】

清除链球菌感染，去除诱因；控制临床症状，迅速缓解心肌炎、关节炎及风湿热的症状，解除患者痛苦；预防和治疗并发症，提高患者生活质量，延长寿命。

1. 一般治疗　注意保暖，避免潮湿，有心肌炎的患者应至少卧床休息 4 周。针对患者主要临床表现的治疗方案见表 7-5。

表 7-5　急性风湿热主要临床症状的对症治疗方案

严重程度	治疗
心肌炎	
轻度	休息数天至数周，并减少活动量
中度至重度	心血管内科会诊
	卧床休息数周
	逐渐恢复正常活动
	当出现心衰、二尖瓣反流或狭窄、房颤、感染性心内膜炎时给予适当药物或手术治疗

续表

严重程度	治疗
关节炎	
确诊前	对乙酰氨基酚
轻度至重度	大剂量阿司匹林或萘普生。症状消失 1～2 周后停药
Sydenham舞蹈症	
轻度	休息，避免过度刺激，并保持环境安静
中度至重度	丙戊酸和（或）卡马西平。症状消退 1 个月后逐渐减量
危重或难治	神经科或精神科会诊 泼尼松、静脉注射用免疫球蛋白（IVIG）和血浆置换

2. 抗感染治疗　根除咽部链球菌感染是风湿热治疗的根本措施。抗生素治疗应在A组链球菌咽炎发病9天内开始，咽拭子培养阴性仍推荐进行抗生素治疗。风湿热的一级预防治疗推荐药物及剂量见表7-6。由于风湿热极易复发，对有过风湿热的患者应用抗生素进行二级预防，防止风湿热的复发及导致严重的心脏及关节并发症，见表7-7，疗程见表7-8，首选药物是苄星青霉素，针对青霉素有超敏反应者应避免使用。

表7-6　风湿热的基本治疗抗生素用药方案

药物	剂量及用法	给药途径	疗程
青霉素			
青霉素 V（苯氧青霉素）	体重≤27kg的儿童:250mg，2～3次/天；体重>27kg的儿童和成人: 500mg，2～3次/天	口服	10 天
阿莫西林	50mg/kg，1次/天	口服	10 天
苄星青霉素	60 万 U（体重≤27kg）；120 万 U（体重>27kg）	肌内注射	1 次
青霉素过敏者			
窄谱头孢菌素（头孢氨苄、头孢羟氨苄）	剂量不定	口服	10 天
克林霉素	20mg/（kg·d），分3次给药（最大剂量为1.8g/d）	口服	10 天

续表

药物	剂量及用法	给药途径	疗程
阿奇霉素	12mg/(kg·d)，1次/天（最大剂量500mg/d）	口服	5天
克拉霉素	15mg/(kg·d)，分2次给药（每次最大剂量250mg，每天2次）	口服	10天

表7-7　风湿热的二级预防用药方案（预防风湿热的复发）

药物	剂量及用法	给药途径
一线治疗		
苄星青霉素	成人剂量：120万U，每4周给药1次[*] 儿童剂量：60万U（体重≤27kg）； 120万U（体重＞27kg）。每4周给药1次[*]	肌内注射
青霉素	成人剂量：250mg，每天2次 儿童剂量：与成人相同	口服
青霉素过敏者		
磺胺嘧啶	成人剂量：1.0g，1次/天 儿童剂量：0.5g，1次/天（体重≤27kg）； 1.0g，1次/天（体重＞27kg） 根据具体药物而定	口服
青霉素和磺胺均过敏者		
红霉素	成人剂量：250mg，2次/天 儿童剂量：10mg/kg，2次/天（最大剂量500mg/d）	口服
阿奇霉素	成人剂量：250mg，1次/天 儿童剂量：6mg/kg，1次/天（最大剂量250mg/d）	口服

　*对高风险地区、有风湿性心脏病或急性风湿热反复多次复发的患者推荐每3周给药1次。

表7-8 风湿热二级预防疗程

疾病	疗程
风湿热合并心肌炎伴有心脏瓣膜病变	10年或到40岁（以时间长者为准）（严重心脏瓣膜病或瓣膜手术后需终身治疗）
风湿热合并心肌炎不伴心脏瓣膜病变	10年或到21岁（以时间长者为准）
单纯风湿热无心肌炎	5年或到21岁（以时间长者为准）

3. 抗风湿治疗

（1）对单纯关节受累者首选非甾体抗炎药，常用阿司匹林，成人3～4g/d，儿童80～100mg/（kg·d），分3～4次口服，疗程6～8周。对于阿司匹林不耐受的患者可以考虑使用萘普生替代，每天服用2次[15～20mg/（kg·d）]，不良反应发生率较低。确诊前建议服用对乙酰氨基酚，以免掩盖疾病症状。

（2）大多数患者会患有轻度到中度的心肌炎，对已发生心肌炎者，一般采用糖皮质激素治疗，常用泼尼松，30～40mg/d，儿童1.0～1.2g/（kg·d），分3～4次口服，病情缓解后逐渐减量至10～15mg/d维持治疗，疗程至少12周。为防止激素停用后出现反跳现象，可在停用激素的前2周加用阿司匹林，待激素停用2～3周后停用阿司匹林。

（3）对病情严重，如有心包炎或心肌炎合并心力衰竭者，可静脉使用地塞米松5～10mg/d或氢化可的松200mg/d，待病情好转后改用口服激素治疗，疗程可根据病情适当延长。

（赵春霞 汪道文）

第八章　瓣膜性心脏病

第一节　二尖瓣狭窄

【病因】

二尖瓣狭窄的最常见病因为风湿热和老年退行性二尖瓣瓣环钙化，前者多见于发展中国家，后者多见于发达国家，并随着年龄增长，该病的患病率增加。二者均以女性多见。单纯二尖瓣狭窄只占风湿性心脏病的25%左右，40%伴有二尖瓣关闭不全，其他常累及主动脉瓣而表现为多瓣膜受累。少见病因包括二尖瓣先天畸形、胸部放疗后或类癌性心脏病等。

【病理生理】

正常二尖瓣口面积（MVA）为 $4 \sim 6cm^2$，MVA $> 1.5cm^2$ 且 $\leq 2.0cm^2$ 为轻度狭窄，$> 1.0cm^2$ 但 $\leq 1.5cm^2$ 为中度狭窄，$\leq 1.0cm^2$ 为重度狭窄。风湿性二尖瓣狭窄的主要病理表现为瓣叶增厚和瓣叶交界区粘连、融合。二尖瓣狭窄后，左心房压增高，继而肺静脉和肺毛细血管的压力增高，产生肺淤血和肺间质水肿。长期肺淤血可引起肺动脉压增高，最终导致右心衰竭。

【临床表现】

一般在二尖瓣中度狭窄（MVA $\leq 1.5cm^2$）时出现临床表现。

1. 症状　类似心力衰竭，主要为呼吸困难，早期为劳力性，进展后出现静息及夜间阵发性呼吸困难，其他可有咳嗽、咯血、左心房增大的压迫症状（如声嘶、吞咽困难），以及发生房颤后出现脑卒中等血栓栓塞事件，右心衰竭时出现下肢水肿和食欲缺乏等消化道淤血症状。

2. 体征　二尖瓣面容；第一心音亢进，呈拍击性，并有开瓣音，瓣叶严重钙化时此体征可消失；心尖区可闻及低调的隆隆样舒张中晚期杂音，局限，不传导，重度狭窄时杂音可被掩盖；P2亢进分裂，肺动脉瓣区有格雷厄姆·斯蒂尔杂音。

【辅助检查】

1. X线检查　左心房增大，心脏呈梨形，双心房影，肺动脉主干凸出，以及肺淤血，甚至肺水肿。

2. 心电图　左心房增大（二尖瓣型P波）；右心室肥大；房颤，尤其在病程晚期。

3. 心脏超声　确诊和确定手术指征及策略的主要手段。

（1）二尖瓣解剖评估：包括瓣叶和瓣下结构，确定病因；评估左心房、左心室结构及功能。

（2）评估狭窄程度：通过测算二尖瓣瓣口面积和二尖瓣跨瓣压差确定。

（3）排除左心耳血栓：尤其经食管超声心动图是发现左心耳血栓的标准诊断方法。

【诊断和鉴别诊断】

1. 诊断　心尖区隆隆样舒张期杂音伴X线检查或心电图示左心房增大，提示二尖瓣狭窄，超声心动图检查可确诊。

2. 心尖舒张期隆隆样杂音的鉴别

（1）Austin-Flint杂音：见于严重主动脉瓣关闭不全引起的相对性二尖瓣狭窄。

（2）左心房黏液瘤：瘤体阻塞二尖瓣口产生，杂音随体位变化发生改变，其前有肿瘤扑落音。

（3）经二尖瓣口的血流量增加引起的相对性二尖瓣狭窄：表现为心尖区短促的隆隆样舒张中期杂音，见于严重二尖瓣反流、大量左向右分流的先天性心脏病（如室间隔缺损、动脉导管未闭）和高动力循环（如甲状腺功能亢进、贫血）。

【治疗】

（一）一般治疗

1. 风湿性二尖瓣狭窄有风湿活动者应给予抗风湿治疗，以及预防风湿热复发，应用苄星青霉素120万U，每4周肌内注射1次，一般应坚持至40岁甚至终生。

2. 减少体力活动，限制钠盐摄入，避免和控制诱发因素，如感染、贫血等。

3. 无症状者定期（6～12 个月）复查。

（二）内科治疗

内科治疗主要是针对肺淤血或急性肺水肿，以及房颤的治疗。

1. 利尿　急性期静脉注射利尿药，慢性期口服用药。

2. 扩张血管　注意选用硝酸酯类静脉血管扩张药，避免使用动脉血管扩张药。

3. 控制心室率　如β受体阻滞剂、地高辛和伊伐布雷定均可使用；急性期可静脉用药，房颤伴快速心室率时可静脉注射毛花苷 C。

4. 改善心房颤动　首先控制心室率，有适应证者，如左心房内径＜60mm、房颤病史不到 1 年，可考虑转复窦性心律；二尖瓣狭窄合并房颤为血栓栓塞高风险，需要抗凝治疗，注意与非瓣膜性房颤不同，只能使用华法林，新型口服抗凝药物目前无使用指征。

5. 正压通气　急性肺水肿呼吸困难明显时可考虑机械辅助通气治疗。

（三）手术治疗

中重度（MVA ≤ 1.5cm^2）、症状性二尖瓣狭窄患者有手术治疗适应证，无症状但有新发房颤、栓塞并发症和肺动脉高压者也可考虑手术治疗。

1. 风湿性二尖瓣狭窄

（1）经皮二尖瓣球囊扩张术：风湿性二尖瓣狭窄的首选手术方式，适用于瓣膜钙化和瓣下结构受累不严重的患者。瓣膜严重钙化、左心房血栓、合并二尖瓣关闭不全或多瓣膜病变等为手术禁忌证。

（2）外科手术：适用于不适合经皮二尖瓣球囊扩张术的患者。

2. 退行性或钙化性二尖瓣狭窄　外科手术风险较高，有研究支持经皮导管二尖瓣置换术。

第二节　二尖瓣关闭不全

【病因】

原发性二尖瓣关闭不全是由二尖瓣装置（瓣叶、瓣环、腱索、乳头肌)的任一或多个部分的器质性病变引起的,主要病因包括二尖瓣脱垂(Barlow综合征)、感染性心内膜炎、风湿热等。继发性或功能性二尖瓣关闭不全则继发于左心房和左心室的几何形状变化及瓣环扩大等,包括扩张型和缺血性心肌病、慢性房颤左心房显著增大等。

【病理生理】

(一)急性

收缩期血液反流至左心房,舒张期大量血液回流至左心室,左心房和左心室容量负荷骤增而左心室尚不及代偿,使左心室舒张末压和左心房压急剧升高,导致肺淤血和急性肺水肿。

(二)慢性

慢性二尖瓣关闭不全时,左心室舒张末期容量负荷增加,根据Frank-Starling机制,左心室心排血量增加,射血分数正常或增加,因此代偿早期可无症状;病程后期,持续容量负荷增加导致左心室和左心房扩张,至失代偿后左心室舒张末期压力和左心房压增加,左心室射血分数降低,出现心排血量下降及肺淤血;后期出现肺动脉高压和右心衰竭。

【临床表现】

(一)症状

1. 急性二尖瓣关闭不全　临床表现为急性左心衰竭,甚至心源性休克。

2. 慢性二尖瓣关闭不全　临床表现取决于关闭不全的程度和病程长短,轻度反流和病程早期可无症状;重度反流失代偿后因心排血量减少可出现乏力;肺淤血者出现不同程度的呼吸困难;右心衰竭后出现下肢水肿等。

(二)体征

1. 颈静脉怒张、肝颈静脉反流征阳性、肝大、下肢水肿等右心衰竭的体征,慢性二尖瓣关闭不全者心界向左下扩大。

2. 第一心音减弱、第二心音分裂和闻及第三心音。

3. 原发性二尖瓣关闭不全者为心尖全收缩期3/6级以上吹风样杂音,伴震颤和传导,前叶损害向腋下、后叶损害向心底部传导,二尖瓣脱垂时伴收缩期咯喇音,腱索断裂则杂音呈海鸥鸣或乐音性。继发性或功能性二尖瓣关闭不全者一般杂音较轻且非全收缩期。

【辅助检查】

1. X线检查　左心房、左心室增大；肺淤血及肺水肿。

2. 心电图　左心房增大（二尖瓣型P波）和左心室增大，以及房颤。

3. 心脏超声　超声诊断敏感度达100%，并可对二尖瓣关闭不全的程度做半定量和定量评估。超声还可显示瓣膜和瓣下结构，以及评估左心房、左心室的结构和功能状态，从而鉴别原发性和继发性二尖瓣病变，并为确定手术指征和手术方式提供依据。必要时可进行三维和经食管超声心动图，分别对反流程度和二尖瓣结构做出准确判定。

4. 心脏磁共振成像　对反流程度判定存疑时，可进行磁共振成像检查。

【诊断和鉴别诊断】

1. 诊断　急性肺水肿、心尖区收缩期杂音同时心影不大，结合病因，如二尖瓣脱垂、感染性心内膜炎、急性心肌梗死等，可诊断急性二尖瓣关闭不全。慢性心衰，心尖区有典型收缩期杂音伴左心室、左心房增大，可以诊断慢性二尖瓣关闭不全。确诊需依赖超声心动图检查，应注意鉴别原发性或继发性二尖瓣关闭不全。

2. 鉴别诊断　主要是心尖区收缩期杂音的鉴别，心脏超声可以确诊和鉴别。

（1）三尖瓣关闭不全：胸骨左缘第4、5肋间最清楚，右心室显著扩大时可传导至心尖区，但不向左腋下传导；杂音吸气时增强，常伴颈静脉收缩期搏动。

（2）室间隔缺损：杂音在胸骨左缘第4肋间最明显，不向腋下传导，常伴胸骨旁收缩期震颤。

（3）胸骨左缘收缩期喷射性杂音：与主动脉瓣狭窄、肥厚型心肌病伴流出道梗阻和肺动脉瓣狭窄相鉴别。

【治疗】

（一）内科治疗

1. 急性二尖瓣关闭不全　治疗目的是降低肺静脉压，增加心排血量和纠正病因。硝酸酯类药物和利尿药可减轻心脏前负荷和左心室充盈压，硝普钠可降低心脏后负荷；出现低血压、休克等血流动力学不稳定者，应考虑机械循环支持，如主动脉内球囊反搏（IABP）和外科修复。部分患者经药物治疗后症状基本控制，进入慢性代偿期。

2. 慢性二尖瓣关闭不全　按慢性心力衰竭治疗原则处理。

（二）外科治疗

重度二尖瓣关闭不全患者在内科治疗的基础上，需要评估手术指征及选择合适的手术方案。手术方式包括外科手术和微创经皮二尖瓣缘对缘修复术（TEER）。

1. 原发性二尖瓣关闭不全

（1）急性重度二尖瓣关闭不全：一般需紧急外科手术。

（2）慢性重度二尖瓣关闭不全：手术指征，①症状性患者，首先评估手术可行性及手术风险，如果手术可行且风险不高，考虑外科手术，首选二尖瓣修补术，如果外科手术不可行或手术风险高，可考虑 TEER；②无症状患者，如果左心室射血分数≤60%或左心室舒张末期内径≥40mm，或者有新发房颤或肺动脉高压，考虑外科手术，首选二尖瓣修补术，如果瓣叶及瓣下结构病变严重，考虑二尖瓣置换术；③严重左心室功能不全或左心室重度扩张者，内科姑息治疗。

2. 继发性二尖瓣关闭不全　慢性重度继发性二尖瓣关闭不全虽然预后不良，但是否进行手术干预目前证据有限，需要心脏内、外科团队协作决策。在经过心衰最佳药物治疗后，包括 CRT（如有适应证）在内，仍然有症状的患者，再考虑手术治疗，手术指征如下。

（1）需要进行冠状动脉或其他心脏外科手术者：①外科手术如冠脉旁路移植术同时可进行二尖瓣外科手术；②先进行 PCI 或经导管主动脉瓣置入术（TAVI），术后仍有症状，且不适合二尖瓣外科手术，可考虑行 TEER。

（2）无冠心病和其他心脏合并症的患者，在严格评估后可以考虑 TEER，其次考虑外科手术。

（3）终末期心衰，有严重合并症预期寿命不到1年者，可考虑心脏移植或姑息疗法。

第三节　主动脉瓣狭窄

【病因】

1. 风湿性心脏病　单纯风湿性主动脉瓣狭窄比较少见，多伴有关闭不全和二尖瓣病变。

2. 先天性畸形　先天性畸形主要是二叶瓣畸形，是成人单纯主动脉瓣狭窄最常见的病因，发病率为 1%～2%，男性多见，与遗传有关。由于瓣叶结构异常，随年龄增长瓣膜逐渐增厚、钙化和狭窄，一般于 40 岁后发病，约 1/3 发生狭窄。其他包括先天性单叶瓣和三叶瓣畸形。

3. 老年退行性钙化性主动脉瓣狭窄　老年退行性钙化性主动脉瓣狭窄为 65 岁以上老年人单纯性主动脉瓣狭窄的常见原因，发病率约为 2%，85 岁以上老年人达 4%。常伴有二尖瓣环钙化。

【病理生理】

成人主动脉瓣口 $\geq 3.0cm^2$。当瓣口面积 $\leq 1.0cm^2$ 时，跨瓣压显著增加，并对血流动力学产生影响。主要是左心室收缩压和压力负荷增加，左心室向心性肥厚，顺应性降低，引起左心室舒张末压和左心房压增高，长期增高导致肺静脉压、肺毛细血管楔压增高，最终导致左心衰竭，同时也出现肺动脉压增高。

严重主动脉瓣狭窄还可引起心肌缺血，其机制为：①左心室壁增厚、心室收缩压升高和射血时间延长，增加心肌氧耗量；②左心室肥厚，心肌毛细血管密度相对减少；③舒张期心腔内压力增高，压迫心内膜下冠状动脉；④左心室舒张末压升高致舒张期主动脉-左心室压差降低，减少了冠状动脉灌注压。

【临床表现】

1. 症状　主动脉瓣狭窄代偿期较长，症状出现较晚。劳力性心绞痛、晕厥和呼吸困难为典型主动脉瓣狭窄常见的三联征。可并发房颤、猝死、胃肠道出血（海德综合征）等。

2. 体征　心界正常或稍扩大，心尖抬举样搏动；胸骨右缘第2肋间可闻及收缩期喷射性3/6级以上杂音，粗糙、递增-递减型，主要向右侧颈动脉传导，伴震颤。

【辅助检查】

1. X线检查 心影一般不大，75%～85%的患者出现升主动脉扩张。

2. 心电图 左心室高电压和ST-T改变。

3. 心脏超声 是诊断、确定病因、评估狭窄严重程度的首要方法，同时可提供预后和手术干预的依据。对狭窄程度的评估可通过测定平均跨瓣压差、跨瓣峰值流速和瓣口面积（连续方程式）3个方面进行，其中瓣口面积最重要。平均跨瓣压差≥40mmHg、跨瓣峰值流速≥4m/s，以及瓣口面积≤1.0cm^{2}为传统高压差重度主动脉瓣狭窄。但应注意部分重度主动脉瓣狭窄患者的跨瓣压差可以不高，此时需要结合左心室射血分数、左心室每搏输出量，必要时进行多巴酚丁胺试验，有时还需通过心脏增强CT测定主动脉瓣钙化积分等进行综合评估。

4. 运动试验 无症状重度主动脉瓣狭窄患者需要进行运动试验进行危险分层，帮助制订治疗策略。

5. 心脏增强CT 主动脉瓣钙化积分可帮助确定主动脉瓣狭窄程度；心脏CT仍是TAVI前的重要评估手段，可对主动脉瓣解剖结构、瓣环大小和形态、瓣膜和血管钙化程度和分布、冠状动脉开口的堵塞风险、主动脉根部内径、血管入路情况提供详细信息，并帮助确定瓣膜开放时X线下的最佳投照体位。

【诊断和鉴别诊断】

具有典型主动脉瓣狭窄杂音时，临床较易诊断。确诊和病因诊断需依赖超声心动图。

鉴别诊断包括：①肥厚型心肌病合并左心室流出道梗阻；②主动脉瓣瓣下和瓣上狭窄，比较少见；③部分老年主动脉瓣狭窄患者合并心肌淀粉样变性，需要鉴别；④主动脉瓣狭窄的杂音如传导至胸骨左下缘或心尖区时，应与二尖瓣关闭不全、三尖瓣关闭不全或室间隔缺损的全收缩期杂音区别。

【治疗】

（一）内科治疗

1. 目前没有药物被证实可以改善主动脉瓣狭窄患者的自然病程。出现心力衰竭的患者可按心衰处理原则进行治疗，但应注意对用药剂量的控制，避免出现低血压。

2. 其他治疗，如病因为风湿性心脏病（风心病）合并风湿活动者，应预防风湿热；无症状患者、轻度狭窄患者应每2年复查1次，中、重度狭窄患者每6～12个月复查1次并避免进行剧烈体力活动。

（二）手术治疗

手术包括外科主动脉瓣置换术（SAVR）和经导管主动脉瓣置入术（TAVI）。SAVR是重度主动脉瓣狭窄患者的经典治疗方法，但因为手术高风险，约1/3有手术指征的患者不能进行该手术；TAVI手术方式进展迅速，早期主要用于高龄和外科手术高风险患者，2017年后有年轻化和向中、低危患者拓展的趋势。

手术适应证：①症状性重度主动脉瓣狭窄。②无症状重度主动脉瓣狭窄合并LVEF＜50%；运动试验诱发症状或血压降低至基线水平以下；具有其他不良预后因素，如高龄、左心室应变减低、BNP增高等。

手术方式选择：①年龄在75岁以下、外科手术低风险患者，首选SAVR；②年龄≥75岁、外科手术高风险患者，首选TAVI；③其他患者，依据临床特点、瓣膜和血管解剖特点、合并心脏情况等进行选择。

第四节　主动脉瓣关闭不全

【病因】

主动脉瓣关闭不全是由主动脉瓣和（或）主动脉根部和升主动脉的疾病所致。按病程分为急性和慢性，前者最常见于感染性心内膜炎，少见原因为主动脉夹层撕裂。后者包括主动脉瓣疾病，如三叶或二叶主动脉瓣退行性变、风湿性心脏病、感染性心内膜炎和主动脉瓣黏液样变性，以及不同原因引起的主动脉扩张，如梅毒性主动脉炎、马方综合征、强直性脊柱炎、高血压和特发性升主动脉扩张等。

【临床表现】

（一）症状

1. 急性重度关闭不全的临床表现为急性左心衰竭，甚至心源性休克。

2. 慢性主动脉瓣关闭不全代偿期较长，重度关闭不全者病程后期可出现心力衰竭的临床表现，主要为肺淤血相关的呼吸困难，因心排血量增多还可出现心悸、心前区不适、头部搏动感等。

（二）体征

1. 发展至右心衰竭时出现心衰体征，如颈静脉怒张、肝颈静脉反流征等；颈动脉搏动增强；肺淤血时出现肺部湿啰音。

2. 心界向左下扩大，心尖搏动呈抬举样，急性可正常；主动脉根部扩大者，胸骨右缘2、3肋间可扪及收缩期搏动。

3. 第一心音减弱，A2减弱，P2增强，闻及心尖第三心音。

4. 杂音：主动脉瓣第二听诊区闻及柔和、高调、叹气样递减型舒张期杂音并向心尖部传导，坐位前倾和深呼气时易听到。轻度反流杂音限于舒张早期；中或重度反流杂音较粗糙，为全舒张期；乐音性杂音提示瓣叶脱垂、撕裂或穿孔。注意升主动脉扩张引起的杂音在胸骨右缘第一听诊区更明显，向胸骨左缘传导。此外，重度反流可导致主动脉瓣收缩中期杂音，较粗糙，与左心室心排血量增加和主动脉根部扩大有关；二尖瓣被反流的血液抬起可导致心尖相对性二尖瓣狭窄的Austin-Flint杂音。

5. 出现脉压增大及周围血管征，急性可无。

【辅助检查】

1. X线检查 左心室增大，靴形心；肺淤血及肺水肿。

2. 心电图 非特异性ST-T改变。

3. 心脏超声 诊断主动脉瓣关闭不全的主要方法。

（1）评估瓣膜解剖、主动脉根部和升主动脉的形态、反流机制，帮助确定手术干预方式。

（2）确定关闭不全程度：多普勒定性分析，以及半定量和定量评估。

（3）左心房、左心室结构和功能情况。

4. 心脏磁共振成像　超声对反流程度判定存疑时可进行磁共振成像检查。

【诊断和鉴别诊断】

有典型主动脉瓣关闭不全的舒张期杂音伴周围血管征，可诊断为主动脉瓣关闭不全，确诊依赖超声心动图。

鉴别诊断主要是对杂音的鉴别，包括格雷厄姆·斯蒂尔杂音，见于严重肺动脉高压伴肺动脉扩张所致的相对性肺动脉瓣关闭不全，常有肺动脉高压体征；如闻及Austin-Flint杂音，需与器质性二尖瓣狭窄的舒张期杂音鉴别。

【治疗】

（一）内科治疗

1. 急性　手术前需过渡性治疗，目的在于降低肺静脉压，增加心排血量，稳定血流动力学。静脉使用利尿药、硝普钠和正性肌力药物。

2. 慢性

（1）ACEI和利尿药，心衰症状持续时可加用β受体阻滞剂；马方综合征首选β受体阻滞剂和ARB。

（2）无症状患者定期随访：重度患者每6个月1次，轻、中度患者每1～2年1次。

（二）手术治疗

重度主动脉瓣关闭不全患者需进行手术评估。

1. 急性　感染性心内膜炎、主动脉夹层等引起的急性主动脉瓣关闭不全患者一般需要紧急手术。

2. 慢性　手术指征与患者症状、左心室大小和功能、主动脉根部扩张与否及程度有关。

手术指征：①症状性重度主动脉瓣关闭不全；②无症状，但左心室射血分数≤50%或左心室收缩末期内径≥50mm；③合并升主动脉扩张，内径≥55mm或≥50mm（马方综合征、主动脉瓣二叶畸形等）。

手术方式：外科手术换瓣（SAVR）是标准的手术方式，合并主动脉根部扩张者，需行主动脉根部带瓣人工血管移植术；有经验的中心，可考虑行微创TAVI。

第五节 三尖瓣狭窄

【病因和病理生理】

最常见病因为风心病。病理改变与二尖瓣狭窄相似，但损害较轻，常伴三尖瓣关闭不全和二尖瓣狭窄。其他罕见病因有先天性三尖瓣闭锁、类癌综合征、药物性瓣膜损害等。

血流动力学异常包括：①舒张期跨三尖瓣压差，运动和吸气时升高、呼气时降低。最大舒张期压差＞1.9mmHg时提示三尖瓣狭窄；平均跨瓣压差≥5mmHg时，出现右心衰竭。②右心室心排血量减少，不随运动增加，右心室容量正常或减少。

【临床表现】

1. 症状　心排血量低可引起疲乏，体循环淤血致腹胀、下肢水肿等右心衰竭的表现。可并发心房颤动和肺栓塞。

2. 体征　①颈静脉扩张。②胸骨左下缘有三尖瓣开瓣音。③胸骨左缘第4、5肋间或剑突附近有紧随开瓣音后的、较二尖瓣狭窄杂音弱而短的舒张期隆隆样杂音，伴舒张期震颤。杂音和开瓣音均在吸气时增强，呼气时减弱。④肝大伴收缩期前搏动。⑤腹水和全身水肿。

【辅助检查】

超声心动图是主要的评估和确诊手段。目前缺乏狭窄程度的评估标准，一般平均跨瓣压差≥5mmHg时认为有临床意义。

【诊断和鉴别诊断】

具有典型听诊表现和颈静脉充盈、体循环静脉淤血，而不伴肺淤血及P2亢进分裂、不合并右心室增大可诊断为三尖瓣狭窄。

鉴别诊断：房间隔缺损如左向右分流量大时，则通过三尖瓣的血流量增多，可在三尖瓣区闻及第三心音后短促的舒张中期隆隆样杂音。

【治疗】

（一）内科治疗

内科治疗包括限制钠盐摄入，应用利尿药，控制心房颤动的心室率。

（二）手术治疗

内科治疗后仍然有症状的患者可考虑手术治疗，一般与左侧瓣膜手术同时进行，依据瓣膜解剖情况和术者经验选择瓣膜修复术或人工瓣膜置换术，后者一般首选生物瓣膜。经皮球囊三尖瓣成形术的长期疗效尚不明确，单纯三尖瓣狭窄患者可考虑。

第六节　三尖瓣关闭不全

【病因和病理生理】

三尖瓣关闭不全远较狭窄多见。

（一）继发性或功能性三尖瓣关闭不全

本病常见。由右心室和三尖瓣瓣环扩大，收缩时瓣叶不能闭合引起，见于各种引起右心室肥大、右心室收缩压增高或肺动脉高压的疾病。

（二）器质性三尖瓣关闭不全

本病较少见。其包括三尖瓣下移畸形（Ebstein畸形）、风心病、三尖瓣脱垂、感染性心内膜炎、冠心病、类癌综合征等。

严重三尖瓣关闭不全的血流动力学特征为体循环静脉高压和运动时右心室心排血量相应增加的能力受限，晚期出现右心衰竭。

【临床表现】

1. 症状　重者有疲乏、腹胀等右心衰竭症状。并发症有心房颤动和肺栓塞。

2. 体征

（1）颈静脉扩张伴收缩期搏动，吸气时增强，严重者伴颈静脉收缩期杂音和震颤；肝脏收缩期搏动。

（2）胸骨左下缘或剑突区可闻及高调、吹风样和全收缩期杂音，随吸气增强；右心室显著扩大占据心尖区时，杂音在心尖区最明显，需与二尖瓣关闭不全相鉴别；三尖瓣脱垂有收缩期咯喇音。

（3）胸骨左下缘第三心音，吸气时增强；闻及第三心音后的短促舒张期隆隆样杂音。

（4）体循环淤血和右心衰竭的相关体征。

【诊断和鉴别诊断】

典型者诊断不难，右心室显著扩大时需与二尖瓣关闭不全的杂音相鉴别。

【辅助检查】

超声心动图是主要的评估和确诊手段，包括反流程度评估、三尖瓣解剖结构、右心室大小和功能、肺动脉压等。

【治疗】

（一）内科治疗

出现右心衰竭者，限制钠盐摄入，使用利尿药和醛固酮受体拮抗药。部分合并肺动脉高压的患者可考虑肺高压靶向药物治疗。

（二）手术治疗

依据是否进行左侧瓣膜手术、病因（原发性或继发性三尖瓣关闭不全）、关闭不全程度、症状、右心室功能和肺动脉压决定是否进行手术治疗。

同时行左侧瓣膜手术者，三尖瓣手术指征选择较宽松；单纯原发性重度关闭不全者出现症状，可考虑手术；单纯继发性重度关闭不全出现症状但合并严重右心室功能不全或重度肺动脉高压者，不建议手术，而应考虑针对病因治疗。手术方式有外科瓣膜修复或瓣膜置换，也可考虑经皮导管瓣膜手术。

（王　红）

第七节　肺动脉瓣狭窄

【病因】

肺动脉瓣狭窄是一种较少见的先天性心脏病，多数为单纯肺动脉瓣狭窄，其次为漏斗部狭窄。它可单独存在或合并其他心血管畸形，如法洛四联症等。此外，瓣上型指肺动脉主干或主要分支有单发或多发性狭窄，罕见。

【病理生理】

肺动脉瓣狭窄可致右心室排血受阻，右心室压力增高，右心室代偿性肥厚，最终右心室肥大导致衰竭。跨瓣压差的大小可反映肺动脉瓣口狭窄的程度，如跨瓣压差在40mmHg以下为轻度狭窄，肺动脉瓣孔在1.5～2.0cm；如压差40～100mmHg为中度狭窄，瓣孔在1.0～1.5cm；压差在100mmHg以上为重度狭窄，瓣孔为0.5～1.0cm。

【临床表现】

轻度肺动脉瓣狭窄多数无症状，重者在活动时有呼吸困难及乏力，严重狭窄者可因剧烈活动而导致晕厥甚至猝死。典型的体征为胸骨左缘第2肋间闻及响亮粗糙的喷射性收缩期杂音，向左颈部或左锁骨下区传导，常伴有震颤；肺动脉区第二心音减弱。

【诊断和鉴别诊断】

典型的杂音、X线表现（右心增大和肺血流量减少）、超声心动图和右心导管检查可以确诊。鉴别诊断应考虑原发性肺动脉扩张、房间隔缺损、室间隔缺损、法洛四联症等。

【治疗】

中度以上肺动脉瓣狭窄需要干预治疗，否则预后差。肺动脉瓣切开术是既往治疗该病的唯一手段，但随着医学的发展，经皮球囊肺动脉瓣成形术已经成为单纯性肺动脉瓣狭窄的首选治疗方法。肺动脉狭窄患者根据狭窄范围可行球囊扩张或支架植入治疗或外科手术治疗。

第八节　肺动脉瓣关闭不全

【病因和病理生理】

最常见病因为肺动脉高压引起的继发性肺动脉干根部扩张而致瓣环扩大，如风湿性二尖瓣疾病、艾森门格综合征等。少见病因包括特发性肺动脉扩张和马方综合征。肺动脉瓣原发性损害少见，偶见于感染性心内膜炎、肺动脉瓣狭窄或法洛四联症术后和类癌综合征。

肺动脉瓣关闭不全可导致右心室容量负荷过度、右心室肥大及右心衰竭。如有肺动脉高压，则加速右心衰竭的进展。

【临床表现】

多数患者因原发病的临床表现突出，肺动脉瓣关闭不全的表现常被掩盖，仅偶然在听诊或心脏彩超检查时发现。体征如下。

肺动脉高压时，第二心音肺动脉瓣成分增强。右心室心排血量增多，射血时间延长，第二心音呈宽分裂。继发于肺动脉高压者，在胸骨左缘第2～4肋间有第二心音后立即开始的舒张早期叹气样高调递减型杂音，吸气时增强，称为格雷厄姆·斯蒂尔杂音。由于肺动脉扩张和右心排血量增加，在胸骨左缘第2肋间处的喷射音后有收缩期喷射性杂音。

【诊断和鉴别诊断】

心电图可有右心室肥厚表现；X线检查表现为右心室和肺动脉干扩大；超声心动图对确诊肺动脉瓣关闭不全极为敏感。特别注意的是格雷厄姆·斯蒂尔杂音有时难以与主动脉关闭不全的舒张早期杂音相鉴别。

【治疗】

以治疗导致肺动脉高压的原发性疾病为主，单纯的肺动脉瓣关闭不全者一般不必治疗。在严重的肺动脉瓣反流导致右心衰竭时，应行经导管瓣膜植入或经外科肺动脉瓣置换术治疗。

第九节 多瓣膜病

【病因】

1. 一种疾病同时损害几个瓣膜最常见于风心病，如二尖瓣和主动脉瓣同时受累。黏液样变性可导致瓣叶伸长、脱垂，多见于二尖瓣脱垂综合征同时累及其他瓣膜。结缔组织病和马方综合征也可致多瓣膜病。先天性心脏病也可累及多瓣膜。

2. 一个瓣膜损害致心脏容量或压力负荷过度，相继引起近端瓣膜功能受累，如主动脉瓣关闭不全使左心室容量负荷过度而扩大，产生继发性二尖瓣关闭不全；二尖瓣狭窄伴肺动脉高压导致肺动脉瓣和三尖瓣继发性关闭不全。

3. 不同疾病分别导致不同瓣膜损害少见，如先天性肺动脉瓣狭窄伴风湿性二尖瓣狭窄。

【病理生理】

血流动力学特征和临床表现取决于受损瓣膜的组合形式和各瓣膜受损的相对严重程度。

1. 严重损害掩盖轻损害 各瓣膜损害程度不等时，严重者所致血流动力学异常和临床表现突出，常掩盖轻的损害，导致后者漏诊。

2. 近端瓣膜损害较显著 各瓣膜损害程度大致相等时，近端（上游）瓣膜对血流动力学和临床表现的影响较远端者大，如二尖瓣和主动脉瓣的联合病变，二尖瓣对血流动力学和临床表现的影响更大。

3. 总的血流动力学异常明显 多瓣膜受损时，总的血流动力学异常较各瓣膜单独损害者严重。两个体征轻的瓣膜损害可产生较明显的症状。

【常见多瓣膜病】

1. 二尖瓣狭窄伴主动脉瓣关闭不全 常见于风心病。两者对左心室负荷产生的影响相反，因此症状和体征可较单瓣膜病减轻，影响临床判断。由于二尖瓣狭窄，左心室血量减少，而使左心室扩大延缓和周围血管征不明显，易将主动脉瓣关闭不全的胸骨左缘舒张早期叹气样杂音误认为格雷厄姆·斯蒂尔杂音，诊断为单纯二尖瓣狭窄。约2/3严重的二尖瓣狭窄患者有胸骨左缘舒张早期杂音，其中大部分为主动脉瓣关闭不全，并非格雷厄姆·斯蒂尔杂音。心脏超声可鉴别诊断。

2. 二尖瓣狭窄伴主动脉瓣狭窄　严重二尖瓣狭窄和主动脉瓣狭窄并存时，后者的一些表现常被掩盖。二尖瓣狭窄使左心室充盈受限和左心室收缩压降低，从而延缓左心室肥大和减少心肌耗氧量，故心绞痛不明显。由于心排血量明显减少，跨主动脉瓣压差降低，可能导致低估主动脉瓣狭窄的严重程度。

3. 主动脉瓣狭窄伴二尖瓣关闭不全　二尖瓣关闭不全可以是原发性病变，临床多见的功能性二尖瓣反流是继发于主动脉瓣狭窄所导致的左心室扩张和重塑。主动脉瓣狭窄时增加左心室后负荷，加重二尖瓣反流，心排血量减少较二者单独存在时明显，肺淤血加重。

4. 主动脉瓣关闭不全伴二尖瓣关闭不全　左心室承受双重容量过度负荷，左心房和左心室扩大最为明显，患者耐受性较单瓣膜病低。

5. 二尖瓣狭窄伴三尖瓣和（或）肺动脉瓣关闭不全　常见于晚期风湿性二尖瓣狭窄。

【治疗】

多瓣膜病的治疗较复杂，临床证据较少。应根据病变的部位、性质、严重程度、心功能情况、合并症等多因素选择和确定治疗方案。药物治疗仅用于纠正心衰及诱因和改善症状。因此，临床以手术/介入治疗为主要措施。

术前需要仔细、全面、精准地进行评估，选择最佳治疗方案。例如，严重二尖瓣狭窄可掩盖并存的主动脉瓣疾病，如果手术仅纠正前者，将致左心室负荷剧增，引起急性肺水肿。如单独处理好严重主动脉瓣狭窄，术后继发性二尖瓣关闭不全往往得到明显缓解，则不必行双瓣置换。外科手术主要包括单一或联合瓣膜置换术、瓣膜成形术。介入治疗方面，二尖瓣球囊成形术、TAVI已在临床普遍开展，且取得良好疗效，经导管二尖瓣修复术和二尖瓣置换术也已逐步开展。

第十节 二尖瓣脱垂综合征

【概述和病因】

二尖瓣脱垂是指二尖瓣叶（前叶、后叶或两叶）在心室收缩期脱入左心房（向左心房侧膨出），伴或不伴有二尖瓣关闭不全。二尖瓣脱垂根据病因可分为原发性和继发性两大类。

原发性二尖瓣脱垂多认为是一种先天性结缔组织疾病，由二尖瓣黏液退行性变引起，较多发生于女性，可见于合并马方综合征、埃勒斯-当洛综合征的患者。目前研究发现，原发性二尖瓣脱垂是一种常染色体显性遗传病，其中大部分为散发性（非家族性），少数呈家族性发病。二尖瓣脱垂综合征指的就是这类原发性（特发性）二尖瓣脱垂，此征由Barlow于1963年首先描述，故又称Barlow综合征或收缩期喀喇音-杂音综合征。而继发性二尖瓣脱垂是由各种病因导致二尖瓣瓣叶、腱索或乳头肌病变引起的二尖瓣脱垂，多见于风湿性疾病、感染性心内膜炎、冠心病、先心病（继发孔型房间隔缺损）和肥厚型心肌病等。因此，二尖瓣脱垂和二尖瓣脱垂综合征是有区别的。

【临床表现】

1. **症状** 多数二尖瓣脱垂综合征患者无明显自觉症状，部分患者可表现为心悸、气促、胸闷或胸痛、焦虑、晕厥等，症状多为非特异性，以间隙性、反复性、一过性为特点。胸痛可能是脱垂的瓣叶使乳头肌及其周围左心室壁过度牵张，引起缺血和冠状动脉痉挛所致。约半数有心悸，但与心律失常之间的相关性不高，少数有头晕和晕厥。症状与活动、体征和二尖瓣反流程度无关，患者有类似神经官能症的主诉。如有严重二尖瓣反流时，可出现左心功能不全的症状。

2. **体征** 常见的体征为体型改变（如胸廓和脊柱畸形）及心脏听诊的异常发现。收缩期非喷射性喀喇音或收缩晚期杂音是二尖瓣脱垂的独特体征。收缩期喀喇音是由过长的瓣叶和伸长的腱索突然绷紧所致，又称腱索"拍击音"，多发生于收缩中、晚期，一般在心尖区最易闻及。收缩期杂音是二尖瓣脱垂引起二尖瓣关闭不全所致，心尖部最响，多发生于收缩晚期，喀喇音之后，呈递增型。一般而言，杂音持续时间可提示二尖瓣关闭不全的严重程度。

【辅助检查】

超声心动图是诊断二尖瓣脱垂的首选方法。二维超声可显示二尖瓣活动幅度增大，前后叶结合点错位；二尖瓣在收缩期凸入左心房，超过二尖瓣前后叶附着点的连线。M型超声可见一段瓣叶或前后瓣叶呈吊床样改变。彩色多普勒可显示二尖瓣反流程度。

心电图一般正常，大多数有症状及少数无症状的患者最常见的心电图异常是下壁和左胸导联T波倒置或双相，ST段抬高或轻度压低，这些改变可随体位不同而变化，可伴有QT间期延长。二尖瓣脱垂尚可并发多种心律失常，以室性期前收缩多见，阵发性室上性心动过速也较为常见，可能与二尖瓣脱垂时左侧房室旁道的发生率增加有关。

不典型胸痛与心绞痛难以鉴别时，需行冠状动脉造影排除冠状动脉病变。

【诊断】

二尖瓣脱垂临床诊断主要是根据典型的听诊特征收缩中期喀喇音及收缩中、晚期杂音，结合超声心动图一般多可确诊。在排除继发性二尖瓣脱垂病因后，才能考虑为原发性二尖瓣脱垂。

【治疗】

对于无或轻微症状的患者，可正常工作、生活，定期随访。症状较为明显者，可给予镇静药，β受体阻滞剂对心悸、胸痛、乏力、焦虑有效。二尖瓣脱垂合并二尖瓣关闭不全的患者需预防感染性心内膜炎。

对于单纯二尖瓣脱垂综合征患者，多数预后良好。大多数无症状患者可多年没有临床表现，约15%的患者在10～15年后出现二尖瓣关闭不全。有晕厥史、猝死家族史、复杂室性心律失常、马方综合征者应避免过度的体力劳动及剧烈运动。合并下列情况时会有一定的猝死风险：①心电图示前壁导联T波异常；②心电图或动态心电图提示短阵室速，且为右束支传导阻滞样图形；③有黑矇、晕厥病史者。

（周　强）

第九章　心包疾病

心包疾病是由感染、肿瘤、自身免疫性疾病、代谢性疾病、尿毒症、外伤等致病因素引起的急性炎症反应和渗出，心包积液量迅速增多或者大量积聚时可产生心脏压塞，某些心包疾病最终发展成为心包缩窄。临床上按病程可分为急性、亚急性及慢性，按病因可分为感染性、非感染性。

第一节　急性心包炎

【概述】

急性心包炎（acute pericarditis）是心包膜脏层和壁层的急性炎症，可以同时合并心肌炎和心内膜炎，也可以作为唯一的心脏病损而出现。

【病因】

最常见的病因为病毒感染，其他病因包括细菌感染、自身免疫性疾病、肿瘤侵犯心包、甲状腺功能减退、尿毒症、主动脉夹层、急性心肌梗死后心包炎、胸部外伤及心脏手术后。有些患者经相关检查后仍无法明确病因，被称为特发性急性心包炎或急性非特异性心包炎。

【临床表现】

1. 症状　心前区疼痛多见于急性非特异性心包炎、感染性心包炎和结核性心包炎早期，而肿瘤性心包炎则疼痛不明显。疼痛部位常位于胸骨后或心前区，可放射至颈部、左肩、左臂及背部等处，吸气、咳嗽及变换体位时疼痛加重。心包积液压迫肺组织可引起呼吸困难。如为感染性心包炎可伴发热。

2. 体征　心包摩擦音呈抓刮样粗糙的高频音，多位于心前区，以胸骨左缘第3、4肋间隙最清楚。常见心率增快，脉压减低。

【辅助检查】

1. 实验室检查　感染者常有白细胞计数升高，红细胞沉降率增快。

2. 特殊检查

（1）胸部X线检查：当心包积液超过300ml时可出现心影增大，呈烧瓶状。

（2）心电图：①除aVR和V₁导联外，其他所有常规导联可能出现ST段呈弓背向下型抬高；aVR及V₁导联ST段压低，这些变化可在心包炎发病后数小时至1～2天出现，可持续数小时至数日。随后ST段下降至等电位线，T波变为低平或倒置。②常有窦性心动过速。③积液量较大时可以出现QRS波电交替。

（3）超声心动图：可发现心包积液并判定积液量多少。此外，在超声引导下行心包穿刺引流可以提高操作的成功率和安全性。

（4）心脏磁共振成像：能清晰地显示心包积液量和分布情况，并可分辨积液的性质，测量心包厚度等。

（5）心包穿刺：可对心包积液进行常规、生化、病原学（细菌、真菌）、细胞学的相关检查。

【诊断和鉴别诊断】

1. 诊断标准　根据急性起病、典型胸痛、心包摩擦音、特征性心电图表现可诊断。超声心动图可检测出心包积液并定量。结合病史、全身表现及相应的辅助检查结果等有助于对病因的诊断。

2. 鉴别诊断

（1）急性心肌梗死：胸痛主要位于胸骨体之后，可波及心前区，界限不清，疼痛呈压榨性。常有烦躁不安、恐惧感或濒死感。心电图常有相邻导联ST段弓背向上抬高，范围通常不及心包炎时广泛。cTnI明显增高，冠状动脉造影可明确诊断。

（2）主动脉夹层：胸痛呈撕裂样剧痛，一开始即达高峰，多位于胸骨后或背部，双上肢血压和脉搏可有明显差异，部分患者发生主动脉瓣关闭不全。夹层破入心包腔时可出现急性心包炎的心电图改变，超声心动图有助于诊断，胸腹主动脉CTA可明确诊断。

（3）急性肺栓塞：可发生胸痛、咯血、呼吸困难和休克。有发绀、颈静脉充盈、P2亢进分裂、肝大、下肢水肿等右心负荷增加的表现。常有低氧血症、D-二聚体升高。心电图典型表现为$S_1Q_{III}T_{III}$征；超声心动图示右心压力或容积负荷增加。确诊依赖肺动脉CTA或肺动脉造影。

【治疗】

治疗包括病因治疗、解除心脏压塞及对症支持疗法。病因治疗是根据不同病因进行治疗。

1. 特发性心包炎　给予非甾体抗炎药，如阿司匹林2～4g/d，分3～4次口服；效果不佳时可给予布洛芬400～600mg/d，每天3次。该病常容易复发，秋水仙碱1mg/d对预防复发有一定效果，疗程至少1年。

2. 结核性心包炎　应尽早、足量联合使用抗结核药物，疗程在1年左右。如出现心脏压塞症状，应立即行心包穿刺放液。心包积液应尽量排出，以减少纤维素沉积导致心包缩窄。当渗液持续产生或有心包缩窄表现时，可考虑心包切除，以防止发展为缩窄性心包炎。

3. 化脓性心包炎　一旦确诊，应针对致病菌选用足量、有效的抗生素，并行心包穿刺及心包腔内置管反复抽脓。当排脓不畅时，应立即行心包切开引流术；如发现心包缩窄，则作广泛心包切除。

4. 肿瘤性心包炎　治疗原发病及心包穿刺置管引流。

5. 心脏损伤后综合征　给予糖皮质激素治疗。

第二节　心脏压塞

【概述】

心包积液使心脏受到挤压，严重影响心脏的泵血功能而出现血流动力学障碍时称为心脏压塞（cardiac tamponade）。急性心包炎、心包积血（穿刺伤、心脏破裂）、肿瘤等可发生心包腔内液体量迅速增加，即使积液量相对较少（100～250ml），也可出现心脏压塞。在特发性、结核性及肿瘤等情况下，有时心包积液缓慢增加，较大量时才出现心脏压塞的症状。

【临床表现】

1. 症状　呼吸困难，表现为端坐呼吸、身体前倾、呼吸加快、面色苍白，可有发绀。

2. 体征　窦性心动过速、血压下降、脉压变小和静脉压明显升高，心排血量明显降低，可发生急性循环衰竭、休克等。慢性心脏压塞时，除血压下降、颈静脉怒张外，还有肝大、腹水、下肢水肿等。可见 Kussmaul 征，即吸气时颈静脉充盈更明显；还可出现奇脉，即桡动脉搏动在吸气时明显减弱或消失，呼气时恢复或接近正常。奇脉也可以通过血压计测量血压进行判断，吸气时收缩压较呼气时降低 10mmHg以上。

【辅助检查】

1. 超声心动图　可见大量心包积液。

2. X 线检查　急性心脏压塞有时心影增大不明显；慢性大量心包积液或同时伴有心脏压塞时可见心界向两侧增大，呈烧瓶状，心脏搏动减弱或消失。心影显著增大，但是肺野清晰是心包积液的特征，可与慢性心力衰竭相鉴别。

【治疗】

1. 心包穿刺引流是解除心脏压塞症状最迅速、最有效的方法，对所有血流动力学不稳定的急性心脏压塞患者均应紧急行心包穿刺引流或者外科心包开窗引流，及时解除心脏压塞。

2. 对发生休克的患者，需紧急扩容，同时应用血管活性药物进行升压治疗。

3. 对慢性心脏压塞者，除心包穿刺引流外，应治疗原发病。

4. 部分患者需行外科心包切除术。

第三节　缩窄性心包炎

【概述】

缩窄性心包炎（constrictive pericarditis）是指心脏被致密

纤维化或钙化的心包所包围，导致心室舒张期充盈受限而产生的一系列血液循环障碍。在我国缩窄性心包炎的病因以结核性最为常见，其次为特发性、化脓性或创伤性。

【临床表现】

1. 症状　主要症状为呼吸困难、腹胀、下肢水肿、疲劳无力等。

2. 体征　颈静脉怒张、肝大、腹水、心尖搏动减弱或消失，多数患者在心脏收缩期心尖呈负性搏动，心浊音界正常或稍大。心音减弱，通常无杂音，部分患者在胸骨左缘第3、4肋间可闻及心包叩击音。可见Kussmaul征。晚期可有恶病质。

【辅助检查】

1. 心电图　可见QRS波低电压，T波低平或倒置，部分患者有房性心律失常，包括房性期前收缩、房性心动过速及心房颤动。

2. 超声心电图　是临床上最常用的无创检测手段，但敏感性相对较低。典型的超声检查表现为心包增厚、室壁运动减弱，以及室间隔舒张期矛盾运动，即室间隔抖动征；下腔静脉增宽且不随呼吸变化。

3. X线检查　心影正常或稍大；心脏轮廓不规则、僵直；上纵隔增宽，为上腔静脉扩张所致；可有心包钙化。

4. 心脏CT和MRI　对诊断慢性缩窄性心包炎二者均优于超声心动图，均可显示心包受累的范围和程度、心包厚度和心包钙化等。CT发现心包钙化的敏感性更高，MRI可检测出少量心包渗出、粘连及心包炎症等。

【诊断和鉴别诊断】

典型缩窄性心包炎可根据特征性的临床表现及辅助检查明确诊断。本病主要应与限制型心肌病相鉴别。此外，其还应与慢性心力衰竭相鉴别。当本病以腹水为主要表现时，需要与肝硬化、结核性腹膜炎相鉴别。

【治疗】

1. 多数患者会发展为慢性缩窄性心包炎，此时心包切除术是唯一有效的治疗手段，建议尽早实施，以避免心源性肝硬化、心源性恶病质、心肌萎缩等并发症。

2. 通常在心包感染被控制后立即手术，结核性心包炎患者建议术后继续抗结核治疗1年。

3. 少部分患者心包缩窄是短期或可逆的，故对于近期诊断且病情稳定的患者，可尝试抗炎治疗2～3个月。

（唐家荣）

第十章　感染性心内膜炎

【概述】

感染性心内膜炎（infective endocarditis，IE）为心脏内膜表面的微生物感染，伴赘生物形成。瓣膜为最常受累部位，也可发生在间隔缺损部位、腱索或心壁内膜。年患病率（3～10）/10万，目前仍然为一种致死性疾病。按病程分为急性和亚急性心内膜炎；按感染的瓣膜类型，分为自体瓣膜心内膜炎（NVE）和人工瓣膜心内膜炎（PVE）。本文主要讲述自体瓣膜心内膜炎。

葡萄球菌、链球菌和肠球菌是引起IE的主要病原微生物，急性者主要由金黄色葡萄球菌引起，亚急性者以由甲型溶血性链球菌引起最常见。革兰氏阴性杆菌、真菌、立克次体和支原体为少见的致病微生物。

本病多发生于存在易患因素者，心脏易患因素包括结构性心脏病，如心脏瓣膜病和先天性心脏病、既往IE患者、心脏电子装置植入者和人工心脏瓣膜植入者；其他非心脏因素包括静脉药物依赖、慢性肾病（透析）、恶性肿瘤、免疫缺陷等。以往多见于结构性心脏病患者，近年来无基础心脏病者发生心内膜炎呈上升趋势，与静脉药物滥用及经血管的有创操作增加有关。

【发病机制和病理】

基础心脏结构疾病所致湍流及高速射流可致局部内膜损伤，血小板及纤维蛋白沉积，形成非细菌性血栓性心内膜炎或非细菌性赘生物，在出现短暂性菌血症的情况下，细菌黏附于损伤内膜或无菌性赘生物，最终形成细菌性（或其他微生物）赘生物。

1. 心内感染和局部扩散　赘生物导致瓣叶破损、穿孔或腱索断裂，引起瓣膜关闭不全；感染局部扩散产生瓣环或心肌脓肿、传导障碍、乳头肌断裂或室间隔穿孔等。

2. 赘生物碎片脱落致全身栓塞事件　组织器官梗死、脓肿和细菌性动脉瘤。

3. 血源性播散　持续性菌血症和迁移性脓肿。

4. 免疫系统激活　脾大、肾小球肾炎、关节炎、心包炎和血管炎症。

【临床表现和并发症】

（一）临床表现

1. 发热　最常见，约90%的患者可有发热。高龄和免疫缺陷患者可无发热。

2. 心脏杂音　80%～85%的患者有心脏杂音，为IE的特征性表现，是由基础瓣膜疾病及心内膜炎导致的瓣膜损害引起的。如杂音新出现或发生变化，以关闭不全杂音为主。

3. 周围体征　现已少见，包括皮肤黏膜瘀点、指（趾）甲下线状出血、Osler结节、詹韦损害、Roth斑。

4. 动脉栓塞　约20%的患者有栓塞表现，可发生于全身任何部位。脑梗死发生率达20%～40%。

5. 其他　如贫血、脾大、杵状指（趾）等。

（二）并发症

1. 心脏

（1）心力衰竭：常见，系由瓣膜关闭不全和脓毒血症性心肌病导致。

（2）心肌脓肿：瓣周尤其主动脉瓣环的心肌脓肿，可引起传导阻滞。

（3）心肌梗死：冠状动脉栓塞或冠状动脉动脉瘤。

（4）化脓性心包炎（急性）和心肌炎：少见。

2. 细菌性动脉瘤　见于主动脉、脑动脉等。

3. 迁移性脓肿　急性IE常见。

4. 神经系统　引起栓塞性卒中、颅内细菌性动脉瘤、脑出血、中毒性脑病、脑脓肿等。

【辅助检查】

（一）微生物学检查

1. 血液细菌培养　是最重要的诊断方法，并可为治疗提供帮助（药物敏感试验）；抽血前使用抗生素是培养阴性的主要原因，因此强调治疗前采血，采血量10ml；IE时菌血症持续存在，无须等待发热高峰再采血。

（1）亚急性：未治疗者，入院第1天间隔1h采血3次，次日无细菌生长重复采血3次再开始治疗；用过抗生素者，原则上停用2～7天再采血。

（2）急性：入院3h内，间隔1h采血3次后开始治疗。

2. 血液细菌培养联合微生物质谱鉴定。

3. 血培养阴性

（1）延长培养时间。

（2）血清学检查：如Q热病原体（立克次体IgG抗体）、支原体等。

（3）PCR：针对细菌核糖体RNA及真菌等少见微生物进行PCR检查，主要采用外科手术切除的瓣膜，一般不建议进行血液PCR检查。

（4）上述结果均阴性时，可考虑非细菌性血栓性心内膜炎的可能（系统性红斑狼疮、血液高凝状态、肿瘤等）。

（二）一般检验

1. 血常规　正常色素正常细胞性贫血；白细胞计数正常或升高及核左移。

2. 尿常规　约50%的患者出现蛋白尿和镜下血尿。

3. 血液生化　并发肾病时尿素氮及肌酐升高，C反应蛋白增高。

4. 血清免疫学检查　免疫球蛋白增高、出现循环免疫复合物。

（三）心脏超声

心脏超声检查是心脏超声诊断的影像学基石。

1. 经胸超声心动图　是首选方法。

（1）检出赘生物：诊断NVE的敏感性和特异性均较高，但对PVE敏感性较低。

（2）评估瓣膜反流严重程度、左心室结构和功能等。

2. 经食管超声心动图　PVE或心内装置置入患者首选，疑诊患者经胸超声不能确诊及怀疑并发症时（瓣膜穿孔、脓肿、内瘘、假性动脉瘤、人工瓣破裂等）也应考虑。

（四）其他影像学方法

1. 心脏CT（增强）检查 在超声显示不明确时可考虑该检查，该检查可较好地显示瓣周结构和并发症，且更少受伪影（人工瓣）的影响。

2. 新型影像学方法 ^{18}F-FDG PET/CT、SPECT（核素标记白细胞）等。

（五）胸部CT、头部CT/MRI等

有相应并发症时进行胸部CT、头部CT/MRI等检查。

【诊断】

本病临床表现多变，缺乏特异性，诊断挑战性大，漏诊率、误诊率较高；存在易患因素的患者出现发热均应考虑本病的可能。血液微生物检查和心脏超声是感染性心内膜炎的诊断基石，具体参照2000年提出的DUKE诊断标准，该标准于2015年进行了修订，见表10-1。

表10-1 感染性心内膜炎DUKE诊断标准

主要标准
（一）血培养阳性（符合以下至少一项标准）
1. 两次不同时间的血培养检出同一典型IE致病微生物（如甲型溶血性链球菌、金黄色葡萄球菌、社区获得性肠球菌等）
2. 多次血培养检出同一IE致病微生物
（1）2次至少间隔12h以上的血培养阳性
（2）所有3次血培养均阳性或≥4次的多数血培养阳性（第一次与最后一次抽血时间间隔1h）
3. Q热病原体1次血培养阳性或者其IgG抗体滴度大于1∶800
（二）影像学阳性证据（符合以下至少一项标准）
1. 超声心动图异常
（1）赘生物
（2）脓肿、假性动脉瘤、心脏内瘘
（3）瓣膜穿孔或动脉瘤
（4）新发生的人工瓣膜部分破裂

2. 通过 ^{18}F-FDG PET/CT（仅在假体植入＞3个月时）或放射标记的白细胞 SPECT/CT检测出人工瓣膜植入部位周围组织异常活性

3. 由心脏CT确定的瓣周病灶

次要标准

1. 易患因素：心脏本身存在易患因素或者静脉药物依赖者

2. 发热：体温＞38℃

3. 血管征象（包括仅通过影像学发现的）：主要动脉栓塞、感染性肺梗死、细菌性动脉瘤、颅内出血、结膜出血，以及詹韦损害

4. 免疫性征象：肾小球肾炎、Osler结节、Roth斑，以及类风湿因子阳性

5. 致病微生物感染证据：不符合主要标准的血培养阳性或IE一致的活动性致病原微生物感染的血清学证据

确诊：满足2项主要标准，或1项主要标准+3项次要标准，或5项次要标准；疑诊：满足1项主要标准+1项次要标准，或3项次要标准。

【鉴别诊断】

主要是发热的鉴别诊断，包括感染性发热、结缔组织病、淋巴瘤或其他肿瘤、风湿性心瓣膜病风湿活动等。

【治疗】

IE 并非单一系统疾病，依据基础心脏疾病（如有）、受累脏器、感染病原微生物及出现的并发症，患者可有多种表现和多种脏器受累。临床处理往往需要多个专业、有丰富经验的医师合作进行，包括心内科、心脏外科、感染科或微生物学、神经内外科和影像学医师。

（一）药物治疗

药物治疗主要是抗生素治疗。

1. 治疗原则　早期应用、足剂量、足疗程（4～6周）、选用杀菌药物、静脉用药、联合用药。

2. 抗生素选择

（1）经验性用药：青霉素、头孢曲松、万古霉素，联合氨基糖苷类药物。

（2）针对已知微生物：依据不同微生物，尤其是药物敏感试验结果用药。

（二）手术治疗

1. 紧急手术　主动脉瓣或二尖瓣急性重度反流、阻塞或瘘导致的顽固性肺水肿或心源性休克。

2. 早期/择期手术

（1）上述原因导致症状性心衰或超声提示血流动力学异常征象。

（2）不能控制的局灶性感染（脓肿、假性动脉瘤、瘘、巨大赘生物）。

（3）真菌或多重耐药菌感染。

（4）正规治疗后血培养持续阳性。

（5）合适抗感染治疗后赘生物持续大于10mm，发生1次及以上栓塞事件或重度狭窄或反流。

（6）巨大赘生物（30mm/15mm）。

【预后】

现代治疗下IE总体上仍然是一种致死性疾病，院内死亡率为15%～30%；存活患者复发率为2%～6%；远期预后不佳，5年死亡率为60%～70%。不良预后的相关因素包括高龄、心脏/心外并发症、心衰、复发和需外科手术治疗。

【预防】

1. 常规措施　注意口腔、皮肤卫生，对伤口进行消毒处理，存在细菌感染时给予抗生素治疗等。

2. 预防性使用抗生素　此措施仍然有一定争议，目前仅推荐在高风险患者进行高风险有创操作（主要是牙科操作，如洁治和根管治疗）/手术时应用。

（王洪杰　宋玉娥）

第十一章 肺血管疾病

第一节 肺动脉高压

【概述】

肺动脉高压（PH）是指由多种异源性疾病（病因）和不同发病机制所致的肺血管结构或功能改变，引起肺血管阻力和肺动脉压力升高的临床及病理生理综合征，继而发展成右心衰竭甚至死亡。

【诊断标准】

肺动脉高压的诊断标准：在海平面、静息状态下，经右心导管检查测定的肺动脉平均压（mean pulmonary artery pressure，mPAP）≥20mmHg（1mmHg=0.133kPa）即可诊断，详见表11-1。

表11-1 肺动脉高压的血流动力学定义

定义	血流动力学指标
PH	mPAP > 20mmHg
毛细血管前PH	mPAP > 20mmHg
	PAWP ≤ 15mmHg
	PVR > 2WU
孤立性毛细血管后PH	mPAP > 20mmHg
	PAWP > 15mmHg
	PVR ≤ 2WU
联合毛细血管后前PH	mPAP > 20mmHg
	PAWP > 15mmHg
	PVR > 2WU
运动PH	mPAP/CO斜率在静息和动动之间 > 3mmHg/（L·min）

注：PAWP. 肺动脉楔压；PVR. 肺循环阻力。

【临床诊断分类】

1. 动脉性肺动脉高压（PAH）

（1）特发性肺动脉高压（IPAH）。

（2）遗传性肺动脉高压（HPAH）。

（3）药物和毒物相关肺动脉高压。

（4）疾病相关的肺动脉高压：①结缔组织病；②HIV感染；③门静脉高压；④先天性心脏病；⑤血吸虫病。

（5）对钙通道阻滞药长期有效的肺动脉高压。

（6）具有明显肺静脉/肺毛细血管受累（肺静脉闭塞症/肺毛细血管瘤病）的肺动脉高压。

（7）新生儿持续性肺动脉高压（PPHN）。

2. 左心疾病所致肺动脉高压

（1）射血分数保留的心力衰竭。

（2）射血分数降低的心力衰竭。

（3）瓣膜性心脏病。

（4）导致毛细血管后肺动脉高压的先天性/获得性心血管疾病。

3. 肺部疾病和（或）低氧所致肺动脉高压

（1）慢性阻塞性肺疾病。

（2）限制性肺疾病。

（3）其他阻塞性和限制性并存的肺疾病。

（4）非肺部疾病导致的低氧血症。

（5）肺发育障碍性疾病。

4. 慢性血栓栓塞性肺高压和（或）其他肺动脉阻塞性病变所致肺动脉高压

（1）慢性血栓栓塞性肺动脉高压（CTEPH）。

（2）其他肺动脉阻塞性疾病：肺动脉肉瘤或血管肉瘤等恶性肿瘤、肺血管炎、先天性肺动脉狭窄、寄生虫（包虫病）。

5. 未明确的多种因素所致肺动脉高压

（1）血液系统疾病（如慢性溶血性贫血、骨髓增殖性疾病）。

（2）系统性和代谢性疾病（如结节病、戈谢病、糖原贮积症）。

（3）复杂性先天性心脏病。

（4）其他（如纤维性纵隔炎）。

【辅助检查】

（一）超声心动图

目前国际推荐超声心动图拟诊肺动脉高压的标准为肺动脉收缩压≥40mmHg。

（二）右心导管检查

以下指标是右心导管检查（RHC）过程中所必须获得的参数：①心率、体循环血压和动脉血氧饱和度；②上下腔静脉压、血氧饱和度和氧分压；③右心房、右心室压力和血氧饱和度；④肺动脉压、混合静脉血氧饱和度；⑤心排血量、每搏指数；⑥肺循环阻力；⑦肺动脉阻力；⑧体循环阻力；⑨肺毛细血管楔压（PCWP）。

急性肺血管扩张试验：研究证实，采用钙通道阻滞药治疗可显著改善试验结果阳性患者的预后。首次急性肺血管扩张试验总肺阻力指数下降＞50%的患者预后优于反应相对较低的患者。试验药物：目前我国有吸入用伊洛前列素（iloprost，商品名：万他维）。吸入用伊洛前列素的方法：右心导管检查获取基线血流动力学资料后，吸入伊洛前列素20μg，持续吸入约10min，吸入结束后立即重复测定肺动脉平均压、心排血量等参数。

终止急性肺血管扩张试验的指征包括以下情况。

1. 体循环收缩压下降超过30%或低于85mmHg。

2. 心率增加超过40%或大于100次/分。

3. 心率低于60次/分并出现体循环低血压。

4. 发生不可耐受的不良反应。

5. 肺动脉压下降达到目标值。

6. 血管扩张药已应用至最大剂量。

急性肺血管扩张试验阳性标准：平均肺动脉压下降到40mmHg以下；平均肺动脉压下降幅度超过10mmHg；心排血量增加或至少不变。必须满足此三项标准才可将患者判断为试验结果阳性。急性肺血管扩张试验阳性率不足10%。

【诊断流程】

PH的诊断建议从疑诊（临床及心脏超声筛查）、确诊（血流动力学诊断）、求因（病因诊断）及功能评价（严重程度评估）4个方面进行。这4个方面并非严格按照流程分步进行，临床操作过程中可能会有交叉，其中病因诊断贯穿于PH诊断的全过程（图11-1）。

（一）疑诊

通过病史、症状、体征及心电图、胸部X线片等疑诊

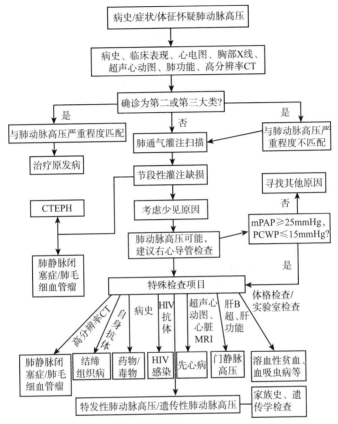

图11-1 肺动脉高压的诊断流程

PH的患者，进行超声心动图的筛查，以明确发生PH的可能性。要重视PH的早期诊断，对存在PAH相关疾病和（或）危险因素，如家族史、结缔组织疾病（CTD）、先天性心脏病（CHD）、HIV感染、门静脉高压或能诱发PAH的药物或毒物摄入史者，应定期进行PH的筛查。

（二）确诊

对于存在PAH相关疾病和（或）危险因素的患者，如果超声心动图高度怀疑PH，需要做RHC进行诊断与鉴别诊断。

（三）求因

对于左心疾病或肺部疾病的患者，当合并重度PH和（或）

右心室功能不全时，应转诊到PH中心，进一步寻找PH的病因。如果肺通气/灌注显像显示呈肺段分布、与通气不匹配的灌注缺损，需要考虑CTEPH。根据CT肺动脉造影、RHC和肺动脉造影做出最终诊断。基因诊断能确定遗传突变所致原发性肺动脉高压的致病基因，*BMPR2*、*ACVRL1*、*TBX4*和*ACVRL1*是常见致病基因。

（四）功能评价

对于明确诊断为PAH的患者，需要根据WHO功能分级、6分钟步行试验（6 minutes walking test，6MWT）及相关检查结果等进行严重程度评估，以利于制订治疗方案。

【治疗】

肺动脉高压的治疗流程见图11-2。

（一）PAH特异性治疗

1. 钙通道阻滞药（CCB）　对于急性血管反应试验阳性的患者，建议给予足量CCB治疗，对于心率偏慢者考虑应用硝苯地平和氨氯地平，对于心率偏快者倾向于应用地尔硫䓬。建议起始低剂量，逐渐增加至可耐受的最高剂量，硝苯地平120～240mg/d，地尔硫䓬240～720mg/d，氨氯地平最高可达20mg/d。未进行急性血管反应试验或者反应阴性的患者因低血压、晕厥、右心衰竭等可能的严重副作用，不应使用CCB。对于其他类型的PAH患者，急性血管反应试验无法预测CCB的长期疗效，亦不推荐使用CCB。

2. 内皮素受体拮抗药（ERA）　目前已经有双重ERA（波生坦）、选择性ERA（安立生坦）和新一代双重ERA（马昔腾坦）在国内上市。欧洲和美国的指南认为内皮素受体拮抗药是治疗心功能Ⅲ级肺动脉高压患者的首选治疗药物。用药期间应注意潜在的肝毒性，建议治疗期间至少每月监测1次肝功能。

3. 磷酸二酯酶抑制药（PDE5）　西地那非是一种有效的高度特异性的PDE5，推荐剂量为25mg，1次/天起始，逐渐增加到可耐受的最大剂量，副作用有视觉障碍、头痛、面色潮红、鼻出血、消化不良和腹泻。他达拉非是一种长效的PDE5，推荐剂量自2.5mg起始，逐渐增加到可耐受的最大剂量。伐地那非是一种高选择性的PDE5，推荐剂量为5mg，1次/天，2～4周后加至5mg，2次/天。

4. 前列环素（PGI$_2$）类药物　依前列醇半衰期短，须持

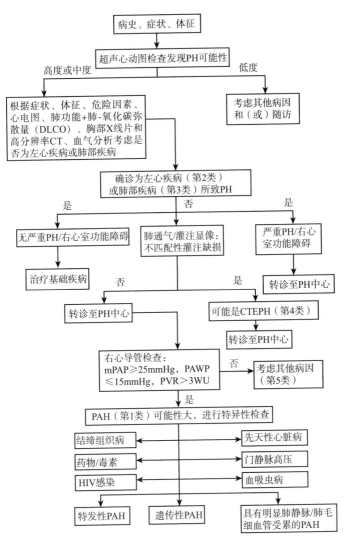

图 11-2　肺动脉高压的治疗流程

续静脉注射，是治疗肺动脉高压的里程碑。伊洛前列素可以通过静脉注射、口服和雾化吸入给药，雾化吸入具有一定的优势，可以选择性地作用于肺循环，推荐每次吸入 $10\sim20\mu g$，每天吸入 $6\sim9$ 次。曲前列尼尔在室温下化学性质稳定，半衰期长（$2\sim4h$），与依前列醇具有相似的药理学性质，可皮下注射或静脉注射。多项临床研究已证实曲前列尼尔长期应用的有效性和安全性。司来帕格是一种长效的口服前列环素受体激动药，使PAH患者恶化/死亡事件的风险显著降低40%，包括6MWD、WHO功能分级等次要终点均明显改善。

5. 可溶性鸟苷酸环化酶（sGC）激动药 利奥西呱是一种新型的sGC激动药，具有独特的双重激活sGC机制，其作用效果不依赖于体内NO水平，可单独或与NO协同提高血浆中的cGMP水平，引起血管舒张和抗重塑作用。

（二）靶向药物联合治疗

PAH是一种进展性疾病，延迟达标治疗（达到低危状态）可能会影响患者的长期预后。建议PAH起始联合治疗，尽早达标。对于初治PAH患者，若为低或中危状态，可起始联合不同通路靶向药物治疗，若为高危状态起始联合应包括静脉前列环素类靶向药物治疗。对于经治PAH患者，若仍未达到低危状态，需进行序贯联合治疗。

肺动脉高压的药物治疗流程见图11-3。

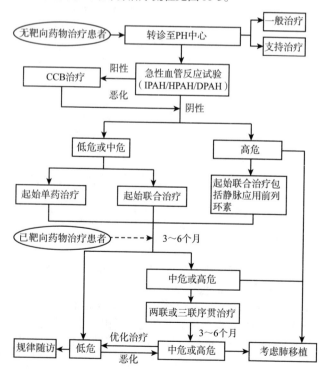

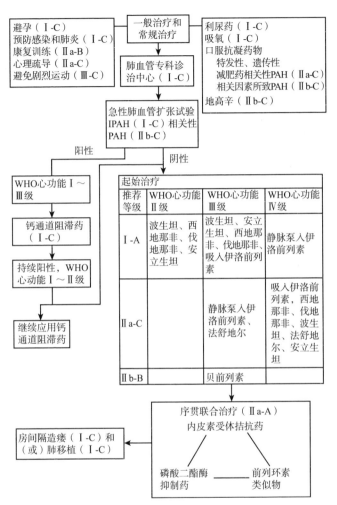

图 11-3　肺动脉高压的药物治疗流程

第二节　肺　栓　塞

【概述】

　　肺栓塞（pulmonary embolism，PE）是以各种栓子阻塞肺动脉或其分支为发病原因的一组疾病或临床综合征的总称，包括肺血栓栓塞症（PTE）、脂肪栓塞综合征、羊水栓塞、空气栓塞、肿瘤栓塞等，其中PTE为肺栓塞的最常见类型。引起PTE的血栓主要来源于下肢的深静脉血栓形成（DVT）。PTE和DVT合称为静脉血栓栓塞症（VTE），两者具有相同的易患因素，是VTE在不同部位、不同阶段的两种临床表现形式。血栓栓塞肺动脉后，血栓不溶、机化、肺血管重构致血管狭窄或闭塞，导致肺血管阻力增加，肺动脉压力进行性增高，最终可引起右心室肥厚和右心衰竭，称为慢性血栓栓塞性肺动脉高压（CTEPH）。

【危险因素】

任何可以导致静脉血流淤滞、血管内皮损伤和血液高凝状态的因素（Virchow三要素）均为VTE的危险因素，包括遗传性凝血因子缺乏（如抗凝血酶缺乏、蛋白C缺乏、蛋白S缺乏等）、手术、创伤、急性内科疾病（如心力衰竭、呼吸衰竭、感染等）、慢性疾病（如抗磷脂综合征、肾病综合征、炎性肠病、骨髓增殖性疾病等）、恶性肿瘤、肥胖、吸烟、年龄、VTE史、下肢麻痹的神经系统疾病、长期卧床、盆腔和髋部手术、妊娠和分娩、激素替代治疗及服用避孕药。

【病理生理】

急性PE主要是血流动力学改变，尤其当30%～50%的肺血管床被栓塞时症状较为明显。PE常伴的呼吸功能不全也是血流动力学紊乱的结果：低心排血量影响了肺静脉的血氧交换，通气/血流比值失调，进而导致了低氧血症的发生。较小的和远端的栓子虽不影响血流动力学，但可使肺泡出血致咯血、胸膜炎和轻度的胸膜渗出，临床表现为"肺梗死"。

【临床表现】

呼吸困难发生率高达80%～90%，多表现为劳力性呼吸困难。胸痛发生率为40%～70%，多为胸膜痛，为肺梗死累及胸膜所致。咯血发生率为11%～30%，血量不多，鲜红色，数日后变为暗红色，提示有肺梗死。其他症状有咳嗽、惊恐，多由胸痛或低氧血症所致。典型症状为呼吸困难、胸痛和咯血，被称为肺梗死三联征。当大面积肺栓塞或急性肺动脉高压时，可引起一过性血压下降，甚至是心搏骤停，表现为晕厥，其发生率为11%～20%，可为肺梗死的首发症状。

肺梗死患者经体格检查后可发现体温正常或升高，呼吸和脉搏加快。血压下降通常提示高危肺栓塞，发绀提示缺氧严重。可有颈静脉充盈或搏动。心脏查体可闻及P2亢进分裂或三尖瓣瓣区收缩期杂音，肺部可闻及干啰音、湿啰音和胸膜摩擦音等。

【辅助检查】

1. 动脉血气分析　常表现为低氧血症、低碳酸血症、肺泡动脉血氧分压差（$P_{A-a}O_2$）增大。

2. 心电图　大多数病例表现为非特异性的心电图异常。较为多见的表现包括V_1～V_4的T波改变和ST段异常；部分病例可出现$S_IQ_{III}T_{III}$征（即Ⅰ导联S波加深，Ⅲ导联出现Q/q波及T波倒置）；其他心电图改变包括完全或不完全右束支传导阻滞、肺型P波、电轴右偏、顺钟向转位等。

3. 血浆D-二聚体　是纤维蛋白的代谢产物，急性肺栓塞时血浆含量增加，敏感性高，但特异性不强，应排除手术、外伤和急性心肌梗死。如D-二聚体低于500μg/L，阴性预测价值高，在临床低中度可能性患者中能有效排除急性VTE。

4. 胸部X线检查　多有异常改变，最常见的征象为肺纹理稀疏、减少，透过度增加和肺血量分布不匀。偶见形状不一的肺梗死浸润影，典型表现为底边朝向胸膜或膈肌上的楔形影，有少至中量胸腔积液。此外还可见气管移向患侧或较重侧，膈肌抬高。当并发肺动脉高压或右心扩大或衰竭时，上腔静脉影增宽，肺动脉段凸出，右肺下动脉增宽，右心室扩大。

5. CT肺动脉造影（CTPA）　能够发现段以上肺动脉内的栓子，对PTE诊断的敏感度和特异度均较高。PTE的直接征象为肺动脉内的低密度充盈缺损，部分或完全包围在不透光的血流之间（轨道征），或者呈完全充盈缺损，远端血管不显影（敏感度为53%～89%，特异度为78%～100%）。CTPA可同时显示肺及肺外的其他胸部病变，具有重要的诊断和鉴别诊断的价值。

6. MRI检查　对胸段以上肺动脉内栓子诊断的敏感度和特异度均较高，避免了注射碘造影剂的缺点。其适用于肾功能严重受损、碘造影剂过敏或妊娠患者。MRI具有潜在的识别新旧血栓的能力，有可能为将来确定溶栓方案提供依据。

7. 超声心动图　可显示右心的大小和功能，对病情危重、血流动力学不稳定的可疑急性大面积肺栓塞有诊断价值，可列入首选，下肢静脉超声可发现下肢深部静脉血栓形成。

8. 通气与血流灌注比值（V/Q）显像　能发现栓塞后继发的肺实质灌注缺损，但特异性不高，因许多肺部疾病也可以影响其数值。V/Q对诊断亚段及以下的肺栓塞和慢性肺栓塞性肺动脉高压有独到价值。

9. 肺动脉造影（pulmonary angiography）　是诊断肺栓塞的"金标准"，敏感度为98%，特异度为95%～98%，但其系有创检查，应严格掌握适应证。

【风险评估】

依据危险分层指标对肺栓塞早期死亡的风险进行危险分层，详见表11-2。

表11-2　肺栓塞的危险分层

危险分层	休克或低血压	影像学（右心功能不全）[a]	实验室指标（心脏生物标志物升高）[b]
高危	+	+	+/−
中高危	−	+	+
中低危	−	+/−	−/+[c]
低危	−	−	−

　　a 右心功能不全的诊断标准，包括超声表现：①右心室扩张（右心室舒张末期内径/左心室舒张末期内径＞1.0或0.9）；②右心室游离壁运动幅度减低；③三尖瓣反流速度增快；④三尖瓣环收缩期位移减低（＜17mm）。CTPA检查符合以下条件时也可诊断RVD：四腔心层面发现的右心室扩张（右心室舒张末期内径/左心室舒张末期内径＞1.0或0.9）。

　　b 肌钙蛋白I/T或NT-proBNP。

　　c 影像学和实验室指标两者之一阳性。

【诊断程序】

根据简化Wells评分（表11-3）评估患者诊断为PE的可能性大小，然后根据可疑程度进行筛查诊断。

表 11-3　简化 Wells 评分

临床特征	分值
PTE 或 DVT 病史	1
4 周内制动或手术	1
活动性肿瘤	1
心率≥100 次/分	1
咯血	1
DVT 症状或体征	1
其他鉴别诊断的可能性低于 PTE	1
临床可能性	
低度可能	0～1
高度可能	≥2

患者疑为急性 PE 时，诊断程序如图 11-4、图 11-5。

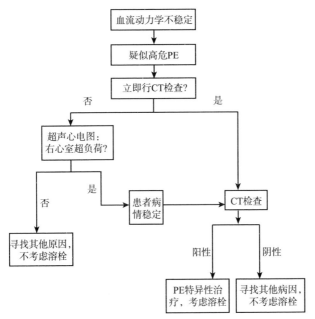

图 11-4　高危肺血栓栓塞症的诊断流程

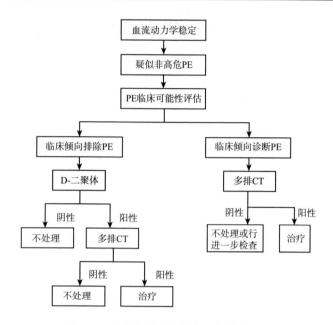

图 11-5 非高危肺血栓栓塞症的诊断流程

【治疗】

肺栓塞的治疗目标是抢救生命，稳定病情，使肺血管再通。

（一）一般处理

对高度疑诊或确诊 PTE 的患者，应进行监护，严密监测呼吸、心率、血压、静脉压、心电图及血气分析的变化等。对于合并休克或低血压的患者，须进行血流动力学监测，并给予液体复苏、血管活性药物或机械循环支持治疗。对于合并低氧血症或呼吸衰竭的患者，可给予无创或有创的机械通气。其他措施包括避免用力以防止栓子再次脱落；对于有焦虑和惊恐症状的患者可适当使用镇静药；胸痛者可给予镇痛药；为预防肺内感染和治疗静脉炎可使用抗生素；对于发热、咳嗽等症状可给予相应的对症治疗。

（二）溶栓治疗

溶栓是治疗肺栓塞的基本方法，溶栓治疗主要适用于高危患者，对中危患者，若无禁忌证可以进行溶栓。溶栓的时间一般为症状发生后14天以内，越早越好。溶栓治疗的绝对禁忌证有结构性颅内疾病、出血性脑卒中病史、3个月内的缺血性脑卒中、活动性出血、近期脑或脊髓手术、头部骨折性外伤或头部损伤、出血倾向（自发性出血）。相对禁忌证有未控制的重度高血压（收缩压＞180mmHg，舒张压＞110mmHg）、近期非颅内出血、侵入性操作、手术、3个月以上缺血性脑卒中、口服抗凝治疗（如华法林）、创伤性心肺复苏、妊娠、年龄＞75岁等。对于大面积PTE，因其对生命的威胁极大，上述绝对禁忌证亦应被视为相对禁忌证。

溶栓药物用法：

（1）尿激酶（UK）：负荷量4400U/kg，静脉注射10min，继以2200U/（kg·h）持续静脉注射12h；快速给药：随后以2万U/kg持续静脉滴注2h。

（2）链激酶（SK）：负荷量25万U，静脉注射30min，继以10万U/h，持续静脉滴注12～24h；快速给药：150万U持续静脉滴注2h。

（3）阿替普酶：50mg以输液泵持续静脉滴注2～8h。

（三）抗凝治疗

抗凝为PTE的基本治疗方法，可以有效地防止血栓再形成和复发，同时机体自身纤溶机制也可溶解已形成的血栓。标准流程为至少3个月。对于高度怀疑的PTE如无抗凝治疗的禁忌证，均应立即开始抗凝。抗凝治疗的禁忌证包括活动性出血、凝血功能障碍、血小板减少、未控制的严重高血压等。

1. 抗凝的疗程　　根据DVT的发生情况，抗凝的疗程也随之不同（具体见DVT章节）。

2. 抗凝药物　　包括低分子量肝素、维生素K拮抗药（华法林）、直接Ⅱa因子抑制药、Xa因子抑制药等。

（1）低分子量肝素：临床按体重给药，每次100U/kg，每12h1次，皮下注射，肾功能不全者酌情减量。

（2）间接Xa因子抑制药（如磺达肝癸钠）：治疗剂量个体差异小，每天1次，无须监测凝血功能。对肾功能影响小于低分子量肝素。

（3）直接Ⅱa因子抑制药（如达比加群）：分子质量低，能进入血栓内部，对血栓中凝血酶抑制能力强于普通肝素。

肝素相关血小板减少症（HIT）及存在HIT风险的患者更适合使用。

（4）直接Xa因子抑制药（如利伐沙班）：治疗剂量个体差异小，无须监测凝血功能。

（5）维生素K拮抗药（如华法林）：长期抗凝治疗时需监测凝血功能的国际标准化比值。治疗剂量范围窄，个体差异大，药效易受多种食物和药物影响。调整INR稳定在2.0～3.0。近年来该药多被新型口服抗凝血药替代。

（四）介入治疗

导管溶栓术、导管碎栓术、导管吸栓术等介入治疗可用于血流动力学不稳定者、大面积肺栓塞、溶栓疗法禁忌或无效者。慢性机化性血栓行手术剥离治疗。

（五）下腔静脉滤器置入术

下腔静脉滤器置入术用于有抗凝和溶栓治疗禁忌证或抗凝和溶栓失败的高危患者。

小部分急性肺栓塞和慢性反复肺栓塞者可发展成慢性肺动脉高压。常用治疗药物有抗凝血药华法林、靶向药（利奥西呱）和右心衰竭时的抗心衰药物。近年来，肺血管介入技术快速发展，可试行球囊肺动脉成形术和支架植入术，必要时也行外科肺动脉血栓内膜剥脱术。

第三节　深静脉血栓形成

【概述】

深静脉血栓形成（deep venous thrombosis，DVT）是血液在深静脉内不正常凝结引起的静脉回流障碍性疾病。多发生于下肢，血栓脱落可引起肺栓塞。

【病因和危险因素】

DVT的主要原因是静脉壁损伤、血流缓慢和血液高凝状态。危险因素包括原发性因素和继发性因素。DVT多见于长期卧床、肢体制动、大手术或创伤后、晚期肿瘤或有明显家族史的患者。

【临床表现】

DVT主要表现为患肢的突然肿胀、疼痛、软组织张力增高，活动后加重，抬高患肢可减轻，静脉血栓部位常有压痛。发病1~2周后，患肢可出现浅静脉显露或扩张。严重的下肢DVT患者可出现股白肿甚至股青肿。股青肿是下肢DVT最严重的情况，表现为患肢剧痛、皮肤发亮呈青紫色、皮温低伴有水疱、足背动脉搏动消失、全身反应强烈、体温升高，如不及时处理，可发生休克和静脉性坏疽。

静脉血栓一旦脱落，可随血流进入并堵塞肺动脉，引起PE的临床表现。

DVT慢性期可发生血栓后综合征（post-thrombotic syndrome，PTS），主要症状是下肢肿胀、疼痛（严重程度随时间的延长而变化）；体征包括下肢水肿、色素沉着、湿疹、静脉曲张，严重者出现足靴区的脂性硬皮病和溃疡。PTS发生率为20%~50%。

【诊断流程】

DVT不能仅凭临床表现做出诊断，还需要辅助检查加以证实。

（一）辅助检查

1. 血浆D-二聚体测定 D-二聚体是反映凝血激活及继发性纤溶的特异性分子标志物，诊断急性DVT的灵敏度较高（>99%），特异度较低，但其阴性预测值高，<500μg/L（ELISA法）时可排除DVT诊断。

2. 多普勒超声检查 灵敏度、准确性均较高，是DVT诊断的首选方法，适用于对患者的筛查和监测。

3. 螺旋CT静脉成像（CTV） 准确性较高，可同时检查腹部、盆腔和下肢深静脉情况。

4. MRI静脉成像 能准确显示髂静脉、股静脉、腘静脉的血栓，但不能满意地显示小腿的静脉血栓。无须使用造影剂。

5. 静脉造影 准确性高，不仅可以有效判断有无血栓及血栓部位、范围、形成时间和侧支循环的情况，而且常被用来鉴定其他方法的诊断价值。

（二）临床可能性评估和诊断流程

DVT的临床可能性评估参考Wells评分，DVT的诊断流程见图11-6。

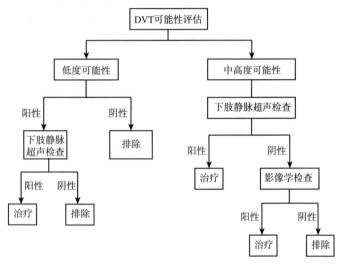

图11-6　DVT的诊断流程

【治疗】

（一）早期治疗

1. 抗凝　是DVT的基本治疗，可抑制血栓蔓延，有利于血栓自溶和管腔再通，从而减轻症状，降低PE发生率和病死率。但是单纯抗凝不能有效消除血栓和降低PTS发生率。用药方法及剂量参见本章"第二节　肺栓塞"。

推荐：急性期DVT，建议使用华法林联合低分子量肝素或普通肝素；在INR达标且稳定24h后，停用肝素。也可以选用Ⅹa因子抑制药。

高度怀疑DVT者，如无抗凝治疗禁忌证，在等待检查结果期间可行抗凝治疗，根据确诊结果决定是否继续抗凝。

有严重肾功能不全的患者抗凝治疗须酌情减量。

2. 溶栓治疗

（1）溶栓药物：尿激酶最为常用，对急性期血栓起效快，溶栓效果好，过敏反应少。重组组织型纤溶酶原激活剂的溶栓效果好，出血发生率低，可重复使用（用法用量参见"第二节　肺栓塞"）。

（2）溶栓方法：包括导管接触性溶栓和系统溶栓。溶栓治疗过程中须监测血浆纤维蛋白原（Fbg）和凝血酶时间（TT），Fbg＜1.0g/L应停药。

推荐：对于急性期中央型或混合型DVT，在全身情况好、预期生存期≥1年、出血风险较小的前提下，首选导管接触性溶栓。如不具备导管溶栓的条件，可行系统溶栓。

3. 介入或切开取栓　是消除血栓的有效方法，可迅速解除静脉梗阻。出现股青肿时应立即介入或切开取栓。对于发病7天以内的中央型或混合型DVT患者，也可行介入或手术取栓。

4. 合并髂静脉狭窄或闭塞的处理　髂静脉狭窄或闭塞在DVT的发病中起重要作用，导管溶栓或手术取栓后同时矫正髂静脉狭窄或闭塞，可以提高通畅率，改善治疗效果，减少PTS的发生。

5. 下腔静脉滤器置入指征　对于多数DVT患者，不推荐常规应用下腔静脉滤器。下列情况可以考虑置入下腔静脉滤器。

（1）存在抗凝禁忌证、抗凝失败、不适合进行有效抗凝者。

（2）血栓栓子反复脱落导致广泛PE发生或髂静脉、股静脉血栓形成。

（3）下腔静脉或髂静脉、肢体静脉血栓拟行机械性消栓、导管溶栓或取栓手术。

（4）明确诊断VTE，拟行骨科、脊柱、妇科、产科、烧伤等一系列外科手术的患者。

（5）VTE肿瘤患者，已发生或具有发生PE高风险者。

（二）长期治疗

DVT患者需行长期抗凝等治疗以防止血栓蔓延和（或）血栓复发。

1. 抗凝治疗

（1）抗凝的药物及强度：维生素K拮抗药（如华法林）、直接Xa因子抑制药（如利伐沙班）等对预防复发有效。如果使用维生素K拮抗药，治疗过程中应使INR维持在2.0～3.0，须定期监测。

（2）抗凝的疗程：根据DVT的发生情况，抗凝的疗程也随之不同：①继发于一过性危险因素（如外科手术）的首次发生DVT的患者，3个月的抗凝治疗已经足够；②在危险因素不明的情况下首次发生DVT的患者应充分抗凝至少3个月；③伴有癌症的首次发生DVT的患者，应用低分子量肝素3～6个月后，长期口服抗凝药物治疗；④具有血栓形成的原发性危险因素的首次发生DVT的患者，复发率较高，应长期口服抗凝药物治疗；⑤反复发病的DVT患者，应长期抗凝治疗。

2. 其他治疗　对于慢性期患者，建议服用静脉血管活性药物，并长期使用弹力袜；有条件者，可使用肢体循环促进装置辅助治疗。

（蒋建刚）

第十二章　心搏骤停与心源性猝死

心搏骤停指心脏突然停止射血，造成循环中断而产生的一系列症状和体征，包括意识丧失、动脉搏动消失和呼吸停止。心搏骤停发生后，由于脑血供的突然中断，10s即可出现意识丧失，30s后瞳孔散大，1min后呼吸停止，4～6min后出现不可逆性脑损伤，后迅速进展为生物学死亡。心搏骤停是心源性猝死的主要原因。心搏骤停包括室颤、心脏停搏和电机械分离三种形式。

心源性猝死（sudden cardiac death，SCD）是指由各种心脏原因引起的、急性症状发作后1h内发生的以意识丧失为特征的突然死亡。SCD可发生于任何心脏病或非心脏病患者，为意外性的自然死亡。多数SCD发生在院外或运往医院途中，发生时间和形式常不可预知。美国每年有30万～40万人发生SCD，占全部心血管疾病死亡人数的50%，而抢救成功率仅为5.6%。我国SCD的发生率约为41.84/10万，以14亿人口推算，每年发生SCD的人数高达58.6万。

【病因】

1. 器质性心脏病　SCD大多发生于有器质性心脏病的患者中，其中冠心病是最常见病因。其机制可能与心肌缺血、心肌梗死后心室重构及顽固性心力衰竭易诱发致死性快速性心律失常相关。心肌病引起的SCD占5%～15%，为其第二大病因，而梗阻性肥厚型心肌病更明显。患者SCD风险多与心肌病的严重程度及是否合并室性心律失常或晕厥史有关。其他器质性心脏病，如心脏瓣膜病（主动脉瓣狭窄）等，也可导致SCD的发生。近年来心肌炎引发SCD越来越被人们关注。

2. 非器质性心脏病　遗传性心律失常是非器质性心脏病患者诱发SCD的常见病因，包括长QT间期综合征、Brugada综合征、短QT综合征、儿茶酚胺敏感性室性心动过速等。电解质紊乱（低钾、低镁）、低氧血症及药物不良反应也可触发恶性心律失常的发生，诱发SCD。此外，极度的精神刺激和情绪变化可通过兴奋交感神经、诱发呼吸性碱中毒等导致SCD。

【病理生理】

致命性心律失常是SCD主要的病理生理机制，其中无脉性室性心动过速和室颤最常见，占SCD的50%～80%，为可复律的心搏骤停。严重缓慢性心律失常、心搏骤停，以及无脉性电活动（又称电机械分离）占SCD的20%～30%。其他非心律失常性SCD占比较低，见于心脏破裂、心脏流出道的急性梗阻、急性心脏压塞等。

【临床表现】

无脉性室速、室颤和心搏骤停导致心脏无法正常泵血，全身血液循环停止，机体各器官供血障碍，组织缺血缺氧，从而导致乳酸堆积和严重酸中毒。临床表现为意识丧失、局部及全身抽搐、心音及大动脉搏动消失、瞳孔散大、大小便失禁，以及呼吸断续，呈叹息样，甚至呼吸停止。心搏骤停发生后，大部分患者在4～6min内发生不可逆性的脑损害，随后经数分钟引起生物学死亡。因此，快速识别心搏骤停，并立即实施心肺复苏是SCD救治的关键。

【心搏骤停的处理】

心肺复苏（cardiopulmonary resuscitation，CPR）是指对心搏骤停所采取的旨在提高生存概率的一系列及时、规范、有效的抢救措施，包括初级心肺复苏和高级心肺复苏。2020年美国心脏协会（AHA）心肺复苏指南强调"早CPR"和"早除颤"，并指出心搏骤停发生后4min内为救治的最佳时机，如在这一时间内实施有效CPR，可显著提高患者的存活率。

1. 心搏骤停的早期识别　需迅速判断患者的意识及反应，快速检查患者呼吸状态及有无脉搏（不超过10s）。患者无意识/无反应，合并呼吸状态异常（濒死样呼吸）或无呼吸，脉搏消失，则可判定为心搏骤停并启动CPR。

2. 呼救　在不影响CPR实施的同时，应设法呼救以寻求帮助，打电话或呼叫他人打电话通知并启动急救医疗系统。2020年美国心脏协会心肺复苏指南明确建议：单独施救者应先激活急救反应系统（即拨打急救电话），然后立即开始CPR。

3. 初级心肺复苏　即基础生命支持（basic life support，BLS），复苏步骤应遵循C—A—B原则（图12-1），依次为人工胸外按压（circulation，C）、开通气道（airway，A）和人工呼吸（breathing，B）。

（1）人工胸外按压：首先使患者仰卧于硬质平面上，施救者位于患者身体的一侧。按压部位为胸部正中（胸骨下1/2或剑突上两横指处），男性患者可简单选择两侧乳头连线中点处。将一只手的掌根部放在按压部位，手掌根部横轴与胸骨长轴方向一致，另一只手叠放在第一只手背上，手指锁住，以掌根按压。按压时应保持肘关节固定，双臂伸直，依靠上身重力垂直向下按压，深度为5cm，频率为100～120次/分，并保证每次按压后胸廓完全回弹，放松时手掌不要离开胸壁，按压和放松的时间大致相等（1∶1）。高质量的胸外按压不仅需保证按压的幅度和速率，同时应尽可能地减少中断的次数和时间。有效按压的一个重要标志是每次按压能产生一个近似正常的QRS心电图波形。

（2）开通气道：原则上先进行30次胸外按压后再开通气道。应清除患者口中的异物和呕吐物，若有义齿松动应取下。在无颈部创伤情况下，通常采用仰头抬颌法开放气道：施救者左手置于患者前额部并用力下压，使头后仰，右手示指和中指轻抬下颌，使下颌尖、耳垂的连线与地面呈垂直状态，保持气道通畅，以便实施人工呼吸。

（3）人工呼吸：人工呼吸的方式包括口对口、口对鼻或口对球囊面罩通气。口对口时，施救者用置于患者前额的手拇指与示指捏住患者鼻孔，平静吸气后，用口唇将患者的口全罩住，然后吹气，确保通气时出现胸廓起伏，每次通气时长应超过1s。使用面罩时，施救者的拇指和示指充分张开，呈"C"形固定呼吸面罩，其余三指构成"E"字形，抬起患者下颌，通畅气道，连续挤压球体气囊2次送气，每次1s，送气量占气囊容积1/3，间隔1～2s放气，然后再次送气，观察患者胸廓起伏情况，注意避免过度通气。上述通气方式只是临时性抢救措施，有条件时应尽快实施气管内插管，并以人工气囊挤压或呼吸机辅助呼吸，纠正低氧血症。在未建立高级气道前，建议按照30∶2的比例进行按压-通气或在持续胸外按压时给予10次/分的非同步通气。如已建立高级气道，在持续胸外按压时可按照6s 1次的频率给予通气。

每进行5个循环周期CPR（5个30∶2，约持续2min）需行1次评估，观察患者有无反应，如未恢复自主循环，继续5个循环周期CPR后再次评估，如此反复（图12-1）。建议每

2min更换按压者，以避免疲劳而影响CPR救治效果。如无法行口对口救生呼吸、无简易呼吸器、非专业施救者不愿或不会做通气，也可单纯胸外按压复苏。

（4）早期电除颤：尽早恢复自主循环是减轻脏器缺血损伤、改善心搏骤停预后的关键。电除颤是终止可复律心搏骤停、达到自主循环恢复的最有效方法。电除颤越早，成功率越高，而随着心搏骤停时间的延长，电除颤的成功率会降低，每延迟除颤1min，复苏成功率下降7%～9%。双相波除颤首次能量选择的建议为150～200J，单相波除颤首次能量应选择360J，除颤后应立即恢复按压。首次除颤不成功时，应持续2min按压，然后重新评估心律，若仍为可除颤心律则再次电除颤（图12-1）。

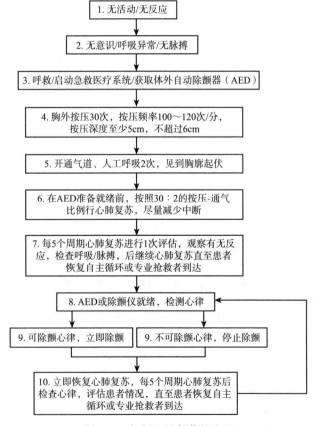

图12-1　初级心肺复苏的流程

4. 高级心肺复苏　即高级生命支持（advanced cardiovascular life support，ACLS），是在BLS的基础上，应用辅助设备、特殊技术等建立更为有效的通气和循环支持。主要内容包括继续进行初级心肺复苏、循环辅助装置、通气和气道支持、电除颤转复心律、建立静脉通路并应用药物维持已恢复的循环。应持续监测心电图、血压、脉搏、氧饱和度、呼气末二氧化碳分压等，有条件时行有创血流动力学监测。实时监测和反馈将有助于辅助判断呼吸、循环状态，评估复苏终止时机和预后。

（1）循环辅助：CPR辅助设备能提高心肺复苏的质量。目前临床应用的CPR辅助设备包括机械按压装置、主动按压-释放+吸气阻力阀。理论上CPR辅助设备能在抢救过程中节省人力并提供高质量的按压。

（2）通气和气道支持：通气和气道支持是CPR生命支持的基本要素，旨在给予患者足够氧合的同时避免过度通气而影响按压质量。对于任何没有自主呼吸或经初始CPR和电除颤后自主呼吸不能恢复的患者，应尽早行气管插管，球囊面罩通气和气管插管两种方法同样有效。使用呼吸机后，呼吸机可精确地控制各种通气参数。在复苏条件允许时，建议无论球囊面罩通气或气管插管均采用可行的最高吸氧浓度支持。

（3）电复律治疗：电除颤是转复室颤最有效的方法，室颤或无脉性室性心动过速应尽早电击除颤，电除颤过程中应尽量减少胸外按压的中断时间，电除颤后需立即继续行心肺复苏，但对心搏骤停及无脉性电活动除颤是无益的。电除颤虽为高级复苏手段，但在有条件情况下越早实施越好。有症状的严重心动过缓的患者应考虑起搏治疗，特别是发生于希氏束以下的高度房室传导阻滞，应立即实施起搏，而对于心搏骤停的患者不推荐使用起搏治疗。

（4）药物治疗：心搏骤停患者除需尽早实施心肺复苏和早期电除颤外，还应尽快建立给药通路，并给予药物进行复苏治疗。抢救中常用的给药通路包括静脉通路、骨内通路、中心通路和其他通路（气管）等，其中最常用的为静脉通路。在CPR过程中所使用的复苏药物主要包括血管活性药物和非血管活性药物。血管活性药物作用是通过收缩血管，提高脏器灌注压，减轻缺血缺氧。非血管活性药物主要为抗心律失常药物，有助于终止恶性心律失常。

1）血管活性药物：在CPR中使用血管活性药物可能是一把双刃剑。一方面，血管活性药物可维持脏器灌注压，保证心、脑等重要脏器的血供；另一方面，血管活性药物会增加脏器氧耗量，增加氧化应激和炎症激活，从而加重脏器损伤。因此，临床上对于血管活性药物的使用尚存在争议。目前在CPR中广泛使用的血管活性药物主要为肾上腺素和血管升压素，以肾上腺素为首选。肾上腺素可用于心搏骤停、无脉性电活动及电击无效的室颤和无脉性室速，常规用法是1mg静脉注射，每3～5分钟可重复1次。对于不可除颤心律的心搏骤停，应尽早给予肾上腺素，而对于可除颤心律的心搏骤停，优先早期电除颤，电除颤尝试失败后可给予肾上腺素治疗。血管升压素也可作为CPR的一线用药，多作为肾上腺素的替代治疗，不推荐与肾上腺素联合使用。去甲肾上腺素、多巴胺、多巴酚丁胺可用于严重低血压情况。

2）非血管活性药物：主要为抗心律失常药，常用药物包括胺碘酮和利多卡因，目的在于终止无脉性室速或室颤（特别是对除颤加CPR无效的无脉性室速或室颤），将有利于提高复苏成功率。硫酸镁适用于尖端扭转型室性心动过速，而对于难治性多形室速或室颤可给予静脉用药β受体阻滞剂。异丙肾上腺素可能对心动过缓诱导的尖端扭转型室性心动过速有帮助。其他药物包括糖皮质激素、碳酸氢钠等，它们在减轻炎症损伤、改善机体内环境及循环状态方面发挥着重要作用。

5. 体外循环CPR（extracorporeal cardiopulmonary resuscitation，ECPR） 是指采用体外呼吸、循环支持技术进行心肺复苏。ECPR可提供充分的呼吸、循环支持，但其实施依赖于高水平团队、特殊设备支持、完善的管理程序及对复杂情况的合理处置，且成本巨大。体外膜氧合（extracorporeal membrane oxygenator，ECMO）是目前ECPR最常用的支持设备，其原理是将体内的静脉血引出体外，经过人工心肺在体外氧合后回注入患者的动脉或静脉系统，起到部分替代心肺的作用，以维持脏器的血供和氧合，从而为心搏骤停患者赢得救治的机会和时间。

【复苏后处理】

心搏骤停患者恢复自主循环是复苏后治疗过程的开始，后续仍需对患者进行全面的医疗支持和保护，主要的处置原则和措施包括维持有效的循环和呼吸功能，保证脑灌注，预防心搏骤停的再次发生，积极治疗致心搏骤停的原发疾病，维持水、电解质和酸碱平衡，防治脑水肿、急性肾衰竭和继发感染等，其中重点是脑复苏（用冰帽降低头部温度、行脱水治疗、使用激素、防治抽搐、给予高压氧治疗、促进早期脑血管灌注）。

【预后】

预后评估是CPR的重要环节，其意义在于可避免对具有治疗前景患者的不恰当终止及对无救治前景患者的无谓治疗。尽可能准确地评估预后是提高救治效率、维持患者尊严、减轻疾病负担的重要方法。心肺复苏的预后评估应贯穿始终，既存在于CPR的过程中，又存在于恢复自主循环之后。及时判断心搏骤停复苏成功患者的病因、评估其心功能非常重要。与左心室功能正常的患者相比，左心室功能减退的患者心搏骤停复发的可能性较高，且对抗心律失常药物的反应更差，死亡率更高。而继发于急性大面积心肌梗死的心搏骤停者复苏成功率较低，即使复苏成功，也会因血流动力学难以维持造成不良预后。

（王　峰　赵春霞）

第十三章　主动脉夹层

【概述】

主动脉夹层（aortic dissection）是指主动脉内膜撕裂后，心腔内的血液通过内膜破口进入动脉壁中层并沿血管长轴方向扩展，形成真、假腔病理改变的主动脉疾病。主动脉夹层与主动脉壁内血肿（intramural hematoma，IMH）及透壁性动脉粥样硬化溃疡（penetrating atherosclerotic ulcer，PAU）均以动脉中层破坏为特征，统称为急性主动脉综合征（acute aortic syndrome，AAS）。其中，以主动脉夹层最为常见，其年发病率为（2.6～3.5）/10万，50～70岁为高发年龄，男性较女性高发。

主动脉夹层的临床特点为突发剧烈的胸部疼痛、心脏及其他脏器或肢体出现缺血症状，如不及时诊治，48h内死亡率高达50%，其主要致死原因为主动脉夹层破裂至胸腔、腹腔或心包腔，以及急性心力衰竭或肾衰竭等。

【病因、病理和危险因素】

本病的基础病理变化是遗传或代谢性异常导致的主动脉中层囊样退行性变，部分患者为伴有结缔组织异常的遗传性先天性心血管疾病。研究资料认为，囊性中层退行性变是结缔组织遗传性缺损致中层弹力纤维断裂、平滑肌局灶性丧失和中层空泡变性并充满黏液样物质。胶原和基质金属蛋白酶系统的稳态在主动脉夹层的发病中起到了相当重要的作用。笔者团队的研究发现，这两个系统的相关编码基因发生致病突变，可以解释31%的散发主动脉夹层患者的致病原因。携带致病突变的数量越多，发病时间越早，临床表现越严重。

主动脉夹层绝大多数是由于主动脉内膜撕裂后血流进入中层所致，部分患者是由于中层滋养动脉破裂产生血肿后压力过高撕裂内膜所致。内膜破裂口多发生于主动脉应力最强的部位。

高血压是发生主动脉夹层最重要的危险因素，65%～75%

的主动脉夹层患者合并高血压，且多数患者的血压控制欠佳；除血压外，心肌收缩力（dp/dt_{max}）也是引发主动脉夹层的重要因素。此外，动脉粥样硬化和高龄也是主动脉夹层的重要危险因素。医源性损伤主要是主动脉腔内操作损伤内膜，包括主动脉内球囊反搏置入、心脏瓣膜及大动脉手术等。

【遗传性主动脉夹层】

遗传性主动脉疾病（hereditary aortopathy）是指由明确遗传因素（相关致病基因的DNA突变或拷贝数改变）引起的主动脉瘤和（或）夹层的一组疾病，包括马方综合征、勒斯-迪茨综合征（Loeys-Dietz syndrome）、埃勒斯-当洛综合征（Ehlers-Danlos syndrome）等。遗传性主动脉疾病患者通常有主动脉相关疾病或心源性猝死家族史，但也可以是家族史阴性的散发患者。主动脉夹层和动脉瘤患者中约20%有家族史，这类患者大部分可以找到明确的致病突变。在散发主动脉夹层和动脉瘤患者中，也有不少患者可以检测到致病突变，属于遗传性主动脉疾病的范畴。遗传性主动脉疾病患者的临床表现可以仅局限于主动脉，亦可表现为累及眼、骨骼、皮肤、神经系统、消化系统等多个器官或系统的综合征。

（一）马方综合征

马方综合征（Marfan syndrome）是一种常染色体显性遗传病，也是最常见的综合征性主动脉疾病。据文献报道，世界范围内其患病率约为6.5/10万，我国的患病率尚缺乏流行病学调查研究。该病主要累及结缔组织，主要临床表现涉及心血管系统、眼和骨骼，主要包括主动脉根部扩张、主动脉夹层、晶状体脱垂、近视、蜘蛛指等。未经治疗的马方综合征患者平均生存仅为30～40岁，但若得到及时诊断和良好的治疗，预期寿命则可以提高到75岁。马方综合征有显著的家族聚集性，确诊的患者往往伴随相应的阳性家族史。但也可以见到没有家族史的散发马方综合征患者，这类患者多是由新发突变致病的，可以占到25%的比例。该病的变异性较强，无论是同一个家系内，还是不同家系间，哪怕是携带相同致病突变的患者，临床表现也不一定完全一致。马方综合征患者并非出生时就发病，其症状暴露时间有一定的外显延迟性，但该病的遗传度很高（携带致病基因突变的患者，通常都会发病）。

目前公认的马方综合征的诊断标准是2010年修订的根特诊断标准（The revised Ghent nosology）。该诊断标准首先依据患者是否有明确的马方综合征家族史进行二分类，然后重点考察患者的主动脉根部扩张、晶状体脱位、*FBN1*基因检测结果、系统症状评分4个方面，进而进行诊断评估，具体见表13-1。

表13-1 马方综合征诊断标准

诊断条目	结果
若患者没有家族史	
主动脉根部扩张（$Z \geqslant 2$）且 晶状体脱位	可诊断
主动脉根部扩张（$Z \geqslant 2$）且 *FBN1* 致病突变	可诊断
主动脉根部扩张（$Z \geqslant 2$）且 系统评分 $\geqslant 7$ 分	可诊断
晶状体脱位 且 *FBN1* 致病突变	可诊断
若患者有家族史	
晶状体脱位	可诊断
系统评分 $\geqslant 7$ 分	可诊断
主动脉扩张（20岁以上，$Z \geqslant 2$；20岁以下，$Z \geqslant 3$）	可诊断

注：马方综合征2010修订的根特诊断标准。

需要注意的是，该表格中的诊断条目的判定，均需基因诊断除外症状类似但致病基因不同的"马方样综合征"，如勒斯-迪茨综合征、埃勒斯-当洛综合征等。

系统评分指的是除外主动脉根部扩张、晶状体脱位以外的马方综合征常见症状的评分表，具体的症状及赋分见表13-2。

表13-2 系统评分表

临床表现	分值
腕征和拇指征阳性	3
腕征或拇指征阳性	1
鸡胸	2
漏斗胸/胸部不对称	1

续表

临床表现	分值
硬膜扩张	2
特殊面容	1
足踝畸形	2
扁平足	1
气胸	2
髋臼突出	2
上部量/下部量比减少及无脊柱侧凸时臂长/身高比增加	1
脊柱侧弯或胸腰椎后凸	1
肘部伸展受限	1
皮肤紫纹	1
近视300度以上	1
二尖瓣脱垂	1

马方综合征是明确的单基因遗传病，且遗传度高，因此指南推荐对疑诊和确诊马方综合征的患者，均应积极进行基因诊断和遗传咨询。该病的致病基因是*FBN1*，推荐使用高通量测序方法进行初始筛查，如覆盖*FBN1*基因所有外显子区域及外显子周围调控区域的定制Panel，或全外显子组/全基因组测序。若使用高通量测序方法无法筛到候选致病突变，应考虑使用芯片法、MLPA法或测序法进行DNA拷贝数检测，以发现大片段拷贝数变化导致的马方综合征。

（二）勒斯-迪茨综合征

勒斯-迪茨综合征（Loeys-Dietz综合征）是一组罕见的常染色体显性的结缔组织遗传病，以快速进展的主动脉和周围动脉动脉瘤/夹层为特点，比马方综合征更凶险，患者预后更差，更容易发生猝死，平均死亡年龄仅为26岁。

Loeys-Dietz综合征的临床表现和马方综合征有很多重叠。在心血管系统的临床表现上，Loeys-Dietz综合征患者主要表现为全身多处动脉（如主动脉、颅内动脉、髂动脉、肠系膜动脉等）出现动脉扭曲和快速进展的动脉瘤/夹层。主动脉夹层破裂及颅内动脉破裂出血是患者的主要死亡原因。相较马方综合征，Loeys-Dietz综合征更容易累及主动脉以外的外周动脉血管，这也是一个重要的鉴别点。Loeys-Dietz综合征患者的动脉夹层/破裂可以发生在动脉瘤较小时或非常早的时期。

除了夹层和动脉瘤，先天性心脏病（如二叶主动脉瓣、房间隔缺损或动脉导管未闭等）在Loeys-Dietz综合征患者中也更常见。主动脉瓣及二尖瓣脱垂和（或）功能不全也经常在该病中发生，部分患者可能需要手术治疗。

Loeys-Dietz综合征患者在骨骼系统、眼部的临床表现和马方综合征非常类似，但也有其独特的地方。在眼部症状上，Loeys-Dietz综合征患者通常不出现晶状体脱位，并且容易出现蓝色巩膜。在骨骼系统，Loeys-Dietz综合征患者也可以出现蜘蛛指、胸部畸形、脊柱侧弯等典型表现，但患者身高通常在正常范围。患者往往伴有关节活动度过大的问题，容易发生先天性髋关节脱位和复发性/多发性关节半脱位。患者的特征性面容与马方综合征有所不同，经常有眼距过宽。Loeys-Dietz综合征患者往往可以出现指趾挛缩，以及有特征性的腭裂或悬雍垂裂。

确诊Loeys-Dietz综合征主要需要借助基因诊断。Loeys-Dietz综合征有多个致病基因，根据致病基因进行分子分型，该病至少可以分为4个亚型，其致病基因分别是：Loeys-Dietz综合征1型，*TGFBR1*基因；Loeys-Dietz综合征2型，*TGFBR2*基因；Loeys-Dietz综合征3型，*SMAD3*基因；Loeys-Dietz综合征4型，*TGFB2*基因。有学者认为*SMAD2*基因和*TGFB3*基因也是该病的致病基因。这些基因都遵循常染色体显性遗传的模式，故杂合突变即可致病，患者一旦确诊，其直系亲属有50%的概率罹患该病。因此，指南建议所有疑诊和确诊Loeys-Dietz综合征的患者均应进行基因诊断和遗传咨询，对其亲属应进行致病基因的Sanger测序以明确患病风险。所有Loeys-Dietz综合征患者生育前应进行仔细的遗传咨询和选择性生育，避免将致病突变基因传递给下一代。

【主动脉夹层的分型】

DeBakey分型：根据原发内破口起源与夹层累及范围分类：Ⅰ型、Ⅱ型、Ⅲ型。

Ⅰ型：夹层起源于升主动脉，扩展超过主动脉弓到降主动脉，甚至腹主动脉，此型最常见。

Ⅱ型：夹层起源并局限于升主动脉。

Ⅲ型：夹层起源于降主动脉左锁骨下动脉开口以远，并向远端扩展，可直至腹主动脉（Ⅲa，仅累及胸主动脉；Ⅲb，累及胸腹主动脉）。

Stanford分型：凡是累及升主动脉的夹层均为A型，相当于DeBakey分型中的Ⅰ型和Ⅱ型，夹层起源于胸主动脉且未累及升主动脉者为B型，相当于DeBakeyⅢ型。具体分型见图13-1。

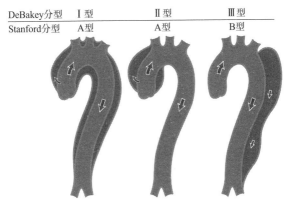

| DeBakey分型 | Ⅰ型 | Ⅱ型 | Ⅲ型 |
| Stanford分型 | A型 | A型 | B型 |

图13-1　主动脉夹层的分型

【临床表现】

本病临床表现取决于主动脉夹层的部位、范围和程度及主动脉分支受累情况、有无主动脉瓣关闭不全，以及向外破溃等并发症。

1. 疼痛　是本病最主要和常见的表现。绝大多数的患者有突发前胸或胸背部持续性、撕裂样或刀割样剧痛，疼痛剧烈难以忍受，部位往往与夹层病变的起源位置密切相关，起病后即达高峰，可放射到肩背部，亦可沿肩胛间区向胸部、腹部及下肢等处放射。部分患者虽然发生夹层但无明显疼痛，如马方综合征、激素治疗及起病缓慢者。

2. 血压变化　大多数患者合并高血压，如果出现心脏压塞、血胸或冠状动脉供血受阻而引起心肌梗死，则可能出现低血压，夹层破裂出血表现为严重的休克。如果累及左、右锁骨下动脉可以出现一侧脉搏缺如、血压两侧不对称。

3. 心血管系统

（1）主动脉瓣关闭不全和心力衰竭：约50%的主动脉夹层患者出现主动脉瓣关闭不全。

（2）心肌梗死：当升主动脉近段夹层逆向进展影响到冠状动脉开口或撕裂的内膜片遮盖冠状动脉开口可致急性心肌梗死，多数影响右冠状动脉，因此下壁心肌梗死多见。

（3）心脏压塞：夹层破裂入心包腔或假腔内，血液渗入心包腔可引起急性或亚急性心脏压塞。

4. 脏器或肢体缺血

（1）神经系统缺血症状：为夹层累及颈动脉、头臂干、脊髓动脉，造成神经系统缺血所致。

（2）四肢缺血症状：累及腹主动脉或髂动脉可表现为急性下肢缺血。

（3）内脏缺血：最常见累及的内脏动脉为肾动脉、肠系膜上动脉，造成急性肠坏死或急性肾衰竭。

5. 夹层破裂　主动脉夹层可破入左侧胸膜腔引起胸腔积液；也可破入食管、气管内或腹腔，出现休克及呕吐、咯血等症状及相应体征。

【辅助检查】

1. 超声心动图　经胸主动脉彩超可显示升主动脉及腹主动脉夹层真、假腔及血流情况，可以显示主动脉腔内撕裂内膜片，并可排查是否合并主动脉瓣关闭不全和心脏压塞等并发症。

2. 多排计算机体层摄影血管造影（CTA）　是确诊主动脉夹层的最主要辅助检查手段。

【诊断和鉴别诊断】

根据急起胸背部撕裂样疼痛、血压下降不明显甚至增高、两侧肢体动脉血压明显不对称、突然出现主动脉瓣关闭不全或心脏压塞等临床表现，即应考虑主动脉夹层的诊断，明确诊断依靠辅助检查尤其是CTA。

由于本病是以急性胸痛为首要症状，故其鉴别诊断主要考虑急性心肌梗死和急性肺栓塞。此外，因本病可产生多系统血管的压迫，导致组织缺血或夹层破入某些器官，故需要与相应疾病相鉴别。

【治疗】

本病系危重急症，如不及时处理，1周内死亡率高达60%～70%，B型较A型预后稍好，但如合并脏器缺血等并发症则死亡率明显增高。

1. 即刻处理　严密监测血流动力学指标，包括血压、心率、心律；绝对卧床休息，强效镇静与镇痛，必要时静脉注射冬眠疗法。

2. 随后的治疗决策应按以下原则进行

（1）急性期患者无论是否采取介入或手术治疗，均应首先给予强化的内科药物治疗。

（2）A型主动脉夹层特别是波及主动脉瓣或心包内有渗液者应该急诊进行外科手术治疗。

（3）B型夹层急性期病情进展迅速，夹层血管直径≥5cm或有脏器缺血并发症者应争取早期介入治疗（动脉腔内隔绝术）。

3. 药物治疗

（1）降血压：首选静脉应用硝普钠，迅速将收缩压降至100～120mmHg或能耐受的水平，预防夹层延伸。必要时使用其他类抗高血压药，包括α受体阻滞剂、ACEI、利尿药等。血压应降至能保持重要脏器灌注的最低水平，避免出现少尿、心肌缺血或脑缺血等重要脏器灌注不良的症状。

（2）β受体阻滞剂或钙通道阻滞药：在降血压的同时降低左心室心肌收缩力，减慢心率至60～80次/分，以防止夹层进一步扩展。对于不能耐受β受体阻滞剂的患者，可使用非二氢吡啶类钙通道阻滞药。

4. 介入治疗　腔内隔绝术作为治疗主动脉夹层的一种术式，是通过微创技术进行血管内治疗，在主动脉内植入带膜支架，封闭原发撕裂口，扩大真腔，疗效显著优于内科保守治疗和外科手术治疗，总体死亡率及并发症显著降低。

5. 外科手术治疗　开胸外科手术是A型主动脉夹层治疗的重要手段，术中修补撕裂口、重建主动脉。病变累及冠状动脉或主动脉瓣时应相应行CABG及主动脉瓣膜修补术或置换术。手术死亡率及术后并发症发生率均较高。

（徐西振　李宗哲　汪道文）

第十四章　心脏康复与心血管神经症

第一节　心脏康复

【概述】

心脏康复开展 60 多年来，大量临床研究支持心脏病患者从心脏康复治疗中获益。心脏康复是一个采用多学科方法实施心血管疾病综合二级预防的医学专业领域。心脏康复融合了心血管医学、运动医学、营养医学、心身医学和行为医学等多学科知识和技能，为心血管疾病患者在急性期、恢复期、维持期及整个生命过程中提供生物-心理-社会综合医疗干预和风险控制，涵盖心血管事件发生前预防和发生后的治疗与康复，是心血管疾病全程管理和全生命周期健康服务的重要组成部分。

【内容】

为了促进我国心脏康复工作的开展，中国康复医学会心血管疾病预防与康复专委会根据心脏康复的内涵，提炼出五大康复处方概念，包括药物处方、运动处方、营养处方、心理处方和戒烟处方。

心脏康复的具体内容包括：①系统评估，初始评估、阶段评估和结局评估是实施心脏康复的前提和基础；②二级预防循证用药，遵循心血管指南，使用有临床研究证据的药物；③健康生活方式医学干预，改变不健康的生活方式，适度运动、戒烟、限酒、合理饮食，控制心血管危险因素；④管理社会心理因素，落实双心医学模式，关注精神心理状态和睡眠质量，提高生命质量，促进患者回归社会。

【适应证】

所有心脏病患者都是心脏康复适应证人群，包括急性心肌梗死、慢性心力衰竭患者，以及接受过冠状动脉旁路移植术（CABG）、经皮冠状动脉介入治疗（PCI）、心脏瓣膜手术、心脏起搏器手术、心脏移植手术的患者和慢性稳定型心绞痛、高血压、高脂血症、糖尿病及其代谢综合征、周围血管病等患者，不同阶段采取不同的监护、治疗及康复措施。

【禁忌证】

部分患者暂时不适合开始心脏康复，病情控制后应尽早开始心脏康复治疗，包括不稳定型心绞痛未控制、心功能 IV 级、未控制的严重心律失常、未控制的严重高血压（静息收缩压 > 180mmHg 或静息舒张压 > 100mmHg）、高热或严重感染、恶病质状态、多器官功能衰竭或无法配合、患者拒绝等。

【团队建设】

开展心脏康复需要组建专业的心血管疾病康复团队，团队包括心内科医师、康复医师、康复治疗师、护士、营养师、心理学专家或咨询师、临床药师等。为保证患者的安全性，心脏康复一定要在心内科医师主导下共同对患者进行运动风险评估，制订合理的二级预防和运动处方并加强监管和指导。

开展心脏康复应具备的主要评估、监护、运动训练和常规急救设备包括运动心肺仪、遥测运动心电监护系统、固定踏车和跑步机等有氧运动设备；上肢力量训练器、下肢力量训练器及核心肌群力量训练器等阻抗运动设备；抢救设备包括氧气、除颤仪、配备常规急救药物的抢救车和输液设施等。

【分期和标准化流程】

1. 心脏评估贯穿心脏康复治疗始终　对于心脏康复患者进行全面评估非常重要，这一过程应该从首次接触患者开始，贯穿心脏康复的全过程，是心脏康复的首要且重要的内容。心脏康复评估包括生物学病史、生活习惯、危险因素、心血管功能和运动风险、精神、心理状态、营养状态、生活质量及全身状态和疾病认知。通过评估，可了解患者的整体状态、危险分层及影响其治疗效果和预后的各种因素，从而为患者制订急性期和慢性期的最优化治疗方案，实现全面、全程的医学管理。目前心脏康复的标准模式包括院内 I 期康复、院外监护下Ⅱ期康复和社区或家庭Ⅲ期康复。

2. 院内Ⅰ期（心脏康复的评估与治疗流程）康复 是为住院期间的心血管疾病患者提供康复和预防服务。该阶段主要强调心血管疾病症状的治疗及相关危险因素的宣教，包括临床评价及危险因素评估的病情评估，同时提高机体心肺功能储备，增强手术耐受力，缩短住院时间，促进日常生活能力与运动能力恢复，预防并发症。

3. 院外监护下Ⅱ期康复 院外早期康复或门诊康复期时间一般在出院后1～6个月或PCI后2～5周。主要是从接诊心脏康复患者到建立康复档案，在建档案过程中完成心血管综合评估CPET并进行危险分层，按照危险分层和运动能力测试结果选择及制订运动处方。用药管理及运动康复（有氧、抗阻、柔韧性、平衡训练等）。推荐运动康复次数为36次，不低于25次，Ⅱ期是心血管疾病康复的核心阶段，既是Ⅰ期康复的延续，也是Ⅱ期康复的基础，详见图14-1。

4. 社区或家庭Ⅲ期康复 也称为心血管事件1年后的院外患者预防及康复服务。目的是帮助患者维持已形成的健康生活方式和运动习惯，继续有效控制冠心病高危因素，帮助患者恢复家庭生活和社会交往等日常活动，部分患者可重返工作岗位。其包括日常活动指导、特殊生活指导（如驾驶汽车、乘坐飞机、性生活等）、循证用药、定期复诊。

【五大处方】

心脏康复通过五大处方，即药物处方、运动处方、营养处方、心理处方（含睡眠管理）、患者教育（危险因素管理和戒烟）的联合作用，为心血管疾病患者在急性期、恢复期、维持期，直至整个生命过程提供心理、生物和社会等多方面的、长期综合的管理服务和关爱。

1. 药物处方 心脏康复药物处方管理应遵循如下原则：①遵循指南建议给予规范化药物处方；②个体化选择用药方案；③关注药物的相互作用和不良反应；④关注药物对运动耐量的影响；⑤药物管理在心脏康复中应考虑的问题；⑥提高患者服药的依从性；⑦充分发挥临床药师的作用。

2. 运动处方 根据患者的评估及危险分层，给予有指导的运动，运动处方制定是关键。每位心脏病患者的运动康复方案必须根据患者的实际情况量身定制，即遵循个体化原则。

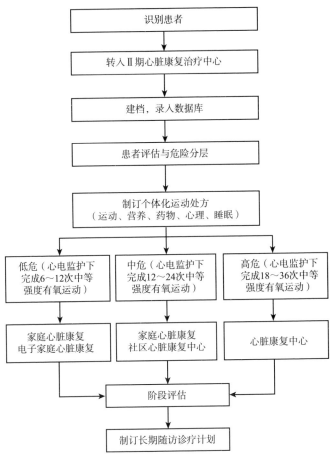

图 14-1 Ⅱ期心脏康复的流程

不存在对所有人都适用的运动方案，但运动方案的制定应遵循普遍性的指导原则。

运动处方是指导人们有目的、有计划、科学地进行运动训练的个性化方案。一个运动处方应包括运动频率（frequency）、运动强度（intensity）、运动时间（time）和运动类型（type）4个要素，即FITT原则。

（1）运动频率：每周3～5次。

（2）运动强度：运动强度要做到安全、有效，应每3～6个月评价1次患者的运动强度是否需调整。运动强度的评估有几种方法：通过心肺运动试验（cardiopulmonary exercise testing，CPET）进行评估后确定的无氧阈法、心率储备法、靶心率法，BORG指数，以及根据6分钟步行试验制订运动处方的距离控制法和速度控制法。

（3）运动时间：心脏病患者的运动时间通常为 10～60min，最佳运动时间为 30～60min。对于刚发生心血管事件的患者，从10min/d开始，逐渐增加运动时间，最终达到30～60min/d的运动时间。

（4）运动类型：主要包括有氧运动和无氧运动。有氧运动包括行走、慢跑、游泳、骑自行车等。无氧运动包括静力训练、负重训练等。心脏康复中的运动形式以有氧运动为主，无氧运动作为补充。

运动过程中的注意事项：运动过程中，要对患者进行监测，并给予必要的指导。

附：心肺运动试验（CPET）

心肺运动试验是整合循环、呼吸、代谢、肌肉等功能的运动试验，在线性功率增加的运动过程中，通过测定氧气摄取量、二氧化碳排出量、心率、通气量等数据及其关系来分析机体的整体功能。不同于一般的只是单纯观察心电图ST-T的变化和（或）心律变化的运动试验，也不同于静态肺功能，CPET能更全面、客观地评价心肺功能储备和功能受损程度。

3. 营养处方　将行为改变模式与贯彻既定膳食方案结合起来。膳食指导和生活方式调整应根据个体的实际情况考虑可行性，针对不同危险因素进行排序，循序渐进，逐步改善。制定步骤如下。

（1）评估：包括营养问题和诊断，即通过膳食回顾法或食物频率问卷，了解、评估每日摄入的总能量、膳食所含的脂肪、饱和脂肪、钠盐和其他营养素摄入水平；饮食习惯和行为方式；身体活动水平和运动功能状态；体格测量和适当的生化指标。

（2）制订个体化膳食营养处方：根据评估结果，针对膳食和行为习惯存在的问题，制订个体化膳食营养处方。

（3）膳食指导：根据营养处方和个人饮食习惯，制订食谱；健康膳食选择；指导行为改变，纠正不良饮食行为，控盐、控糖、减脂、减体重，尽量在家就餐。

（4）营养教育：对患者及其家庭成员进行营养教育，使其关注自己的膳食目标，并知道如何完成它；了解常见食物中盐、脂类和水分的含量，以及各类食物营养价值，参考《中国居民膳食指南》、食品营养标签等内容。

4. **心理处方及双心疾病** 对于心血管疾病合并心理障碍患者，也就是双心疾病患者，应给予双心治疗，即包括针对心血管病和心理障碍两个方面的治疗。对于存在双心问题的患者要仔细分析患者的症状，是由心血管疾病所致还是由心理问题所致，从而给予相应的治疗。需要从心理上帮助患者重新认识疾病，合理解释患者心脏疾病转归和预后，纠正患者不合理的负性认知，恢复患者的自信心。具体心理疗法有认知行为治疗、人际关系治疗等。认知行为治疗可以通过改善抑郁、焦虑患者的错误认知，树立理性的信念，发挥主观能动性。

对于心血管疾病患者，我们可以通过3个问题进行简单的筛查：①是否有睡眠障碍，已经明显影响白天的精神状态或需要用药；②是否有心烦不安，对以前感兴趣的事情失去兴趣；③是否有明显身体不适，但多次检查都没有发现能够解释的原因。3个问题如果有2个回答是，则有精神障碍的可能性在80%左右，应进一步使用量表进行心理状态评估，如广泛焦虑问卷7项（GAD-7）、患者健康问卷9项（PHQ-9）、躯体化症状自评量表（SSS量表）、匹兹堡睡眠质量量表。如果患者评估结果仅为轻度，我们可通过健康宣教、心理疏导、病患交流和呼吸放松等方法缓解患者的异常情绪，也可酌情给予相应的抗焦虑、抑郁等药物；如果患者评估结果为中度，可请精神科会诊；如果患者评估结果为重度，需转精神科治疗。

5. **戒烟处方** 戒烟可降低心血管疾病发病和死亡的风险。戒烟的长期获益至少等同于目前常用的冠心病二级预防药物，如阿司匹林和他汀类药物，戒烟也是挽救生命最经济有效的干预手段。作为冠心病一级预防和二级预防的最重要措施之一，戒烟具有优良的成本-效益比。根据世界卫生组织的建议：对愿意戒烟者可采用"5A"法帮助其戒烟。5A模型：询问（Ask）、建议（Advice）、评估（Assess）、帮助（Assist）、随访（Arrange follow-up）。对不愿意戒烟者可采用"5R"法增强吸烟者的戒烟动机。5R模型：强调健康相关性（Relevance）、危害（Risk）、益处（Rewards）、障碍

（Roadblocks）和重复（Repetition）。

【展望】

心脏康复是多维度、多学科的，是通过加快心血管事件后恢复、预防疾病复发和过早死亡来优化心血管疾病患者健康状况的方法。心脏康复管理需要多学科合作，方便实用的康复设备，互联网、物联网技术和远程监护的发展有助于提升康复医学的临床和科研水平，推动心脏康复惠及更多患者。

（刘婉君　左后娟　郭小梅）

第二节　心血管神经症

【概述】

心血管神经症实际上是一类非心源性胸痛，是以心血管疾病有关症状，如胸闷、憋气并伴有头昏、睡眠障碍和自主神经功能障碍为主要表现的疾病，是一种非器官性的功能性疾病，亦称心脏神经症或焦虑性神经官能症。常见于20～40岁的女性及更年期妇女。

目前，心血管神经症的病因尚不清楚，可能与神经类型、环境因素和性格等相关。部分患者可能与自身免疫反应及炎症有关。作者所在科室统计分析了165例有咽炎、颈椎病、胸痛、胸闷或呼吸困难并排除器质性心血管疾病患者的临床资料，结果发现这些患者有胸部尤其是左侧胸部压痛，常伴颈神经及肩胛处压痛，均存在心肌自身抗体，且血清呼吸道病原体感染的比例明显增多。在早期，Prinzmetal等系统研究和观察了这类患者，发现有胸部压痛、局部活组织检查见肋软骨和肌肉有炎症细胞浸润，提示胸壁炎症，也被称为前胸壁综合征。

【临床表现】

（一）症状

1. 心悸　自觉心动过速、心脏搏动增强或心前区不适，运动或情绪激动时加重，但客观检查常无异常，有时偶发期前收缩、窦性心动过速。

2. 心前区疼痛　心前区疼痛的部位不恒定，常为游走性和多变性，多局限于心前区或左乳房下区，可有局部压痛，压痛点常固定；疼痛性质多呈针刺样、牵扯样或刀割样；持续时间长短不一，常为数秒，也可表现为无缓解期的持续数天的隐痛；含服硝酸酯类药物无效。

3. 呼吸困难　自觉胸闷、气短，常做深快呼吸或叹气样呼吸。换气过度而引起呼吸性碱中毒，导致口唇和四肢麻木、双上肢颤抖、头晕。屋内人多拥挤或通风较差的环境容易诱发，阴雨天或气温变化时也易发作。

4. 神经功能紊乱　神经衰弱表现为头晕、失眠、睡眠不深，或多梦、焦虑易激动、记忆力下降、乏力等。自主神经功能紊乱表现为面红、潮热、多汗、口干、手足冷、两手震颤、上腹胀痛、食欲缺乏、便秘，或排便次数增加、尿频、低热等。

（二）体征

患者常无明显异常体征，少数可有轻微血压升高、心率增快和偶发期前收缩。听诊可闻及第一心音亢进，心尖部及胸骨左缘可闻及Ⅱ级收缩期功能性杂音。

【辅助检查】

1. 心电图　多为正常或窦性心动过速、房性或室性期前收缩、非特异性ST-T改变，具有易变性，部分患者运动心电图检查阳性，但普萘洛尔试验可使患者心率减慢、ST-T改变恢复正常。

2. 胸部X线检查　心脏、肺部无异常征象。

3. 超声心动图检查　心脏形态和功能正常。

根据患者具有上述诸多症状而无特异性体征，在排除器质性心、肺疾病后方可做出该疾病的诊断。应该强调的是，器质性心脏疾病可同时伴有心血管神经官能症，而器质性疾病更为重要。

【治疗】

（一）一般治疗

让患者了解病情，确信自己无器质性疾病，加强患者对医护人员的信任及与医护人员的合作，消除诱因，加强心理治疗和运动锻炼，合理安排工作。

（二）药物治疗

1. 可酌情给予镇静药，如艾司唑仑等，保证良好睡眠。

2. 对于焦虑或抑郁者，必要时可酌情给予抗抑郁药，如氟西汀（百忧解）等。

3. 对于心悸、胸痛明显者，可给予小剂量β受体阻滞剂治疗，如比索洛尔5mg，1次/天。β受体阻滞剂与艾司唑仑等药联用能增强其抗焦虑作用。

4. 对于胸痛或合并颈肩部压痛的患者，用布洛芬治疗有助于减轻症状。

（蒋建刚　汪道文）

第十五章　肿瘤相关心血管疾病

随着肿瘤治疗的不断进步，恶性肿瘤患者的生存时间明显延长，但肿瘤治疗相关疾病的发生率及病死率不断增加，其中心血管疾病是最常见的肿瘤治疗相关疾病之一，并威胁着患者的生命。一方面，肿瘤治疗时潜在的心脏毒性或免疫问题损伤心脏的结构与功能；另一方面，肿瘤与心血管疾病之间存在许多共同的危险因素，包括肥胖、吸烟、糖尿病及代谢综合征，加速了心血管疾病的进展。因此，肿瘤心脏病学作为一门预防、诊断和治疗与肿瘤治疗相关的心血管并发症的新兴交叉学科应运而生，其主要内容包括肿瘤治疗相关的心功能不全、心肌炎甚至暴发性心肌炎、冠状动脉疾病、心律失常、周围血管疾病和血栓、心脏瓣膜病、高血压和心包疾病等，其中，心功能不全是肿瘤治疗最常见的并发症，而暴发性心肌炎是最严重的并发症。

一、肿瘤心脏病学科目的和总体原则

肿瘤心脏病学科的目的是为肿瘤患者安全使用抗肿瘤治疗方法保驾护航，以尽可能减少肿瘤治疗相关心血管不良事件（ACE）的发生。肿瘤心脏病学科建设的总体原则是多学科协作。肿瘤心脏病团队应该有广博的知识面，涵盖肿瘤、心血管和血液病等学科，多角度、多方面地提出管理和防治建议。

二、抗肿瘤治疗致心脏毒性的发生机制

（一）化疗药物

1. 蒽环类药物　蒽环类药物致心脏毒性的机制是其与铁离子反应生成活性氧自由基，导致氧化应激损伤，使心肌细胞损伤和凋亡。蒽环类药物引起急性心脏毒性的发生率为1.0%、慢性心脏毒性的发生率为1.6%～2.1%，迟发性心脏毒性的发生率为1.6%～5.0%。其心脏毒性有剂量依赖性、进展

性和不可逆性。

2. 抗代谢类药物　抗代谢类药物致心脏毒性的机制包括抑制胸苷酸合成酶及干扰RNA的转录和影响DNA及蛋白质的生物合成。代表药物5-氟尿嘧啶致心脏毒性的发生率约为4%，卡培他滨致心脏毒性的发生率约为10%。

3. 抗微管类药物　抗微管类药物致心脏毒性的机制包括诱导和促使微管蛋白的聚合、抑制微管解聚、损伤心肌和血管内皮细胞及影响细胞的有丝分裂。代表性药物紫杉醇致心脏毒性的发生率约为15%，多西他赛引发心力衰竭的发生率高达8%。

4. 烷化剂　烷化剂致心脏毒性的机制包括内皮细胞损伤、心肌细胞的损伤继发性出现水肿、形成血栓、间接引起心肌缺血。环磷酰胺治疗的患者中7%～28%会出现心脏毒性；其他化疗药物与环磷酰胺合用时，约17%的患者出现心脏毒性表现。

（二）靶向药物

靶向药物治疗相关的心血管毒性较化疗药物的发生率低，但有些药物仍值得关注，如近年来研究较多的酪氨酸激酶受体2的人源化单克隆抗体——曲妥珠单抗，其心脏毒性的机制为通过阻断人表皮生长因子受体2的信号传导，心肌细胞内活性氧产生过量并且累积，导致心肌细胞凋亡水平增加。

（三）免疫抑制药

免疫检查点抑制药给癌症患者带来显著生存获益的同时，伴随发生的是多种免疫相关不良反应，心脏毒性发生率为20%～30%。免疫检查点抑制药导致的心脏相关并发症包括：①传导障碍，如房室传导阻滞；②促进冠状动脉疾病发生，如动脉粥样硬化斑块破裂、急性心肌梗死、冠状血管炎等；③免疫性心肌炎，可诱发心力衰竭、室性心律失常，甚至暴发性心肌炎，后者发生率为0.5%～1%；④心包炎，如心包积液、心脏压塞等；⑤非炎症性左心室功能障碍，如心力衰竭、心碎综合征等。

（四）内分泌治疗药物

临床上经常使用他莫昔芬、来曲唑、依西美坦等激素类药物来治疗某些肿瘤。内分泌治疗药物常引起患者体内雌激素水平的下降，继而影响患者血脂和血压水平，诱发外周血管的动脉粥样硬化发生与发展。他莫昔芬治疗后的深静脉血栓发生率较高，而心绞痛、心肌梗死的发生率较芳香酶抑制药低。使用芳香酶抑制药后发生ACE的风险率增加了19%。

（五）放疗造成的心脏损伤

放疗造成的心脏损伤包括心包损伤、心肌细胞纤维化、缓慢性心律失常、心脏瓣膜功能障碍及冠状动脉疾病。心脏受到照射后，88%的患者存在无症状性心脏病变。在临床上没有可逆性的减轻放射性损伤的方法，最直接有效的方法就是降低心脏受辐射剂量。

三、肿瘤治疗相关心血管疾病的防治

1. 风险评估和干预

（1）要对肿瘤患者治疗前已知的心血管危险因素进行筛查。

（2）对心脏和血管系统影响大的肿瘤药物应用前，要进行心血管安全性监测，包括ECG、超声，以及cTnI和BNP检测。

（3）心血管、肿瘤、血液和放射多学科专家合作。在肿瘤治疗之前、期间和之后都必须进行心血管安全性的监测和干预。

2. 药物防治　目前推荐的心脏毒性预防药物有右丙亚胺、ACEI/ARB、β受体阻滞剂、他汀类和曲美他嗪等药物。右丙亚胺可降低蒽环类药物的心脏毒性，但并不是治疗类药物，其作用机制仍不完全清楚。

四、肿瘤心脏病学科的管理流程

肿瘤心脏病学科的具体管理流程：在开始抗肿瘤治疗之前，肿瘤心脏病团队首先应识别和管理心血管相关危险因素，治疗已知心血管疾病，并为肿瘤患者提供完善的肿瘤心脏病监测方案；在抗肿瘤治疗过程中，注意检测心肌损伤标志物cTnI和功能标志BNP，以及心电图、心脏超声，如发现新发的心血管问题，应该进行跨学科交流，讨论相关问题；抗肿瘤治疗结束之后，应该与肿瘤治疗团队合作进行长期随访，监测患者的心血管健康情况。

（徐西振　汪道文）

第十六章 晕 厥

【概述】

晕厥（syncope）也称昏厥，系由脑缺血引起的一种急起而自限性的短暂意识丧失，伴有肌张力丧失而不能维持自主体位，其核心特点是脑血流的暂时性下降。黑矇是短暂的视物不清，出现以眼前发黑为表现的临床症状，其机制与晕厥基本相同，但是缺血时间较晕厥短，脑缺血程度较轻，不伴有意识障碍和肌张力消失。

【流行病学】

晕厥在普通人群中比较常见，首次发病多出现在某些特定年龄段。大约1%的儿童患血管迷走神经性晕厥，10～30岁首发晕厥者的比例更高，其中15岁时达发生率高峰，其中女性达47%，男性达31%。研究显示，40～65岁者中约5%首发晕厥，65岁以上发病率再次升高。另有研究表明，70岁以后，晕厥发病率急剧上升，平均年发病率由0.57%（60～69岁）增至1.11%（70～79岁），其中以神经反射性晕厥最常见，其次为心血管疾病性晕厥。

【发病机制】

常见的机制是大脑一过性广泛性供血不足。其主要原因包括心排血量下降或心搏骤停导致的突然剧烈的血压下降或脑血管普遍性暂时性闭塞。一些其他原因，如血液生化和成分的异常也可引起晕厥。由于血容量大幅度下降或心排血量急骤降低，内脏和皮肤小血管收缩作用不能及时发生，导致血压下降，血容量再分配得不到保证，脑组织得不到最低限度的血液供应以致发生意识障碍。

意识丧失是由与意识有关的脑组织血流量降低或脑组织氧利用率下降引起。脑血流量的大小由心排血量、脑组织灌注压和脑血管床阻力决定，心排血量降低、脑组织灌注压降低或脑血管床阻力增高时脑血流量出现减少。脑血管的自我调节功能可保证脑血流量不依赖系统血压而维持在一个狭窄的范围内。健康成年人可在收缩压下降到不低于70mmHg时维持脑供血，但老年人和慢性高血压患者对血压变化更敏感，易发生晕厥。一般认为，全脑血流量减少到正常时的40%即可出现意识丧失，这通常反映心排血量减少50%或50%以上，直立动脉压下降到40～50mmHg以下。如缺血只持续几分钟，对脑组织不会产生持久影响，如时间过长则使脑部灌注边缘带发生脑组织损伤。

【病因和分类】

晕厥发作可由多种原因引起，神经因素、心律失常、直立性低血压是晕厥的常见病因。神经介导性晕厥占所有病例的35%～38%，是最常见的晕厥类型，精神疾病诱发的晕厥可占5.6%，原因不明的晕厥占14%～17.5%。

关于晕厥的分类目前有不同的观点，各型晕厥的名称也存在一定争议。非心源性晕厥较常见，但心源性晕厥更严重。

（一）心源性晕厥

心脏病患者心排血量突然减少或心搏骤停，导致脑组织缺氧而发生晕厥。最严重的为阿-斯综合征，主要表现是在心搏停止5～10s出现晕厥，停搏15s以上可出现抽搐，偶有大小便失禁。

1. 心律失常

（1）缓慢性心律失常：心动过缓与心脏停搏、病窦综合征、心脏传导阻滞等。

（2）快速性心律失常：快心室率的心房颤动、室性心动过速、心室颤动等。

2. 器质性心脏病

（1）急性心排血量减少：①左心室流出道受阻，梗阻性肥厚型心肌病、主动脉瓣狭窄等；②右心室流出道受阻，肺动脉瓣狭窄、肺动脉高压、肺栓塞等。

（2）心肌病变和先天性心脏病：急性心肌梗死、法洛四联症等。

（二）非心源性晕厥

1. 神经介导性晕厥

（1）血管迷走性晕厥（vasovagal syncope，VVS）：为

最常见的晕厥类型，年轻体弱女性多见，发作常有明显诱因（如疼痛、情绪紧张、恐惧、轻微出血、各种穿刺及小手术等），在天气闷热、空气污浊、疲劳、空腹、失眠及妊娠等情况下更易发生。晕厥前期有头晕、眩晕、恶心、上腹不适、面色苍白、肢体发软、坐立不安和焦虑等，持续数分钟继而突然意识丧失，常伴有血压下降、脉搏微弱，持续数秒或数分钟后可自然苏醒，无后遗症。发生机制是各种刺激通过迷走神经反射，引起短暂的血管床扩张，回心血量减少、心排血量减少、血压下降导致脑供血不足所致。

（2）颈动脉窦过敏综合征：由于颈动脉窦附近病变，如局部动脉硬化、动脉炎、颈动脉窦周围淋巴结炎或淋巴结肿大、肿瘤，以及瘢痕压迫或颈动脉窦受刺激，迷走神经兴奋，使心率减慢、心排血量减少、血压下降致脑供血不足，可表现为发作性晕厥或伴有抽搐。常见的诱因有用手压迫颈动脉窦、突然转头、衣领过紧等。

（3）情境性晕厥：包括排尿性晕厥、咳嗽性晕厥、吞咽性晕厥等。

1）排尿性晕厥：多见于青年男性，在排尿中或排尿结束时发作，持续1~2min，自行苏醒，无后遗症。机制可能为综合性的，包括自身自主神经不稳定、体位骤变、排尿时屏气动作，或通过迷走神经反射致心排血量减少、血压下降、脑缺血。

2）咳嗽性晕厥：见于患慢性肺部疾病者，剧烈咳嗽后发生。机制可能是剧咳时胸腔内压力增加，静脉血回流受阻，心排血量降低、血压下降、脑缺血所致。剧烈咳嗽使脑脊液压力迅速升高，对大脑产生震荡和脑缺血也是其机制。

2. 直立性晕厥　是由人体血管自身调节功能紊乱引起的。一般是在坐位或卧位改变为直立时出现的症状。典型的直立性低血压定义为卧位改变为直立体位的3min内，收缩压下降≥20mmHg或舒张压下降≥10mmHg，同时伴有低灌注的症状。欧美国家将其定义为由卧位转换为直立位后收缩压下降≥10mmHg且伴有头晕或晕厥等脑循环灌注不足的表现。直立性晕厥常见于：①某些长期站立于固定位置及长期卧床者；②服用某些药物，如α受体阻滞剂、氯丙嗪、胍乙啶和亚硝酸盐类等，或交感神经受损伤的患者；③某些全身性疾病，如脊髓空洞症、多发性神经根炎、脑卒中、淀粉样变性、帕金森病、急性传染病恢复期、慢性营养不良等患者。发生机制可能是由于下肢肌肉挤压作用下降致使静脉张力低，血液蓄积于下肢（体位性）、周围血管扩张或血液循环经颈静脉窦和主动脉弓反射调节障碍等因素，使回心血量减少、心排血量减少及动脉系统张力不足导致脑供血不足。

3. 脑源性晕厥　血管病变、痉挛、被挤压引起一过性广泛脑供血不足，或延髓心血管中枢病变引起的晕厥称为脑源性晕厥。

（1）脑血管疾病：弥漫性脑动脉硬化时，脑供血维持正常生理功能在低临界水平，当血压突然下降或心律失常或突然体位改变而未能立刻适应时，脑供血进一步减少，引起晕厥。微血栓或动脉痉挛导致短暂性脑缺血发作（TIA）也可能引起晕厥，特别是在累及椎基底动脉系统时，出现偏瘫、眩晕等神经系统症状，晕厥不多见。

（2）脑血管痉挛和脑水肿：原发性高血压和继发高血压，如肾性高血压、嗜铬细胞瘤等患者如短时间内血压突然升高，可发生脑血管痉挛和脑水肿，出现剧烈头痛、呕吐等颅内压增高的症状，称高血压脑病，有时伴发晕厥。该型晕厥持续时间长，常伴神经系统体征和视神经乳头水肿。

（3）大动脉炎、锁骨下动脉盗血：脑供血的血管异常也可诱发晕厥。多发性大动脉炎多发生于颈动脉、头臂干、锁骨下动脉等大动脉，受累血管管腔狭窄甚至闭塞，可出现相应症状。上肢剧烈运动时，椎动脉通过侧支反流至锁骨下动脉（锁骨下动脉盗血综合征），可导致纵断面系统供血不足，引起晕厥。

（4）延髓心血管中枢病变：如肿瘤、延髓空洞症、第四脑室囊虫、急性炎症性脱髓鞘性多发性神经病等可能影响心血管中枢。某些抗精神病药和镇痛药对心血管中枢有直接抑制作用。这些病例常伴有直立性低血压。

（5）偏头痛：个别偏头痛患者头痛发作前数分钟可有意识丧失，神志不清发展慢，可能有梦幻状态，清醒后有剧烈头痛，多位于枕部。多见于年轻女性，与月经有关。发生机制不清。

4. 血液成分异常引起的晕厥

（1）低血糖症：脑储备糖的能力差，需不断地通过血液输送糖和能量物质。若血糖低于2.8mmol/L便出现低血糖的一系列症状，如头昏、乏力、饥饿感、冷汗、神志恍惚，甚至发生晕厥。这型晕厥发生缓慢，恢复亦慢，可见于胰岛细胞瘤、肾上腺和垂体疾病、胰岛素或降血糖药过量的患者，也可能和胰岛细胞瘤有关。发作时测血糖显示低血糖。注射葡萄糖可终止发作。

（2）贫血：红细胞携带氧供脑。贫血时血中红细胞数目下降，血氧浓度下降，脑处于缺氧状态，此时突然站立或用力时，脑需氧量增加，造成进一步缺氧，发生晕厥。

（3）通气过度综合征：多见于焦虑性神经症患者，常体验到一种渴求空气，想深呼吸的感觉，导致呼吸过度，二氧化碳排出过量，导致碱中毒；低碳酸血症也可导致脑血管收缩和血红蛋白对氧的亲和力增加，导致晕厥发作。本病好发于青年女性，注意力难以集中和一些难以解释的感觉性描述，如口周与四肢末端有针刺或麻木感，以及单侧或双侧胸痛等。脑电图可见双侧对称同步高波幅慢波。患者可通过过度呼吸使症状再现。

（4）高原性或缺氧性晕厥：在高原缺氧环境下工作或劳动者，可因脑急性缺氧而发生晕厥，严重者出现晕厥或抽搐。在海拔3000m以上时，根据氧解离曲线可知氧张力进一步减低可造成氧饱和度急剧下降。

5. 精神疾病所致晕厥

（1）癔症：多见于青年女性，有歇斯底里的个性和行为特征。常发作于众人前，如有晕倒，倒地较慢，一般无外伤，神志未丧失。

（2）焦虑性神经症：有睡眠障碍、自主神经功能障碍和紧张、焦虑的特点。一部分患者也可由于过度通气引起晕厥。

【诊断和评估】

不同类型晕厥中意识丧失的深度、时间各不相同。患者有时对周围事物一概不知，或深昏迷，意识、反应能力完全丧失。意识丧失可维持数秒至数分钟，甚至半小时。通常患者静止躺着，肌松弛，但意识丧失后短暂时间内肢体、面部可有少量阵挛性抽搐。括约肌功能通常保存。脉搏微弱。若使患者位于水平位置，引力不阻碍脑部血供，脉搏常有力，面色红润，呼吸加深加快，意识恢复。晕厥作为临床常见的综合征具有一定的致残和致死率，因此尽快对这类患者做出诊断并给予正确治疗十分重要。详细了解病史、仔细体格检查和心电图乃至电生理检查是晕厥诊断及确定其病因的3个基本要素。其他一些实验室和器械检查也是必要的。诊断评估流程见图16-1。

（一）问诊要点

1. 晕厥发生年龄、性别　无器质性心、脑血管疾病的年轻女性晕厥患者多考虑神经介导性晕厥，而老年患者应首先排除心源性和脑源性晕厥。

2. 晕厥发作的诱因　发作于接触突然的恐惧、疼痛或不愉快图像、声音等事件后或体弱者站立过久后首先考虑血管迷走性晕厥。转头或压迫颈动脉窦后诱发的晕厥应注意颈动脉窦过敏。直立性低血压引起的晕厥常由于卧位或蹲位突然站立诱发。情境性晕厥由咳嗽、排尿等特殊情境诱发。疲劳、紧张或用力常诱发心源性晕厥，但训练良好的没有心脏病的运动员活动后晕厥应注意血管迷走性晕厥的可能。若晕厥发作于改变体位后（弯腰、翻身等），同时伴有心脏杂音则可能是心房黏液瘤或血栓。上肢活动后出现晕厥的患者若发现双上肢血压或脉搏不对称则应注意锁骨下动脉盗血或主动脉夹层。

3. 晕厥前驱症状及发作时特点　血管迷走性晕厥发作前常出现头晕目眩、四肢乏力、冷汗、苍白等迷走神经兴奋症状。情境性晕厥一般无前驱症状或有短暂的头晕目眩，接着出现意识丧失。心源性晕厥和广泛脑血管硬化引起的晕厥常无明显前驱症状。高血压脑病引起的晕厥在发生前有剧烈头痛和呕吐。低血糖和过度换气性晕厥前驱期长，表现为头昏乏力，低血糖时出汗明显。低血糖、过度换气及多数心源性晕厥与体位无关。直立性低血压诱发的晕厥在患者由卧位站起后很快发生。反射性晕厥多发生在坐位或站位。

4. 晕厥伴随的症状　反射性晕厥持续时间最短，仅数秒。过度换气和低血糖诱发的晕厥一般历时数分钟，呈逐渐发展。冠心病引起的晕厥与心肌缺血有关。主动脉瓣狭窄引起的意识丧失可长达10min之久，与运动有关。发作短暂、无征兆而有心脏病基础的晕厥患者首先考虑心律失常。直立性低血压性晕厥发作时收缩压可低于60mmHg。疼痛性晕厥常伴面部或咽喉疼痛。心源性晕厥常伴心血管体征，如心律失常、血压下降、发绀、呼吸困难等，亦可出现短暂的肢体抽搐。脑源性晕厥患者多有失语、偏瘫等神经系统受损体征。过度换气晕厥患者常有手面麻木感或刺痛。反复发作伴多种躯体不适而不伴心脏病的晕厥一般源于精神疾病。反射性晕厥发作后迅速恢复，少数有片刻软弱无力。心源性晕厥常有心悸、胸闷，胸痛、乏力，可发生猝死。

5. 有无心、脑血管疾病史。

6. 既往有无相同发作史及家族史。

（二）体格检查要点

1. 生命体征　多次重复检查生命体征，以及检查体位变化以后血压、心率的变化。

2. 五官科检查　重点检查有无外伤证据；有无癫痫发作引起的唇舌咬伤；有无脑血管意外、脑膜炎等引起的颈项强直；有无颈部血管杂音等。

3. 胸部体检　有无胸外伤、肺部听诊有无哮鸣音等；心脏体检尤其需要注意心率和心律、有无心脏杂音和额外心音等。

4. 泌尿系统　有无大小便失禁。

5. 神经系统　患者发作后的精神状态有无异常，局部功能失调多提示脑血管事件，持续性精神迟钝提示低血糖、低氧血症等。

（三）辅助检查

1. 心电监测检查　是晕厥鉴别诊断的重要依据。动态心电图检查适用于晕厥发作频繁的患者。植入式心电事件记录仪（ILR）可用于发作不频繁的患者。植入式心电事件记录仪适用于发作不频繁的心律失常性晕厥的检查。不明原因的晕厥患者植入ILR 1年，90%以上的患者能够获得有助于诊断的信息。

2. 电生理检查　包括无创电生理检查和有创电生理检查，能够评估窦房结功能、房室传导功能和发现室上速和室速。初步评估正常的患者电生理检查仅3%有阳性发现，在发现缓慢性心律失常方面敏感性很低。

3. ATP试验　对怀疑不明原因晕厥的患者，通过强烈抑制房室结传导可起到纯受体刺激作用，引起房室传导阻滞导心室停搏，这可能是自发性晕厥的原因。三磷酸腺苷（ATP）通过对腺苷快速分解和腺苷对嘌呤受体的继发作用而发挥作用，从而用于晕厥筛查。由于ATP可能引起气管痉挛，哮喘患者禁用；可能引起冠状动脉窃血，严重冠心病患者亦禁用。

4. 超声心动图检查　是发现包括瓣膜病在内的器质性心脏病的有效方法，通过该检查还能发现肺动脉高压和右心室肥大等提示肺栓塞的表现。体格检查正常的晕厥或先兆晕厥患者超声心动图检查最常见的发现是二尖瓣脱垂（4.6%～18.5%）；其他心脏异常包括瓣膜病（最常见的是主动脉瓣狭窄）、心肌病，以及节段性室壁运动异常提示的心肌梗死、冠状动脉畸形、浸润性心脏病，如淀粉样变性、心脏肿瘤、动脉瘤、左房血栓等。如果发现中、重度器质性心脏病应考虑心源性晕厥。

5. 心脏电生理检查

（1）心电图：是基本检查，尤其能发现心律失常、传导障碍、QT间期或ST-T异常等，为进一步检查提供参考。

（2）长程心电图：也是晕厥患者的基本检查，可发现和确定心律失常等，如果24h不足以发现，可用长时间，如7天心电图概率或用可穿戴式设备随时记录。

（3）心脏电生理检查：包括经食管电生理和心内电生理检查。参见有关章节。

6. 基因诊断　对于怀疑心脏离子通道病或其他遗传病（如特发性肺动脉高压、淀粉样变性、心肌病）等有关的晕厥，建议做基因检查（参见相关章节）。

7. 倾斜试验　有助于诊断神经介导性晕厥，但是其敏感度、特异度、诊断标准和重复性存在很大问题，敏感度和特异度与检查方法有密切关系，敏感度为26%～80%，特异度约90%。倾斜试验阴性的患者如果没有心肌缺血或器质性心脏病的证据，神经介导性晕厥的可能性很大。

附：倾斜试验结果解读

根据倾斜试验详细血流动力学变化将倾斜试验阳性反应分3型，倾斜试验阳性反应的分类如下。

1型：混合型。晕厥时心率减慢但心室率不低于40次/分或低于40次/分的时间短于10s，伴有或不伴有时间短于3s的心搏骤停，心率减慢之前出现血压下降。

2A型：心脏抑制但无心搏骤停。心率减慢，心室率低于

40次/分，时间超过10s，但无超过3s的心搏骤停，心率减慢之前出现血压下降。

2B型：伴有心搏骤停的心脏抑制。心搏骤停超过3s，血压下降在心率减慢之前出现或与之同时出现。

3型：血管抑制型。晕厥高峰时心率减慢不超过10%。

8. 颈动脉窦按摩　是揭示颈动脉窦过敏综合征的一种检查方法。

方法：颈动脉窦按摩取仰卧位和立位两种体位（一般在倾斜床上进行），检查中应持续监测心电、血压。记录基础心率、血压后，在胸锁乳突肌前缘环状软骨水平用力按摩右侧颈动脉窦5～10s，如果未获得阳性结果，1～2min后按摩对侧。如果触发心搏骤停反应，则静脉注射阿托品（1mg或0.02mg/kg），重复按摩评估减压反射的作用。颈动脉窦按摩的反应传统上分为心脏抑制型（如心搏骤停）和血管抑制型（收缩压下降）或混合型。室性停搏持续≥3s，收缩压下降≥50mmHg为混合型。

9. 运动试验　运动中或运动后即刻发生晕厥的患者应进行运动试验。应该选择症状限制性运动试验，由于运动中和运动后即刻易发生晕厥，运动中和恢复阶段均应监测心电和血压。运动中发生晕厥可能是心脏原因造成的，有些病例报告过度反射性血管扩张也可能引起晕厥。相反，运动后晕厥大部分是由自主神经功能异常或神经介导机制参与的，其特点是与心动过缓或心搏骤停有关的低血压，老年患者可能是因为自主神经功能异常，一般发生于无心脏病的患者。

运动试验3级时心动过速诱发的发生于房室结远端的固定性Ⅱ度或Ⅲ度房室传导阻滞是发生永久性房室传导阻滞的先兆，这类患者静态ECG可以发现室内传导异常。

有冠心病病史或危险因素的患者应该进行缺血评估。<40岁的患者，运动中血压下降或不升高提示梗阻性肥厚型心肌病或冠状动脉左主干病变。运动试验也用于筛查儿茶酚胺依赖性多形性VT。

运动试验对一般晕厥患者意义不大，仅有1%的患者发现异常。但是该试验对运动性晕厥具有重要诊断价值。

10. 心导管和心血管造影　对怀疑由于冠状动脉狭窄引起直接或间接性心肌缺血导致的晕厥，推荐做冠状动脉造影以明确诊断及治疗方案。

诊断评估流程见图16-1。

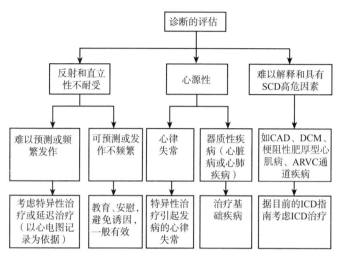

图16-1 晕厥的诊断评估流程

【鉴别诊断】

晕厥与眩晕、跌倒发作等症状鉴别不难，关键是要详细询问病史。癫痫与晕厥都有短暂的意识丧失，在临床上有时易混淆。癫痫患者肢体抽搐发生在意识丧失之前或与意识丧失同时发生，分强直期和阵挛期两相，伴口吐白沫，可有舌咬伤；发作与体位改变和情境无关；多数患者借助脑电图上有无癫痫性放电或尖波、棘慢波鉴别。

【治疗】

（一）一般原则

晕厥患者治疗的主要目标是延长生存期、降低死亡风险、减少外伤和预防复发。根据晕厥的病因和发病机制不同可采取不同的治疗策略。

（二）急性期治疗

1. 检查呼吸道是否通畅。
2. 检查生命体征是否平稳。
3. 速查心电图。

4. 必要的实验室检查（血常规、血糖、血电解质、血气分析等）。

5. 检查有无外伤。

6. 晕厥时间较长者，可以给予激素和脱水治疗，如地塞米松10mg静脉注射，甘露醇125～250ml静脉注射或快速静脉滴注。

（三）心源性晕厥的治疗

1. 心律失常相关晕厥的治疗

（1）窦房结功能障碍（包括慢快综合征）：心脏起搏治疗对窦房结功能障碍引起的晕厥十分有效。永久性心脏起搏可明显缓解症状。由于窦房结病变时反应异常，因此，采用频率适应性起搏可减轻运动相关的头昏或晕厥。窦房结功能障碍时生理性起搏（心房或双腔起搏）明显优于VVI起搏。窦房结功能障碍患者应避免或减少心室起搏。

（2）房室传导系统疾病：严重的房室传导阻滞（AVB）（即莫氏Ⅱ型、高度和完全性AVB）与晕厥密切相关，这些患者的心律和快慢依赖于次级起搏点。晕厥常发生于次级起搏点延迟起搏，次级起搏点起搏频率一般较慢（25～40次/分），导致脑灌注不足而引起晕厥或先兆晕厥。心动过缓引起复极延长，容易出现多形性VT。

起搏治疗可以显著改善严重AVB患者的生存率，以及防止晕厥的复发和猝死。

（3）室上性心动过速（SVT）和室性心动过速（VT）：典型房室结内折返性心动过速、房室折返性心动过速、房性心动过速、房扑及部分快心室率房颤相关的晕厥，导管消融为一线选择。

VT引起的晕厥是心源性晕厥的主要原因之一。药物相关性的获得性长QT间期综合征所致的尖端扭转型室性心动过速应首先停用药物。对于非QT间期延长引起的VT首先应用Ⅲ类抗心律失常药物（特别是胺碘酮）。导管消融应用于右心室流出道VT、束支折返性VT和维拉帕米敏感性VT的效果尤其肯定。心功能差的患者属于高危人群，应植入ICD，它能降低死亡危险，因此，对这些患者应及早植入ICD。

（4）遗传性离子通道病：最常见的遗传性离子通道病是长QT间期综合征（LQTS）和Brugada综合征。遗传性长QT

间期综合征（LQTS）治疗包括β受体阻滞剂及ICD治疗；其他措施包括限制剧烈运动和竞技运动，避免使用延长QT间期的药物及家系筛查。Brugada综合征患者2年内发生猝死的危险性为30%，因此，主要是ICD治疗。

（5）永久性起搏器和ICD故障导致的晕厥：起搏器依赖患者与起搏器或ICD功能障碍有关的晕厥可能是脉冲发生器电池耗尽、电极脱位等引起的，应考虑替换电池、重置电极等排除故障的措施。有些患者的症状可能由"起搏器综合征"导致的低血压引起，重新设置起搏程序大多能消除症状，个别患者需要更换起搏器（如用心房起搏替代心室单腔起搏）。ICD如果不能有效诊断和（或）及时治疗心律失常，可能导致晕厥的发生，应重新设置ICD程序。

2. 器质性心脏病相关晕厥

（1）冠心病导致的晕厥：冠心病晕厥患者无论左心室射血分数如何，如果诱发单形性室性心动过速应该行ICD治疗。即便无晕厥，冠心病患者LVEF＜35%时，植入除颤器亦可改善长期预后。因此严重缺血性心肌病的晕厥患者，无论电生理检查的结果如何，均是ICD治疗的适应证。

（2）肥厚型心肌病：晕厥是肥厚型心肌病心源性猝死的重要危险因素（相对危险度约为5），特别是反复发作或在运动中发作的患者。高危患者ICD治疗有效，同时应针对心律失常等基础疾病进行相应处理。最主要的是要消除流出道梗阻。

（3）致心律失常型右心室心肌病（ARVC）：ARVC在35岁以下的患者猝死率高达20%，是致青少年猝死的主要遗传病。晕厥是ARVC的一个恶性表现，在基础的抗心律失常的药物治疗下植入ICD是最为有效的治疗方案。

（4）扩张型心肌病：晕厥可增加扩张型心肌病（DCM）患者的死亡率。晕厥的原因可能是自限性室性心动过速。目前没有证据支持对这些患者应用抗心律失常药物。然而，ICD治疗可能是合理的。

（5）其他器质性心脏病导致的晕厥：其他器质性心肺疾病还包括肺栓塞、肺动脉高压、心脏压塞、主动脉狭窄、二尖瓣狭窄、心房黏液瘤等。

（四）非心源性晕厥

1. 神经介导性晕厥 教育患者避免可能的诱发因素，熟悉晕厥前驱症状，以及必要的终止晕厥的措施（平卧、对抗性姿势等）。

血管迷走性晕厥（VVS）：VVS发作前常有明显的诱因及前驱症状，对患者及家属进行健康宣教，告知VVS的发作特点、明确并在生活中避免诱发因素、症状出现时采取何种措施、适当增加液体摄入可有效预防复发。对于经健康管理、生活方式改善及物理训练仍反复发作VVS的患者，可以尝试进行药物治疗，如氟氢可的松、交感神经α受体激动药和去甲肾上腺素转运抑制药（米多君）、β受体阻滞剂等，但是都没有确切证据支持药物治疗在预防和减少VVS发作中的价值。部分心脏抑制型VVS进行心脏起搏可显著降低晕厥复发率，无导线起搏器在VVS治疗中的应用也取得了一定进展。2021年欧洲心脏病学会指南推荐对于40岁以上、因窦性停搏或房室传导阻滞导致症状性心搏骤停＞3s或无症状性心搏骤停＞6s，或HUT记录到心搏骤停的VVS患者行DDD起搏治疗（推荐级别Ⅰ类，证据级别A），但并不推荐非心脏抑制型VVS患者进行起搏治疗。

心脏神经消融手术成功率高，可显著降低VVS的复发率，但作为新型的有创治疗手段，未来仍需开展一系列随机临床对照试验对其安全性和有效性作进一步的验证。

颈动脉窦综合征：起搏治疗用于心脏抑制型和混合型颈动脉窦综合征时，应优选双腔起搏器。

2. 直立性低血压　主要治疗方法是停药或调整用药。引起直立性低血压最常见的药物是利尿药和血管扩张药。酒精也是常见的原因，主要治疗是戒酒。神经功能障碍引起的晕厥通常表现为直立性低血压。

（1）鼓励患者长期多进食盐，并每天饮水2～2.5L，扩充血管内容量。应用小剂量氟氢可的松（0.1～0.2mg/d），睡觉时高枕位，但应预防卧位/夜间高血压。

（2）佩戴腹带和（或）连裤袜预防重力引起的下肢和腹部血液蓄积。

（3）应用便携式座椅。

（4）少量多餐，减少碳水化合物的摄入。

（5）采取某些保护性姿势，如双腿交叉站立或蹲位。

（6）进行腿部和腹部肌肉运动的项目，特别是游泳。

（7）米多君2.5～10mg，口服，3次/天，可能有效。

3. 盗血综合征 锁骨下动脉盗血综合征非常少见，但在晕厥的患者中常见。这些患者可能是由于先天性和获得性因素，伴有锁骨下动脉低血压引起同侧椎动脉血液倒流（特别是在上肢运动时），造成脑血流量减少。外科手术或血管成形术治疗对这类晕厥患者可行、有效。

【预后】

因病因及治疗而异。弗雷明汉研究显示，各种晕厥患者比非晕厥人群死亡危险性增加1.31倍，非致命性心肌梗死或冠心病危险增加1.27倍，致命性或非致命性卒中危险性增加1.06倍。1980年有研究显示，心源性晕厥者1年的死亡率为18%～33%，而非心源性晕厥者为0～12%，不明原因的晕厥者为6%。1年的猝死发生率在心源性晕厥中占24%，其他2组为3%～4%。但是，近年来的研究以非晕厥人群作为对照组直接比较2组人群，发现尽管心源性晕厥死亡率高于非心源性和不明原因的晕厥，但并不高于其他同等程度的心脏病。这些研究显示器质性心脏病是预测死亡危险的最重要的指标。严重心力衰竭射血分数为20%的晕厥患者1年猝死的危险性为45%，而无心衰的患者为12%。器质性心脏病是晕厥患者猝死和总死亡率的主要危险因素。主动脉瓣狭窄的晕厥患者如果不进行瓣膜置换，平均生存期为2年。同样，肥厚型心肌病患者如果为年轻的、伴有晕厥和严重的呼吸困难、有猝死家族史则猝死的危险性很大。致心律失常型右心室心肌病的晕厥患者和有症状的VT患者预后较差。伴有器质性心脏病的快速VT的死亡率和猝死率很高，心功能严重受损的患者预后较差。有些心源性晕厥死亡率并不高，包括大多数室上性心动过速和病窦综合征。

心律失常性晕厥的预后与4种因素有关，包括年龄≥45岁、充血性心力衰竭病史、室性心律失常病史和异常心电图（非特异性ST段改变除外）。无危险因素的患者1年内心律失常或死亡的发生率为4%～7%，有3个或更多危险因素的患者则逐步增加到58%～80%。

心电图正常、无器质性心脏病、平素健康的年轻晕厥患者，以及神经介导性晕厥和直立性低血压晕厥患者预后较好。

（周 宁 王 炎）

第十七章 休 克

【概述】

休克（shock）是多病因、多发病环节、有多种体液因子参与，以机体循环系统功能紊乱，尤其是微循环功能障碍为主要特征，并可能导致器官功能衰竭等严重后果的复杂的全身调节紊乱性病理过程。

【病理生理学分类】

所有休克共同的病理机制是血容量减少、血管床容积增大、心排血量急剧降低，从而导致有效循环血量锐减，组织灌注量减少。按休克发生的始动因素分类，可分为低血容量性休克、心源性休克、梗阻性休克和分布性休克等类型。

1. 低容量性休克 特点是循环血容量减少，心室舒张期充盈压力降低以及容积减少，心排血量降低。原因包括脱水、内失血/体液或外失血/体液、腹泻或呕吐、大面积烧伤早期、多发性创伤、急性胰腺炎早期等。

2. 心源性休克 特点是心肌收缩力减弱，心脏泵血功能衰竭，心室舒张期充盈压力与容积均增高，但心排血量下降。原因包括急性心肌梗死或心律失常、严重心肌病等。

3. 梗阻性休克 特点是心脏血流通道受阻，心包舒张充盈压力增高，后负荷过度增高，而心排血量降低并非起因于心肌功能本身。原因包括心脏压塞、大面积肺栓塞、主动脉夹层动脉瘤等。

4. 分布性休克 特点是周围血管运动调节功能丧失，小动脉与小静脉过度舒张，周围血管阻力极度下降。但不同区域、不同器官的血管阻力可以不变、增高或者降低，导致血流分布不均。心排血量可明显增加，但低血压仍然存在，有效组织灌注不足。原因包括重症感染、超急性过敏反应和神经源性血管运动失调节。

【诊断】

由于休克病情变化快而复杂，各种致病因素和病情发展阶段的表现也不一样，强调早期诊断及早期干预以改善预后。

（一）早期诊断

早期症状诊断包括以下几方面。

1. 血压升高而脉压减少。

2. 心率增快。

3. 口渴。

4. 皮肤潮湿、黏膜发白、肢端发凉。

5. 皮肤静脉萎陷。

6. 尿量减少（25～30ml/h）。

确定诊断：存在下列征象时则可肯定休克诊断。

1. 收缩压＜90mmHg超过30min；平均动脉压＜65mmHg超过30min；比基础血压降低30%以上超过30min，或需要应用血管活性药物和（或）循环辅助装置支持下收缩压维持＞90mmHg。

2. 有组织血液灌注不良的临床表现，如表情淡漠、烦躁不安、肢体湿冷、皮肤苍白或发绀等。

3. 尿量明显减少（＜25ml/h）。

4. 出现代谢性酸中毒，实际碳酸氢盐或标准碳酸氢盐低于22mmol/L，或动脉血乳酸量超过2.2mmol/L。

（二）病因诊断

详细询问病史（伤因、病因）经过，抓紧时间做全面查体，甚至一边治疗一边反复观察病情和查体。关注外伤、失液、既往基础心脏病、感染、过敏史、神经系统疾病等病史，结合实验室结果，可为病因的诊断提供线索。

【治疗】

休克治疗的共同原则：①补充血容量；②纠正酸中毒；③激素应用；④血管活性药物应用；⑤抗生素应用。

治疗的基本要求：要立竿见影、行之有效。要求30min内达到基本目标，即使血液循环和血压达到基本要求：平均动脉压达到60～65mmHg，周围循环改善。

一边尽快恢复有效循环血量，纠正微循环障碍，恢复重要脏器供血；一边积极进行病因治疗。如急性心肌梗死患者紧急行冠状动脉血运重建；外伤或内出血患者须紧急止血；脓毒症休克患者须积极抗生素治疗，必要时手术去除感染灶；过敏性休克患者脱离过敏原后积极抗过敏治疗；疼痛性休克患者的镇痛治疗等。

（一）一般措施

1. 体位　休克患者一般取卧位，抬高下肢20°～30°或头和胸部抬高20°～30°，下肢抬高15°～20°的体位，以增加回心血量和减轻呼吸的负担。

2. 给氧　应及时清除呼吸道分泌物，保持呼吸道通畅。必要时可做气管插管或气管切开。给予间断吸氧2～4L/min，必要时面罩给氧以增加动脉血氧含量，减轻组织缺氧。

3. 生命体征的监测　给予心电、呼吸、血压和氧饱和度监测。

4. 留置导尿管和监测尿量。

（二）纠正低血容量

任何类型的休克都伴有血容量的绝对或者相对不足，故静脉补充血容量是治疗休克的关键和首要措施。失血性休克应以补充血液为主，非失血性休克应以补充胶体溶液和晶体溶液为主。心功能正常者补充血容量一般较安全，但最好是在血流动力学监测下进行；心源性休克或者在心脏病基础之上发生休克时，血容量的补充应该在严密的血流动力学监测之下谨慎进行。采用被动抬腿试验、容量负荷试验、补液后每搏输出量的变化、收缩压变化、脉压变化及机械通气后胸膜腔内压变化等动态检测指标预测液体反应性可以提高诊断精度。对于脓毒症休克患者，指南强调行早期液体复苏目标导向治疗。

（三）应用血管活性药物

血管活性药物主要是通过兴奋心肌的β_1受体，增加心肌收缩力，提升心率并增加心排血量，同时也兴奋外周血管α受体，收缩血管，从而达到维持血容量、保证重要脏器供血的作用。然而，大剂量长时间应用血管活性药物会增加心肌氧耗量、心肌缺血，诱发心律失常，其强烈的外周血管收缩作用可能导致肾、肝和胃肠道等脏器缺血损伤，甚至坏死，形成不可逆的损害，如不可逆DIC等。常用的血管活性药包括多巴胺、去甲肾上腺素、垂体后叶素、间羟胺和肾上腺素等。

1. 多巴胺　是目前临床上应用最广泛的血管活性药物，可用于各种类型的休克，特别对伴有肾功能不全、心排血量降低、周围血管阻力增高而已补足血容量的患者更有意义。对不同受体的作用与剂量有关：小剂量[$2\sim5\mu g/(kg \cdot min)$]低速静脉滴注时，可兴奋多巴胺受体，使肾、肠系膜、冠状动脉及脑血管扩张，增加血流量及尿量；同时激动心脏的β_1受体，也通过释放去甲肾上腺素产生中等正性肌力作用。中等剂量[$5\sim10\mu g/(kg \cdot min)$]静脉滴注时，可明显激动$\beta_1$受体而兴奋心脏，加强心肌收缩力；同时也激动$\alpha$受体，使皮肤、黏膜等外周血管收缩。大剂量[$>10\mu g/(kg \cdot min)$]静脉滴注时，正性肌力和血管收缩作用更明显，肾血管扩张作用消失。在中、小剂量的抗休克治疗中正性肌力和肾血管扩张作用占优势，不良反应有恶心、呕吐、头痛、中枢神经系统兴奋等；大剂量或过量时可使呼吸加速、使心律快速性失常。

2. 去甲肾上腺素　可激动α受体，能明显增加休克患者的全身血管阻力，显著提高平均动脉压（MAP），而心率的变化很小，小剂量使用能通过提供更高的肾小球灌注压力来增加肾血流量，增加患者的肾小球滤过率，是脓毒症休克（分布性休克）的一线用药。

3. 血管升压素　适用于脓毒症休克超过24h，可能存在血管升压素缺乏的患者，为了弥补这种缺乏，可按0.04U/min的固定速率使用。血管升压素的作用不受低氧和酸中毒的影响，已被证明可以减少脓毒症休克患者实现MAP目标所需的儿茶酚胺剂量，且不会引起心律失常。可联合使用低剂量去甲肾上腺素和血管升压素，较单独用去甲肾上腺素能使MAP更快达到65mmHg。

4. 间羟胺（阿拉明）　为去甲肾上腺素的前体药物，主要激动α受体。常用剂量为$2\sim6\mu g/(kg \cdot min)$，可单用或与其他升压药联合使用。

5. 肾上腺素　用于过敏性休克、心搏骤停患者。过敏性休克患者首选股外侧肌肌内注射肾上腺素0.3～0.5mg，必要时5～15min重复1次。对意识丧失、即将发生心搏骤停的患者，可静脉注射肾上腺素0.1～0.2mg，注意要将原液（1∶1000）稀释10倍使用；对反复低血压的患者，可以

0.1μg/（kg·min）的速度持续静脉滴注。过敏性休克患者使用肾上腺素的安全性较好，未显示严重不良反应。

（四）应用糖皮质激素

糖皮质激素可用于各种严重休克，尤其是脓毒症休克、过敏性休克及暴发性心肌炎引起的心源性休克。糖皮质激素抗休克的机制可能与下列因素有关。

1. 抗炎作用　抑制炎症风暴引起的全身过度炎症反应及过敏反应。

2. 免疫抑制作用　抗原抗体结合时，组织细胞释放出组胺及多种炎症介质，糖皮质激素能抑制组胺及炎症介质的形成与释放。

3. 抗毒素　糖皮质激素能提高机体对有害刺激的应激能力。

4. 抗休克　解除小动脉痉挛，改善微循环，对脓毒症休克、低血容量性休克、心源性休克都有对抗作用。紧急时立刻用地塞米松10～20mg静脉注射，然后依情况继续使用。

（五）应用抗生素

对于脓毒症休克，推荐抗菌药物在入院后或判断脓毒症以后尽快使用，最好在1h内，对患者的预后至关重要。经验性使用可能覆盖所有病原体的抗菌药物，可联合用药，在病原学诊断及药物敏感试验结果明确或临床症状充分改善后再进行降阶梯治疗。

（六）纠正酸碱平衡紊乱

休克中都存在不同程度的酸中毒，酸中毒时血管调节功能受抑，易呈扩张状态，对血管活性药物的反应下降。休克严重时，可考虑输注碱性药物，以减轻酸中毒和减少酸中毒对机体的损害。常用的碱性药物为5%碳酸氢钠溶液，该液体为高渗，兼具纠正酸中毒及扩充血容量的双重作用，可用5%碳酸氢钠100ml静脉注射，然后静脉滴注。

（七）应用机械循环支持装置

对于充分液体复苏、小剂量血管活性药物欠佳及酸中毒纠正后仍然呈休克状态的患者，须考虑行机械循环支持装置（IABP、ECMO、Impella、LAVD等）的应用，尤其是心源性休克患者（参见第三十二章）。

（八）重要脏器功能的支持治疗

休克状态下多个重要的靶器官会出现供血不足，临床常表现为脑缺血及肝、肾功能不全，以及心肌缺血、急性呼吸窘迫综合征（ARDS）等状态。尽快通过上述方法纠正休克，恢复组织灌注是防止进一步多器官损伤的重要步骤。一旦发生多器官功能不全，也应积极支持对症处理，包括呼吸机支持、CRRT、人工肝、脑功能保护等治疗。

（汪璐芸　汪道文）

第十八章 高脂血症

血脂是血清中的胆固醇、甘油三酯（TG）与类脂（如磷脂）等的总称，与临床密切相关的血脂主要是胆固醇与TG。在人体内胆固醇主要以游离胆固醇及胆固醇酯的形式存在；TG是甘油分子中的3个羟基被脂肪酸酯化而形成。血脂不溶于水，必须与特殊蛋白质即载脂蛋白（apolipoprotein，Apo）结合形成脂蛋白才能溶于血液，被运输至组织进行代谢。

脂蛋白分为乳糜微粒（chylomicron，CM）、极低密度脂蛋白（very-low-density lipoprotein，VLDL）、中间密度脂蛋白（intermediate-density lipoprotein，IDL）、低密度脂蛋白（low-density lipoprotein，LDL）与高密度脂蛋白（high-density lipoprotein，HDL）。此外，还有一种脂蛋白称为脂蛋白（a）[lipoprotein（a），Lp（a）]。血浆总胆固醇（TC）是分布于上述脂蛋白中胆固醇的总和，根据其致粥样硬化性心血管疾病（ASCVD）的作用大致分为两类，即HDL胆固醇（HDL-C）和非HDL胆固醇。非HDL胆固醇是除HDL-C以外其他所有脂蛋白中所含胆固醇之和，是ASCVD的致病因素。各类脂蛋白的物理特性、主要成分、来源与功能见表18-1。

【血脂异常病因分类】

1. 继发性高脂血症　继发性高脂血症是指由于其他疾病所引起的血脂异常。可引起血脂异常的疾病主要有肥胖、糖尿病、肾病综合征、甲状腺功能减退症、肾衰竭、肝病、系统性红斑狼疮、糖原贮积症、骨髓瘤、脂肪萎缩症、急性卟啉病、多囊卵巢综合征等。此外，某些药剂如利尿药、非心脏选择性β受体阻滞剂、糖皮质激素等也可能引起继发性血脂异常。

表 18-1 脂蛋白的特性和功能

分类	水合密度（g/ml）	颗粒直径（nm）	主要成分	主要载脂蛋白	来源	功能
CM	<0.950	80～500	甘油三酯	B48、A1、A2	由小肠合成	将食物中的甘油三酯和胆固醇从小肠转运至其他组织
VLDL	0.950～1.006	30～80	甘油三酯	B100、E、Cs	由肝合成	转运内源性甘油三酯至肝外组织，经酯酶水解后释放游离脂肪酸
IDL	1.006～1.019	27～30	甘油三酯、胆固醇	B100、E	VLDL中甘油三酯经脂酶水解后形成	属LDL前体，部分经肝代谢
LDL	1.019～1.063	20～27	甘油三酯	B100	VLDL和HDL中甘油三酯经脂酶水解后形成	胆固醇的主要载体，经LDL受体转运而被外周组织摄取和利用，与ASCVD直接相关
HDL	1.063～1.210	8～10	磷脂、胆固醇	A1、A2、Cs	主要由肝和小肠合成	促进胆固醇从外周组织移去，转运胆固醇至肝或其他组织再分布，HDL-C与ASCVD呈负相关
Lp（a）	1.055～1.085	26	胆固醇	B100、（a）	肝载脂蛋白（a）通过二硫链与LDL形成的复合物	与ASCVD相关

注：各血脂项目测定数值的表达单位按国家标准为mmol/L。国际上有些国家用mg/dl，其转换系数如下，TC、HDL-C与LDL-C：1mg/dl=0.025 9mmol/L；TG：1mg/dl=0.011 3mmol/L。

2. 原发性高脂血症　大部分原发性高脂血症是由单一基因或多个基因突变或变异所致。基因突变所致的高脂血症多具有家族聚集性，有明显的遗传倾向，特别是单一基因突变者，故临床上通常称为家族性高脂血症，包括家族性高胆固醇血症（familial hypercholesterolemia，FH）和家族性高甘油三酯血脂。80%以上的 FH 患者是单一基因突变所致，但高胆固醇血症具有多个基因突变或变异的特性。LDL 受体基因功能缺失型突变是 FH 的主要病因。纯合子型家族性高胆固醇血症（homozygous familial hypercholesterolemia，HoFH）发病率为 1/30 万～1/16 万，杂合子型家族性高胆固醇血症（heterozygous familial hypercholesterolemia，HeFH）发病率为1/500～1/200。家族性高甘油三酯血症是单一基因突变或变异所致，通常是参与 TG 代谢的脂蛋白脂解酶或 ApoC2，或 ApoA5 基因突变导致，表现为重度高 TG 血症（TG > 10mmol/L），其发病率约 1/100 万。轻中度高 TG 血症通常具有多个基因突变的特性。

【血脂异常临床分类】

从实用角度出发，血脂异常可进行简易的临床分类（表 18-2）。

表 18-2　血脂异常的临床分型

分型	TC	TG	HDL-C	相当于 WHO 表型
高胆固醇血脂	增高			Ⅱa
高 TG 血症		增高		Ⅳ、Ⅰ
混合型高脂血症	增高	增高		Ⅱb、Ⅲ、Ⅳ、Ⅴ
低 HDL-C 血症			降低	

【心血管疾病综合危险评估】

依据 ASCVD 发病危险采取不同强度的干预措施是血脂异常防治的核心策略。总体心血管危险评估是血脂异常治疗决策的基础；总体心血管危险评估应按推荐的流程进行（图 18-1）；对年龄低于 55 岁的人群应关注心血管病发生危险。在进行危险评估时，采用严重事件＋高风险因素模式，定义发生过≥

2次严重的ASCVD事件或发生过1次严重的ASCVD事件合并≥2个高风险因素的患者为超高危ASCVD患者。

符合下列任意条件者，可直接列为高危或极高危人群

极高危：ASCVD患者

高危：（1）LDL-C≥4.9mmol/L或TC≥7.2mmol/L

（2）糖尿病患者1.8mmol/L≤LDL-C＜4.9mmol/L和（或）3.1mmol/L≤TC＜7.2mmol/L，且年龄≥40岁

↓不符合者，评估10年ASCVD发病危险

↓ASCVD 10年发病危险为中危且年龄小于55岁者，评估发生危险

危险因素[a] 个数	血清胆固醇水平分层（mmol/L）		
	3.1≤TC＜4.1或 1.8≤LDL-C＜2.6	4.1≤TC＜5.2或 2.6≤LDL-C＜3.4	5.2≤TC＜7.2或 3.4≤LDL-C＜4.9
	无高血压		
0～1个	低危（＜5%）	低危（＜5%）	低危（＜5%）
2个	低危（＜5%）	低危（＜5%）	中危（5%～9%）
3个	低危（＜5%）	中危（5%～9%）	中危（5%～9%）
	有高血压		
0个	低危（＜5%）	低危（＜5%）	低危（＜5%）
1个	低危（＜5%）	中危（5%～9%）	中危（5%～9%）
2个	中危（5%～9%）	高危（≥10%）	高危（≥10%）
3个	高危（≥10%）	高危（≥10%）	高危（≥10%）

具有以下任意2项及以上危险因素者，定义为高危：

收缩压≥160mmHg或舒张压≥100mmHg　　　　BMI≥28kg/m²

非HDL-C≥5.2mmol/L（200mg/dl）　　　　吸烟

HDL-C＜1.0mmol/L(40mg/dl)

图18-1　ASCVD总体发病危险评估流程

a. 危险因素：①吸烟；②低HDL-C；③男性≥45岁或女性≥55岁

【血脂异常的治疗原则】

1. 调脂治疗靶点　推荐以LDL-C为首要干预靶点（Ⅰ类推荐，A级证据），而非HDL-C可作为次要干预靶点（Ⅱa类推荐，B级证据）。将非HDL-C作为次要干预靶点，是考虑到高TG血症患者体内有残粒脂蛋白升高和Lp（a）增高，这些也具有致动脉粥样硬化作用，常被称为残余风险。

2. 调脂目标值设定　调脂治疗设定目标值已为临床医师所熟知并习惯应用。从调脂治疗获益的角度来说，长期坚持

治疗最为重要。只有在设定调脂目标值后，医师才能更加准确地评价治疗方法的有效性，并能与患者有效交流，提高患者服用调血脂药的依从性。因此，调脂治疗需要设定目标值。

3. 调脂达标值　应根据ASCVD的不同危险程度，确定调脂治疗需要达到的胆固醇基本目标值。推荐将LDL-C降至某一界点（目标值）主要就是基于危险-获益程度来考虑：未来发生心血管事件危险程度越高者，获益越大；尽管将LDL-C降至更低，心血管临床获益会更多些，但药物相关不良反应也会明显增多。此外，卫生经济学也是影响治疗决策的一个重要因素，必须加以考虑（表18-3）。

表18-3　不同ASCVD危险人群LDL-C和非HDL-C治疗达标值

| 危险等级 | LDL-C | | 非HDL-C/（mmol/L）（mg/dl） |
	相对降低目标	绝对降低目标（mmol/L）	
低	无	< 3.0	< 4.1（160）
中危	无	< 2.6	< 4.1（160）
高危	基线水平降低幅≥50%	< 1.8	< 3.4（130）
极高危	基线水平降低幅≥50%	< 1.4	< 2.6（100）

对于FH患者，LDL-C很高，或者极高危但是使用他汀类药物难以达标的患者，应积极使用生物制剂或核酸制剂，或者PCSK9抑制药治疗。

4. 调脂达标策略　他汀类药物在ASCVD一级与二级预防中均能显著降低心血管事件（包括心肌梗死、冠心病死亡与缺血性卒中等）危险。临床上应首选他汀类调脂药物。

5. 其他血脂异常的干预　除积极干预胆固醇外，其他血脂异常是否也需要进行处理，尚缺乏相关临床试验获益的证据。血清TG的合适水平为< 1.7mmol/L（150mg/dl）。经他汀类药物治疗后，如非HDL-C仍不能达到目标值，可在他汀类基础上加用贝特类、高纯度鱼油制剂。对于严重高TG血症患者，即空腹TG≥5.7mmol/L（500mg/dl），应首先考虑使用主要降低TG与VLDL-C的药物（如贝特类、高纯度鱼油制剂或烟酸）。对于HDL-C< 1.0mmol/L（40mg/dl）者，主张控制饮

食与改善生活方式，目前无药物干预的足够证据。

6. 生活方式干预　血脂异常明显受饮食及生活方式的影响，饮食治疗与生活方式改善是治疗血脂异常的基础措施。无论是否进行药物调脂治疗，都必须坚持控制饮食与改善生活方式。生活方式干预是一种最佳成本/效益比与风险/获益比的治疗措施。

7. 治疗过程的监测　饮食与非药物治疗者，开始3～6个月应复查血脂水平，如血脂控制达到建议目标，则继续非药物治疗，但仍需每6个月至1年复查，长期达标者可每年复查1次。服用调血脂药者，需要进行更严密的血脂监测。首次服用调血脂药者，应在用药6周内复查血脂、转氨酶与肌酸激酶。如血脂能达到目标值且无药物不良反应，可逐步改为每6～12个月复查1次；如血脂未达标，且无药物不良反应者，应每3个月监测1次。如治疗3～6个月后，血脂仍未达到目标值，则需调整调血脂药的剂量或种类，或联合应用不同作用机制的调血脂药进行治疗。每当调整调血脂药的种类或剂量时，都应在治疗6周内复查。治疗性的生活方式改变与调血脂药治疗必须长期坚持才能获得良好的临床益处。

【主要降低胆固醇的药物】

1. 他汀类　他汀类药物亦称3羟基3甲基戊二酰辅酶A（3-hydroxy-3-methylglutaryl-coenzyme A，HMG-CoA）还原酶抑制药，其能够抑制胆固醇合成限速酶HMG-CoA还原酶，减少胆固醇合成，继而上调细胞表面LDL受体，加速血清LDL的分解代谢，此外还可抑制VLDL合成。因此他汀类药物能显著降低血清TC、LDL-C与ApoB水平，也能降低血清TG水平与轻度升高HDL-C水平。不同种类与剂量的他汀类药物降低胆固醇幅度见表18-4。

表18-4　他汀类药物降胆固醇强度

降胆固醇强度	药物及其剂量
高强度（每日剂量可降低LDL-C≥50%）	阿托伐他汀40～80mg[a]
	瑞舒伐他汀20mg
中等强度（每日剂量可降低LDL-C 25%～50%）	阿托伐他汀10～20mg
	瑞舒伐他汀5～10mg

续表

降胆固醇强度	药物及其剂量
	氟伐他汀80mg
	洛伐他汀40mg
	匹伐他汀2～4mg
	普伐他汀40mg
	辛伐他汀20～40mg
	血脂康1.2g

a阿托伐他汀80mg在国内应用经验不足，请谨慎使用。

　　绝大多数人对他汀类药物耐受性良好，其不良反应多见于接受大剂量他汀类药物治疗者，常见表现如下。

　　（1）肝功能异常：主要表现为转氨酶升高，发生率为0.5%～3.0%，呈剂量依赖性。失代偿性肝硬化及急性肝衰竭是他汀类药物应用的禁忌证。

　　（2）他汀类药物相关肌肉不良反应：包括肌痛、肌炎与横纹肌溶解。患者有肌肉不适和（或）无力，且连续检测肌酸激酶呈进行性升高时，应减少他汀类药物剂量或停药。

　　（3）长期服用他汀类药物有增加新发糖尿病的危险，发生率为10%～12%，属他汀类效应。他汀类药物对心血管疾病的总体益处远大于新增糖尿病的危险，无论是糖尿病高危人群还是糖尿病患者，有他汀类药物治疗适应证者都应坚持服用此类药物。

　　（4）他汀类药物治疗可引起认知功能异常，但多为一过性，发生概率不高。

　　（5）他汀类药物的其他不良反应还包括头痛、失眠、抑郁，以及消化不良、腹泻、腹痛、恶心等消化道症状。

　　2. 胆固醇吸收抑制药　依折麦布能有效抑制肠道内胆固醇的吸收。依折麦布的推荐剂量为10mg/d，其安全性与耐受性良好，不良反应轻微且多为一过性，主要表现为头痛与消化道症状，与他汀类药物联用也可发生转氨酶增高与肌痛等不良反应，禁用于妊娠期与哺乳期。

　　3. 其他降胆固醇药　普罗布考、胆酸螯合剂、脂必泰、多廿烷醇等。

【主要降低TG的药物】

1. 贝特类 通过激活过氧化物酶体增殖物激活受体α与激活脂蛋白酯酶而降低血清TG水平与升高HDL-C水平。常用的贝特类药物：非诺贝特片每次0.1g，3次/天；微粒化非诺贝特每次0.2g，1次/天；吉非罗齐每次0.6g，2次/天；苯扎贝特每次0.2g，3次/天。常见不良反应与他汀类药物类似，包括肝、肌肉与肾毒性等，血清肌酸激酶与ALT水平升高的发生率均<1%。

2. 烟酸类 烟酸又称维生素B_3，属人体必需维生素，大剂量应用具有降低TC、LDL-C与TG，以及升高HDL-C的作用。调脂作用与抑制脂肪组织中激素敏感酯酶活性、减少游离脂肪酸进入肝与降低VLDL分泌有关。烟酸有普通与缓释两种剂型，以缓释剂型更为常用。缓释片常用量为每次1～2g，1次/天。建议从小剂量（0.375～0.5g/d）开始，睡前服用，4周后逐渐加量至最大常用剂量。最常见不良反应是颜面潮红，其他有肝损害、高尿酸血症、高血糖、棘皮病与消化道不适等，慢性活动性肝病、活动性消化性溃疡与严重痛风者禁用。

3. 高纯度鱼油制剂 鱼油主要成分为n-3脂肪酸，即ω-3脂肪酸。常用剂量为每次0.5～1.0g，3次/天。主要用于治疗高TG血症。不良反应少见，发生率为2%～3%，包括消化道症状，少数病例出现转氨酶或肌酸激酶轻度升高，偶见出血倾向。

4. 新型调血脂药 近年来在国外已有3种新型调血脂药被批准临床应用。

（1）微粒体TG转移蛋白抑制药：洛美他派（lomitapide，商品名为Juxtapid）于2012年由美国FDA批准上市，主要用于治疗HoFH，可使LDL-C降低约40%。该药的不良反应发生率较高，主要表现为转氨酶升高或脂肪肝。

（2）ApoB100合成抑制药：米泊美生（mipomersen）是第2代反义寡核苷酸，2013年美国FDA批准可单独或与其他调血脂药合用来治疗HoFH。作用机制就是针对ApoB信使核糖核酸转录的反义寡核苷酸，减少VLDL的生成与分泌，降低LDL-C水平，可使LDL-C降低25%。该药最常见的不良反应为注射部位反应，包括局部红疹、肿胀、瘙痒、疼痛，绝大多数不良反应属于轻、中度。

（3）PCSK9抑制药：PCSK9是肝合成的分泌型丝氨酸蛋白酶，可与LDL受体结合并使其降解，从而减少LDL受体对血清LDL-C的清除。通过抑制PCSK9可阻止LDL受体降解，促进LDL-C的清除。PCSK9抑制药可使LDL-C降低40%～70%，并可减少心血管事件。至今尚无严重或危及生命的不良反应报道。新近采用PCSK9 3'反义核酸治疗效果更好，可持续6个月。

（4）新型降胆固醇治疗靶点：最新的研究显示，LIMA1、Usp20、ASGR1、GPR146可能为降脂治疗新靶点，但有待于进一步的临床试验验证。非编码RNA具有降脂和抗As潜力。小核酸调血脂药独具潜力，已有多种针对不同靶标的小核酸药物进入临床试验，未来可期。

【调脂药物的联合应用】

1. 他汀类药物与依折麦布联合应用　两种药物分别影响胆固醇的合成与吸收，可产生良好协同作用。联合治疗可使血清LDL-C在他汀类药物治疗的基础上再下降18%左右，且不增加他汀类药物的不良反应。对于中等强度他汀类药物治疗胆固醇水平不达标或不耐受者，可考虑中/低强度他汀类药物与依折麦布联合治疗。

2. 他汀类药物与贝特类药物联合应用　两者联用能更有效地降低LDL-C与TG水平及升高HDL-C水平，降低LDL-C。他汀类与贝特类药物联合用药的安全性应高度重视，并密切监测肌酶与肝酶。

3. 他汀类药物与PCSK9抑制药联合应用　他汀类药物与PCSK9抑制药联合应用已成为目前治疗严重血脂异常尤其是FH患者的联合应用方式，可较任何单一的药物治疗带来更大程度的LDL-C水平下降，提高达标率。对于部分FH尤其是HoFH患者，专家共识建议采用经生活方式加最大剂量调血脂药（如他汀类药物+依折麦布）治疗后LDL-C水平仍>2.6mmol/L的ASCVD患者加用PCSK9抑制药，组成不同作用机制调血脂药的三联合用。

4. 他汀类药物与n-3脂肪酸联合应用　他汀类药物与鱼油制剂n-3脂肪酸联合应用可用于治疗混合型高脂血症，且不增加各自的不良反应。

5. 其他治疗措施 脂蛋白血浆置换、肝移植、部分回肠旁路手术与门腔静脉分流术，可作为辅助治疗措施用于FH患者，其中脂蛋白血浆置换效果肯定。

【特殊人群血脂管理策略】

1. 糖尿病 糖尿病合并血脂异常主要表现为TG升高、HDL-C降低、LDL-C升高或正常。调脂治疗可以显著降低糖尿病患者发生心血管事件的危险。糖尿病患者血脂异常的处理原则按照ASCVD危险评估流程（图18-1）进行危险分层干预管理。根据血脂异常特点，首选他汀类药物治疗，如合并高TG伴或不伴低HDL-C者，可采用他汀类与贝特类药物联合应用。

2. 高血压 高血压合并血脂异常者，调脂治疗应根据不同的危险程度确定调脂目标值。调脂治疗能够使多数高血压患者获得很好的效益，特别是在减少冠心病事件方面可能更为突出。因此，高血压指南建议，中等危险的高血压患者均应启动他汀类药物治疗。

3. 代谢综合征 代谢综合征的主要防治目标就是预防ASCVD及2型糖尿病，对已有ASCVD者要预防心血管事件的再发。积极持久的生活方式干预是达到治疗目标的重要措施。原则上应先启动生活方式治疗，如果不能达到目标，则应针对各个组分采取相应的药物治疗。代谢综合征血脂代谢紊乱的治疗目标是LDL-C＜2.6mmol/L（100mg/dl）、TG＜1.7mmol/L（150mg/dl）、HDL-C≥1.0mmol/L（40mg/dl）。

4. 慢性肾脏病（CKD） CKD常伴随血脂代谢异常并促进ASCVD的发生。尚无临床研究对CKD患者的LDL-C治疗目标进行探索。在可耐受的前提下，推荐CKD患者应接受他汀类药物治疗。治疗目标：轻、中度CKD者，LDL-C＜2.6mmol/L，非HDL-C＜3.4mmol/L；重度CKD、CKD合并高血压或糖尿病者，LDL-C＜1.8mmol/L，非HDL-C＜2.6mmol/L。

5. FH 根据显性遗传特点，FH临床表型分为HoFH与HeFH，按胆固醇水平甄别，HeFH血清TC水平常＞8.5mmol/L（328mg/dl），而HoFH的血清TC水平常＞13.5mmol/L（521mg/dl）。FH治疗的最终目的就是降低ASCVD危险，降低致死性与致残性心脑血管疾病发生率。治疗要点其一，所有FH患者包括HoFH与HeFH患者均需采取全面的治疗性的生活方式改变，包括饮食（减少脂肪与胆固醇摄入、全面均衡膳食）、运动与行为习惯（戒烟、减轻体重）；同时强调防治其他危险因素，如高血压与糖尿病。其二，FH患者从青少年起即应开始长期坚持他汀类药物治疗，可显著降低ASCVD危险。调脂治疗的目标水平与心血管疾病高危者相同。心血管疾病极高危患者，经联合调血脂药治疗，胆固醇水平仍未达到目标水平，尤其是对疾病处于进展中的患者，可考虑接受脂蛋白血浆置换作为辅助治疗。

6. 卒中　对于非心源性缺血性卒中或短暂性脑缺血发作的患者，无论是否伴有其他动脉粥样硬化证据，均推荐给予他汀类药物长期治疗，以减少卒中与心血管事件危险。

7. 高龄老年人　≥80岁的高龄老年人常患多种慢性疾病，需服用多种药物，要注意药物间的相互作用与不良反应；高龄患者大多有不同程度的肝、肾功能减退，调血脂药剂量的选择需要个体化，起始剂量不宜太大，应根据治疗效果调整调血脂药的剂量并监测肝、肾功能与肌酸激酶含量。

（崔广林　丁　虎）

第十九章 心房颤动

一、心房颤动的危害

　　心房颤动简称房颤，是最常见的心律失常，可导致心悸、气促，致死率和致残率高。与非房颤患者相比，其卒中的风险升高近5倍，心衰风险升高约3倍，死亡率升高约2倍。此外，有证据提示房颤可以加速痴呆的进程。

　　对于合并风湿性心脏病的房颤，一般给予华法林抗凝治疗。对于非瓣膜病房颤，指南建议采用CHA_2DS_2-VAS_c评分（表19-1）评估其血栓栓塞的风险，对于中高风险患者，即女性≥2分或男性≥1分者，如无禁忌应给予抗凝治疗。均不推荐阿司匹林用于房颤的血栓预防。对于抗栓时的出血风险可采用HAS-BLED评分（表19-2），认为出血评分≥3的患者仍应考虑抗凝，但应早期随访（如1个月）、早期关注（尤其前3个月），积极纠正可逆因素，随后动态评估。通常，房扑按照房颤的风险评估方法进行栓塞风险评估。

表19-1　非瓣膜病房颤患者的血栓风险（CHA_2DS_2-VAS_c评分）

危险因素	2020年ESC房颤管理指南
慢性心衰/左心功能障碍（C）	1
高血压（H）	1
年龄≥75岁（A）	2
糖尿病（D）	1
卒中/TIA/血栓栓塞病史（S）	2
血管性疾病（V）	1
年龄65～74岁（A）	1
性别（女性）（S_c）	1
最高积分	9

　　注：①血管性疾病包括心肌梗死、复杂主动脉斑块、外周血管疾病（经造影证实或曾行血管再通，或导致截肢者）；②TIA为短暂性脑缺血发作。

表19-2　非瓣膜病房颤患者的出血风险（HAS-BLED评分）

字母	临床特征	计分
H	高血压	1
A	肝肾功能异常（各1分）	1或2
S	卒中	1
B	出血	1
L	INR易波动	1
E	老年（年龄＞65岁）	1
D	药物或嗜酒（各1分）	1或2
总计		9分

注：①高血压指收缩压＞160mmHg；②肝功能异常包括慢性肝病（如肝纤维化）、显著肝功能不良（如胆红素＞2倍正常上限而GPT＞3倍正常上限）；③肾功能异常指慢性透析、肾移植或血清肌酐≥200μmol/L；④出血指既往出血史和（或）出血倾向（如出血特质、贫血）；⑤药物指合并使用抗血小板或非甾体类药物；⑥INR即国际标准化比值。

尽管$CHA_2DS_2-VAS_c$评分由于简便性而被广泛推荐，但有研究表明其他卒中评分可能更加准确，如ABC评分、GARFIELD-AF、ATRIA评分等。此外，临床有研究提示生物标志物（BNP、肌钙蛋白）、临床特征（睡眠呼吸暂停、肾功能不全、左心耳形态、左房/心耳血栓、超声云雾影强回声、肺静脉CT灌注缺损等）均有卒中的预测价值。

【诊断】

常规体表心电图检测能初步诊断心房颤动。近年来，对于成人、有症状或不明原因卒中的患者，提倡早期筛查，包括可穿戴电子监测设备和查询植入的心脏电子器械。此外，对于器械检测的心房高频事件（AHRE），尽管不同研究定义有差异，但通常基于器械设置标准，将其定义为≥175次/分（≥5min）且在人工审查排除电学干扰后的快速心房事件。AHRE包括亚临床房颤、房扑和房速。研究提示，在发生脑卒中和一过性脑缺血发作（TIA）的人群中，心脏电子器械对亚临床房颤的总体检出率约为11.5%。亚临床房颤的卒中风险可能与患者的基础卒中风险和持续时间相关。

【治疗】

心房颤动的治疗主要包括：①病因治疗；②节律治疗或控制心率；③预防血栓形成；④防止房颤病情进展和心脏重构；⑤介入或外科手术治疗。

近年来的临床研究结果显示房颤应早期治疗，特别是导管消融治疗更佳。房颤病史每增加1年，导管消融后复发率大约增加4.9%，每持续1年，导管消融复发率增加10%。相比于药物治疗，导管消融延迟阵发性房颤转为持续性房颤的效果要高8~10倍。

（一）节律治疗或心率控制

尽管既往的研究提示节律治疗与控制心率效果相近，但近年来的研究显示，对于早期和经过评估的中期患者，节律治疗可能显著优于控制心率。尤其对于房颤合并心衰的患者，可能更需要积极的节律控制。

除传统的药物外，近年来在国内外有部分药物陆续上市，主要包括伊布利特、维那卡兰和决奈达隆，均已获得指南的推荐应用。此外，尼非卡兰注射液既往主要用于顽固性室速和室颤的复律，近年来的临床应用显示可有效转复房扑和房颤。

（二）血栓预防药物

传统上的心房颤动治疗，短期可采用肝素或低分子量肝素静脉注射或皮下注射抗凝，一般长期应用华法林口服，阿司匹林预防血栓效果较差。近年来在国内外陆续上市的直接口服抗凝药（DOAC）包括达比加群、利伐沙班和阿哌沙班，已经获得新的欧洲心脏病学会房颤指南Ⅰ类推荐，优于华法林。与华法林相似，新型口服抗凝药存在出血风险，但不需要反复抽血检验和监测凝血酶原时间，但重度肾功能不全的患者均不能使用。此外，高龄、低体重患者和应用增加血药浓度的药物时要考虑减量。近期的临床研究显示，XI因子抑制药Asundexian在抗凝方面较现有DOAC的出血风险明显降低。

（三）介入治疗或外科手术预防血栓事件

在房颤的栓塞患者中，绝大部分血栓源自左心耳，封堵左心耳可以显著降低血栓事件，目前主要作为替代治疗，用于风险较高、不能耐受抗凝药物或不愿意口服抗凝药物者，伴随着器械的改进和技术的日趋成熟，其安全性和推荐级别逐渐上升。对于不能耐受口服抗凝药物的血栓栓塞风险高危患者，也可以考虑外科经腔镜手术结扎或切除左心耳。

（四）经皮导管消融治疗房颤

导管消融在心房颤动中的治疗效果已经获得指南肯定，尤其是对于阵发性房颤，效果显著优于药物治疗。对于持续性房颤的患者，心房显著扩大，持续时间越长，尤其临床证据提示心房纤维化严重的患者，导管消融手术的成功率越低。对于房颤合并心衰的患者，由于房颤和心衰互为因果，目前多个临床研究提示，此类患者接受消融多数可以获益，作为Ⅰ类推荐。

总体而言，对于持续时间不长和心脏无严重扩大的阵发性房颤患者，为减少复发和延迟病情进展，房颤导管消融的治疗效果是药物治疗的8倍左右。

近年来，房颤导管消融技术飞速发展，包括新型压力监测导管、高功率消融策略、消融指数的量化、激光消融、新型脉冲消融技术，因此房颤导管消融的安全性和成功率已明显改善，这些将可能进一步提升房颤导管消融的推荐等级（表19-3）。

表19-3 房颤患者导管消融手术的建议（2012～2020年房颤指南）

房颤分类	ESC的推荐等级	
	2012年	2020年
阵发性房颤		
· 左房正常或轻度扩大，左室功能正常或轻微扩大，没有严重的肺部疾病	Ⅰ（A）	Ⅰ（A）
· 左房显著扩大或左室功能明显异常	Ⅱa（A）	Ⅰ（B）
持续性房颤		
· 持续性房颤	Ⅱa（B）	Ⅱa（A）
· 长程持续性房颤	Ⅱb（C）	Ⅱa（B）
永久性房颤	N	N

对于房颤消融的策略，环肺静脉消融术仍是目前指南对于导管消融治疗的主要术式，持续性或长程持续性房颤一般须更多的基质改良，附加线性消融以连接解剖或功能上的障碍而减少折返，但在特定的患者中何种附加有效尚不清楚；只要有临床房扑的证据或在消融术中发作的房扑，建议消融三尖瓣环-下腔静脉峡部以达到双向阻滞；碎裂电位消融、神经节消融可作为肺静脉隔离术的辅助策略，其价值目前仍未明确肯定。

（五）外科手术治疗房颤

传统迷宫手术具有较高的成功率，但相对创伤也较大。近年来微创射频手术（Wolf Mini-Maze手术）显示，经胸腔镜辅助的直视心外膜消融技术，术后随访1～4年，阵发性房颤的治愈率为92%，长程持续性房颤的治愈率也高达75%。外科手术同时能切除左心耳，显著降低血栓事件的发生风险。目前外科消融主要推荐用于房颤患者在施行心脏手术时同时进行消融治疗（推荐级别Ⅱa类，证据级别A），消融应用的能量包括射频、冷冻和高强度聚焦超声等。

（六）房颤患者的心脏再同步化治疗

经规范化指南的药物治疗3个月后，如果房颤患者左心室射血分数（LVEF）≤35%，在以下情况下可考虑心脏再同步化治疗（CRT）：①如需心室起搏或符合CRT标准；②如需房室结消融或药物治疗导致近100%心室起搏（推荐级别Ⅱa类，证据级别B）；③如拟植入或更换起搏器，且预计有较多心室起搏（＞40%），建议接受CRT（推荐级别Ⅱa类，证据级别C）。对于房颤合并心衰患者接受CRT后，其左心室射血分数、生活质量、全因死亡率等方面均有显著改变。

（王 炎）

第二十章 心 电 图

第一节 常规心电图

【概述】

心电图（electrocardiogram，ECG）是利用心电图机从体表记录心脏每一心动周期所产生的电活动变化图形的技术。1885年荷兰生理学家 W. Einthoven 首次从体表记录到心电图各波形，由此开创了体表心电图记录的历史。1924年 Einthoven 因其在心电图领域的巨大贡献而获得诺贝尔生理学或医学奖。经过100多年的发展，今日的心电图机日臻完善，记录到的心电图波形也更加清晰，对某些心脏疾病特别是心律失常、心肌梗死等的诊断具有很大的临床价值，心电图目前已成为诊断心血管疾病最重要的方法之一。

常见异常心电图包括房室肥大、心肌缺血、心肌梗死、心律失常、血电解质及药物对心电图的影响。

【心房肥大和心室肥大】

当心房与心室肥大和（或）扩张到一定程度时可引起心电图的改变。

（一）心房肥大

1. 右心房肥大　正常情况下，右心房先除极，左心房后除极（图20-1A）。当右心房肥大时，其除极时间延长与稍后除极的左心房重叠，主要表现为心房除极电压增高（图20-1B），而总的除极时间并未延长。心电图表现如下。

（1）P波高尖，振幅≥0.25mV，以Ⅱ、Ⅲ、aVF导联最明显，因常见于肺源性心脏病，又称为肺型P波。

（2）V₁导联P波直立时，其振幅≥0.15mV，若P波呈双向时，其振幅的算术和≥0.20mV。

（3）P波电轴右偏超过+75°。

2. 左心房肥大 当左心房肥大时，其除极时间延长，引起心房总的除极时间延长（图20-1C）。

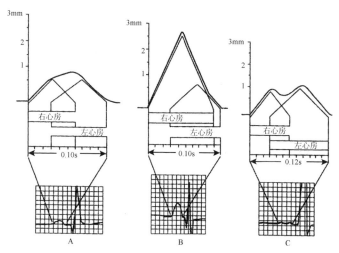

图20-1 心房除极及心房肥大示意图

（1）P波增宽，时限≥0.12s，波顶常呈双峰，峰间距≥0.04s，在Ⅰ、Ⅱ、aVL导联较明显，因常见于二尖瓣狭窄，又称为"二尖瓣型P波"。

（2）V_1导联P波常先正后负，负向波较深，V_1导联P波后段负向波的振幅（mm）×时间（s）称为P波终末电势（$Ptfv_1$）。左心房肥大时，$Ptfv_1$（绝对值）≥0.04mm·s。

除左心房肥大外，房内传导阻滞也可出现P波增宽，应注意鉴别。一般后者的P波增宽在Ⅰ、Ⅱ、aVF导联较明显，V_1～V_4导联常出现先正后负的P波。

3. 双侧心房肥大 心电图表现为P波宽而高，常伴有切迹（图20-2）。

（二）心室肥大

心室肥厚或扩大都可使心电图发生改变，心电图上主要表现为QRS波振幅增高、除极时间延长及形态改变。

1. 左心室肥大 正常左心室位于心脏的左后方，且左心室壁明显厚于右心室，故正常时心室除极综合向量表现为左心室优势型特征。左心室肥大时，左心室占优势的情况更加突出。心电图发生下列改变。

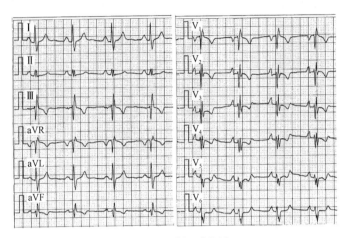

图20-2　双侧心房肥大

（1）QRS波电压增高：①胸导联中，R_{V_5}或R_{V_6}＞2.5mV，男性$R_{V_5}+S_{V_1}$＞4.0mV或女性＞3.5mV；②肢体导联中，$R_Ⅰ$＞1.5mV，R_{aVL}＞1.2mV，R_{aVF}＞2.0mV，　或$R_Ⅰ+S_Ⅲ$＞2.5mV；③Cornell标准：男性$S_{V_3}+R_{aVL}$＞2.8mV或女性＞2.0mV。

（2）额面QRS心电轴左偏。

（3）QRS波时限延长至0.10～0.11s，但一般仍＜0.12s。

（4）继发性ST-T改变：以R波为主的导联中，ST段可呈下斜型压低＞0.05mV，T波低平、双向或倒置，如V_5导联；以S波为主的导联，反而可见直立T波，如V_1导联。当QRS波电压增高并伴有上述ST-T改变时，称为左心室肥大伴继发性ST-T改变（图20-3）。

在左心室高电压的基础上，结合其他阳性指标，一般可以诊断左心室肥大，符合的条件越多，诊断的可靠性越大。单纯QRS电压增高诊断左心室肥大宜慎重，因QRS电压还受多种因素的影响，如胸壁厚度、心脏大小、皮下脂肪、电极位置、呼吸动作等。由于患者的不同年龄和性别，电压正常值也有不同，应注意判别。左心室肥厚心电图可见于高血压、肥厚型心肌病、主动脉缩窄、二尖瓣关闭不全等。

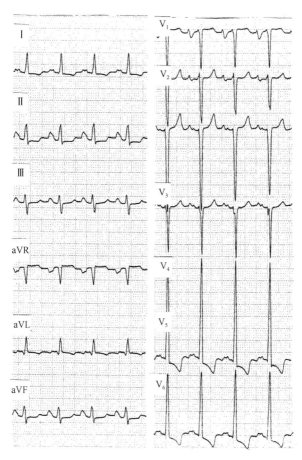

图20-3 左心室肥大伴ST-T改变

2. 右心室肥大 当右心室轻度肥大时，并不能抵消正常左心室的心电向量活动。只有当右心室肥大达到一定程度时，左、右心室的综合心电向量才转向右前方，使心电图出现右心室肥大的表现。右心室肥大时心电图表现见图20-4。

（1）QRS波改变：①右胸导联呈高R波及左胸导联呈深S波，V_1导联$R/S \geqslant 1$，V_5导联$R/S \leqslant 1$，$R_{V_1} + S_{V_5} > 1.05mV$，（重症$> 1.2mV$）；②aVR导联$R/Q$或$R/S \geqslant 1$，$R_{aVR} > 0.5mV$。

（2）心电轴右偏$\geqslant +90°$（重症可$> +110°$）。

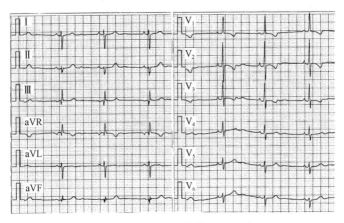

图20-4 右心室肥大伴ST-T改变

（3）继发性ST-T改变：右胸导联V$_1$、V$_2$的ST段压低及T波倒置，称右心室肥大伴继发性ST-T改变。

某些右心室肥大的病例，如慢性阻塞性肺心病，主要表现为右心室流出道肥厚，心电图可表现为：①V$_1$～V$_6$导联均呈rS型（R/S＜1），即所谓极度顺钟向转位；②Ⅰ导联QRS波低电压（＜0.5mV）；③一般心电轴右偏≥+90°；④常伴有P波电压增高。此类心电图改变应结合临床资料分析。

右心室肥大定性诊断（依据V$_1$导联QRS形态及电轴右偏等）比定量诊断更有价值。一般来说，阳性指标越多，则诊断的可靠性越高。右心室肥大的心电图可见于肺心病、二尖瓣狭窄、肺动脉瓣狭窄、房间隔缺损、法洛四联症或原发性肺动脉高压等。

3. 双侧心室肥大　左、右心室均肥大时，心电图可表现为大致正常的心电图或单侧心室肥厚或双侧心室肥大（图20-5）。

（1）当双侧心室除极综合心电向量相互抵消时，可表现为大致正常的心电图。

（2）当双侧心室除极心电向量差异明显时，可表现出一侧心室肥大的心电图特征（以仅表现左心室肥大者多见），而另一侧心室肥大的图形常被掩盖。

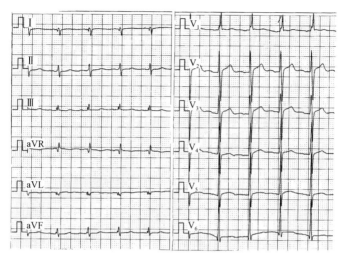

图20-5 双侧心室肥大

（3）少数病例可出现双侧心室肥大心电图，既表现右心室肥大的心电图特征（如 V_1 导联以 R 波为主、电轴右偏等），又存在左心室肥大的某些征象（如 V_5 导联的 R 波振幅增高等）。

双侧心室肥大在临床上见于房间隔缺损或动脉导管未闭合并肺动脉高压、瓣膜病等。

【心肌缺血与 ST-T 改变】

心肌缺血将引起心肌复极异常，心电图主要表现为 ST-T 异常。随着心肌缺血程度和部位不同，在相应导联会表现出不同的 ST-T 异常变化。

（一）心肌缺血的心电图类型

1. 缺血型心电图变化　心肌缺血时，T 向量由缺血的心肌指向正常的心肌。

（1）当心内膜下心肌缺血时，T 向量由心内膜指向心外膜，在心外膜面可记录到高耸且对称的 T 波（图20-6）。例如，当下壁心内膜下缺血时，下壁导联 Ⅱ、Ⅲ、aVF 可出现高大直立的 T 波。

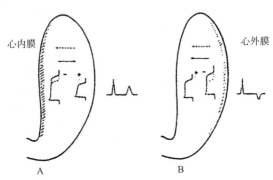

图 20-6　心肌缺血与 T 波变化的关系

A. 心内膜缺血；B. 心外膜缺血

（2）当心外膜下心肌缺血或透壁心肌缺血时，T 向量由心外膜指向心内膜，此时面向缺血区的导联出现倒置的 T 波。例如，当下壁心外膜下缺血时，下壁导联 Ⅱ 、Ⅲ 、aVF 可出现高大倒置的 T 波。

2. 损伤型心电图改变　心肌缺血进一步加重时，可出现心肌损伤。心肌损伤时，ST 向量由正常的心肌指向损伤的心肌（图 20-7）。

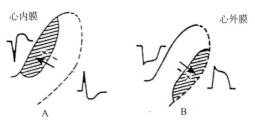

图 20-7　心肌损伤与 ST 段偏移的关系

A. 心内膜损伤；B. 心外膜损伤

箭头示 ST 向量方向

（1）当心内膜下心肌损伤时，ST 向量由心外膜指向心内膜，此时面向心外膜的导联出现 ST 段下降。

（2）当心外膜下心肌损伤时，ST 向量由心内膜指向心外膜，此时面向心外膜的导联出现 ST 段上抬。

另外，临床上发生透壁性心肌缺血时，心电图往往表现为心外膜下缺血（T 波深倒置）或心外膜下损伤（ST 段抬高）。

（二）临床意义

临床上典型心绞痛症状发作时，心电图可出现缺血性ST-T改变，面向缺血部位的导联出现ST段呈水平型或下斜型，下移幅度≥0.1mV（图20-8），T波低平、双向或倒置。有些冠心病患者心电图可呈持续性ST-T改变：ST段呈水平型或下斜型，下移幅度≥0.05mV和（或）T波低平、双向或倒置，而仅于心绞痛发作时出现ST-T改变加重或呈假性正常化。冠心

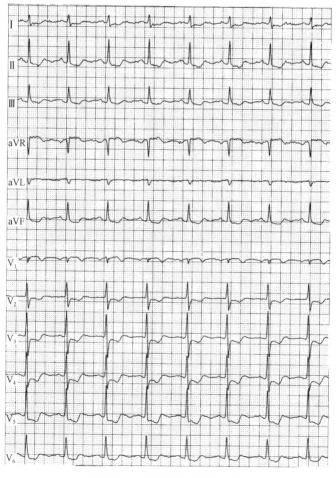

图20-8　心肌缺血（心绞痛）

病患者心电图上出现深尖倒置、双肢对称的T波称为"冠状T"，反映心外膜下心肌缺血或有透壁性心肌缺血，这种T波改变也可见于心肌梗死患者。变异型心绞痛（冠状动脉痉挛为主要因素）时，心电图表现为暂时性ST段抬高并伴有高耸的T波，对应导联常伴ST段下移（图20-9）。这是急性严重心肌缺血的表现，若ST段持续性抬高，提示可能发生心肌梗死。

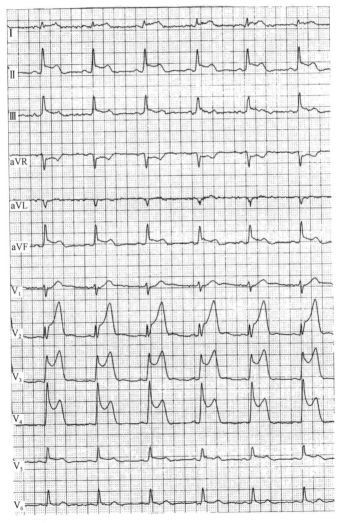

图20-9　心肌缺血（变异型心绞痛）

（三）鉴别诊断

心电图上的ST-T改变可以是各种原因引起的心肌复极异常的共同表现。因而，当心电图出现ST-T改变时，应注意结合临床资料进行诊断与鉴别诊断。

除冠心病外，其他疾病，如心肌病、心肌炎、瓣膜病、心包炎、脑血管意外（尤其颅内出血）等均可出现此类ST-T改变，电解质紊乱（低血钾等）、药物（洋地黄）影响、起搏器植入术后及自主神经调节障碍也可引起非特异性ST-T改变。此外，心室肥厚、束支传导阻滞、预激综合征等可引起继发性ST-T改变，应注意鉴别。

【心肌梗死】

心肌梗死是指冠状动脉供血急剧减少或中断而引起相应供血区的心肌细胞发生缺血、损伤和坏死，心电图上可出现一系列特征性的改变并呈动态演变。心肌梗死的心电图改变及其演变规律对确定诊断、指导治疗和判断愈后具有重要的临床意义。

（一）心肌梗死的心电图改变

1. 坏死型改变　坏死的心肌丧失了除极和复极的能力，不再产生心电向量，但坏死区周围的健康心肌仍在除极，其综合心电向量背离坏死心肌，因此在面向坏死心肌的导联上出现病理性Q波（Q波时间≥0.03s，深度≥R/4）。

2. 损伤型改变　坏死心肌的周围为损伤心肌。由于损伤心肌产生损伤电流或除极受阻，其心电向量方向是由健康心肌指向损伤心肌，因此在面向损伤心肌的导联上出现ST段抬高并形成单向曲线。

3. 缺血型改变　损伤区周围的心肌呈缺血型改变，其心电向量是由缺血心肌指向健康心肌，因此在面向缺血部位的导联上出现倒置T波。

典型急性心肌梗死时，心电图可同时记录到坏死型Q波、损伤型ST段抬高及缺血型T波倒置，即急性心肌梗死的基本图形。

（二）心肌梗死心电图的演变及分期

心肌梗死心电图除了具有特征性改变外，其图形演变也有一定规律。心肌梗死常分为超急性期、急性期、亚急性期和陈旧期（图20-10）。

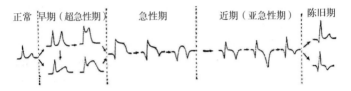

图20-10　典型的急性心肌梗死图形演变过程及分期

1. 超急性期　冠状动脉闭塞后数分钟到数小时。心电图出现巨大高耸的T波，随后ST段呈斜型抬高，与高耸直立的T波相连，此期病理性Q波尚未形成。这些表现仅持续数小时，临床上多因持续时间短而不易记录到，若能及时治疗，可避免发展为心肌梗死或使梗死范围缩小。

2. 急性期　心肌梗死后数小时至数天。心电图表现为ST段呈弓背向上型抬高，抬高显著者可与T波融合形成单向曲线，继而逐渐下降；T波开始倒置，并逐渐加深；出现坏死型Q波。坏死型Q波、损伤型ST段抬高与缺血型T波倒置在此期内可同时并存。

3. 亚急性期　心肌梗死后数天至数周。坏死型Q波持续存在，缺血型T波由深尖逐渐变浅。如果ST段持续升高6个月以上，则可能合并室壁瘤。

4. 陈旧期　心肌梗死后数月至半年或更久，ST段和T波可恢复正常，或T波持续倒置、低平，趋于恒定不变，残留下坏死型Q波。部分患者在数年后Q波明显缩小，甚至消失。

近年来，随着急性心肌梗死后溶栓或介入治疗的开展，心肌梗死的病程显著缩短，心肌梗死的心电图不再出现上述典型的演变过程。

（三）心肌梗死的定位诊断

体表心电图不但能确定梗死部位，还能大致判断梗死相关的冠状动脉。临床上可根据心电图探查电极朝向梗死区时记录到的基本图形来判断心肌梗死部位及其相关的冠状动脉。①前间壁心肌梗死时，$V_1 \sim V_3$导联出现病理性Q波或QS波；②前壁心肌梗死时，V_3、V_4（V_5）导联出现病理性Q波（图20-11）；③侧壁心肌梗死时，Ⅰ、aVL、V_5、V_6导联出现病理性Q波；④广泛前壁心肌梗死时，胸前V_1～V_5导联出现病理性Q波（图20-12）；⑤下壁心肌梗死时，Ⅱ、Ⅲ、aVF导联出现病理性Q波（图20-13）；⑥后壁心肌梗死时，V_7～V_9导联出现病理性Q波，与正后壁相对的V_1、V_2导联出现R波增高、T波高耸及ST段下移；⑦右心室心肌梗死时，主要表现为V_{3R}、V_{4R}导联ST段抬高>0.1mV。孤立的右心室心肌梗死极为少见，常同时合并下壁心肌梗死。在急性心肌梗死早期，坏死型Q波尚未形成时，可根据ST-T异常的导联来判断心肌梗死的部位与梗死相关的冠状动脉（表20-1）。

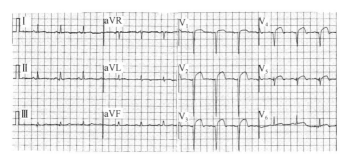

图20-11 急性前壁心肌梗死

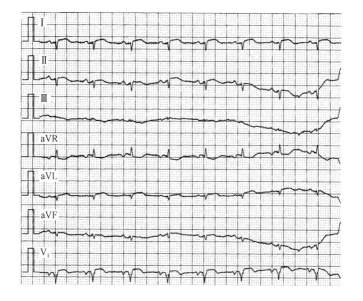

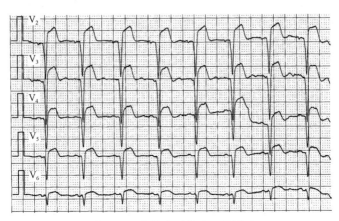

图 20-12　急性广泛前壁心肌梗死

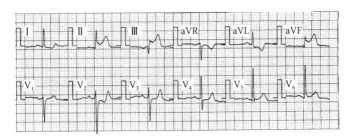

图 20-13　急性下壁心肌梗死

表 20-1　心肌梗死导联与部位及冠状动脉供血区域的关系

导联	心肌梗死部位	冠状动脉
$V_1 \sim V_3$	前间壁	左前降支
V_3、V_4（V_5）	前壁	左前降支
$V_1 \sim V_5$	广泛前壁	左前降支
Ⅰ、aVL、V_5、V_6	侧壁	左前降支的对角支或左回旋支
Ⅱ、Ⅲ、aVF	下壁	右冠状动脉或左回旋支
$V_7 \sim V_9$	后壁	左回旋支或右冠状动脉
$V_{3R} \sim V_{5R}$	右室	右冠状动脉

　　此外，部分患者会发生心房心肌梗死。心房心肌梗死占心肌梗死总检出率的7.3%～20%，大多同时合并心室心肌梗

死，单独的心房心肌梗死仅占1.7%。心电图表现如下。

（1）PR段抬高≥0.05mV或压低≥0.1mV，前者较易辨认，且更具诊断特异性。

（2）PR段呈水平型或上斜型，且形态异常，与P波后肢形成明显的交角。心房心肌梗死心电图在伴有房室脱节或房室传导阻滞时较易辨认。

（3）P波有切迹，呈M型或W型的异常形态。

符合上述异常标准越多，诊断心房心肌梗死的可靠性越大。

（四）心肌梗死的分类和鉴别诊断

1. Q波型心肌梗死和非Q波型心肌梗死　研究表明，心肌梗死直径20～30mm或累及室壁厚度≥50%且在QRS波起始40ms处时才可形成典型的Q波型心肌梗死。心肌梗死面积较小、厚度＜50%及位于QRS波终末40ms处（如基底部）时一般不形成Q波型心肌梗死，心电图只出现ST段抬高或压低及T波倒置，或只出现QRS波型改变，如顿挫、切迹、R波丢失等。新近研究发现，非Q波型心肌梗死还可见于多支冠状动脉病变，多部位、弥漫性心肌梗死可使梗死向量相互作用而抵消，也不形成典型的Q波型心肌梗死图形。

2. ST段抬高心肌梗死和非ST段抬高心肌梗死　根据心电图有无ST段抬高，目前将急性心肌梗死分为ST段抬高心肌梗死和非ST段抬高心肌梗死两大类，它们与不稳定型心绞痛一起统称为急性冠脉综合征。以ST段改变对急性心肌梗死进行分类对临床治疗具有重要的指导作用。若治疗不及时，ST段抬高心肌梗死与非ST段抬高心肌梗死均可演变为Q波型心肌梗死或非Q波型心肌梗死。

3. 心肌梗死合并其他病变　心肌梗死合并室壁瘤时，抬高的ST段可持续存在达半年以上。心肌梗死合并右束支传导阻滞时，由于右束支传导阻滞的QRS波起始向量与正常相同，所以心肌梗死时仍可显示病理性Q波，不影响诊断，心电图初始向量呈心肌梗死特征，终末向量呈右束支传导阻滞特点；心肌梗死合并左束支传导阻滞时，梗死波形常被掩盖，按原标准进行诊断较困难，但急性期ST段抬高或压低及弓背向上的形状超出左束支传导阻滞的继发性改变，在Ⅰ、aVL、V₅、V₆导联出现Q波，都提示合并心肌梗死；左前分支传导阻滞时，Ⅱ、Ⅲ、aVF导联呈rS型，有时可掩盖下壁心肌梗死，结合心电向量图、临床表现及血清心肌标志物的变化可助诊断。

4. 心肌梗死的鉴别诊断 除急性心肌梗死外，ST段抬高还见于变异型心绞痛、室壁瘤、急性心包炎、早期复极等，根据病史、是否伴有病理性Q波及典型ST-T演变过程可以鉴别。此外，束支传导阻滞、预激综合征、心肌病、急性心肌炎、心室肥厚、急性肺栓塞、生理性或位置性因素（电极位置或气胸）等也可出现异常Q波，但后者一般无典型ST-T动态改变，结合病史和临床资料一般不难鉴别。当异常Q波、ST段抬高及T波倒置三者同时出现，并呈动态变化才是急性心肌梗死的特征性心电图。

【右位心】

右位心是心脏在胚胎发育过程中转位形成恰与正常心脏相反的先天性畸形。心脏居胸腔右侧，心尖指向右，左心房、心室和右心房心室的位置互换，即右心房、心室转向左后方，左心房、心室位于右前方；上、下腔静脉在脊柱的左侧而主动脉弓反在右侧，恰为正常心脏在镜中的影像。心电图表现见图20-14。

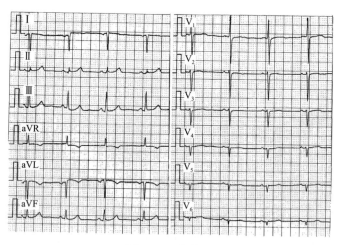

图20-14　右位心

（1）I导联P波、QRS波、T波均倒置，与正常心脏位置I导联的图形相反。

（2）aVR与aVL、Ⅱ与Ⅲ的图形，犹似正常心脏位置心电图互换，aVF图形与正常者相似。

（3）胸前导联QRS波群图形反转，自$V_1 \sim V_5$的R波逐渐减小而S波逐渐增大，且R/S < 1，V_2、V_{3R}、V_{5R}则分别与正常心电图的V_1、V_3、V_5的R波图形相同。

右位心心电图需与电极位置差错记录的心电图相鉴别。当误将左、右手电极互相接错时，Ⅰ导联P波、QRS波及T波倒置，aVR与aVL导联换位，Ⅱ与Ⅲ导联换位，aVF导联不变，胸前导联常不受影响（图20-15）。

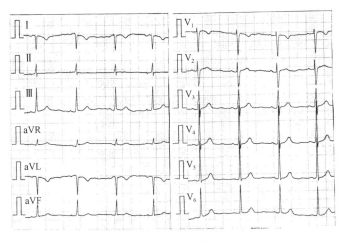

图20-15 左右手反接心电图

【电解质紊乱和药物应用对心电图的影响】

（一）电解质紊乱对心电图的影响

电解质紊乱是指血清电解质浓度失衡。电解质无论增高或降低均能影响心肌的除极、复极及激动的传导，并可在血生化检查显示异常之前在心电图上表现出来。但由于受多种因素影响，心电图改变与血清中电解质水平并不完全一致。若同时存在多种电解质紊乱又可互相影响，加重或抵消心电图的改变。故应密切结合病史和临床表现进行判断。

1. 高血钾 随着血钾增高程度的不同，心电图可有不同的表现（图20-16）。①血钾 > 5.5mmol/L时，心电图表现为T

波高尖，基底较窄，QT间期缩短，此阶段心电图与急性心肌缺血相似（图20-17）。②血钾进一步增高＞6.5mmol/L时，可造成传导阻滞，心电图表现为QRS波时限显著延长，QT间期可延长。③血钾继续升高＞7mmol/L时，心房肌可停止激动，窦房结激动通过结间束传至心室，出现窦室传导。心电图表现为P波消失，QRS增宽，心率减慢，T波高尖，甚至ST段与T波融合，此时应注意与室性自主性心律鉴别。④严重高血钾时，出现缓慢而宽大的QRS波群，甚至与T波融合呈正弦波，可发生心室扑动或心室颤动，甚至心室骤停。

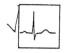 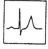 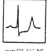 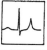 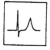

| 正常 | T波高尖 | ST段压低 | PR间期延长
P波增宽低平 | P波消失 | QRS波增宽，
与T波融合 |

图20-16　血钾水平逐渐增高引起心电图改变

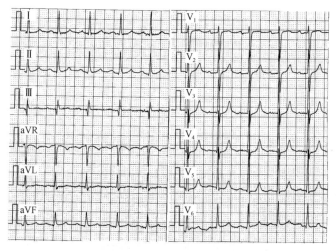

图20-17　高血钾的心电图表现

2. 低血钾　心电图表现见图20-18。①当血钾＜3.0mmol/L时，可出现心动过速，ST段压低，T波低平或倒置，U波明显，T-U可融合呈驼峰状，使得QT间期（实际上是QTU间期）延长（图20-19）；②当血钾进一步降低时，可使QRS波时限延长，P波振幅增高，可出现多种心律失常，如多形性室性心动过速（尖端扭转型室性心动过速）；③严重低血钾时甚至可出现心室扑动或颤动、心搏骤停。

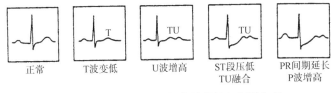

| 正常 | T波变低 | U波增高 | ST段压低TU融合 | PR间期延长P波增高 |

图20-18　血钾水平逐渐降低引起心电图改变

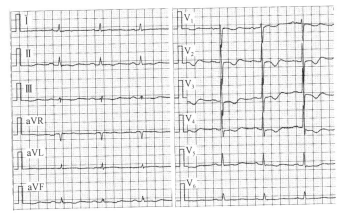

图20-19　低血钾的心电图表现

3. 高血钙　心电图表现为ST段缩短或消失，R波后继以突然上升的T波，QT间期缩短，常伴有U波；严重时T波可低平或倒置，出现室性期前收缩或房室传导阻滞。

4. 低血钙　心电图表现为ST段延长，QT间期延长。单纯性低血钙对心率、节律及P波和QRS波多无明显影响。

（二）药物应用对心电图的影响

某些药物应用可直接或间接影响心肌的除极与复极，以及激动的传导，因而对心电图可造成一定的影响。

1. 洋地黄　洋地黄制剂可通过钠钾泵而调节细胞内的钙浓度，使动作电位2期缩短，3期坡度减少。心电图表现为ST段呈凹面向上型压低，T波低平、负正双向或倒置，ST-T呈鱼钩型改变，上述心电图改变称为洋地黄效应（图20-20）。洋地黄中毒者可出现各种心律失常。常见的心律失常有频发（二联律或三联律）及多源室性期前收缩，严重时可出现室性心动过速（特别是双向性或双重性心动过速），甚至心室颤动。洋地黄可增加房室交界处自动除极的速度，引起非阵发性交界性心动过速伴房室脱节。洋地黄还可延长房室交界区不应期、抑制房室交界区传导而产生房室传导阻滞，可出现一度房室传导阻滞，阵发性房性心动过速伴不同比例房室传导阻滞是洋地黄中毒常见的心电图表现，二度或三度房室传导阻滞则是洋地黄严重中毒的表现。此外，洋地黄还可通过兴奋迷走神经抑制窦房结的自律性而出现窦性心动过缓、窦性停搏或窦房传导阻滞伴交界性逸搏，发生心房扑动、心房颤动等。

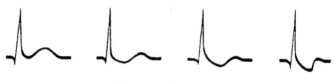

图20-20　洋地黄效应

2. 胺碘酮　属Ⅲ类抗心律失常药，可使QTc延长、PR间期延长和QRS波增宽。

【心律失常】

正常人的心脏起搏点位于窦房结，并按正常传导系统顺序激动心房和心室。如果心脏激动的起源点异常和（或）传导异常，称为心律失常。心律失常的心电图分类见图20-21。

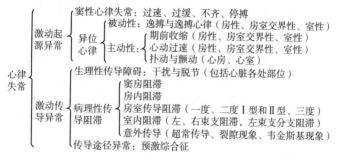

图20-21　心律失常的心电图分类

（一）窦性心律与窦性心律失常

凡激动起源于窦房结的心律，称为窦性心律。窦性心律的心电图特点为P波规律出现，P波在Ⅰ、Ⅱ、aVF、V_4～V_6导联直立，在aVR导联倒置，其他导联可直立、低平或双向。正常窦性心律的频率一般为60～100次/分。

1. 窦性心动过速　正常成人窦性心律频率＞100次/分时称为窦性心动过速。窦性心动过速时，PR间期和QT间期都相应缩短，有时可伴有继发性ST段轻度压低和T波振幅偏低。常见于精神紧张、运动、发热、甲状腺功能亢进、失血、贫血、心肌炎等情况。

2. 窦性心动过缓　窦性心律频率＜60次/分时称为窦性心动过缓。老年人和运动员心率相对较慢，颅内压增高、甲状腺功能减退或使用β受体阻滞剂等都可出现窦性心动过缓。

3. 窦性心律不齐　窦性心律节律不规则，在同一导联中PP间期相差＞0.12s时，称为窦性心律不齐。窦性心律不齐常与窦性心动过缓并存。窦性心律不齐常与呼吸周期有关，称为呼吸性窦性心律不齐，多见于青少年或自主神经功能不稳定者，一般无临床意义。另一些少见的窦性心律不齐与呼吸无关，如室相性窦性心律不齐及窦房结内游走心律不齐等。

4. 窦性停搏　又称窦性静止。在规则的窦性心律中，一段时间内窦房结停止发放冲动，心电图上表现为规则的PP间期中突然脱落一个P-QRS波，形成长PP间期，且长PP间期不是正常PP间期的整数倍（图20-22）。窦性停搏后常出现逸搏或逸搏心律。多见于迷走神经张力增高或窦房结病变等。

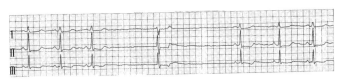

图20-22　窦性停搏

5. 病态窦房结综合征　当心脏病变累及窦房结及其周围组织时可产生一系列缓慢性心律失常，心电图表现：①药物难以纠正的持续性窦性心动过缓，心率＜50次/分；②窦房传导阻滞或窦性停搏；③在显著窦性心动过缓的基础上常出现快速性室上性心律失常（房性心动过速、房扑、房颤等），两者常交替出现，而心动过缓是产生本症的基础，故称为慢快综合征；④若病变同时累及房室交界区，可伴有房室传导阻滞，或发生窦性停搏时，交界性逸搏间期＞2s，提示窦房结与房室结结构均有病变，此称为双结病变。

（二）逸搏与逸搏心律

逸搏与逸搏心律是一种较基本心律延迟出现的被动性异位心搏与心律。当上位节律点发生病变或受到抑制而出现停搏或心率明显减慢时（如病窦综合征），或者因传导障碍而不能下传时（如三度房室传导阻滞），或者其他原因造成较长间歇时（如期前收缩后长代偿间歇），其低位起搏点就会发出一个或一连串的冲动，激动心室。若偶尔只出现1～2个延迟的异位搏动称为逸搏；若连续出现3次或3次以上则形成逸搏心律。逸搏按发生的部位不同可分为房性、房室交界性和室性逸搏3种，其中以房室交界性逸搏最多见，房性逸搏最少见。

1. 房性逸搏与房性逸搏心律　心电图表现：①在1个长间歇之后，出现1个与窦性P波形态不同的P′波，P′波可直立、双相或倒置；②P′R间期＞0.12s；③QRS波与窦性下传者相同；④逸搏的P′波可与基本心律的P波形成房性融合波。若连续出现3次或3次以上的房性逸搏则形成房性逸搏心律，其频率多为50～60次/分。

右心房上部逸搏心律产生的P波与窦性心律P波相似；起搏点位于右心房后下部冠状窦附近者，表现为Ⅰ、aVR导联P′波直立，aVF导联P′波倒置，P′R间期＞0.12s，有学者称为冠状窦心律。节律点在左心房者，称为左房心律：来自左心房后壁者，Ⅰ、V_6导联P′波倒置，V_1导联P′波直立；来自左心房前壁者，V_3～V_6导联P′波倒置，V_1导联P′波浅倒或双向。如果P波形态、PR间期甚至心动周期有周期性变异时，称为游走心律。游走的范围可达房室交界区而出现倒置的逆行P波。

2. 交界性逸搏与交界性逸搏心律　心电图表现：①在1个较窦性周期长的心室间歇之后出现1个QRS波，其形态与正常窦性QRS波相同或有轻度差别，后者见于交界性逸搏伴室内差异性传导；②逸搏周期较恒定，多为1.2～1.5s；③逆行P′波可出现在QRS波之前（P′R间期＜0.12s）、之中（P′与QRS波重叠）或之后（RP′＜0.20s）；④交界处的激动逆传至心房，与窦性激动相遇时，各自控制心房的一部分，可产生房性融合波，其形态介于P′波与窦性P波之间。若连续出现3次或3次以上的交界性逸搏，则形成交界性逸搏心律，其频率多为40～60次/分（图20-23）。

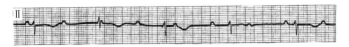

图20-23 三度房室传导阻滞交界性逸搏心律

3. 室性逸搏与室性逸搏心律 心电图表现：①在1个较长的心室间歇之后，出现1个宽大畸形的QRS波，时间≥0.12s；②QRS波前无相关窦性P波；③室性逸搏与下传的窦性激动可形成室性融合波，有时可出现室性逸搏-夺获二联律。如果连续出现3次或3次以上的室性逸搏，则形成室性逸搏心律，其频率多为20～40次/分（图20-24）。

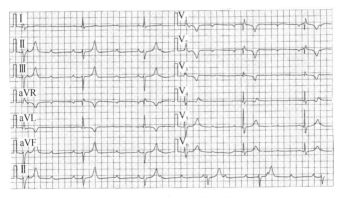

图20-24 室性逸搏心律

（三）干扰与脱节

正常的心肌细胞在一次兴奋后有较长的不应期，此时对接踵而来的激动不再产生反应或反应延迟，这种现象称为干扰。干扰是一种生理现象，可发生于窦房交界区、心房、房室交界区及心室各个不同平面。房性期前收缩的代偿间歇不完全、房性融合波、室性融合波、室内差异性传导等均属干扰现象。干扰最常发生于房室交界区。心脏中任何两个起搏点并行地发出激动，产生一系列的房室干扰，称为干扰性房室脱节。表现形式有持续性与间歇性、完全性和不完全性。心电图表现为：①P波与QRS波无固定关系，心房由窦性心律控制，心室由交界区或心室异位心律控制，心室率＞心房率；②PR间期不固定且＜0.12s。若偶有窦房结激动能通过心房到达交界区并能传至心室时，则会夺获心室，形成不完全性干扰性房室脱节（图20-25）；若心房与心室保持一段时期的完全分离，则形成完全性干扰性房室脱节。干扰性房室脱节常见于迷走神经张力增高的正常人，多为一过性，预后良好，但也可见于下壁心肌梗死、风湿性心肌炎、洋地黄中毒等情况，其预后取决于原发疾病。完全性房室脱节与完全性房室传导阻滞均有房室分离，应注意鉴别，前者心室率≥心房率，后者心房率＞心室率。

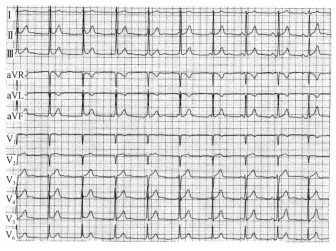

图20-25　不完全性干扰性房室脱节

（四）期前收缩

期前收缩又称过早搏动，指起源于窦房结以外的异位起搏点提前发放激动，是临床上最常见的心律失常。根据异位起搏点发生的部位不同，可分为房性、交界性和室性期前收缩，其中以室性期前收缩最常见，房性次之，交界性较少见。联律间期是指异位搏动与其前窦性搏动间的时距，一般相差≤0.08s。折返途径与激动的传导速度可影响期前收缩的形态与联律间距。代偿间歇是指期前收缩后往往出现一个较正常心动周期长的窦性搏动。房性异位激动常逆传侵入窦房结，使其提前释放激动，因而房性期前收缩大多为不完全性代偿间歇；室性或交界性期前收缩异位起搏点因不易侵入窦房结，故常表现为完全性代偿间歇。

单源性期前收缩：来自同一异位起搏点，其形态、联律间期相等。

多源性期前收缩：在同一导联中出现两种（或两种以上）形态与联律间期互不相同的期前收缩。如联律间距固定而形态各异，则为多形期前收缩，其临床意义与多源性期前收缩相似。

频发性期前收缩：期前收缩可以偶发或频发，如＞5次/分称为频发期前收缩。常见的二联律（图20-26）与三联律就是一种有规律的频发期前收缩，前者指期前收缩与窦性心律交替出现；后者指每两个窦性心搏后出现1次期前收缩。

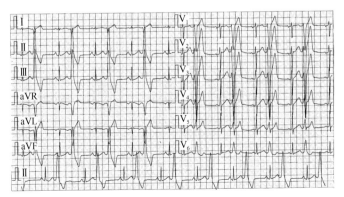

图20-26　频发室性期前收缩呈二联律

1. **房性期前收缩**　心电图表现：①提前出现的异常P′波，其形态与窦性P波不同，P′R间期＞0.12s。②大多呈不完全性代偿间歇。③房性期前收缩若来源于心房上部，P′波在Ⅱ、Ⅲ、aVF导联直立，若来源于心房下部，P′波在Ⅱ、Ⅲ、aVF导联倒置；房性期前收缩若来源于右心房，P′波在Ⅰ、aVL导联直立，若来源于左心房，P′波在Ⅰ、aVL导联倒置。

部分期前收缩的P′R间期可以延长，若异位P′波后无QRS波，称房性期前收缩未下传；有时异位P′波下传至心室引起QRS波增宽变形，多呈右束支传导阻滞图形，称房性期前收缩伴室内差异性传导（图20-27），此时应注意与室性期前收缩相鉴别。

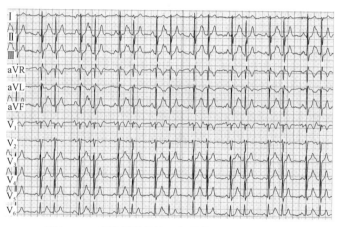

图20-27　房性期前收缩，部分伴室内差异性传导

2. **交界性期前收缩**　心电图表现见图20-28。①提前出现的QRS-T波，QRS波形态与窦性下传者基本相同；②P′波为逆行，可落在QRS波之前（P′R＜0.12s）、之中（P′波与QRS波重叠）或之后（RP′＜0.20s）；③大多呈完全性代偿间歇。

3. **室性期前收缩**　心电图表现：①提前出现的宽大畸形的QRS-T波，QRS波时限常＞0.12s，T波多与QRS主波方向相反。②提前出现的QRS波前无P波或无相关P波。③大多呈完全性代偿间歇。④根据心电图大致确定室性期前收缩的起源部位：若来源于右心室，则呈左束支传导阻滞图形

（图20-29）；若来源于左心室，则呈右束支传导阻滞图形（图20-30）。

（五）异位性心动过速

异位性心动过速是指异位节律点兴奋性增高或折返激动引起的快速异位心律（期前收缩连续出现3次或3次以上）。根据异位性心动过速的频率不同可分为阵发性心动过速和非阵发性心动过速；根据异位节律点发生的部位不同又可分为室上性心动过速及室性心动过速。

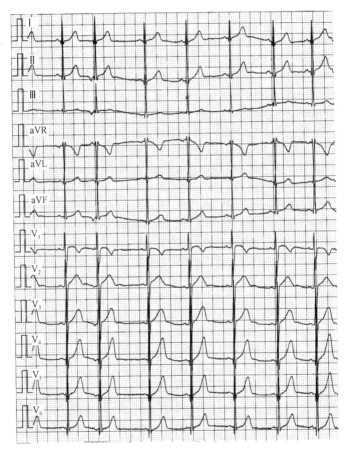

图20-28 交界性期前收缩

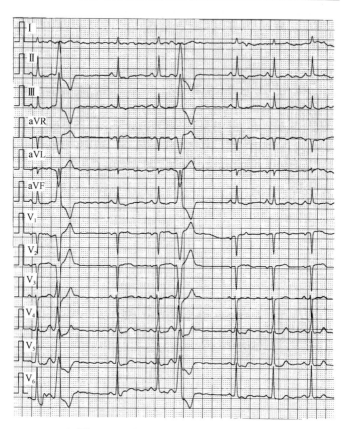

图 20-29　室性期前收缩来源于右心室

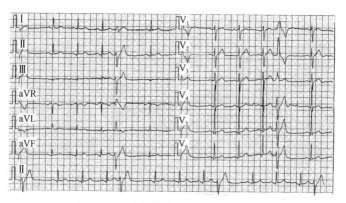

图 20-30　室性期前收缩来源于左心室

1. 室上性心动过速 广义的室上性心动过速是指希氏束以上的心动过速，包括窦房结、心房、房室交界区及由旁路引发的心动过速。临床上最常见的为阵发性室上性心动过速（paroxysmal supraventricular tachycardia，PSVT），主要包括房室结内折返性心动过速（atrioventricular nodal reentrant tachycardia，AVNRT）和房室折返性心动过速（atrioventricular reentrant tachycardia，AVRT），此类心动过速呈突发、突止的特点，故称为PSVT。心电图表现：①节律快而规则，频率一般在150～240次/分（心室率在150次/分左右时应排除心房扑动2∶1下传）；②其P′波常不易辨识；③QRS波形态一般正常，伴有束支传导阻滞或室内差异性传导时，QRS波可增宽。这两类心动过速多无器质性心脏病变，但常反复发作，可通过导管射频消融术根治。

（1）房室结内折返性心动过速：部分人群的房室结表现出纵向的功能性分离，即房室结内存在着传导速度和不应期截然不同的双径路，由此引发的心动过速称为AVNRT。AVNRT的发生有3个条件：①房室结双径路；②适当的房性期前收缩；③折返环的存在。房室结内折返性心动过速可根据前向传导径路而分为慢快型、快慢型和慢慢型，其中慢快型的发生率约为90%，其形成折返的条件为快径路传导速度快而不应期长，慢径路传导速度慢而不应期短；适当的房性期前收缩下传时，因遇房室结快径路的不应期而不能下传，激动只能沿慢径路下传并激动心室，随后又沿快径路逆传并逆向激动心房，之后再次沿慢径路处下传，激动从房室结同时向上传至心房或向下传至心室，心房与心室几乎同时激动，因而P′波与QRS波几乎重叠在一起，心电图上RP′间期常＜70ms（图20-31）。

（2）房室折返性心动过速：指在房室之间存在着异常传导通路——旁路，由此引发的心动过速称为AVRT。AVRT可根据旁路传导方向而分为顺向型AVRT（O-AVRT）和逆向型AVRT（A-AVRT），其中O-AVRT占90%，其形成折返的条件为：旁路传导速度快而不应期长，房室结传导速度慢而不应期短；适当的房性期前收缩下传时受阻于旁路，激动只能经房室结前传导至心室，然后经旁路逆传至心房；适当的室性期前收缩逆传时受阻于房室结，激动只能经旁路逆传至心房，经房室结下传至心室；如此反复折返则形成O-AVRT。因心房激

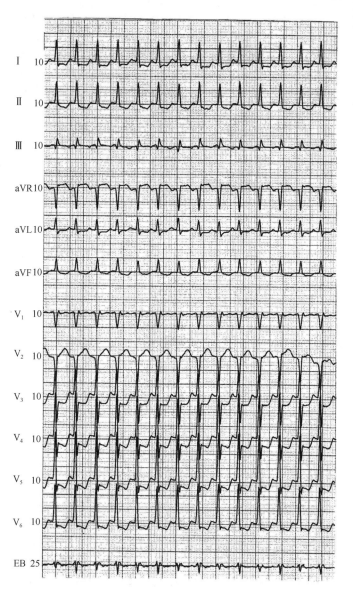

图20-31　AVNRT（EB为食管导联）

动在心室之后，因而心电图上 P′波在 QRS 波之后，RP′间期常 > 70ms（图 20-32）。

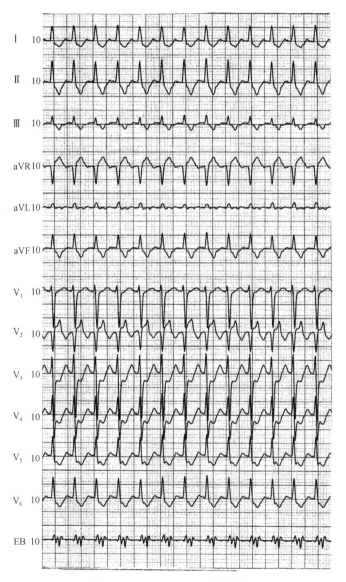

图 20-32　AVRT（EB 为食管导联）

2. 室性心动过速 指起源于希氏束分支以下的传导系统和（或）心室肌的心动过速，属于宽QRS波心动过速。

（1）心电图表现（图20-33A）：①连续出现3个或3个以上的室性期前收缩，QRS波宽大畸形，时间＞0.12s；②频率一般在140～200次/分，节律可稍不匀齐；③房室分离，心室率大于心房率；④偶有室性融合波和心室夺获出现。

（2）鉴别诊断：室性心动过速应注意与其他宽QRS波的心动过速进行鉴别，如室上性心动过速合并束支传导阻滞或室内差异性传导、逆向型房室折返性心动过速、预激综合征合并房性心动过速、房扑或房颤等。鉴别要点：①房室分离、心室夺获和室性融合波是支持室速有力的诊断依据；②QRS波越宽，室速的可能性越大；③额面电轴极度右偏（−90°～＋200°）也强烈支持室速；④胸导联QRS主波方向一致向下时可以肯定为室速，若一致向上须排除经旁路前传的心动过速才能诊断为室速；⑤心室律绝对不匀齐或＞200次/分应考虑预激综合征合并心房颤动。图20-33列举了几种常见的宽QRS波心动过速的心电图表现。

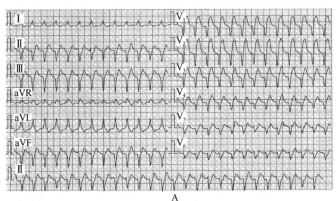

A

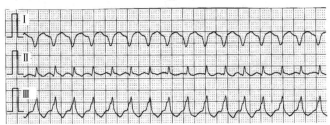

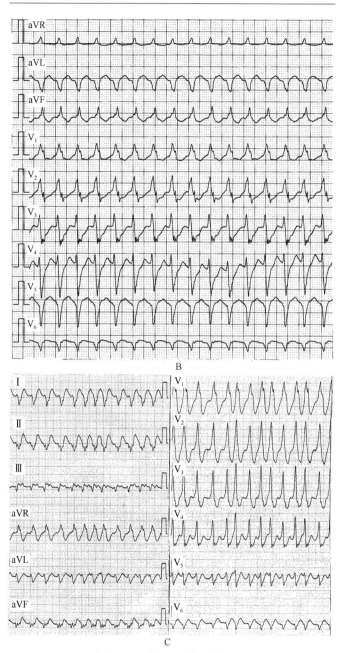

图 20-33 宽 QRS 波心动过速

A. 室性心动过速；B. PSVT 伴右束支阻滞；C. 预激综合征合并心房颤动

3. 特发性室性心动过速 指室速患者经过各种检查均未发现心脏有结构或功能的异常改变，也无电解质紊乱及QT间期延长等致心律失常的因素存在。右心室流出道室速和左心室间隔部室速是临床上最常见的两种特发性室速。右心室流出道室速心电图呈左束支传导阻滞图形，Ⅱ、Ⅲ、aVF导联呈巨大R波（图20-34）；左心室间隔部室速心电图表现为右束支传导阻滞图形伴电轴左偏或极度右偏（图20-35）。两者可通过射频消融治疗而根治。

4. 尖端扭转型室性心动过速 属一种特殊类型的多形性室速。常见于先天性长QT间期综合征；严重的房室传导阻滞；逸搏心律伴巨大T波；低血钾、低血镁伴有异常T波及U波；

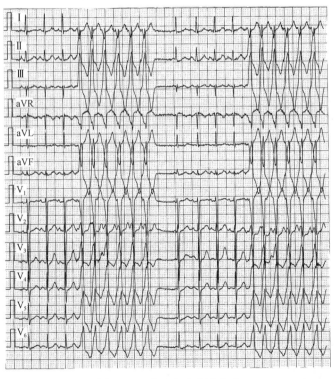

图20-34　右心室流出道室速

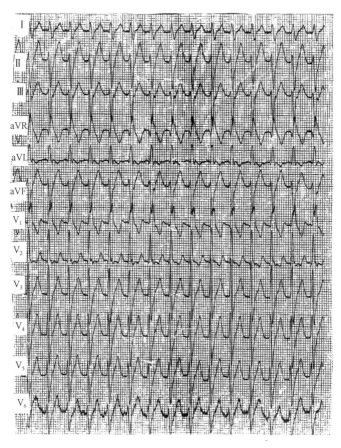

图 20-35 左心室间隔部室速

应用某些药物（如奎尼丁）等。心电图表现：①一串宽大畸形的 QRS 波群围绕基线不断扭转其主波方向，每隔 3～10 次心搏就扭转 1 次，每次发作持续数十秒，可自行停止，但反复发作，如不及时治疗，易进展为心室颤动；②心室率可达 200～250 次/分；③心动过速常由落于 T 波顶峰附近的室性期前收缩（R on T 现象）诱发；④发作间期，基础心律多缓慢且常伴有 QT 或 QTU 间期延长（图 20-36）。

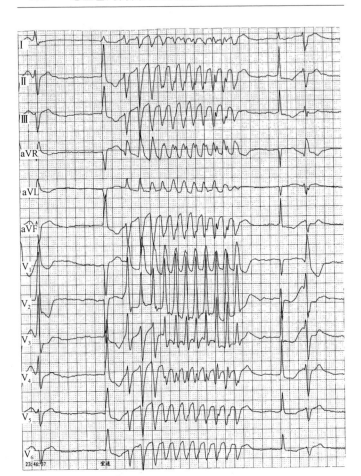

图 20-36　尖端扭转型室性心动过速

5. 多源性心动过速

（1）多源性房性心动过速（紊乱性房性心动过速）：常从多源性房性期前收缩发展而来，并为心房颤动的前奏，多见于慢性肺部疾病。心电图表现：①心房率>100次/分；②同导联有3种（或3种以上）不同形态的异位P′波；③P′P′间期不齐，可有不同程度的房室传导阻滞。

（2）多源性室性心动过速（心室紊乱心律）：心电图主要表现为频发多源性室性期前收缩及短串室速。常导致室颤，预后严重。

6. 非阵发性心动过速 又称加速性自主心律，其频率比逸搏心律快，比阵发性心动过速慢，可发生在心房、房室交界区或心室，发作时多有渐起渐止的特点，多发生于器质性心脏病，由异位起搏点自律性增高引起。

（1）非阵发性房性心动过速：又称加速性房性自主心律。心电图表现：①连续出现3次以上的P'-QRS-T波，P'波形态与窦性P波不同；②P'R间期＞0.12s；③P'波频率为70～140次/分，节律整齐；④QRS波呈室上性；⑤有时与窦性心律并存，此时房性心律与窦性心律间歇出现（可见房性融合波），形成窦-房竞争现象。

（2）非阵发性交界性心动过速：又称加速性交界性自主心律。心电图表现：①心率为70～130次/分；②P'波逆行，可落在QRS波之前（P'R＜0.12s）、之中（P'波与QRS波重叠）或之后（RP'≤0.20s）；③有时出现窦性心律与加速性交界性自主心律交替现象，易形成干扰性房室脱节，交界性激动可与窦性或房性激动在房内形成房性融合波；④QRS波呈室上性，RR间期匀齐（图20-37）。

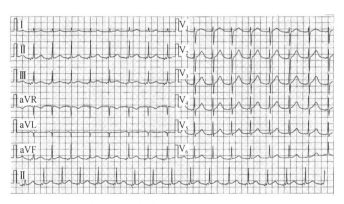

图20-37 非阵发性交界性心动过速

（3）非阵发性室性心动过速：又称加速性室性自主心律。心电图表现：①QRS波宽大畸形，心室率为60～100次/分；②窦性心律与室性心律并存时，常发生干扰性房室脱节或两种心律交替出现，可见室性融合波及心室夺获；③提高窦性频率可使非阵发性室性心动过速消失。

（六）扑动与颤动

1. 心房扑动　简称房扑，典型的房扑属于房内大折返环路激动，且大多短阵出现。心电图表现：①P波消失，代以大小、形态、间距一致的大锯齿状F波，F波间无等电位线；②F波多在Ⅱ、Ⅲ、aVF和V_1导联中清晰可见；③F波频率一般为240～350次/分，大多以固定的房室比例下传（2∶1或4∶1），因而心室律规则。如果房室传导比例不规则或伴有文氏传导现象，心室律可不规则（图20-38）。房扑时，QRS波形态多与窦性心律相同，也可呈室内差异性传导。若F波的大小和间距有差异，且频率＞350次/分，则称为不纯性心房扑动。

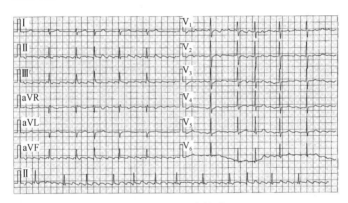

图20-38　心房扑动

2. 心房颤动　简称房颤，是临床上最常见的心律失常之一，多发生于有器质性心脏病的患者，其发生与心房扩大和心肌受损有关，但也有少数患者无明显器质性心脏病。房颤的发生机制较复杂，多为多个小折返激动所致。房颤时整个心房失去协调一致的收缩与舒张，心室律极不规则，心排血量下降，久之易形成附壁血栓。心电图表现：①P波消失，代之以大小、形态、间距不等的颤动波（f波）；②f波的频率为350～600次/分；③RR间期绝对不齐；④QRS波多呈室上型，伴室内差异性传导时可增宽变形（图20-39），需与房颤伴室性期前收缩（图20-40）进行鉴别（表20-2）。持续性房颤患者，若心电图出现RR间期绝对规则且心室率缓慢，常提示发生了完全性房室传导阻滞。

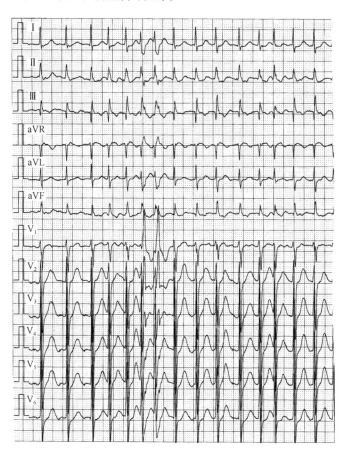

图20-39 房颤伴室内差异性传导

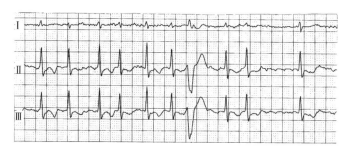

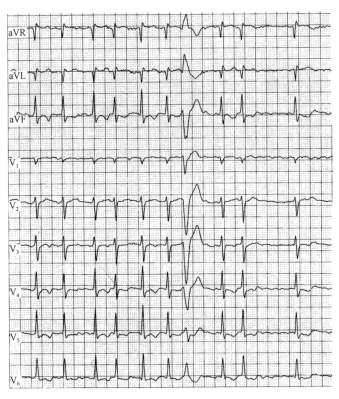

图 20-40　房颤伴室性期前收缩

表 20-2　房颤伴室内差异性传导与房颤伴室性期前收缩的鉴别要点

项目	房颤伴室内差异性传导	房颤伴室性期前收缩
宽 QRS 波前 RR 间期	大多较长	不一定长
宽 QRS 波前联律 间期	通常不固定	多固定
宽 QRS 波后类代 偿间期	多无	多有代偿间期
QRS 波形态	形态易变， V_1 导联多呈三相波 右束支传导阻滞波形多见	形态少变（除外多源室性期 前收缩） V_1 导联多呈单相或双相波 左束支传导阻滞波形多见

续表

项目	房颤伴室内差异性传导	房颤伴室性期前收缩
心室率	多较快	多较慢
洋地黄制剂	多未使用洋地黄或用量不足	可见于洋地黄过量

3. 心室扑动与心室颤动　多发生于有器质性心脏病的患者，尤其是左心室收缩功能减低的缺血性心脏病患者。心室扑动是心室肌产生环形激动的结果，常不能持久，如未很快恢复，便会转为心室颤动而死亡，其心电图表现见图20-41：P-QRS-T波群消失，代之以连续快速而相对规则的大振幅波，形态类似于正弦波，频率为150～250次/分。心室颤动大多为心室内多个折返中心形成不协调的冲动经大小、方向不一的传导途径到达心室各部而引起，其心电图表现为P-QRS-T波群消失，代之以大小不一、形态各异且极不规则的小颤动波，频率为200～500次/分（图20-42）。

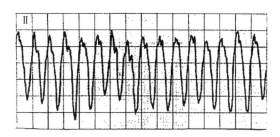

图20-41　心室扑动

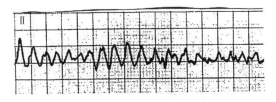

图20-42　心室颤动

（七）激动传导异常

1. 窦房传导阻滞　是指窦房结激动传导至心房时发生延缓或阻滞。由于体表心电图不能直接显示窦房结电活动，因此一度窦房传导阻滞不能被观察到，三度窦房传导阻滞与窦性停搏难以鉴别，只有二度窦房传导阻滞出现心房和心室漏搏时才能诊断。二度窦房传导阻滞分为二度Ⅰ型和二度Ⅱ型：二度Ⅰ型，称为莫氏Ⅰ型，即文氏型房室传导阻滞，心电图表现为PP间期逐渐缩短，直至脱漏而出现长PP间期，长PP间期短于基本PP间期的2倍（图20-43），此型应与窦性心律不齐相鉴别；二度Ⅱ型称为莫氏Ⅱ型，心电图表现为规律的窦性PP间期中突然出现一个长间歇，此长间歇等于正常窦性PP间期的整数倍（图20-44）。

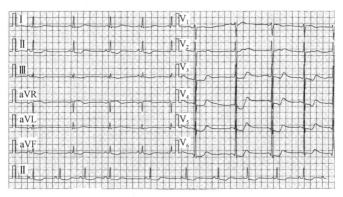

图20-43 二度Ⅰ型窦房传导阻滞

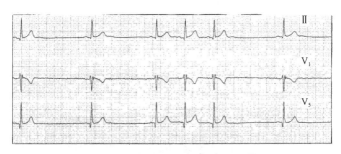

图20-44 二度Ⅱ型窦房传导阻滞

2. 房室传导阻滞 窦房结发放的冲动在激动心房的同时，经房室交界区传入心室，引起心室激动。房室传导主要表现在P波与QRS波的关系上，因而分析P波与QRS波的关系可以了解房室传导的情况。按房室传导阻滞程度不同可分为一度、二度和三度。

（1）一度房室传导阻滞：以PR间期延长为主要表现（图20-45）。心电图表现：①PR＞0.20s或＞0.22s（老年人）；②按心率换算PR间距大于正常最高值；③同一例患者在心率无明显变化情况下前后两次检测结果比较，PR间期延长超过0.04s。PR间期随年龄和心率不同而存在明显变化，故诊断标准也应随之变化。一度房室传导阻滞应与房室结双径路中从慢径路下传的窦性激动相鉴别，后者常有PR间期突然变化，心电图可表现为在窦（或房）性频率相对稳定的情况下，PR间期突然显著延长超过0.06s（跳跃现象），此时快径路处于不应期，激动从慢径路下传心室。一度房室传导阻滞可见于迷走神经张力增高者，也可见于器质性心脏病、药物中毒、电解质紊乱等患者。

（2）二度房室传导阻滞：在一系列室上性激动中部分出现传导阻断（部分P波后QRS波脱漏），称为二度房室传导阻滞，可分为Ⅰ型和Ⅱ型。

1）二度Ⅰ型房室传导阻滞：又称莫氏Ⅰ型，多为功能性或由房室结、房室束近端的局限性损害所引起，预后较好。典型心电图表现：①P波规律地出现，PR间期逐渐延长直至脱漏一次QRS波，漏搏后传导阻滞得到一定恢复，PR间期又趋缩短，之后又逐渐延长，如此周而复始，反复出现，称为文氏现象；②脱漏后的RR间期长于其前最后一个RR间期；③含有受阻P波的RR间期短于两个PP间期之和（图20-46）。

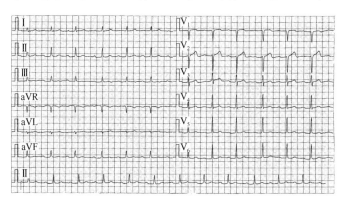

图20-45　一度房室传导阻滞

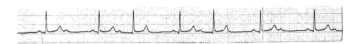

图20-46 二度Ⅰ型房室传导阻滞（房室呈2∶1或3∶2传导）

2）二度Ⅱ型房室传导阻滞：又称莫氏Ⅱ型，多有器质性损害，病变大多位于房室束远端或束支部分，易发展成为高度或完全性房室传导阻滞，预后差。心电图表现（图20-47）：①P波规则出现，部分P波后无QRS波；②PR间期可正常或延长，但PR间期固定。

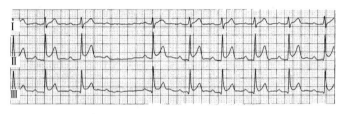

图20-47 二度Ⅱ型房室传导阻滞

如果房室传导中连续出现两次或两次以上的QRS波脱漏，称为高度房室传导阻滞。心电图表现为房室呈3∶1或3∶1以上下传。高度房室传导阻滞时，因心室率过缓常致黑矇、晕厥等症状发生。

（3）三度房室传导阻滞：又称完全性房室传导阻滞。当来自房室交界区以上的激动完全不能通过房室交界区抵达心室时，阻滞部位以下的潜在节律点就会发放冲动，激动心室，出现逸搏心律。心电图表现：①P波与QRS波毫无关系，各自保持自身固有的节律；②心房率>心室率；③可出现交界性逸搏或室性逸搏心律（图20-23）。

3. 室内传导阻滞 希氏束以下的室内传导系统或心室肌发生传导障碍称为室内传导阻滞。室内传导阻滞可发生在左束支、右束支、左束支的分支、浦肯野纤维及心室肌等部位，心电图上主要表现为QRS时间延长及形态改变。

（1）左束支传导阻滞：左束支粗而短，由双支冠状动脉分支供血，不易发生传导阻滞，一旦发生，多提示有器质性病变。完全性左束支传导阻滞的心电图表现（图20-48）：

①QRS波时间≥0.12s；②V₁、V₂甚至V₃导联呈rS型或QS型，S波有切迹，R$_{V_5}$、R$_{V_6}$、R$_I$、R$_{aVL}$导联无Q波，顶端粗钝有切迹；③电轴可左偏；④ST-T方向与QRS主波方向相反。若心电图表现与上述改变相同，但QRS波时间＜0.12s，称为不完全性左束支传导阻滞。

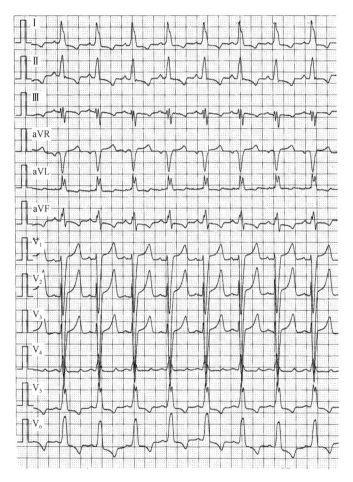

图20-48　左束支传导阻滞

（2）右束支传导阻滞：右束支细而长，由单支冠状动脉供血，较易发生传导阻滞。完全性右束支传导阻滞的心电图表现（图20-49）：①V_1或V_2导联的QRS波呈rSR′型或M型，aVR导联则常呈QR型，其R波增宽而有切迹；②QRS波时限增宽≥0.12s；③Ⅰ、V_5、V_6导联终末的S波粗钝而有切迹，其时限≥0.04s；④V_1、V_2导联的ST段下移，T波倒置，V_5、V_6导联的T波直立。若心电图与上述改变相同，但QRS波时间<0.12s，称为不完全性右束支传导阻滞。右束支传导阻滞应与右心室肥大、预激综合征（左侧旁路）、后壁心肌梗死等相鉴别。

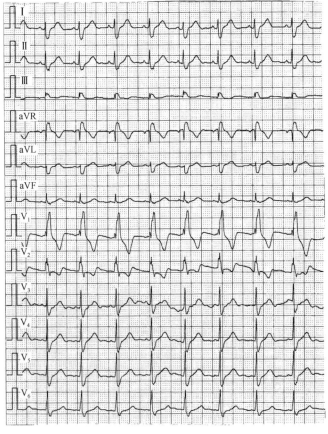

图20-49　右束支传导阻滞

（3）左前分支传导阻滞：①额面电轴左偏，超过-45°有较肯定的价值；②Ⅰ、aVL导联的QRS波呈qR型，Ⅱ、Ⅲ、aVF的QRS波呈rS型，$S_Ⅲ > S_Ⅱ$；③QRS波时间轻度延长，但小于0.12s（图20-50）。左前分支传导阻滞应与引起电轴左偏的其他原因进行鉴别，如横位心、左心室肥大、下壁心肌梗死、高钾血症、预激综合征、右心室起搏、胸廓畸形、肺气肿等。

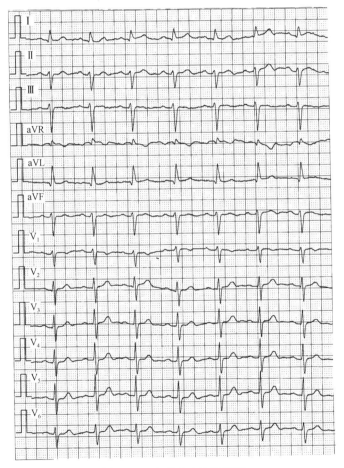

图20-50 左前分支传导阻滞

（4）左后分支传导阻滞：①额面电轴右偏，以≥+120°有较肯定价值；② Ⅰ、aVL导联QRS波呈rS型，Ⅱ、Ⅲ、aVF呈qR型，q波时间＜0.025s，$R_Ⅲ＞R_Ⅱ$；③QRS波时间＜0.12s（图20-51）。左后分支传导阻滞应与引起电轴右偏的其他原因进行鉴别，如右心室肥大、急性肺梗死、高侧壁心肌梗死等。

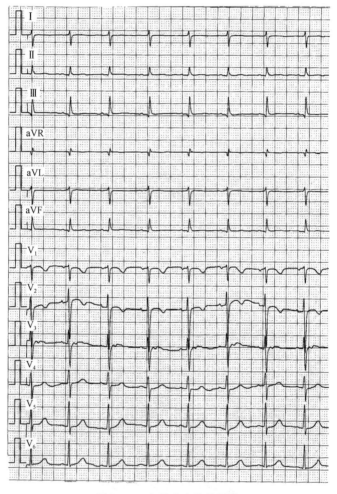

图20-51　左后分支传导阻滞

4. 预激综合征 除正常的房室传导通路之外，激动还通过附加通道——旁路下传，使部分（或全部）心室肌预先激动，形成预激图形。预激综合征有下列类型：

（1）WPW综合征：由肯特（Kent）束引起的经典型预激综合征。肯特束为连接心房肌和心室肌的一束纤维，大多位于左、右两侧房室沟或间隔旁。心电图表现：①PR间期＜0.12s；②QRS波起始部有预激波；③QRS波增宽，但PJ间期正常；④伴继发性ST-T改变。旁路所在位置不同，心电图也表现不同：当旁路位于左侧时，V_1导联预激波向上且QRS波以R波为主（图20-52）；当旁路位于右侧时，V_1导联预激波向下或QRS波以负向波为主（图20-53）。

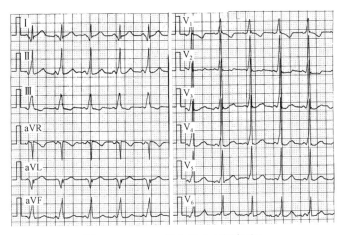

图20-52 WPW综合征（左侧旁路）

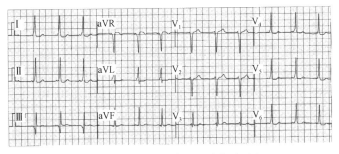

图20-53 WPW综合征（右侧旁路）

（2）LGL综合征：由詹姆斯（James）束引起的预激综合征，又称短P-R综合征。詹姆斯束为连接心房与房室结下部或房室束的一束纤维。心电图表现：①PR间期＜0.12s；②QRS波起始部无预激波。

（3）Mahaim型预激综合征：近年来认为马海姆纤维连接右心房与右束支远端（右心房-分支纤维）或右心房与近三尖瓣环处右心室（右心房-室纤维）。马海姆纤维具有类房室结样结构和特征，传导速度缓慢且呈递减性，只能前传，不能逆传。心电图表现：①PR间期正常；②QRS波起始部有预激波；③QRS波增宽；④可引发宽QRS波的心动过速（左束支传导阻滞图形）。

预激综合征患者因房室之间存在着房室结和旁路两条传导通路，容易发生房室折返性心动过速。预激综合征易合并心房颤动或心房扑动，这种发作大多因冲动逆传、在心房易损期抵达心房所致。心电图表现为QRS波宽大畸形，RR间期不匀齐，心室率大多超过200次/分（图20-33C）。当冲动在房室结内造成隐匿性传导时，可促使冲动大部或全部经旁路下传至心室，此时心室率极快可达300次/分，有时甚至可发展为心室颤动。

近年来，随着射频消融技术的广泛应用，对体表心电图预激综合征分型和旁路定位有了更高的要求，旁路定位的电生理技术的改进，使常规心电图对预激综合征的分型和旁路定位方法得到了不断的改进和发展。

（八）并行心律

并行心律是指在主导心律（通常是窦性心律）之外同时存在一个或多个异位起搏点，且异位起搏点周围都有保护性传入阻滞，均不被窦房结传来的激动所侵入，而维持一独立的、不受主导心律侵犯的固定频率。当并行心律自身冲动处于前一心搏（主导心律）后的不应期中，或并行心律起搏点周围存在暂时性传出阻滞时，也不能产生异位性心搏。并行心律多见于老年人及器质性心脏病患者，但亦可见于无明显心脏病的患者。并行心律起搏点常位于心室（图20-54），其次为房室交界区，罕见于心房。并行心律若来源于多个起搏点，则患者预后较差。

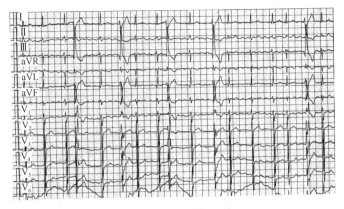

图 20-54　室性并行心律

（杨晓云）

第二节　心电图运动试验

　　部分冠状动脉粥样硬化性心脏病（coronary atherosclerotic heart disease，CHD，简称冠心病），患者在安静状态下并不表现出心肌缺血症状，而在运动使心率增快、血压升高导致心肌氧耗量明显增加超过狭窄的冠状动脉供血能力时，即可出现心肌缺血症状及相应心电图表现。心电图运动试验（ECG exercise test，EET）是有意识地诱发安静状态下没有症状的心肌缺血，以利于暴露不明显的 CHD。EET 诊断冠心病的平均敏感度为 68%，平均特异度为 77%，对多支血管病变和血管重建不完全患者再狭窄的预测价值较高。EET 中心肌梗死和死亡的发生率为（1～4）/10 000。

【生理基础】

　　生理情况下，运动时心率加快，心排血量相应增加，随之而来会出现心肌耗氧量增加、冠状动脉血流量增加。冠状动脉狭窄到一定程度时，患者在静息状态下可以不发生心肌缺血，但当运动负荷增加伴随心肌耗氧量增加时，冠状动脉血流量不能相应增加，即引起心肌缺氧，心电图上可出现异常改变。心肌耗氧量与心率快慢、心室大小、室壁张力、室内压力增加速度及心室射血时间有关。在临床上，一般以心率或心率与收缩期血压的乘积来反映心肌耗氧量情况。

【运动负荷量的确定和运动方案的选择】

应根据患者的年龄和病情设定运动负荷量。运动负荷量分为极量、亚极量或症状性。极量运动负荷量是指心率达到人体生理极限的负荷量，这种极限运动量一般多采用各年龄组预计最大心率为指标。最大心率粗略计算法：220–年龄；亚极量运动负荷量是指心率达到85%～90%最大心率的负荷量，临床上大多采用亚极量负荷试验。例如，55岁受检者极量运动负荷试验的最大心率：220–55=165（次/分），亚极量运动负荷试验的心率：165×85%≈140（次/分）。60岁以下受检者一般常规选择经典的Bruce运动方案（表20-3）。年龄较大者或心功能不全者选用Bruce修订方案（表20-4）。

表20-3　经典的Bruce运动方案

级别	时间（min）	速度（km/h）	坡度（°）
1	3	2.7	10
2	3	4.0	12
3	3	5.4	14
4	3	6.7	16
5	3	8.0	20
6	3	8.8	20
7	3	9.6	22

表20-4　Bruce修订方案

级别	时间（min）	速度（km/h）	坡度（°）
1	3	2.7	0
2	3	2.7	5
3	3	2.7	10
4	3	4.0	12
5	3	5.4	14
6	3	6.7	16
7	3	8.0	20

【方法】

1. 踏车运动试验（bicycle exercise test） 让患者在装有功率计的踏车上进行踏车运动，利用速度和阻力调节负荷大小，负荷量分级依次递增。负荷量以（kg·m）/min计算，每级运动3min。男性由300（kg·m）/min开始，每级递增300（kg·m）/min；女性由200（kg·m）/min开始，每级递增200（kg·m）/min。直至心率达到受检者的预期心率。运动前、运动中及运动后多次进行心电图记录，逐次分析做出判断。

2. 平板运动试验（treadmill test） 是目前应用最广泛的运动负荷试验方法。让受检者在活动的平板上走动，根据所选择的运动方案，仪器自动分级依次递增平板速度及坡度以调节负荷量，直至心率达到受检者的预期心率，分析运动前、中、后的心电图变化以判断结果。近年的研究表明，无论何种运动方案，达到最大耗氧值的适宜运动时间为8～12min，延长运动时间并不能增加诊断准确性，强调运动方案的选择应根据不同受检者的具体情况而定。

运动试验前应描记受检者卧位和立位12导联心电图并测量血压作为对照。运动中对心率、心律及ST-T改变进行监测，并按预定方案每3分钟记录1次心电图和测量血压。达到预期亚极量负荷后，使预期最大心率保持1～2min再终止运动。运动终止后，每2分钟记录1次心电图，一般至少观察6min。如果6min后ST段缺血性改变仍未恢复到运动前图形，应继续观察至恢复。

【适应证和禁忌证】

1. 适应证

（1）对不典型胸痛或可疑冠心病患者进行诊断和鉴别诊断。

（2）对已知冠心病进行预后及危险分层判断，检出高危患者。

（3）评价冠心病的药物治疗、介入治疗或手术治疗效果。

（4）指导患者康复锻炼，制订活动方案。

（5）对冠心病易患人群进行流行病学调查及筛选。

（6）对特种人群（如飞行员）进行冠心病的筛查。

需要注意的是，心电图显示有预激图形、左束支传导阻滞、起搏心律的患者不适宜采用该项检查。

2. 禁忌证

（1）急性心肌梗死或心肌梗死合并室壁瘤。

（2）不稳定型心绞痛。

（3）心力衰竭。

（4）中、重度心脏瓣膜疾病或先天性心脏病。

（5）急性或严重慢性疾病。

（6）严重高血压患者。

（7）急性心包炎或心肌炎。

（8）急性肺栓塞、主动脉夹层。

（9）严重残疾不能运动者。

患者如无禁忌证，在其进行EET时应鼓励坚持运动达到适宜的试验终点，即心率达到亚极量水平。在运动过程中，虽尚未达到适宜的试验终点，但出现下列情况之一时，应终止试验。

（1）运动负荷进行性增加而心率反而减慢或血压反而下降者（收缩压下降幅度超过10mmHg）。

（2）出现严重心律失常者，如室性心动过速或进行性传导阻滞。

（3）出现眩晕、视物模糊、面色苍白或发绀者。

（4）出现典型的心绞痛症状或心电图出现缺血型ST段下移≥0.2mV者。

【结果的判断】

目前国内外较公认的EET的阳性标准如下。

（1）运动中出现典型的心绞痛症状。

（2）运动中心电图出现ST段下斜型或水平型下移≥0.1mV，持续时间＞2min；运动前有ST段压低者应在原有基础上再压低≥0.1mV，持续时间＞2min；ST段呈近似水平型压低≥0.2mV，持续时间＞2min。

少数患者EET中出现ST段抬高≥0.1mV。如果运动前患者心电图有病理性Q波，此ST段抬高多为室壁运动异常所致。如果运动前患者心电图正常，运动中出现ST段抬高则提示发生透壁心肌缺血，多为某一冠状动脉主干或近段存在严重狭窄，或冠状动脉痉挛所致。

在评价EET结果时，应特别注意不能将EET阳性与冠心病的诊断混为一谈，在流行病学调查中或一贯无胸痛症状而仅EET阳性者，其意义仅等同于冠心病的一个易患因子，不能作为诊断冠心病的依据。EET假阳性者为数不少，尤其见于女性。另外，EET阴性者不能肯定排除冠心病，应结合临床其他资料进行综合判断。

（邓小艳　杨晓云）

第三节　动态心电图

　　动态心电图又称Holter监测，是指连续记录24h或更长时间的心电图，其最大特点是通过分析连续、长时间、全信息的心电记录，获得多种心电数据，为临床诊治和科学研究服务。与常规心电图相比，动态心电图有以下优势：①记录时间长，弥补了常规心电图因记录时间短而难以捕捉到异常心电图的不足；②动态观察日常生活状态下的心电图变化，更加真实地反映了患者症状与心血管疾病之间的关系。动态心电图已成为临床上广泛应用的无创性心血管疾病检测方法之一。

【基本组成】

　　动态心电图主要由记录系统、导联系统和回放分析系统组成。

　　1.记录系统　主要由以下两部分组成。

　　（1）记录器：可长时间连续记录体表心电信息。目前临床应用最多的是十二导联记录器，其记录的信息全面，是目前动态心电图的主流。另外，对于特殊患者，还可采用十八导联记录器和植入型环状记录器。

　　（2）存储器：多采用闪存卡作为动态心电图记录仪的存储介质。患者的心电信息将存储于闪存卡中，待记录完成后，分析人员将闪存卡上的数据传送到计算机主机，便可进行心电图分析。

　　2.导联系统　多采用十二导联系统。

　　十二导联动态心电图胸前导联的电极放置部位与常规心电图相同。肢体导联则有所不同，具体位置为左上肢电极移至左锁骨中线第2肋，右上肢电极移至右锁骨中线第2肋，左下肢电极移至左锁骨中线第7肋，右下肢电极放在右锁骨中线第7肋或胸前任何皮肤较固定处。

3. 回放分析系统　在获得完整心电信息后，分析人员将信息输入到计算机，通过心电分析软件自动分析心电事件，并对计算机分析的心电图资料进行检查、判定、修改和编辑，打印异常的心电图及有关数据和图表，做出诊断报告。

【适用范围】

（1）判断临床症状与心电活动的关系，如心悸、胸痛、晕厥等症状是否与心脏相关。

（2）对患者的心律失常进行定量分析及危险评估。

（3）诊断和评估心肌缺血，特别是发现无症状性心肌缺血时。

（4）协助诊断冠心病，鉴别冠心病心绞痛类型，尤其对变异型心绞痛的判断具有重要价值。

（5）心肌梗死及其他心脏病的预后评估。

（6）评定窦房结和房室结功能。

（7）评定起搏器功能。

（8）评价心脏自主神经功能。

（9）评价抗心律失常和抗心肌缺血药物的疗效。

（10）预测各类型心脏病可能出现的恶性心律失常。

（11）医学科学研究和流行病学调查。

【诊断标准】

1. 心律失常的评价标准

（1）室性期前收缩：≥100次每24小时或5次每小时，提示心脏电活动异常，是否属病理性改变应结合临床分析判断。具有病理性意义的室性期前收缩包括室性期前收缩成对、多形性室性期前收缩、短阵室性心动过速、多形性室性心动过速、持续性室性心动过速（时间>30s）。

（2）室性心律失常药物疗效评价：治疗前、后行自身对照，达到以下标准则判定治疗有效。①室性期前收缩减少≥70%；②成对室性期前收缩减少≥80%；③短阵室性心动过速减少≥90%；④连发15次以上的室性心动过速及运动时连发5次以上的室性心动过速完全消失。

（3）窦房结功能不全的诊断标准：窦性心动过缓，心率≤40次/分，持续1min；二度Ⅱ型窦房传导阻滞；窦性停搏

＞3.0s，窦性心动过缓伴阵发性心房颤动、心房扑动或室上性心动过速，发作停止后窦性搏动恢复时间＞2s。

2. 心肌缺血的诊断标准（需结合临床资料）　ST段水平或下斜型压低≥1.0mV，持续时间≥1min，两次发作间隔时间≥1min。1999年AHA/ACC指南推荐两次发作的时间间隔≥5min。

【其他检测指标的临床意义】

1. 心率变异性（heart rate variability，HRV）　反映自主神经系统对心脏的调节功能。心肌梗死患者心率变异性降低提示发生恶性心血管事件的危险性增高；糖尿病患者心率变异性降低提示合并糖尿病性自主神经病变且预后不良。

2. T波电交替（T wave alternans，TWA）　是指心律规整时，体表心电图上T波形态、极性和振幅的逐搏交替改变，是患者发生恶性室性心律失常和心源性猝死强有力的独立预测指标。

3. 窦性心率震荡（heart rate turbulence，HRT）　是指室性期前收缩后窦性心律出现先加速后减速的现象，反映窦房结的双相变时功能。HRT异常提示自主神经对心脏的调节功能减弱，对心肌梗死后患者发生恶性心律失常事件有预测价值。

4. 心率减速力（deceleration capacity of rate，DC）　反映迷走神经对心脏保护作用的定量测定。心肌梗死患者心率减速力降低常提示预后不良，发生猝死的风险增加。

（左　萍　杨晓云）

第四节　心率变异性

心率变异性（heart rate variability，HRV）是一种在窦房结水平评估交感和迷走神经活性的非侵入性检查方法，它通过长时程连续记录一段心电图，分析并提取其连续窦性心搏RR间期逐搏周期性变异的特性，展示瞬时心率和RR间期的总体变化。确切地说，HRV分析实质上就是借助于心率波动这一简单现象从一大堆无序的参数中提取其有序的规律，用以说明人体的生理或病理变化，这也是HRV有别于其他心电检测技术的关键。临床上HRV可用于评估交感-迷走神经活性及其平衡协调状况，预测心源性猝死和恶性心律失常事件。

【分析方法】

（一）时域分析法

1. 常用时域分析指标（表20-5，表20-6）

表20-5 统计法

指标	单位	定义
SDNN	ms	所有的窦性心搏RR（NN）间期的标准差
SDANN	ms	全程记录中每5分钟NN间期平均值的标准差
RMSSD	ms	相邻NN间期差值的均方根
$SDNN_{Index}$	ms	全程记录中每5分钟NN间期标准差的平均值
SDSD	ms	相邻NN间期差值的标准差
NN_{50}		全程记录中相邻NN间期差值＞50ms的个数
PNN_{50}	%	NN_{50}除以整个NN间期的个数的百分比

表20-6 图解法

指标	单位	定义
三角指数		全部NN间期的直方图中，NN间期总数除以占比最大的NN间期数
TINN	ms	全部NN间期的直方图中，以峰值为高的近似三角形的底边宽度
St. George 指数	ms	NN间期总数除以直方图中占比最大的NN间期数再乘以2
差异指数	ms	相邻NN间期差值的直方图中不同标高（如100和1000）的宽度的差值

2. 时域指标注意事项

（1）长时程HRV分析以24h为宜，短时程分析则以5min时段为宜。分析长、短时程的指标不能相互取代。

（2）HRV三角指数的计算结果与采样间隔直接相关。国际上推荐使用1/128s≈7.8125ms为采样间隔，如果采样间隔不同，则计算出来的三角指数绝对不能比较。

（3）分析不同时程HRV的结果也不能直接比较。

（4）应注意区分选用的指标是直接测定RR间期的差别还是测定瞬时心率变化，还是相邻RR间期的差别，因为各自所得的结果不能直接比较。

（二）频域分析法

1. 频域分析指标（表20-7）

表20-7　5min短时程分析

指标	单位	定义	频率范围（Hz）
5min总功率	ms²	选定的记录时限内总的NN间期的变异	≤0.4
VLF（极低频）	ms²	极低频范围的功率	0.003～0.04
LF（低频）	ms²	低频范围的功率	0.04～0.15
LF（常规）	nu	低频功率标化单位	
HF（高频）	ms²	高频范围的功率	0.15～0.4
HF（常规）	nu	高频功率标化单位	
LF/HF		低频与高频功率之比	

短时程（5min）HRV分析应取平卧休息状态，控制好患者及环境条件，避免各种暂时影响自主神经活动的因素，如兴奋活动、深大呼吸、吸烟、饮酒后等，使各频段结果能够真实反映受检者固有的自主神经状态。

2. 频域分析注意事项

（1）应根据研究内容的不同，正确选用短时程分析。

（2）频域分析时要求较高的采样率，一般以250～500Hz或更高采样率为宜。应特别注意使用滤波功能时对频谱结果带来的影响。

（3）短时程分析采样过程中建议避免期前收缩、漏搏等情况，不可避免时应在软件设计中设置人工编辑功能，以确认窦性心搏分类的正确性，并可选择性剔除伪差和期前收缩，插入 QRS 检出时漏掉的心搏。

（4）采用 Fourier 转换方法的频谱分析，除应提供频谱曲线及各谱段的具体数据外，应说明所分析的样本数及所使用的频谱窗。

【临床应用】

（一）HRV 的临床评价

目前 HRV 在临床的研究中应用非常广泛，几乎涉及所有的心血管疾病，以及糖尿病等许多非心血管疾病。迄今为止，在实践中 HRV 最有肯定价值的是以下两种情况。

1. HRV 降低是急性心肌梗死后死亡危险的预测指标　①高危患者为 SDNN ＜ 50ms，三角指数＜ 15；②中度危险为 SDNN ＜ 100ms，三角指数＜ 20。

2. HRV 降低是糖尿病患者出现神经病变的早期预测指标　①表现为所有频带功率降低；②直立倾斜试验时 LF 不升高，提示交感神经受损或压力反射敏感性降低；③总功率异常降低，而 LF/HF 比值不变；④LF 的中心频率左移（其生理意义尚待研究）。

有关其他方面的研究，如心功能不全、高血压时 HRV 的变化，虽然已有不少阳性报道，但尚难以做出肯定的结论，有待更多大样本的研究报道进一步证实。

（二）HRV 的正常参数值

目前尚无统一而有权威性的正常值。近年来欧美专家委员会提出了一组正常值可供参考（表 20-8，表 20-9）。

表 20-8　24h 时域分析

指标	参考值
SDNN	（41±39）ms（＜100ms 为中度降低，＜50ms 为明显降低）
SDANN	（127±35）ms
RMSSD	（27±12）ms
三角指数	37±15（＜20 为中度降低，＜15 为明显降低）

表20-9　5min频域分析

指标	正常参考值
总功率谱	$(3466\pm1020)ms^2$
LF	$(1200\pm416)ms^2$
LF(norm)	$(54\pm4)nu$
HF	$(975\pm203)ms^2$
HF(norm)	$(29\pm3)nu$
LF/HF	$1.5\sim2.0$

第五节　心室晚电位

心室晚电位(ventricular late potential, VLP)是出现在QRS终末部和ST段上的高频、低幅的破裂电活动，常见于自发或诱发室性心动过速的冠心病、心肌病等患者，临床上可用来判断预后和进行危险性分级，是一项有价值的无创性心电监测技术。

【病理生理】

心肌梗死区并无电活动，但梗死边缘区舒张期可连续记录到碎裂的电活动，而这种延迟的碎裂电位与体表叠加心电图上的晚电位密切相关。这些边缘区的解剖特点：尚存活的岛状心肌、小块坏死心肌组织及纤维组织互相混杂，形成复杂的交织。当激动到达该区时，由于尚存活的小块心肌均被纤维组织形成的绝缘边界所分隔，使激动传导迂回曲折，造成整体心肌除极不同步，从而产生延迟传导的碎裂除极波，此即晚电位形成的病理生理基础。当这些部位的缓慢不均匀传导延迟到一定程度，超过邻近心肌的不应期，即可引起折返激动或室性心动过速。

【记录方法】

目前，临床上主要采用无伤体表记录方法，其基本技术包括以下内容。

1. 高分辨放大器　主要用于放大心电信号。

2. 滤波技术　一般多采用25～250Hz带通滤波及双向滤

波技术。

3. 信号平均技术　是从体表记录微弱晚电位信号最重要的方法。通常采用时间信号平均方法。

【导联系统】

采用 Simson 标准的 X、Y、Z 双极正交导联系统，其电极放置部位如下。

X 轴：正极放置在第 4 肋间左腋中线，负极放置在第 4 肋间右腋中线。

Y 轴：正极放置在左下肢，负极放置在胸骨柄处。

Z 轴：正极放置在 V_2 导联部位，负极放置在后背与 V_2 导联相对应部位。

无关电极放置在右下肢。

【诊断参数、正常值和阳性标准】

1. QRS 总时限　是指滤波后综合导联心电图上 QRS 波起点至高频低振幅信号幅值下降至基础噪声 3 倍之处的时间，正常值 < 120ms。

2. QRS 终末 40ms 内振幅　是指滤波后综合导联心电图上 QRS 波终末 40ms 均方根电压，正常值 > 25μV。

3. QRS 终末振幅低于 40μV 的时限　是指滤波后综合导联心电图上从 QRS 终点逆向测量至振幅为 40μV 处所经历的时间，正常值 < 39ms。

上述正常值是指采用 25～250Hz 带通滤波器。若滤波频率改变，则正常值亦应改变。

晚电位的阳性标准至今尚未统一。目前多采用 Simson 标准，即上述三项指标中有任意两项异常，即为晚电位阳性。

【适应证及临床意义】

1. 适应证

（1）不明原因的晕厥。

（2）心肌梗死。

（3）持续性室性心动过速。

（4）致心律失常性右心室心肌病。

（5）心肌病。

（6）室壁瘤、室壁运动障碍。

（7）室壁瘤切除术、心脏移植手术。

2. 临床意义

（1）晚电位阳性通常提示室性心律失常为折返机制，且与严重室性心律失常，尤其是与心肌梗死后室性心动过速密切相关，应注意随访。

（2）晚电位阳性可作为冠心病高危（发生持续性室性心动过速或猝死）的预测指标之一。

（3）晚电位阳性是致心律失常性右心室心肌病的重要诊断依据之一。

（4）晚电位阴性对预测无猝死或无持续性室性心动过速具有高度价值。

（朱红玲　杨晓云）

第六节　直立倾斜试验

【概述】

晕厥是临床常见症状之一，其在普通人群中的发生率为3%。在急诊患者中约3%因晕厥而就诊，在住院患者中约6%因晕厥而住院。晕厥的原因多种多样，但多数原因不明，其中，与神经反射有关的晕厥统称为神经介导性晕厥，包括血管迷走性晕厥（vasovagal syncope，VVS）、颈动脉窦性晕厥和排尿性晕厥等。VVS是临床上最常见的不明原因性晕厥，目前普遍认为其发生与自主神经功能异常密切相关，常由某些触发因素引起交感神经张力下降或伴有一定程度的迷走神经张力升高，从而导致血管扩张、血压下降、心率减慢，引起大脑供血不足而发生晕厥。直立倾斜试验（head-up tilt table test，HUTT）是目前临床上评估VVS唯一有效的方法。在国外，HUTT检查技术的应用虽已有几十余年的历史，但自1986年才开始用于临床诊断不明原因晕厥；国内自1994年开始在部分大医院开展此项研究，并于1998年提出了"直立倾斜试验用于诊断血管迷走性晕厥的建议"。

【机制】

HUTT是目前临床上诊断VVS的金标准，其机制如下。

正常人由平卧位改为直立位时，有400～800ml的血液潴留于下肢，导致静脉回心血量减少，引起心输出量及动脉血压下降，激活位于颈动脉窦、主动脉弓及心、肺的压力感受器，并将冲动传入至中枢神经系统，反射性地引起交感神经活性增强、迷走神经活性减弱来增加回心血量及心输出量，以保障大脑的正常供血。VVS患者由于存在自主神经功能障碍，当其由平卧位改为直立倾斜位时，过多的静脉血淤积于下肢，使回心血量较正常人明显减少，交感神经过度兴奋，心室强烈收缩，造成空排效应，激活心室后下区的机械感受器（或C纤维），冲动经C纤维传入到髓质的背侧迷走神经核，引起迷走神经活性增强、交感神经活性减弱，继而引起外周血管扩张，血压下降和（或）心率减慢，心输出量减少，致使大脑供血不足而发生晕厥，这就是经典的贝-雅反射（Bezold-Jarisch reflex）。此外，VVS的发生可能还与压力反射功能失调、神经体液因素异常、血容量减少、胰岛素敏感性增高等因素有关。

【适应证与禁忌证】

1. 直立倾斜试验的适应证（表20-10）

表20-10　直立倾斜试验的适应证

适应证	证据分类	推荐分级
当晕厥原因不明确时，一次晕厥发作但造成身体严重损伤或从事高危职业者（如机动车驾驶员、高空作业者等）；晕厥反复发作但无器质性心脏病或虽有器质性心脏病但已排除心源性晕厥的患者	Ⅰ	B
临床上为评估患者反射性晕厥的敏感性	Ⅰ	C
区别反射性晕厥和直立性低血压	Ⅱa	C
鉴别晕厥伴抽搐与癫痫发作	Ⅱb	C
评估原因不明但反复发作晕厥的患者	Ⅱb	C
评估晕厥反复发作同时伴精神疾病者	Ⅱb	C

注：倾斜试验不能作为评估疗效的证据（证据分类Ⅲ，推荐分级B）；异丙肾上腺素诱导直立倾斜试验禁用于CHD患者（证据分类Ⅲ，推荐分级B）。

2. 直立倾斜试验的禁忌证

（1）主动脉瓣狭窄或左心室流出道狭窄所致晕厥者。

（2）重度二尖瓣狭窄所致晕厥者。

（3）已知有冠状动脉近端严重狭窄的晕厥患者。

（4）严重脑血管疾病的晕厥患者。

（5）房室传导阻滞或病态窦房结综合征患者发生的晕厥，未安置起搏器。

（6）有发热、急性炎症、严重高血压、不稳定型心绞痛、急性心肌梗死、心功能不全、妊娠或其他严重疾病不便检查者。

【方法与步骤】

1. 试验前准备　停用心血管活性药物和影响自主神经功能的药物5个半衰期以上，禁食8h。佩戴动态心电图记录盒，上肢缚好血压计袖带，连接胸导联。

2. 基础倾斜试验　患者在安静状态下平卧10min，记录心率、血压。倾斜床倾斜60°～80°，持续30～45min并定时记录血压和心电图，若患者出现阳性反应则可终止试验。基础试验结果阴性者继续进行药物激发试验。

3. 药物激发试验　采用异丙肾上腺素静脉滴注并观察10～15min，或者舌下含服硝酸甘油0.3mg观察30min，观察中若出现阳性反应，应立即终止试验。

【阳性判断标准】

HUTT终点是诱导了反射性低血压和（或）心动过缓或伴有晕厥或晕厥先兆（濒临知觉丧失、严重头晕、虚弱无力、黑矇、听力遥远或丧失、恶心、面色苍白、大汗等症状之一或几项）的延时性直立性低血压。阳性反应主要表现为以下3种类型。

1. Ⅰ型　混合型。晕厥时心率减慢但≥40次/分，或心室率＜40次/分但持续时间小于10s，伴有或不伴有时间小于3s的心搏骤停，血压下降出现于心率减慢之前。

2. Ⅱa型　心脏抑制型但无心搏骤停。心率减慢且心室率＜40次/分持续时间超过10s，但不伴有时间超过3s的心搏骤停，血压下降出现于心率减慢之前。

Ⅱb型：心脏抑制型伴心搏骤停。心搏骤停超过3s，血压下降出现于心率减慢之前或与之同时出现。

3. Ⅲ型　血管抑制型。收缩压＜60～80mmHg或平均血压下降＞20～30mmHg，晕厥高峰时心率减慢不超过10%。

【血管迷走性晕厥的诊断及鉴别诊断】

HUTT是诊断VVS的金标准，其特异度为80%～90%，敏感度波动范围较大，文献报道为30%～85%。药物激发试验可提高敏感度但会降低特异度。HUTT的敏感度和特异度与受试者的心理状态、倾斜床的角度、倾斜时间、是否应用激发药物及激发药物的种类和剂量等有关。该试验的重复性为65%～85%。对不明原因晕厥反复发作的患者，应详细询问病史，了解发作时的症状与体征，再通过必要的辅助检查，如心电图、脑电图、生化、HUTT及HRV等检查不难诊断。临床上应注意与心源性晕厥、脑源性晕厥、低血糖、直立性低血压、癔症性晕厥、癫痫等进行鉴别。

【治疗】

目前，VVS尚无有效的根治方法，VVS治疗的重点仍是以预防发作为主，包括患者教育、药物治疗及非药物治疗等。

1. 患者教育　提高患者自我保护意识是预防和减少VVS发作的重要环节。应教育患者注意避免各种可能触发晕厥发作的诱因，如环境温度过高、脱水、过度疲劳、长时间站立、饮酒等；避免服用某些药物，如血管扩张剂、利尿剂及抗高血压药等。一旦出现晕厥前症状应立即平卧。

2. 非药物治疗

（1）盐和液体：可作为VVS基础治疗手段之一，增加水盐摄入，可以增加细胞外液和血容量，增强对直立体位的耐受性。

（2）直立训练：靠墙站立30～40min，每天1～2次，对部分VVS患者有效。停止训练症状可能复发，应鼓励患者坚持长期训练以有效预防晕厥的发作。

3. 药物治疗　其目的在于阻断VVS的触发机制中的某些环节。近年来若干用于治疗VVS的药物包括氟氢可的松、5-羟色胺选择性重摄取抑制药、α肾上腺素能受体激动药（如米多君）、β受体阻滞剂、血管紧张素转换酶抑制药、茶碱类、钙通道阻滞药、丙吡胺等，这些药物的疗效尚需进一步研究证实。

4. 人工心脏起搏　目前认为，对于发作频繁、症状严重的CI型VVS患者（常有＞5s的心搏骤停或房室传导阻滞），植入起搏器是必要的。由于CI型VVS患者具有心率在短期内骤降的特点，选用具有频率感应特点的起搏器对预防此类晕厥效果较好。该类型的起搏器不但能持续感知并在自身心率低于所设下限频率时起搏，而且当心率在短时间内下降幅度超过预定的数值范围时，能够以较高的频率起搏以预防晕厥发生。

5. 心脏神经消融　Pachon等提出，对于严重的CI型VVS患者，可通过心脏神经消融，有选择性地对窦房结和房室结的迷走神经进行去神经化消融治疗而达到理想的治疗效果。该方法有望取代起搏器治疗。国内外研究发现，在左心房迷走神经节丛（主要包括左上肺静脉根部与左心房及左心耳交界区、右上肺静脉前部、左下肺静脉底部）进行消融可有效阻断神经反射的传出通路，防止VVS的发生。高频率刺激这些区域可出现心脏迷走神经活性升高的表现（窦性停搏、房室传导阻滞、严重窦性心动过缓）。该方法类似心房颤动导管射频消融，为治疗VVS提供了新的有效方法。

（杨晓云）

第七节　动态血压监测

动态血压监测（ambulatory blood pressure monitoring，ABPM）是指佩戴动态血压计，按设定好的间隔时间（如白天每30分钟，夜间每60分钟）监测上臂肱动脉血压值的变化，并用对应软件分析结果的一种血压监测技术。它可连续记录患者长达24h甚至更长时间的血压信号，分析患者的血压昼夜节律、血压负荷、血压变异系数等信息，提高高血压诊断的准确性，评估心血管疾病风险，并评价血压控制效果，提高血压控制质量，具有无创、准确、高效、实用和安全等优点，是临床上广泛应用的重要无创血压监测技术之一。

【适应证】

（1）识别白大衣高血压现象。

（2）识别隐匿性高血压现象。

（3）识别异常的24h血压模式，包括日间、夜间高血压和午睡、餐后低血压。

（4）评估治疗效果：评估24h血压控制情况，识别真正的顽固性高血压。

（5）评估血压与心率的关系。

【禁忌证】

（一）绝对禁忌证

（1）需要安静休息的患者。

（2）有严重皮肤病、血液系统疾病、血管疾病等的患者。

（二）相对禁忌证

心房颤动、频发期前收缩等。

【监测方法】

1. 根据臂围大小选择适宜的血压计袖带　遵循"袖带气囊长度覆盖至少80%上臂周径，宽度为长度的40%"的原则，正常成年人通常选择标准袖带；肥胖者（上臂围≥32cm）选择大袖带；消瘦者（上臂围＜24cm）选择小袖带。儿童根据臂围大小选择对应的袖带。

2. 选择监测手臂　测量双侧上臂诊室血压，结合既往双侧血压测量结果，如果双侧上臂血压相差≥10mmHg，应选择血压较高侧绑袖带进行动态血压监测；如果双侧血压相差＜10mmHg，建议选择非优势臂进行动态血压监测，以减少上肢活动对血压测量结果的影响。

3. 验证动态血压计工作状态　给患者佩戴动态血压计，并手动测量血压2次，记录起始时间和血压值，以确保血压计正常工作。在监测结束后卸下血压计之前，也应手动测量血压2次，并记录时间和血压值，以确认血压计正常工作。

4. 注意事项　向患者详细告知和嘱托注意事项和解决办法，如避免袖带与血压计的软管相互打结，若出现软管移位、袖带位置移位，请家属协助及时纠正；佩戴动态血压计期间，规律生活，避免过度劳累、剧烈运动，也不可绝对安静卧床休息；当袖带加压充气时，保持测量侧上臂紧贴身体，袖带与心脏同一水平，自然呼吸，保持静止状态约1min，待袖带放气后即可正常活动；建议患者依据作息时间记录相关时间节点和不适症状的发生情况，以便医师综合评估患者的血压变化情况，准确书写动态血压评估报告。

5. 评估动态血压监测质量，出具详细血压监测报告 动态血压计的自动测量时间推荐设定为白天每15～30分钟1次，夜晚每30～60分钟1次，监测总时长尽量不少于24h，按照有效读数在全部获取读数的70%以上，白天血压的读数至少20个，夜间血压的读数至少7个，否则为无效监测，应重复测量。

【结果判读】

动态血压监测记录数据的质量标准见表20-11。

【常用参数指标及临床意义】

1. 24h平均血压值 ①24h 血压平均值＜130/80mmHg；②白天血压平均值＜135/85mmHg；③夜间血压平均值＜120/70mmHg。

2. 血压负荷值 监测过程中收缩压或舒张压测量值大于正常参考值（正常参考值：白天130/80mmHg，夜间120/70mmHg）次数的百分比，百分比＞35%提示异常可能，百分比≥50%确诊高血压。

3. 血压变异系数 单位时间内血压波动的程度。采用各个时段动态血压的标准差除以动态血压均值可分别求出24h/白天/夜间血压变异系数。

4. 昼夜血压波动曲线 连续24h监测的每个血压测量值所形成的曲线。

（1）勺型血压：正常情况下，血压曲线是双峰一谷，双峰指6∶00～10∶00和16∶00～18∶00，一谷指夜间睡眠时，夜间血压下降10%～20%。血压波动曲线像一把勺子，即"勺型血压"。

（2）非勺型血压：夜间血压下降少于10%，即非勺型血压。

（3）超勺型血压：夜间血压下降大于20%，即超勺型血压。

表 20-11 动态血压监测记录数据的质量标准

时间分段	白天	夜间	备注	质量标准
广义时间定义	6：00～22：00， 共计16h	22：00～6：00 （次日），共 计8h	建议按此时间作息，特别情况可根 据受检者实际作息情况进行个体 化时间定义	（1）尽可能确保监测时间达到24h （2）有效血压读数次数应达到总监测次数的70%以上； 　　白天血压读数至少20个，夜间血压读数至少7个
狭义时间定义	8：00～20：00 （共计12h）	23：00～5：00 （次日），共 计6h	去除05:00～08:00与20：00～23：00 两个血压幅度容易迅速变化的时 间段	（3）每小时至少有1次有效血压读数 （4）若部分数据可信度较差，分析时应该舍弃可疑数 　　值：收缩压＞260mmHg或＜70mmHg，舒张压＞ 　　150mmHg或＜40mmHg，脉压＞150mmHg或＜ 　　20mmHg

（4）反勺型血压：夜间睡眠时血压反常升高，即反勺型血压。

5. 晨峰血压

（1）起床后2h内收缩压平均值与夜间睡眠时收缩压最低值（包括最低值在内1h的平均值）的血压差值，≥35mmHg表示晨峰血压增高。

（2）清晨血压值：动态血压记录起床后2h或6：00～10：00的血压。清晨血压平均值＜135/85mmHg。

6. 夜间血压下降率　又称昼夜节律，是判断昼夜节律状况的定量指标，正常范围为10%～20%。计算公式为（白天血压平均值–夜间血压平均值）/白天血压平均值×100%，一般采用收缩压。

（1）昼夜节律减弱：夜间血压下降率＜10%。

（2）昼夜节律消失：夜间血压下降率为0。

（3）昼夜节律倒置：夜间血压下降率＜0。

【病例】

1. 女性，38岁，健康体检，动态血压报告见图20-55、图20-56。

摘要统计												
已测量总次数：	40											
有效数据个数：	40（100.0%）（＞90%）											
错误数据个数：	0（0.0）											
	全部				白天（06：00～22：00）				晚上（22：00～06：00）			
参考值	130/80mmHg				135/85mmHg				120/70mmHg			
	最大	最小	平均	脉压	最大	最小	平均	脉压	最大	最小	平均	脉压
收缩压（mmHg）	144	92	120	45.0	144	107	124	47.0	115	92	105	39.0
舒张压（mmHg）	88	56	75	45.0	88	60	77	47.0	72	56	66	39.0
心率（次/分）	102	71	85		102	71	86		85	75	78	
≥参考值%												
收缩压	17.5%				21.9%				0.0			
舒张压	10.0%				6.3%				5.0%			
血压昼夜节律	15.3%/14.3%勺型				■正常（≥10%）　□减弱（＜10%）　□消失（≤0）							
最大收缩压	144mmHg		于13：20		平滑指数		1.5/1.3					
最大舒张压	88mmHg		于16：18		动态动脉硬化指数		0.442					
诊断结论												
全天血压平均值：120/75mmHg（正常参考值：130/80mmHg）												
白天血压平均值：124/77mmHg（正常参考值：135/85mmHg），血压负荷值＜35%												
夜间血压平均值：105/66mmHg（正常参考值：120/70mmHg），血压负荷值＜35%												
提示：血压波动在正常范围。血压昼夜节律存在												

图20-55　动态血压报告一览（1）

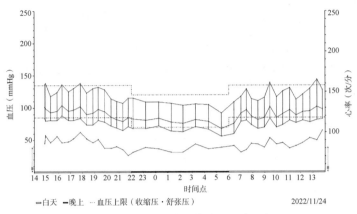

图20-56 动态血压波动曲线:正常呈勺型

2.男性,37岁,高血压病史2年,动态血压报告见图20-57、图20-58。

	摘要统计		
已测量总次数:	41		
有效数据个数:	41(100.0%)(＞90%)		
错误数据个数:	0(0.0%)		

	全部	白天(06:00～22:00)	晚上(22:00～06:00)
参考值	130/80mmHg	135/85mmHg	120/70mmHg

	最大	最小	平均	脉压	最大	最小	平均	脉压	最大	最小	平均	脉压
收缩压(mmHg)	201	110	152	51.0	200	110	148	51.0	201	123	170	57.0
舒张压(mmHg)	134	69	101	51.0	129	69	97	51.0	134	76	113	57.0
心率(次/分)	126	62	88		126	62	84		124	85	102	

≥参考值%			
收缩压	70.7%	62.5%	100.0%
舒张压	75.6%	68.8%	100.0%

血压昼夜节律	-14.9%/-16.5% □正常(≥10%) □减弱(＜10) ■消失(≤0)反勺型		
最大收缩压	201mmHg	于00:01 平滑指数	0.0/0.0
最大舒张压	134mmHg	于00:01 动态动脉硬化指数	0.377

诊断结论
全天血压平均值:152/101mmHg(正常参考值:130/80mmHg) 白天血压平均值:148/97mmHg(正常参考值:135/85mmHg),血压负荷值大于40% 夜间血压平均值:170/113mmHg(正常参考值:120/70mmHg),血压负荷值大于40% 提示:血压高,夜间明显。血压昼夜节律消失、呈反勺型(夜间工作?)

图20-57 动态血压报告一览(2)

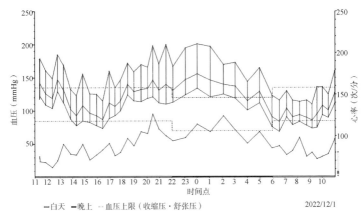

图 20-58 动态血压波动曲线呈反勺型

第八节 人工智能在心电图及生理参数分析中的应用

随着海量、多维度、多形式的数据积累及现代互联网技术和计算能力的不断发展，人工智能（artificial intelligence，AI）技术已成为继蒸汽机技术、电力技术、计算机及信息技术革命之后的第四次科技革命的核心驱动力。2018年，中国国务院办公厅发布了《关于促进"互联网＋医疗健康"发展的意见》，强调加快构建以智慧医疗为导向的信息支撑体系、规范化的数据标准体系、专业化的诊疗决策体系。国内外知名高校联合各大知名互联网机构在心血管疾病诊疗领域已开始建设AI智慧医疗平台。

《2019年世界卫生统计报告》显示，全球约有1790万例患者死于心血管疾病，占总死亡人数的32%。《中国心血管健康与疾病报告2021》报道，中国心血管疾病患病率处于持续上升阶段，推算现患病人数为3.30亿，在城乡居民疾病死亡构成比中，心血管疾病占首位。心电图（ECG）是诊断心血管疾病的主要检查项目之一，具有费用低廉、检查无创等优点。但由于ECG检查数量巨大：全球常规ECG检查大于3亿人次/年，动态ECG约3500万例/年，实时心电监护达千万人次每年；心电生理医师的培训之路漫长而严格；患者病情复杂、多发和并发性疾病普遍存在增加了疾病诊断的复杂性，导致ECG诊断的及时性和准确性下降，因此急需新的方法促进ECG快速、准确的解读，为临床决策提供支持。

目前应用AI分析ECG及生理参数的研究激增（图20-59），本文就此综述如下。

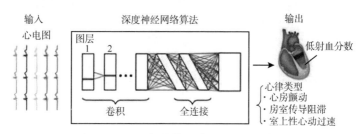

图20-59 人工智能模型分析心电图示意图

引自：Mincholé A，Rodriguez B，2019. Artificial intelligence for the electrocardiogram. Nat Med，25（1）:22-23

【AI技术】

AI是研究、开发用于模拟、延伸和扩展人的智能的理论、方法、技术及应用系统的一门新的科学技术。机器学习（machine learning，ML）是AI领域的研究重点，研究计算机怎样模拟或实现人类的学习行为，以获取新的知识或技能，并重新组织已有的知识结构使之不断改善自身的性能。ML包括不同的类别，如监督学习（支持向量机、决策树、随机森林等）、无监督学习（聚类、降维、关联规则等）、半监督学习（生成式方法、图半监督学习等）、强化学习（Q-学习、TD算法等）和深度学习（卷积神经网络、循环神经网络等）。当前的AI发展浪潮主要源于2000年初深度学习算法，在数据量和计算能力的基础上实现大规模计算，属于技术性突破。深度学习是建立深层结构模型的学习方法，又称为深度神经网络，其中卷积神经网络、循环神经网络是两类典型的模型。上述技术方法已在医学领域中被广泛研究和应用。

【AI与心电图】

（一）心律失常

心律失常是指由心脏电活动的起源和（或）传导障碍导致心脏搏动的节律、频率和（或）传导异常。心律失常心电图通常伴有RR间期不等的特点，因其心电图数据集标测方便，数据量大，相对易得，因此AI诊断心律失常的研究众多。吴恩达团队通过对53 549例患者的91 232份单导联心电图进行深度神经网络学习建立了AI诊断模型，获得ROC值为0.97，F1值为0.837，超过6位心脏病专家的平均F1值为0.780。由于临床中心律失常的发作通常为复合型疾病，即心电图合并多种异常，因此单一的心电图智能诊断常无法满足临床需求，亟须合并有多种心律失常的多标签心电图智能诊断。我院心血管内科心功能室构建了一个数据量大、疾病谱广、国际标准采集、多机器来源、时间跨度远和多标签比例高的心律失常心电图数据库，研究了涵盖心脏节律（窦性、房性、交界性、室性、心房和心室起搏器）和传导异常（房室传导阻滞、束支传导阻滞、心室预激）的21种心律失常心电图，构建了卷积神经网络模型多维输出，实现了多标签诊断。将模型结果与53名不同工作年限的心电图医师解读结果进行对比，模型获得了80%的正确率，平均F1值0.887和ROC值0.983，超过了工作12年的经验丰富的心电图医师。上述诸多研究工作预示着深度学习在心电诊断领域终将达到和超越人类医师水平。

（二）心功能不全

心功能不全是由各种原因造成心肌的收缩功能下降，使心脏前向性排血减少，造成血液淤滞在体循环或肺循环产生的症状。Attia采用44 959份超声心动图配对的心电图数据训练卷积神经网络识别左心室功能障碍患者（EF≤35%），并采用非重复的52 870份心电图进行测试，模型的ROC值、敏感度、特异度和准确度分别为0.93、86.3%、85.7%和85.7%；同时随访结果提示AI筛查为阳性的患者未来发生左心室功能障碍的风险是AI筛查为阴性的患者的4倍。Attia同时采用16 056份ECG数据，利用深度学习算法预测左心室收缩功能障碍患者，模型的ROC值、敏感度、特异度和准确度分别为0.918、82.5%、86.8%和86.5%。上述研究表明，结合AI技术，ECG可以作为低成本的有力筛查工作来识别无症状左心室收缩功能障碍患者，甚至可以预测未来会进展为左心室收缩功能障碍的患者。

（三）结构性心脏病

结构性心脏病是先天性或获得性心脏结构异常的统

称，主要包括心脏瓣膜病、心肌病和先天性心脏病等。Joon-Myoung Kwon采用39 371例超声心动图配对的心电图训练多层感知器和卷积神经网络模型，使其能诊断识别中度以上主动脉瓣狭窄心电图，并采用6453例和10 865例ECG分别作为内、外部测试集。使用12导联心电图时，模型的内、外部测试集的ROC值为0.884和0.861；采用单导联时，模型内、外部测试集的ROC值为0.845和0.821。可解释性分析提示胸前导联的T波改变与主动脉瓣狭窄的发生密切相关。Wei-Yin Ko纳入2448例肥厚型心肌病（hypertrophic cardiomyopathy，HCM）患者与51 153例非HCM患者，基于12导联心电图构建CNN模型进行训练和验证。模型的AUC为0.96，敏感度为87%，特异度为90%。上述研究表明，多种结构性心肌病的诊断需要超声心动图结合临床病史等信息，单纯心电图很难早期筛查和准确诊断，但是借助AI心电图技术有望实现结构性心肌病的早期筛查和智能化诊断。

（四）缺血性心脏病

缺血性心脏病是由于冠状动脉循环改变引起冠状动脉供血和心肌需求之间不平衡而导致的心肌损害，其最常见的原因是冠状动脉粥样硬化引起冠状动脉狭窄和闭塞，其约占缺血性心脏病原因的90%。Bo Hedén采用1120例急性心肌梗死患者的心电图，并以10 452例正常患者心电图做对照，构建了神经网络进行智能诊断，发现神经网络模型自动诊断的敏感度比心电图机解读高15.5%，比心内科医师解读高10.5%。由于缺血性心脏病发病急、病死率高，所以对其早期预测显得尤为重要。Salah Al-Zaiti使用逻辑回归、梯度提升机器和人工神经网络分类器在数据库上的参数信息构建了机器学习融合模型：使用1244份患者心电图和心电图的554个时间–空间特征进行训练和测试，融合模型的敏感度比心电图商业解读软件高52%，比经验丰富的医师解读高37%；去掉ST段抬高心肌梗死的心电图后，模型对非ST段抬高心肌梗死的预测性能仍然优于心电图商业解读软件和临床医师。该模型利用心电图的时间–空间特征提升模型性能和可解释性，为缺血性心肌病的智能诊断提供了重要依据。

（五）其他

AI联合心电图在肺动脉高压、长QT间期综合征、睡眠呼吸暂停综合征等其他多种心血管疾病中均有应用。此外，AI智能诊断在心脏超声、影像、眼底照相、血液学检测等领域也有诸多研究。Johnson等使用机器学习方法构建了基于CT血管成像的冠状动脉疾病诊断得分系统，并预测患者的死亡风险。Fan Fu使用3D卷积神经网络挖掘血管特征模型，完成了头颈部血管的断层分析和重建。上述智能诊断框架可为智慧医疗和远程医疗体系的构建提供算法基础，辅助优势医疗资源共享和跨地域医疗资源优化配置，为其他相关慢性疾病的治疗和保健提供参考，可进一步促进我国医疗服务水平的提升。

AI在心血管疾病诊疗领域具有极大的潜力，但由于其可解释性尚待进一步明确、研究设计的单中心和回顾性分析等缺陷，以及医疗数据的复杂性，目前的算法尚不能实现人群的完全覆盖。因此如何将AI科学高效地整合应用于心血管疾病临床诊疗中是未来重要的研究方向和热点。

【总结与展望】

AI在捕捉细微信息、整合多模态数据及重复劳动等方面具有极大的优势。近年来，借助数字标准化和医疗大数据，临床医师和AI专家合作将多项AI系统引入临床工作流程，成功指导了临床上的辅助诊断和决策。

随着可穿戴设备和5G网络的发展，结合训练良好的深度学习模型，AI在疾病防治中的作用愈加重要。乐普医疗、纳龙健康、美国通用电气等公司均在逐步开展临床化的心电图人工智能诊断模型。同时，将智能模型植入可穿戴设备，能形成实时监控和提前预警的效果，如目前苹果公司、华为技术有限公司、宁波方太厨具有限公司、三星电子等公司对心房颤动、睡眠呼吸监测等的可穿戴式监测手表的推广应用。这些可穿戴式设备可生成心电图，持续监测患者的心电活动，并利用已植入的智能诊断模块准确识别心房颤动、室性心动过速、心搏骤停等多种心律失常，并将危急值情况第一时间报警给远方的医师，使患者获得远程监护和及时处理。与传统的"患者-门诊-医生"的疾病管理模式相比，"智能诊断-实时监测-远程管理"的综合管理模式更加便捷、自动化、高效及及时，有助于患者疾病的早期发现、及时干预、及时处理和改善预后，也可进一步提高模型的准确性和泛化性，形成良性循环。

（朱红玲　杨晓云）

第二十一章　经食管心房调搏术

【概论】

经食管心房调搏术（transesophageal atrial pacing，TEAP）是利用食管电极对心房进行程序刺激的检查方法，主要用于诱发及终止心动过速，测量心脏的某些电生理参数，确立心律失常的诊断，提示其发生机制。食管心电图能够记录到清晰的P波，为判断心动过速发作时P波与QRS波之间的关系提供了依据。该无创技术以其操作方便、安全、重复性好、费用低廉等诸多优势在临床上广泛开展。经过40余年的经验积累，目前经食管心房调搏术在国内的普及和应用已远远超过国外，形成了具有我国特色的无创性心脏电生理诊疗技术。

【适应证】

（1）病态窦房结综合征的诊断。

（2）阵发性室上性心动过速的诊断与治疗。

（3）宽QRS波心动过速的鉴别诊断。

（4）隐匿型房室传导阻滞的诊断。

（5）临时起搏治疗缓慢性心律失常。

（6）无症状型冠心病的诊断。

【禁忌证】

（1）鼻咽部占位性病变、食管病变。

（2）严重的器质性心脏病及心功能不全。

（3）持续性心房颤动。

（4）急性心肌炎、心内膜炎、心包炎、梗阻性肥厚型心肌病。

（5）心肌缺血、不稳定型心绞痛和心肌梗死。

（6）严重电解质紊乱、长QT间期综合征，易诱发尖端扭转型室性心动过速。

（7）严重心律失常：高度房室传导阻滞、频发多源室性期前收缩、室性心动过速。

（8）重度高血压患者收缩压≥200mmHg或舒张压≥110mmHg。

（9）不同意此项检查者。

【检测方法】

食管位于心脏后方，左心房后壁与食管中下段有较长的相邻区域。将一根食管电极导管经鼻腔或口腔送入食管内靠近心脏的位置，与食管导联相连接，即可记录到食管心电图（图21-1）。连接食管心脏刺激仪，经食管电极导管发放脉冲起搏心房，通过一定的程序刺激，进行心脏电生理检查和治疗。

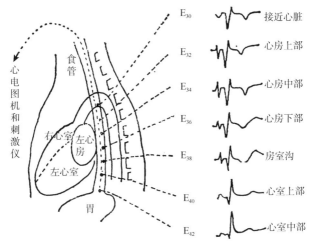

图21-1　经食管心房调搏术的食管电极导管放置位置

（一）所需设备

1. 心脏刺激仪　具有P波或R波同步功能，完整的程序控制功能，频率连续可调，脉冲输出电压0～50V、脉宽5～10ms。

2. 导管电极　目前多采用4～6级电极导管，电极间距一般为1～3cm，电极宽度为5mm。

（二）检查前准备

检查前患者应停用抗心律失常药物至少5个半衰期；详细询问患者病史，判断是否适用于经食管心房调搏术；向患者解释检查可能带来的轻微不适以取得患者的配合；常规记录体表12导联心电图；检查仪器设备状态，备好除颤仪、抢救药品及氧气。

（三）食管导管定位

1. 食管导管电极消毒　用1∶20的戊二醛浸泡20min后用生理盐水冲洗。

2. 放置食管导管　患者采取卧位。导管电极前端略弯曲出弧度，经鼻腔送入，经上腭部生理弯曲时将食管导管向头顶上方抬，通过腭部后嘱患者做吞咽动作，阻力消失时迅速将导管往下送直至达到预定深度，成人插管深度一般为36～44cm。根据我院心功能室经验，采用耳剑距（耳垂至剑突基底部的距离）+8cm作为插管参考深度，可使导管一次性到位率高达95%，并可显著减少患者痛苦。若插管过程中患者出现呛咳，应注意导管可能进入气管，此时应立即拔出。插管时若遇到明显阻力，不宜强行插管，应拔出重插。到达预定深度后记录各导管电极的食管心电图，以P波正负双向且振幅最大的电极作为起搏电极。

（四）测定起搏阈值

采用脉宽为10ms、高于心脏自身心率10～15次/分的频率进行连续刺激（S_1S_1）。起始电压一般从5V开始，直至获得稳定、连续起搏。测定起搏阈值之后，在此基础上再增加2～3V作为起搏电压以保证检查过程中稳定起搏。

（五）刺激方法

心脏程序刺激是指在患者自身窦性心律或心房起搏心律的基础上，对心脏进行一次或多次心房或者心室刺激，观察心脏电活动的变化，研究、诊断和治疗心律失常。

在程序刺激中，自身心律或基础起搏心律之后紧随的提前发放的人工刺激称为期前刺激（S_2）。RS_2或S_1S_2间期（即最后一个QRS波或起搏脉冲与S_2之间的间期）逐次递增5～10ms称为正扫，逐次递减5～10ms称为反扫，后者更为常用。刺激时逐次递增或递减的间期称为步长。基础起搏频率（S_1S_1间期）一般比自身心率间期要快10～15次/分。

实际应用中常用以下几种刺激程序。

1. 人工固定频率刺激法　即S_1S_1刺激，它包括以下几个种类。

（1）分级递增刺激：以快于自身心率 10～20 次/分的频率起搏，以后每级递增 10 次/分，每级持续数秒至数十秒，每级刺激之间间隔 1～2min。

（2）连续变频刺激：从较低频率开始起搏连续增加到所需刺激频率。

（3）猝发刺激：突然发出高频率（200～300 次/分以上）起搏脉冲刺激心房。每次发放 3～5 个。

2. 自主心律下的程序刺激，即 RS_2 刺激法。

（1）基本心律为自主心律。

（2）该程序只有 S_2 一种刺激，即期前刺激。在自身 8 个心动周期之后发放一个期前刺激 S_2，并逐渐缩短 RS_2 间期，直至达到房室结不应期。

（3）RS_2 间期设定应保证 S_2 刺激能有效夺获心房。因此 RS_2 间期应小于 RR 间期减去 PR 间期的长度。用 RS_2 扫描测定的实际心房不应期等于 RS_2 间期加上 S_2 前的 PR 间期。

3. 起搏心律下的程序刺激　也称 S_1S_2 刺激。S_1S_2 刺激临床应用更为广泛，用于测定不应期，检测房室结双径路、裂隙现象、诱发折返性心动过速及测定诱发窗口。此程序刺激具有以下特征。

（1）基本心律为起搏心律。

（2）4～8 个 S_1S_1 刺激之后发放 1 个 S_2 刺激，S_1S_2 间期必须小于 S_1S_1 间期，常取 S_1S_1 间期减去 50ms，再逐次递减直至诱发出心动过速或达到刺激部位的不应期。也可采用正扫，S_1S_2 逐渐递增，直至接近 S_1S_1 或诱发出心动过速或达到刺激部位的不应期。

（3）S_1S_2 刺激未能达到检查目的时，在 S_2 之后可增加更多的期前刺激，如 S_3、S_4 等。

【临床应用】

经食管心房调搏术最常用于窦房结功能测定、房室结前传功能和有效不应期的测定，以及阵发性室上性心动过速的诊断、鉴别诊断和治疗，也可用于心脏传导系统不应期测定、心脏负荷试验和研究诊断某些特殊的心电现象。本文主要介绍常见的几个临床应用。

（一）窦房结功能测定

经食管心房调搏术可用于测定窦房结的起搏和传导功能，

用于明确以下情况：①评价窦性心动过缓患者的窦房结功能；②诊断病态窦房结综合征；③了解具有起搏器植入适应证患者的房室结传导情况，以帮助选择合适的起搏器类型。

判断窦房结功能的常用指标及其检测方法如下所述。

1. 窦房结恢复时间（SNRT）

（1）检测原理：利用人工的高频率刺激控制心房节律并对窦房结产生抑制作用，观察超速起搏停止之后窦房结恢复自律性的时间长短，以此来评估窦房结的自律性功能。

（2）检测方法：采用S_1S_1分级递增方法，从高于自身心率10次/分开始刺激，每次持续1min，频率逐级增加10～20次/分，每级之间间隔1min。测量从最后1个刺激脉冲的起点到第1个恢复的窦性P波的起点间距为SNRT。检查终点是SNRT不再延长或出现缩短。观察至刺激中止后10个心动周期的心电图。选择最长的间距作为受检者的SNRT（图21-2）。

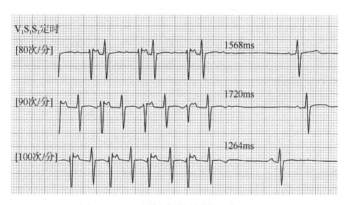

图21-2　S_1S_1分级递增刺激测定SNRT

S_1S_1由80次/分递增至90次/分时，SNRT由1568ms递增至1720ms，当S_1S_1继续增加时，SNRT出现缩短，故该患者SNRT为1720ms

1）SNRT：①正常SNRT＜1500ms，一般认为SNRT＞1500ms提示窦房结功能低下；②SNRT＞2000ms提示有窦房结功能障碍的可能。

2）矫正窦房结恢复时间（CSNRT）：用SNRT减去对照窦性心律下的PP间期（SCL），以消除自身窦性心律对SNRT的影响。正常值＜550ms，老年人允许到600ms。

3）继发性抑制现象：快速心房刺激结束以后，第一个窦性心律恢复时间并不延长或延长不明显，而在其后的第2～10个窦性心律周期出现延长，称为继发性抑制现象，强烈提示窦房结功能障碍（图21-3）。

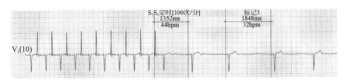

图21-3　S₁S₁分级递增刺激心房结束以后，第1个窦性心律恢复时间延长不明显，而在其后的第3个窦性心律周期出现1848ms的长间歇，提示患者窦房结功能低下

　　4）窦结恢复时间（SJRT）：快速心房刺激结束后第一个恢复的不是窦性心律，而是交界性逸搏心律，刺激脉冲到交界性逸搏心律之间的间距称为SJRT。SJRT＞1500ms时提示窦房结功能低下（图21-4）。

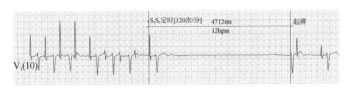

图21-4　S₁S₁刺激心房后，经过了长达4712ms的窦性停搏之后出现交界性心律

　　5）心房恢复时间（SART）：停止刺激后第一个恢复的P波是心房逸搏P波，则最后一个刺激脉冲到恢复的逸搏P波之间的间距称为心房恢复时间。SART大于1500ms提示窦房结功能低下。

　　6）慢快综合征：快速心房刺激停止之后出现短阵房性心动过速、心房扑动、心房颤动或者出现慢-快心率交替。此类心电图表现说明窦房结本身病变已经累及心房，是严重病态窦房结综合征的表现。

　　2. SNRT测定的临床意义　目前SNRT是判断窦房结功能的一项最有价值的指标。SNRT＞2000ms可提示病态窦房结综合征。此外，CSNRT、SNRTI延长，以及出现继发性抑制现象、慢快综合征均提示窦房结功能障碍。需要注意的是，心房颤动、频发房性期前收缩及其他严重心律失常患者不能测定SNRT。

（二）房室结前传功能和有效不应期的测定

1. 房室结前传功能测定

（1）测定方法：以高于自身心率10～20次/分的S_1S_1起搏，每级刺激10～15s，两级间频率以5～10次/分递增，直至房室结出现文氏下传或2：1下传。此时的S_1S_1频率即为房室结的文氏点或2：1阻滞点（图21-5）。

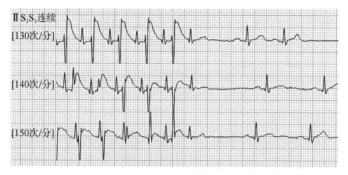

图21-5　S_1S_1分级递增刺激测定房室结文氏点

S_1S_1为130次/分和140次/分刺激时，呈现1：1下传，150次/分时，出现文氏下传，文氏点为150次/分

（2）正常值：正常文氏点＞150次/分，2：1阻滞点＞170次/分。

（3）结果评价：在排除药物和迷走神经张力的影响后，文氏点低于150次/分或者2：1阻滞点低于170次/分常是房室传导阻滞或者隐匿型房室传导阻滞的表现。

2. 房室结有效不应期测定　　以S_1S_2进行反扫刺激，步长5～10ms，直至第一个S_2不能下传到心室，此时的S_1S_2间期即为房室结有效不应期（图21-6）。正常值为230～430ms。房室结有效不应期延长提示房室结传导能力降低，易形成房室传导阻滞。

（三）阵发性室上性心动过速的诊断和鉴别诊断

程序刺激的方法可诱发多种室上性心动过速的发作，从而对室上性心动过速的类型进行诊断和鉴别诊断。基础刺激不能诱发，可静脉注射阿托品1mg改变折返环路的速度和不应期以增加诱发机会。

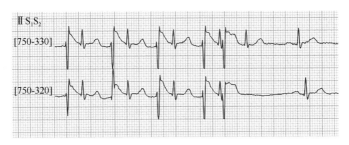

图21-6　S_1S_2反扫刺激测定房室结不应期

当S_1S_2为750/330ms时，S_2之后下传QRS波。S_1S_2为750/320ms时，S_2未能下传。房室结不应期为750/320ms

1. 房室结双径路和房室结内折返性心动过速（AVNRT）

（1）检测方法：以高于自身心率10～15次/分的频率进行S_1S_2反扫刺激，扫描步长5～10ms，观察有无跳跃性延长现象（当相邻两次S_1S_2缩短5～10ms时，S_2R突然延长≥50ms）。跳跃性延长提示存在房室结双径路。跳跃性延长之后常可诱发心动过速发作，未能诱发时可采用$S_1S_2S_3$或S_1S_1分级递增刺激（图21-7）。

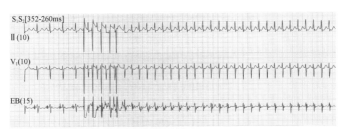

图21-7　S_1S_2反扫刺激诱发AVNRT

此图为Ⅱ、V_1、食管导联同步记录的AVNRT发作心电图

（2）房室结双径路诊断标准：①当相邻两次S_1S_2间期缩短5～10ms时，S_2R突然延长≥50ms；②S_1S_1刺激时可见两种S_1R间期，二者相差50ms以上。

（3）AVNRT（慢快型）的诊断标准：①心动过速时RP'间期<70ms，RP'间期<$P'R$间期；②V_1与食管导联P'波同步，二者相差<30ms；③伴或不伴房室结双径路、多径路。

在 AVNRT 中，慢快型 AVNRT 最为常见，占所有 AVNRT 的 90% 以上；其余的，如快慢型、慢慢型 AVNRT 总共约占 10%。

需要注意的是，有房室结双径路现象存在并不一定会发生 AVNRT，有 AVNRT 发作也不一定会表现出房室结双径路。二者有时会单独存在。

2. 房室旁路和房室折返性心动过速（AVRT） 房室旁路是房室之间附加的传导通路，因旁路前传速度较房室结快，故部分心室肌被提前激动，造成心室激动顺序异常。

（1）显性旁路参与的 AVRT 的检测方法：应用 S_1S_2 反扫刺激，当 S_1S_2 递减至某一时限时，PR 间期延长，δ 波突然消失，此 S_1S_2 间期为旁路前传不应期。大部分 AVRT 可在进入旁路前传不应期时诱发出来，表现为窄 QRS 波心动过速，称为顺向型 AVRT。食管心电图表现为 RP′间期 ≥ 100ms，RP′间期 < P′R 间期（图 21-8），食管导联 RP′间期与 V_1 导联 RP′间期相差 25ms 以上。

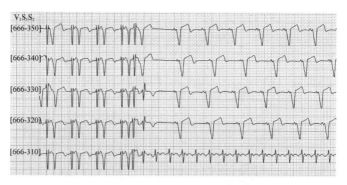

图 21-8　S_1S_2 反扫刺激诱发 AVRT 发作

S_1S_2 为 666/350ms 时，S_2 下传 QRS 波明显增宽，提示完全显性预激；S_1S_2 为 666/330ms 时，S_2 下传 QRS 波突然变窄，PR 间期突然延长；S_1S_2 为 666/310ms 时诱发 AVRT 发作

旁路参与的心动过速还可表现为宽 QRS 波心动过速，称为逆向型 AVRT，即旁路前传，房室结逆传。逆向型 AVRT 较顺向型 AVRT 少见，仅占 AVRT 的 1%～5%。体表心电图表现为宽 QRS 波心动过速，P 波与 QRS 波群存在固定的（多为 1∶1）下传关系，RP′间期 > P′R 间期。

（2）隐匿型旁路参与的AVRT：无前传功能的旁路称为隐匿性旁路，心电图中没有δ波，但可形成PSVT。食管心电图表现为S_1S_2程序刺激时没有跳跃性延长现象，即诱发心动过速，其室上性心动过速特点和显性旁路引发的顺向型AVRT相同（图21-9）。

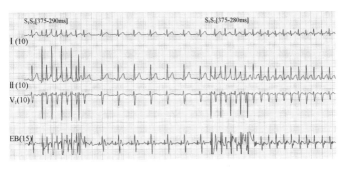

图21-9　S_1S_2反扫刺激诱发AVRT发作

S_1S_2由375/290ms反扫至375/280ms时诱发AVRT，无跳跃性延长现象

（3）房室旁路的定位：各种类型的室上性心动过速发作时同步记录V_1导联（代表右心房）和食管导联心电图（代表左心房），可以粗略判断室上性心动过速发作时的心房激动顺序，以帮助确定发生旁路的部位。

左侧旁路食管心电图逆传P′波早于V_1导联逆传P′波，两者RP′间期相差25ms以上，称为左侧偏心现象（图21-10）。

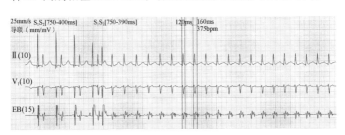

图21-10　S_1S_2诱发AVRT，Ⅱ、V_1、食管导联同步记录的AVRT发作心电图

可见食管导联RP′间期约为120ms，V_1导联RP′间期约为160ms，食管导联RP′间期短于V_1导联RP′间期，呈现左侧偏心传导，提示旁路位于左侧

右侧旁路V_1导联逆传P′波早于食管导联逆传P′波，相差

25ms以上，称为右侧偏心现象（图21-11）。

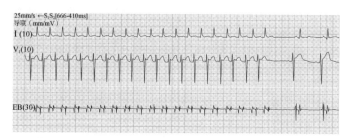

图21-11　I、V₁、食管导联同步记录的AVRT发作心电图

V₁导联P′波明显提前于食管导联，为右侧偏心传导，提示旁路位于右侧

房室结内折返性心动过速和间隔部旁路引起的折返性心动过速，食管导联和V₁导联逆传P′波几乎同时出现，称为向心性传导。

（四）超速抑制治疗室上性心动过速

应用经食管心房调搏术行短阵猝发刺激是治疗阵发性室上性心动过速（PSVT）和心房扑动的有效方法，简单易行、成功率高、副作用小且可反复进行。

治疗PSVT需要S_1S_1的频率高于心动过速频率的20%～30%，S_1S_1短阵刺激数秒即可终止室上性心动过速发作，如若不成功，可间隔数秒或数十秒再次刺激，直至心动过速终止（图21-12）。

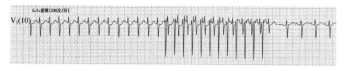

图21-12　以230次/分频率的S_1S_1短阵猝发刺激终止心动过速

短阵猝发刺激终止心房扑动需要更高频率，以400～500次/分的S_1S_1刺激，每次刺激1～2s，多可终止（图21-13）。有些心房扑动终止后不一定会转为窦性心律，也有可能发生心房颤动后再转为窦性心律，有些则转成心室率较为缓慢的心房颤动。

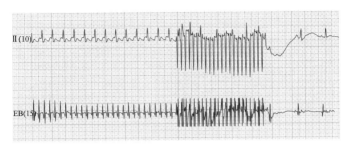

图21-13　以500次/分频率的 S_1S_1 短阵猝发刺激终止心房扑动

（五）宽 QRS 波的鉴别诊断

心动过速时食管导联易于记录到清晰的P波，尤其在宽QRS波心动过速时，有助于心动过速性质的判断。以下是几份宽QRS波心动过速的体表和食管心电图（图21-14～图21-17）。

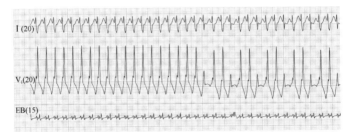

图21-14　AVRT伴功能性右束支传导阻滞

此图示心动过速发作时，体表导联及食管导联同步记录的心电图。食管导联每一个QRS波群后有一个逆传P′波，RP′间期为120ms，比 V_1 导联逆传P波明显提前。提示为左侧旁路参与的AVRT

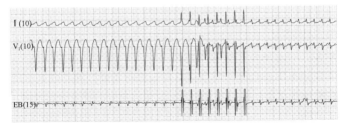

图21-15　AVRT伴左束支传导阻滞

心动过速发作时，前几个心动周期为宽QRS波心动过速，短阵 S_1S_1 刺激后转为窄QRS波心动过速并且频率增快符合Coumel定律，为左侧旁路参与的AVRT伴左束支传导阻滞

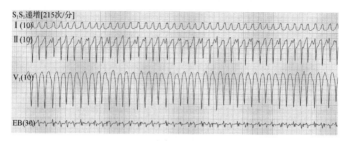

图21-16　室性心动过速

心动过速发作时食管导联与部分体表导联心电图的同步记录。食管导联呈明显的房室分离，心室率快于心房率，提示室性心动过速

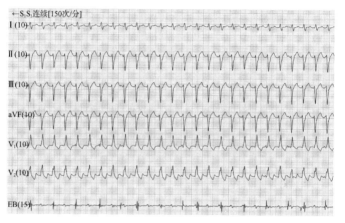

图21-17　分支型室性心动过速

食管导联心电图可见埋于宽大QRS波群之中的P'波，呈现室房分离，P'波频率慢于QRS波频率。确诊为室性心动过速。根据心电图表现，符合分支型室性心动过速

随着经食管心房调搏技术的不断更新和临床经验的不断积累，它必将在心脏电生理检查中占有越来越重要的地位，其应用范围也会越来越广泛。对于没有条件开展心内电生理检查的基层医疗单位而言，其具有更为重要的临床应用价值。

（左　萍　杨晓云）

第二十二章　超声心动图

一、超声心动图基本图像

1. 胸骨左缘长轴切面（图22-1）

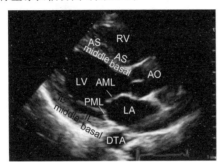

图22-1　胸骨左缘长轴切面

RV. 右心室；LV. 左心室；LA. 左心房；AO. 主动脉；DTA. 降主动脉；AS middle. 前间隔中段；AS basal. 前间隔基底段；IL middle. 下侧壁中段；IL basal. 下侧壁基底段；AML. 二尖瓣前叶；PML. 二尖瓣后叶

2. 胸骨左缘短轴切面主动脉瓣水平（图22-2）

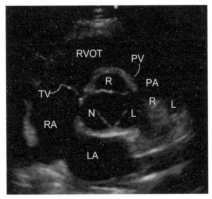

图22-2　胸骨左缘短轴切面主动脉瓣水平

RVOT. 右心室流出道；LA. 左心房；RA. 右心房；R、L、N. 主动脉右冠瓣、左冠瓣、无冠瓣；TV. 三尖瓣；PV. 肺动脉瓣；PA. 肺动脉及左（L）、右（R）肺动脉

3. 胸骨左缘短轴切面二尖瓣水平（图22-3）

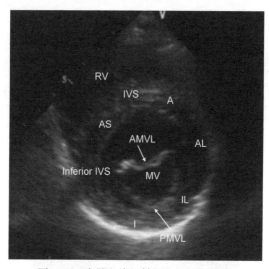

图22-3 胸骨左缘短轴切面二尖瓣水平

RV. 右心室；AMVL. 二尖瓣前叶；PMVL. 二尖瓣后叶；A. 前壁；AS. 前间隔；Inferior IVS. 下间隔；AL. 前侧壁；IL. 下侧壁；I. 下壁；IVS. 室间隔；MV. 二尖瓣

4. 心尖四腔心切面（图22-4）

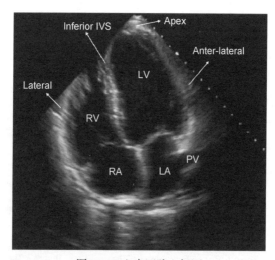

图22-4 心尖四腔心切面

LV. 左心室；RA. 右心房；LA. 左心房；RV. 右心室；PV. 肺静脉；Apex. 左心室心尖；Anter-lateral. 前侧壁；Inferior IVS. 下间隔；Larteral. 侧壁

5. 心尖二腔心切面（图22-5）

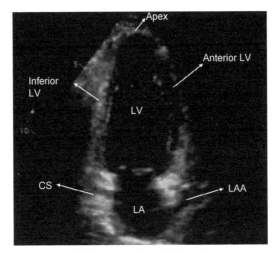

图22-5 心尖二腔心切面

LV. 左心室；LA. 左心房；LAA. 左心耳；Anterior LV. 左心室前壁；Inferior LV. 左心室下壁；Apex. 左心室心尖；CS. 冠状窦

6. 心尖三腔心切面（图22-6）

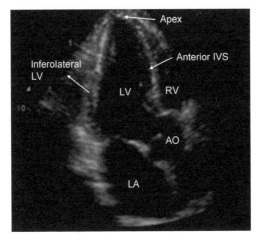

图22-6 心尖三腔心切面

LV. 左心室；LA. 左心房；RV. 右心室；AO. 主动脉；Inferolateral LV. 左心室下侧壁；Anterior IVS. 前间隔；Apex. 左心室心尖

7. 心尖五腔心切面（图22-7）

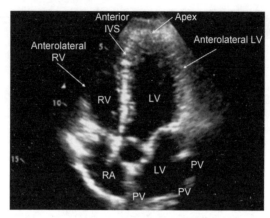

图22-7　心尖五腔心切面

LV. 左心室；RA. 右心房；RV. 右心室；PV. 肺静脉；Anterolateral LV. 左心室前侧壁；Anterolateral RV. 右心室前侧壁；Anterior IVS. 前间隔；Apex. 左心室心尖

8. 剑突下下腔静脉长轴切面（图22-8）

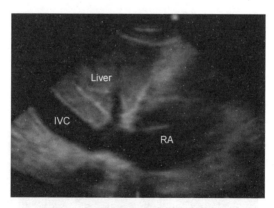

图22-8　剑突下下腔静脉长轴切面

RA. 右心房；IVC. 下腔静脉；Liver. 肝

成人超声心动图正常值参考范围见表22-1。

表22-1　成人超声心动图正常值参考范围

部位	参考范围	部位	参考范围
左心室舒张末期内径	男：45～55mm 女：35～50mm	左心房横径、纵径	左右（45mm） 上下（55mm）
左心房内径 （收缩末期前后径）	男＜37mm 女＜35mm	右心室横径	＞35mm（中段）
心室壁厚度 （舒张末期）	6～10mm	右心房横径、纵径	左右（44mm） 上下（53mm）
升主动脉内径	＜35mm	三尖瓣瓣环位移 （TAPSE）	＞17mm
右心室流出道 （近端）	＜33mm	E/A	0.75＜E/A＜1.5
左心室射血分数 （LVEF）	＞55%	E/e′	＜8
左心室短轴缩短率	25%～45%	右心室壁厚度	＜5mm
肺动脉内径	18～26mm	肺动脉压力	＜30mmHg
右心室流出道 （短轴）	19～22mm	下腔静脉内径 （剑突下）	12～23mm（近端） 11～25mm（远端）

注：目前我国成人超声心动图正常值范围尚未完全统一。

二、心功能的超声评价

（一）左心室收缩功能评价

1. 二维超声　可从多个不同切面经验性定性估测，同时评估局部心室壁运动。

2. M型超声或二维超声（胸骨左缘长轴/短轴切面）　可测量左心室收缩期内径（LVIDs）和舒张期内径（LVIDd），计算短轴缩短率和左心室射血分数（LVEF）（图22-9）。

3. Simpson法测量LVEF　可获取心尖四腔心和二腔心切面，手动轨迹描记左心室收缩和舒张末期的心室内腔（图22-10），测量值较M型超声和二维超声测量方法精确。

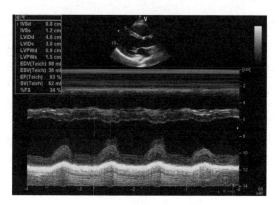

图22-9　M型超声及测量

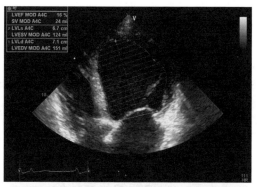

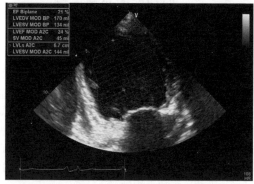

图22-10　Simpson法测量LVEF

4. 其他评估方法

（1）M型超声二尖瓣波形E点至室间隔的距离（EPSS）：正常值2～7mm，EPSS增加提示左心室收缩功能下降。

（2）二尖瓣瓣环组织多普勒：正常S′波峰值＞9cm/s。

（二）左心室舒张功能评价

2004年美国超声医学会规定：左心室舒张功能分正常、轻度受损、中度受损和重度受损，重度受损又分为可逆限制性和固定限制性舒张功能障碍，可采用二尖瓣口舒张期血流频谱（E/A）、肺静脉血流频谱和二尖瓣瓣环组织多普勒等评估（图22-11）。某些情况下，如心房颤动等，超声无法获得相应指标而不能评价左心室舒张功能。此外，左心室舒张功能减低时左心房可发生重构，因此左心房大小也是反映左心室舒张功能的一个重要指标。

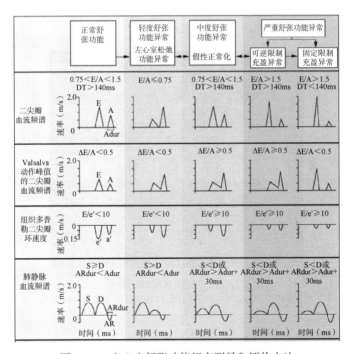

图22-11　左心室舒张功能超声测量和评价方法

E. 二尖瓣口舒张早期血流速度；A. 左心房收缩期最大速度；S. 收缩期肺静脉血流速度；a′. 二尖瓣舒张晚期速度；e′. 二尖瓣舒张早期速度；D. 舒张期肺静脉血流速度；DT. 二尖瓣E峰下降时间；AR. 心房收缩期肺静脉反向血流速度；ARdur. AR波持续时间；Adur. A波持续时间

2016年美国超声医学会则简化采用4个参数对左心室舒张功能进行评估，分别是二尖瓣瓣环e'速度（间隔e'＜7cm/s、侧壁e'＜10cm/s）、平均E/e'＞14、左心房最大容积指数＞34ml/m²、三尖瓣反流峰值流速＞2.8m/s，达标指数低于50%为正常，大于50%为舒张功能异常，等于50%为不能确定。

（三）肺动脉收缩压测定

一般通过测定三尖瓣反流（TR）速度及Bernoulli方程式进行计算。

（1）没有肺动脉狭窄或右心室流出道梗阻时，肺动脉收缩压等于右心室收缩压。

（2）右心室收缩压（RVSP，mmHg）=4×TR峰值速度^2+右心房压力（RAP）（图22-12）。

（3）右心房压力则根据IVC内径和吸气塌陷程度或右心房大小进行估测，本书不详述，正常约5mmHg。

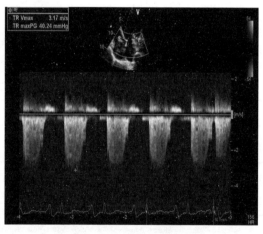

图22-12　肺动脉收缩压测量

TR峰值速度=3.17m/s，RVSP=4×3.17²+15=55mmHg（假定RAP=15mmHg）

三、主要心脏疾病的超声表现

（一）心包疾病

1. 心包积液　超声可敏感发现心包积液，并可估计积液量和指引心包穿刺。

（1）根据心外膜与心包之间无回声液性暗区宽度判断是否存在心包积液。少量心包积液（＜100ml），无回声区宽度＜0.5cm；中量心包积液（100～500ml），无回声区宽度0.5～2cm；大量心包积液（＞500ml），无回声区宽度＞2cm。

（2）可为局限性心包积液，大量心包积液时出现心脏摆动。

（3）液性暗区内可见纤维光带，常见于结核、肿瘤或长期心包积液。

（4）鉴别诊断

1）心外膜脂肪垫：多见于老年人、肥胖者等。

2）胸腔积液：无回声区位于胸降主动脉后方，前后径随呼吸运动改变。

2. 心脏压塞　超声发现可早于临床心脏压塞症状。

（1）心包积液：一般为中、大量。

（2）右心房收缩早期塌陷和右心室舒张早期塌陷，后者更特异。

（3）下腔静脉扩张（＞1.7cm），吸气塌陷减弱（＜50%）或消失和肝静脉扩张。

（4）脉冲多普勒检查（PW）示二尖瓣或三尖瓣流入道峰值速度随呼吸变化显著增加（＞25%）。

3. 缩窄性心包炎

（1）M型超声：室间隔运动异常（运动低平或反常运动）；室间隔在左心房收缩后、QRS波前出现异常前向运动（室间隔抖动征）。

（2）心包增厚（＞3mm），回声增强，注意可为不均匀增厚。

（3）吸气时室间隔突向左心室，房间隔突向左心房。

（4）心室大小和功能一般正常，心房正常或增大。

（5）下腔静脉扩张（正常内径＜1.7cm），吸气塌陷减弱（＜50%），肝静脉扩张。

（6）多普勒检查（PW）示二尖瓣或三尖瓣流入道峰值速度随呼吸变化显著增加（＞25%）。

（二）心肌炎

1. 急性普通心肌炎

（1）左心室收缩功能正常或下降，左心室大小正常或增大。

（2）部分右心室功能下降，提示预后不佳。

（3）心室壁"肥厚"：轻度，以室间隔多见，暂时性、可逆性。

（4）心包积液：一般少量，心肌炎诊断的支持证据。

（5）超声应变（分层）：外层心肌应变减低较内层明显，区别于心肌缺血。

2. 暴发性心肌炎

（1）心脏收缩功能严重减低

1）LVEF通常为30%或低至＜10%。

2）多表现为左心室弥漫性室壁运动减低，但可在弥漫性运动减低基础上出现局部运动更低而呈现节段性室壁运动异常，因心肌炎症水肿分布不均所致。

（2）室间隔增厚：较普通心肌炎更常见，部分增厚明显甚至超过20mm，鉴别于肥厚型心肌病。

（3）左心室大小：一般正常或轻度增大，但极少数见明显增大，合理治疗可恢复。

（4）心功能短时间内变化迅速：迅速恶化和迅速好转。

（5）少量心包积液，少数病例有心腔内血栓。

（6）心肌应变：全层受累，可清晰显示分层和某个局部收缩应变，可帮助诊断。

（7）以上改变可在正确治疗后迅速恢复。

（三）心肌病

1. 扩张型心肌病 包括原发性扩张型心肌、缺血性心肌病、酒精性心肌病等，超声一般无鉴别诊断价值。

（1）全心扩大，或以左心扩大为主，左心室舒张末期和收缩末期内径和容积增加，左心室可呈球形外观。

（2）左心室弥漫性室壁运动减低，左心室射血分数减低，右心室收缩功能下降。

（3）血流减慢，左心室腔内可见超声自显影，可合并左心室（75%）、右心室、左心房、右心房附壁血栓。

（4）二尖瓣反流几乎100%出现，一般为瓣环扩张导致的功能性反流。

（5）其他包括肺动脉高压（病情严重或病程晚期）、微量心包积液、双心房扩大等。

2. 肥厚型心肌病 按形态学分为非对称性室间隔肥厚伴

或不伴左心室流出道梗阻、心尖肥厚型心肌病、左心室中部梗阻，后者可伴心尖室壁瘤；其他包括对称性肥厚、老年室间隔肥厚、右心室肥厚等。

（1）室壁增厚，厚度一般≥15mm。

1）非对称性室间隔肥厚：室间隔与左心室后壁厚度之比一般＞1.3；肥厚可累及左心室游离壁，一般左心室后壁基底段无肥厚；可同时累及左心室心尖。

2）单纯心尖肥厚：易漏诊，必要时可进行左心室声学造影。

（2）二尖瓣前叶收缩期前向运动（SAM征）：M型超声显示前叶与间隔接触，接触时间超过心动周期的30%。

（3）左心室流出道梗阻

1）左心室流出道呈五彩高速血流信号，部分为隐匿性梗阻，需测定Valsava动作/吸入硝酸酯/室性期前收缩后的压力阶差改变，或进行运动/药物负荷超声心动图检查。

2）连续多普勒（CW）：左心室流出道射血频谱呈"匕首"状，峰值压力阶差＞30mmHg。压力阶差＞50mmHg时提示重度梗阻，为手术干预阈值。

（4）左心室中部梗阻

1）左心室中部呈五彩高速血流信号。

2）CW：左心室中部高速射血频谱，峰值压力阶差＞30mmHg，收缩期血流延迟到舒张期、收缩中期血流缺失（"龙虾钳"征）。

（5）常伴有二尖瓣反流，应注意评估反流程度和方向。SAM所致二尖瓣反流一般指向左心房后壁，前向或中心性反流多提示合并二尖瓣固有病变。

（6）心尖室壁瘤：多见于心尖肥厚型伴左心室中部梗阻者，必要时需进行左心室声学造影避免漏诊。

（7）左心室射血分数一般正常，但左心室长轴应变减低，肥厚节段更明显。

（8）其他：左心室收缩期左心室腔闭合、左心房增大。

（9）鉴别诊断：主动脉瓣及瓣下狭窄、运动员心脏、高血压心脏病、心肌淀粉样变性、法布里病。

3. 心肌淀粉样变性　分为轻链型（血液系统浆细胞病或多发性骨髓瘤累及心肌）和甲状腺素转运蛋白型，超声表现类似。在原因不明的左心室肥厚、射血分数正常的心力衰竭、老年心力衰竭等患者中应注意排除。

（1）心室壁增厚，一般为对称性、双心室壁增厚，一般厚度≥12～15mm。

（2）左心室收缩功能一般保留，病程晚期可减低。

（3）左心室舒张功能不全，表现为假性正常化或限制性充盈障碍。

（4）心肌闪烁样或颗粒样改变，特异度和敏感度均不高。

（5）左心室长轴应变呈特征性心尖应变保留特点（"草莓"征）。

（6）其他：双心房增大、房间隔和瓣膜增厚、心包积液，注意部分主动脉瓣狭窄患者可合并淀粉样变性（甲状腺素转运蛋白型）。

（四）高血压性心脏病

（1）左心室肥厚，一般为对称性、向心性肥厚。

（2）早期左心室射血分数正常，但左心室长轴应变轻到中度减低；晚期左心室扩大，收缩功能减低。

（3）可以出现SAM征，但前叶与间隔接触时间＜30%心动周期。

（4）心肌呈"斑点"或"毛玻璃样"改变，重度高血压、尿毒症或合并肥厚型心肌病时可见。

（5）其他：左心房扩大、二尖瓣瓣环钙化、主动脉根部扩张、主动脉瓣钙化等。

（五）感染性心内膜炎

超声是诊断感染性心内膜炎敏感和特异的手段，并可帮助发现并发症，如瓣周脓肿、瓣膜穿孔等。

（1）赘生物形成是感染性心内膜炎的特征性超声表现，应注意赘生物的部位、大小、数目、活动度等，典型赘生物一般附着于二尖瓣/三尖瓣心房面、主动脉瓣/肺动脉瓣心室面，活动相对独立。

（2）通常瓣膜受累出现关闭不全，合并腱索断裂时可见瓣叶连枷样运动，重度反流时相应心腔扩大。

（3）心室整体或局部运动通常正常或增强。

（4）主动脉窦瘤和心内瘘，后者主要为主动脉根部脓肿或窦瘤破入邻近腔室，如右心房、右心室、左心房形成；多普勒可见异常高速血液分流信号。

（5）可出现瓣周脓肿：瓣环周围或邻近结构，如室间隔、主动脉根部、二尖瓣前叶等出现无回声腔隙。

（6）以下情况应考虑行经食管超声心动图检查，包括临床高度怀疑心内膜炎而赘生物可疑；怀疑存在脓肿、瓣叶穿孔等并发症。

（六）缺血性心脏病

超声可帮助诊断、确定可能受累的冠状动脉，以及发现心肌梗死等并发症。

1. 心肌缺血/心肌梗死　应采用多个切面进行观察。

（1）节段性室壁运动异常：稳定型冠心病安静状态下心室壁运动正常，可进行负荷超声心动图检查以帮助诊断。

1）节段性室壁运动异常分为运动减低（收缩期室壁增厚小于30%）、无运动（收缩期室壁增厚小于10%）、反常运动（收缩时室壁向外运动）和室壁瘤。

2）描述受累的室壁节段和相应可能的供血冠状动脉（参照美国超声医学会推荐的左心室17节段划分法）。

3）未受累节段出现运动代偿性增强。

（2）心肌变薄（＜7mm）、回声增强、收缩无运动通常提示陈旧性心肌梗死。

（3）评价左心室整体收缩功能及右心室收缩功能。

（4）评估是否伴随瓣膜反流及其程度、肺动脉压力、左心室舒张功能等。

2. 心肌梗死并发症

（1）室壁瘤：由梗死心肌扩张变薄并向外膨出而形成。

1）多个不同切面进行评价：室壁瘤多见于心尖（85%～95%），少部分见于室间隔、下壁或侧壁。

2）室壁变薄（＜7mm）、左心室形态扭曲、室壁膨出、收缩无运动或反常运动。

3）室壁瘤腔内可见异常涡流和超声自显影现象，可合并附壁血栓。

4）瘤颈与体部直径比值一般≥0.5。

（2）假性室壁瘤：左心室游离壁破裂后局部心包和血栓包裹血液而形成的与左心室相通的囊腔。

1）左心室游离壁破裂，破口较窄，瘤颈与体部直径比值＜

0.5，收缩时瘤体可向外扩张。

2）瘤体内可见团块状高回声（血凝块）。

3）相应心腔移位或受压。

4）彩色多普勒可显示血流信号自左心室进入瘤腔。

（3）左心室附壁血栓

1）多个切面评价（血栓应在两个以上切面见到）：重点观察心尖（常见部位）。

2）血栓边缘与心内膜不连续，回声一般较邻近心内膜和心肌高，厚度不随心肌收缩而改变。

3）注意血栓部位、类型（附壁或向心腔内凸出）和回声强度。新鲜血栓回声较低，陈旧性血栓常为均匀性较高的回声。如血栓向腔内凸出，可活动，边缘不规则等，提示有血栓脱落风险。

4）注意鉴别超声近场伪影，超声伪影相对固定并随探头移动而变动。

（4）室间隔破裂

1）直接显示室间隔缺损部位，可能需要多角度非常规切面进行检查，应测量缺损大小，缺损越大，对血流动力学的影响越大。可能有多个破口。

2）右心房、右心室可增大，并显示室间隔矛盾运动（右心室压力负荷增加所致）。

3）彩色多普勒可显示五彩血流信号自左心室进入右心室。

（5）乳头肌功能不全

1）二尖瓣反流

反流程度：一般为中、重度；反流方向：多偏心性，前向反流为二尖瓣后叶受累，反流指向左心房后壁时为二尖瓣前叶受累。

2）二尖瓣瓣叶关闭不良，收缩期最大关闭时未能达到瓣环位置，一般胸骨左缘左心室长轴和心尖四腔心切面显示较好，前叶受累多见。

3）乳头肌相邻室壁运动异常、乳头肌纤维化或钙化、左心室扩大引起乳头肌位置下移等，多见于下壁心肌梗死，后内乳头肌受累常见。

4）二尖瓣脱垂：乳头肌收缩不良引起。

5）二尖瓣连枷样运动：乳头肌断裂导致。

乳头肌部分断裂：乳头肌的一个或多个头部与瓣叶相连，

随二尖瓣的连枷样运动在左心室和左心房内活动。

乳头肌近端完全断裂：导致二尖瓣连枷样运动和严重二尖瓣反流，非常少见，常于1h内死亡。

6）左心房扩大、左心室扩大并收缩增强（容量负荷增加）。

（6）右心室心肌梗死：多与下壁心肌梗死合并出现，单纯右心室心肌梗死少见。

1）右心室增大、收缩功能减低：应多个切面综合评价。

三尖瓣瓣环收缩移动距离（TAPSE）：经三尖瓣瓣环侧壁行M型超声，测量瓣环收缩峰值移动距离，正常应大于17mm。

S′：三尖瓣瓣环侧壁组织多普勒检查并测量S波高度，正常应大于10cm/s。

2）节段性室壁运动异常：多为下壁和（或）后壁心肌梗死。

3）右心房增大，下腔静脉扩张，吸气塌陷减弱或消失。

4）室间隔异常运动（提示可能存在严重的三尖瓣反流）、房间隔凸向左心房。

5）三尖瓣反流并估测肺动脉压力，右心室心肌梗死时一般肺动脉压力不高。

6）有未闭卵圆孔者可出现右向左分流，见于大面积右心室心肌梗死合并低氧血症。

（七）瓣膜性心脏病

1. 二尖瓣狭窄

（1）M型超声和二维超声检查重点及发现

1）M型超声见二尖瓣运动曲线呈"城墙"样改变，二尖瓣前、后叶同向运动，前叶E-F斜率下降，D-E间距减小。

2）二尖瓣瓣叶增厚，回声增强，以瓣尖和腱索增厚更明显；同时瓣叶活动受限，可伴钙化。钙化及瓣下结构受累严重者不适合二尖瓣球囊扩张手术。

3）胸骨左缘左心室长轴舒张期二尖瓣前叶呈"圆顶"征或穹窿样改变；二尖瓣前、后叶交界区粘连，瓣口开放减小呈"鱼口"征（胸骨左缘左心室短轴切面）。

4）左心室短轴二尖瓣平面可手动描记测量二尖瓣瓣口面积（MVA）。

5）左心房扩大/左心房超声自显影/左心房血栓者，尤其注意检查左心耳，必要时进行经食管超声心动图检查。

（2）多普勒检查重点及发现

1）左心房侧血流汇聚，左心室侧见五彩高速血流信号。

2）二尖瓣流入道频谱（瓣尖处）见E峰峰值流速增加（>1.3m/s）；E-F斜率下降（E峰减速时间延长）。

3）测量二尖瓣流入道血流频谱压力半降时间并计算MVA，测量二尖瓣平均和最大跨瓣压力阶差，可帮助判断狭窄程度（表22-2）。

4）测量肺动脉收缩压，严重病程后期及严重患者可有肺动脉高压。

表22-2 二尖瓣狭窄程度分级

程度分级	MVA	平均跨瓣压力阶差
正常	$4.0\sim6.0cm^2$	
轻度	$1.5\sim2.5cm^2$	<5mmHg
中度	$1.0\sim1.5cm^2$	<6~15mmHg
重度	$<1.0cm^2$	>15mmHg

2. 二尖瓣关闭不全

（1）二维超声检查重点及发现

1）明确二尖瓣解剖，确定二尖瓣原发性病变，如二尖瓣脱垂、风湿性疾病、感染性心内膜炎等，或继发性病变，如扩张型心肌病，后者二尖瓣瓣膜无结构异常，但瓣环扩张。

2）测量左心室（尤其收缩末期）和左心房大小，通常二者均扩大。

3）早期LVEF升高，一般大于60%，病程后期降低。

（2）多普勒检查重点及发现

1）二尖瓣左心房侧收缩期呈五彩反流束，左心室侧近端为血流汇聚区，应注意观察反流束方向。继发性二尖瓣反流多为中心性；原发、器质性病变多呈偏心性。

2）判定反流程度（表22-3）

定性评估：可观察左心房内反流束长度和面积。半定量评估：包括反流束面积、反流束面积与左心房面积的比值、胸骨左缘长轴切面测量反流束缩流颈（vena contracta）内径，及左心室侧近端血流汇聚区（PISA）半径。定量评估：一般采用PISA法测定有效反流瓣口面积（EROA）和反流量。

3）PW：二尖瓣流入道E峰峰值速度增加；重度二尖瓣反流时，肺静脉流入道频谱显示反向S波和D波增高，二尖瓣瓣口血流速度（VTI）与左心室流出道VTI比值＞1.4。

4）CW显示二尖瓣反流频谱，密度高或呈非对称三角形提示反流程度较重。

表22-3　二尖瓣关闭不全严重程度诊断

二尖瓣反流	轻度	重度
反流束面积（cm²）	＜4	＞8
反流束面积/左心房面积（%）	＜20	＞40
缩流颈内径（cm）	＜0.3	≥0.7
PISA半径（cm）	＜0.4	≥0.9
反流量（ml）	＜30	≥60
反流分数（%）	＜30	≥50
ERO面积（cm²）	＜0.2	≥0.4

3. 主动脉瓣狭窄

（1）二维超声检查重点及发现

1）瓣膜解剖结构和狭窄病因，如二叶主动脉瓣、退行性病变或风湿性病变。风湿性病变显示左心室短轴主动脉瓣平面舒张期主动脉瓣开口呈"三角形"，且多同时合并二尖瓣病变；退行性病变显示主动脉瓣瓣膜钙化；二叶主动脉瓣显示左心室短轴主动脉瓣切面舒张期主动脉瓣开口呈"橄榄球"状（椭圆形）。

2）进行瓣环和主动脉根部测量，可有狭窄后主动脉扩张。

3）左心室向心性肥厚、左心室扩张（合并主动脉瓣反流及病程后期）、左心房扩大（左心室顺应性下降或伴随二尖瓣反流导致）。

4）测量LVEF，帮助确定手术指征。病程早期正常，后期下降。

5）评估同时合并存在的其他病变及其严重程度，包括主动脉瓣反流、二尖瓣病变、主动脉瘤或夹层等。

（2）多普勒检查重点及发现

1）彩色多普勒显示左心室流出道主动脉瓣瓣口近端呈五

彩高速血流束。

2）狭窄程度评估（表22-4）：CW显示主动脉瓣瓣口峰值射血流速（V_{max}）、峰值和平均跨瓣压力阶差，以及主动脉瓣瓣口血流速度积分（AV_{VTI}）。

PW显示左心室流出道峰值射血流速（V_{LVOT}）、V_{LVOT}与V_{max}比值，以及测量左心室流出道血流速度积分（$LVOT_{VTI}$）。

测量左心室流出道内径，通过连续方程计算主动脉瓣瓣口面积（AVA）。

表22-4　主动脉瓣狭窄程度分级

项目	正常	轻度	中度	重度
峰值射血流速（m/s）	≤ 2.5	2.6 ～ 2.9	3.0 ～ 4.0	> 4.0
平均跨瓣压差（mmHg）	—	< 20	20 ～ 40	> 40
瓣口面积（cm^2）	—	> 1.5	1.0 ～ 1.5	< 1.0
V_{LVOT}/V_{max}	—	> 0.50	0.25 ～ 0.50	< 0.25

4. 主动脉瓣关闭不全

（1）二维超声检查重点及发现

1）M型超声：二尖瓣前叶纤细扑动波；二尖瓣提前关闭和主动脉瓣提前开放。

2）主动脉瓣反流的病因或解剖基础，如主动脉根部扩张或升主动脉瘤、二叶主动脉瓣、主动脉瓣赘生物等。

3）胸骨左缘心底短轴切面显示主动脉瓣闭合不良。

4）重度主动脉瓣反流，二尖瓣前叶呈逆向"圆顶"征。

5）左心室容量负荷过重时出现左心室扩张和室壁运动增强，晚期室壁收缩减低。

6）晚期或同时存在二尖瓣病变时左心房扩大。

（2）彩色和频谱多普勒检查重点及发现

1）直接显示舒张期经主动脉瓣进入左心室的反流束，观察反流束方向，中心性反流多提示主动脉根部扩张，偏心性反流多提示主动脉瓣病变（如脱垂）。

2）反流程度的定性和半定量评估（表22-5）

胸骨左缘长轴切面：观察和测量反流束宽度与LVOT内径比值。胸骨左缘主动脉瓣短轴切面：可测量反流面积与LVOT面积比值（轻度4%，中度4%～24%，中重度24%～59%，重度＞60%）。测量反流束缩流颈内径。采用PISA方法测定有效反流瓣口面积（ERO）、反流量和反流分数。PW：中重度主动脉瓣关闭不全时显示降主动脉或腹主动脉全舒张期反流，以及二尖瓣舒张期反流；CW：反流程度越重，反流束的密度越高，进行主动脉瓣反流频谱压力半降时间（PHT）测定。

表22-5 主动脉瓣关闭不全严重程度诊断

主动脉瓣反流	轻度	重度
反流束宽度/LVOT内径（%）	＜25	≥65
缩流颈内径（cm）	＜0.3	＞0.6
降主动脉或腹主动脉舒张期反流	短暂	全舒张期
压力半降时间（ms）	＞500	＜200
反流量（ml）	＜30	≥60
反流分数（%）	＜30	≥50
ERO（cm²）	＜0.1	≥0.3

（八）成人常见先天性心脏病

1. 房间隔缺损（ASD） 是最常见的成人先天性心脏病，分为继发孔型、原发孔型、静脉窦型和冠状窦型。继发孔型最常见，占70%，缺损位于房间隔中部，是微创介入封堵的主要类型。观察切面为主动脉根部短轴切面、心尖四腔心切面和剑突下切面。

（1）直接征象

1）房间隔局部回声失落（图22-13A，图22-13B）：注意剑突下切面是显示房间隔缺损的重要切面；缺损大小需在不同切面测量，同时测量房间隔残端与房顶和主动脉根部的距离等，帮助确定介入封堵手术适应证。

2）彩色多普勒可显示心房水平过隔血流并帮助判断缺失大小（图22-13C），晚期肺动脉高压时过隔血流信号可不明显。

（2）间接征象

1）右心房、右心室增大，肺动脉射血流速增快，病程后期肺动脉高压。

2）右心容量负荷过重引起室间隔向左心室侧移位，M型超声示室间隔运动平坦或与左心室后壁呈同向运动。

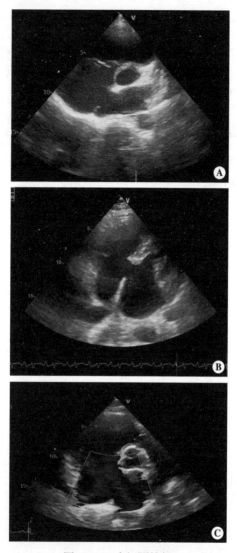

图 22-13　房间隔缺损

A. 大动脉短轴切面可见房间隔回声失落；B. 原发孔型房间隔缺损；C. 心房水平过隔血流信号

除诊断外，超声还是房间隔缺损介入封堵手术中重要的影像学支撑，必要时可做经食管超声心动图明确诊断和进行精细评估。

2. 室间隔缺损（VSD）　分为膜周型、肌部型、干下型和混合型。其中膜周型最常见，占VSD的80%，有时合并膜部膨出瘤。观察切面为胸骨旁左心室长轴、主动脉根部短轴、心尖四腔心/五腔心切面。

（1）直接征象

1）室间隔相应部位回声失落（图22-14A），膜周型可伴有膜部瘤（图22-14B）。

2）彩色多普勒显示缺损部位过隔高速五彩血流信号（图22-14C），CW可记录到收缩期左向右高速湍流频谱，并可获取峰值流速及双室间压力阶差，峰值流速多大于4～5m/s（图22-14D）。注意重度肺动脉高压时可出现双向分流甚至右向左分流。

（2）间接征象

1）左心室容量负荷过重的表现，如左心房、左心室扩大，左心室壁运动增强。

2）分流量较大时可有右心室流出道增宽、肺动脉扩张，病程后期肺动脉高压。

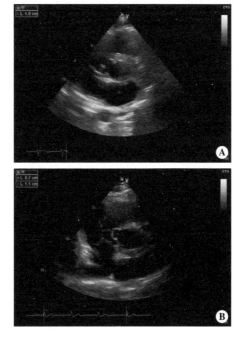

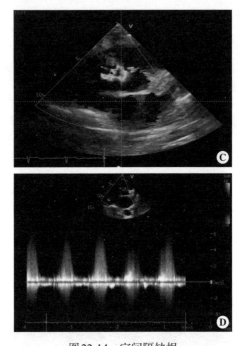

图22-14　室间隔缺损

A. 膜周部回声失落；B. 合并膜部瘤；C. 左向右分流；D. 高速（6m/s）左向右分流频谱

3. 动脉导管未闭　分为管型、漏斗型、窗型、动脉瘤型、哑铃型，主要观察切面为主动脉根部短轴切面和胸骨上窝切面。

（1）直接征象

1）降主动脉与肺动脉分叉处或左肺动脉起始部间的异常通道。

2）彩色多普勒显示自降主动脉向肺动脉的连续性五彩射流束，常靠近主肺动脉左侧壁（图22-15A）。

3）CW显示左向右、收缩和舒张双期连续性湍流频谱，收缩期流速多大于4m/s（图22-15B）。

（2）间接征象：主、肺动脉增宽，左心房、左心室扩大，病程后期肺动脉高压。

4. 卵圆孔未闭（PFO）　是房间隔原发隔与继发隔之间的隧道样结构，出生后未能闭合而形成。

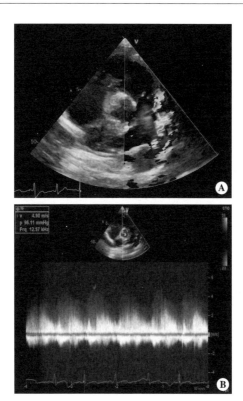

图 22-15　动脉导管未闭

A. 主动脉短轴切面降主动脉向肺动脉的连续性五彩射流；B. 测得左向右、双期连续性湍流频谱

经胸超声心动图诊断卵圆孔未闭的敏感度和特异度均不高，部分患者剑突下切面彩色多普勒可显示房间隔细束过隔血流，但需鉴别于小房间隔缺损。临床可疑患者需进行右心声学造影（参见其他超声技术），经食管超声心动图是确诊依据和诊断金标准。

四、经食管超声心动图

经食管超声心动图（transesophageal echocardiography，TEE）主要用于经胸超声心动图成像困难或有关结构显示不满意、诊断难以明确的各种心脏或大血管疾病，以及相关疾病外科或介入手术术前评价和术中监测。

1. 主要适应证

（1）TTE检查显像困难者或成像不满意。

（2）左心耳血栓：心房颤动/心房扑动射频消融、左心耳封堵或电复律，以及二尖瓣球囊扩张手术等术前检查，是左心耳血栓的诊断金标准。

（3）瓣膜性心脏病、感染性心内膜炎和心脏人工瓣膜异常：可精确评估瓣膜结构和功能，提高赘生物、瓣膜穿孔、瓣周脓肿等病变的检出率。

（4）先天性心脏病术前诊断（少见类型房间隔缺损、鉴别卵圆孔未闭等）、评估和术中监测。

（5）其他手术术前评估、术中监测和指导手术，如左心耳封堵、二尖瓣球囊扩张、经导管主动脉瓣置入术、经导管二尖瓣缘对缘修复术等。

（6）围手术期监测左心室和右心室功能。

（7）其他疾病诊断和鉴别诊断：如主动脉夹层、心内占位。

2. 禁忌证

（1）患者拒绝。

（2）先天性或获得性上消化道疾病，如活动性上消化道出血、食管梗阻或狭窄、食管占位、食管撕裂和穿孔、先天性食管畸形、近期食管手术史等。

（3）严重心血管系统疾病不能耐受检查，如重度心力衰竭、严重心律失常、休克等。

五、其他超声技术

（一）声学造影

声学造影又称对比或造影超声心动图，是使含气泡的液体经不同途径进入心血管系统，超声声束通过时产生反射，达到造影效果，从而实现进一步诊断的目的。声学造影分为右心声学造影、左心心腔和心肌声学造影。

1. 右心声学造影

超声造影剂：经声振技术制备，一般为生理盐水与空气（9:1），或盐水、自体血与空气（8:1:1）混合，经机械振动制成，产生气泡在50μm以上，正常不能通过肺循环，仅显影右心。

（1）经周围静脉（一般肘正中静脉）快速注入体内，顺序显影腔静脉—右心房—右心室—肺动脉，正常左心系统不能显影。

（2）临床应用：见图22-16。

1）卵圆孔未闭：右心显影后一般3个心动周期内左心显影，部分静息状态下无分流，需结合进行有效Valsalva动作进一步判断。

2）肺动静脉瘘：一般右心显影后4～5个心动周期内左心显影。

3）永存左位上腔静脉：一般有冠状静脉窦扩张，经左肘静脉注射造影剂，显影顺序为冠状静脉窦—右心房—右心室。

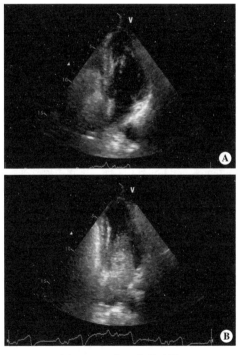

图22-16　右心声学造影

A.心尖四腔心切面，周围静脉注入声振造影剂后首先显影右心；B.卵圆孔未闭患者右心显影后3个心动周期内左心显影

4）其他可疑先天性心脏病：可确定有无右向左分流及其分流水平，对于左向右分流者，可观察有无负性显影区。

5）观察右心腔结构：如右心占位、血栓等。

2. 左心声学造影　使用商用造影剂，如 Optison、SonoVue、Definity、力达星等，造影剂气泡小，可以通过肺循环而显影左心。

（1）经周围静脉或直接经心导管注入造影剂，显影左心腔或心肌。

（2）左心心腔声学造影

1）清晰显示心内膜，帮助进一步评估左心结构、功能、室壁运动等。

2）左心占位诊断和鉴别诊断，如帮助鉴别血栓与肿瘤。

3）提高心尖肥厚型心肌病的诊断率、避免室壁瘤漏诊等。

（3）心肌声学造影：主要帮助评价微循环灌注情况。

1）心肌梗死后的存活心肌评估。

2）急性心肌梗死早期诊断和疑诊 ACS 患者危险分层。

3）侧支循环的评估、急性心肌梗死再灌注疗效评估、冠状动脉微循环储备能力评估等。

（二）二维超声斑点追踪成像技术

二维超声斑点追踪成像技术（two-dimensional speckle tracking echocardiography，2-D STE）又称二维超声应变显像，是利用高分辨率二维灰阶图像分析心肌声学斑点的运动轨迹，通过测量心肌纵向、径向、圆周、旋转运动的应变，对心肌的机械变形能力进行分析，定量评价心室整体或局部收缩功能及舒张功能，帮助诊断、鉴别诊断和疾病预后评估。

临床应用中主要包括以下几方面。

1. 评价相关疾病早期亚临床心肌功能异常，如糖尿病、高血压、普通心肌炎、抗肿瘤治疗的心脏毒性等。

2. 疾病诊断、鉴别诊断和功能精确评估

（1）缺血性心肌病：精确评估整体和局部心肌功能；通过特征性改变，如收缩期峰值应变降低、收缩早期延长和收缩后缩短，帮助诊断。

（2）扩张型心肌病：扩张型心肌病中评估左心室收缩不同步性和左心房形变；左心室肥厚病因诊断和鉴别诊断，如肥厚型心肌病、心肌淀粉样变性、运动员心脏等。

（3）瓣膜性心脏病：检出主动脉瓣关闭不全的早期左心室重构、主动脉瓣狭窄早期功能受损等，帮助治疗决策。

3. 心脏运动同步性的评价 通过测量应变达峰时间评价左心室形变的非同步性，帮助筛选CRT适应证、评估CRT疗效等。

4. 疾病预后评估 如缺血性心脏病、瓣膜性心脏病、心肌炎等。

（三）负荷超声心动图

在普通超声心动图的基础上，对比观察负荷状态与静息状态超声心动图所见，了解受检者心血管系统对负荷的反应状况，从而帮助临床诊断、评估心功能和冠状动脉血流储备、判断心肌缺血程度和心肌存活情况，以及评估瓣膜狭窄程度、肥厚型心肌病梗阻程度等。

1. 分类

（1）运动负荷超声心动图：超声心动图结合活动平板运动试验、仰卧位踏车试验与直立位踏车试验等，模拟生理运动状态，有检查条件和可以运动的患者推荐采用此方案。

（2）药物负荷超声心动图：多巴酚丁胺、异丙肾上腺素、腺苷、双嘧达莫等。

2. 适应证

（1）冠心病诊断、冠状动脉储备功能评估、存活心肌评估等。

（2）疾病危险分层和预后评估：如肥厚型心肌病、瓣膜性心脏病、心肌梗死后、再血管化治疗后等。

（3）其他：如劳力性呼吸困难的病因学评估。

3. 禁忌证

（1）静息心电图变化提示有明显的心肌缺血、急性心肌梗死（小于2天）或其他急性心血管事件。

（2）急性全身感染伴发热。

（3）不能控制的有症状伴血流动力学异常的心律失常。

（4）有症状的主动脉瓣重度狭窄。

（5）其他：如失代偿性心力衰竭、急性肺栓塞、深静脉血栓等。

（李 瑞 马 飞 王 红）

第二十三章　医学影像学与心血管疾病诊治

第一节　CT在心血管疾病诊治中的应用

【概述】

在临床应用上，医学影像学已经不仅仅局限于诊断，还能够在疾病的预后判断和危险分层中发挥重要作用。其中，CT主要用于心血管疾病的解剖学评价。CT血管成像（CTA）能够进行心脏及大血管的快速成像。随着硬件和流体力学成像技术的进步，心肌灌注成像已经能够定量计算心肌血流量，或通过提取冠状动脉三维解剖数据，应用流体力学模型计算冠状动脉血流储备分数（CT fractional flow reserve，CT-FFR），评价冠状动脉狭窄的血流动力学意义。目前，CT在心血管疾病诊断的临床应用主要包括以评价冠状动脉为主的冠状动脉CTA（coronary CT angiography，CCTA）和诊断大血管疾病为主的主动脉/肺动脉/肺静脉造影。与其他影像学方法比较，CT的优势在于空间分辨率高、成像速度快、覆盖范围大，且扫描获得的容积数据可通过后处理进行任意切面的多平面成像和三维成像，是显示心脏和大血管解剖的最佳方法。CT技术的不足在于检查具有放射性，需要使用碘造影剂（碘过敏和肾功能不全为禁忌证），无法对心肌进行组织学特征评价，也不宜进行实时动态成像。

【CT在冠状动脉病变诊断中的应用】

1. 冠状动脉钙化、狭窄与再血管化　CCTA是目前无创性评价冠状动脉解剖结构的最佳影像学方法，其临床价值包括计算冠状动脉钙化积分，进行冠心病危险分层；定性、定量判断冠状动脉狭窄；对高危斑块特征定性分析进行预后判断；对各类冠状动脉解剖畸形和先天性心脏病合并心外畸形做出准确诊断。

冠状动脉钙化积分（coronary artery calcium score，CACS）可通过观察冠状动脉管壁钙化程度进行冠心病患者的危险分层，目前临床上广泛采用的是Agatston评分。CACS≥100是心血管疾病的风险因素，与未来心血管事件风险相关联。需要注意的是，无钙化并不能除外阻塞性狭窄，重度钙化也并不一定提示伴有阻塞性冠状动脉狭窄。因此，CACS仅是一项危险分层和预后评价的工具，而无法用于诊断冠状动脉狭窄。

CCTA是目前无创性评价冠状动脉解剖的最佳影像学方法，已有大量循证医学证据表明，使用64层螺旋CT或以上的设备对于诊断阻塞性冠状动脉狭窄的敏感度和阴性预测值均较高。目前的证据支持在冠心病中度验前概率患者中使用CTA排除阻塞性冠状动脉狭窄。值得注意的是，在弥漫性钙化患者中，CTA的假阳性率明显增加，需要结合其他功能学检查结果综合判断。

CCTA另一优势在于同时显示管腔和管壁结构，因此可对冠状动脉斑块特征进行定性分析。低密度斑块、餐巾环征、正性重构和点状钙化是高危斑块的CT征象，与临床预后密切相关。目前的证据支持CCTA在诊断血管狭窄的同时对高危斑块征象做出评价。

CCTA能够全面地评估支架的变形、断裂及支架内再狭窄，但受到硬化线束伪影影响，其可评估性随着支架直径减小、支架壁增厚而下降，CCTA评价直径≥3mm的支架通畅性的准确性良好，敏感度和特异度均在90%以上。新技术的综合应用有望对于直径小于3mm的支架进行评估。

CCTA还是评价桥血管通畅性的最佳无创性影像学方法，其诊断桥血管病变的敏感度和特异度在95%以上。而且对于部分桥血管手术方式不明确或桥血管开口闭塞的患者，CTA较冠状动脉造影更有优势。

CCTA是诊断冠状动脉畸形的最佳影像学方法。冠状动脉解剖畸形包括冠状动脉起源异常（高位开口/多开口、起自对侧冠状窦和肺动脉、单冠状动脉等）、冠状动脉走行异常（心肌桥）和冠状动脉终止异常（冠状动脉瘘）等。

2. 诊断心肌缺血　　目前CT评价冠状动脉狭窄血流动力学意义的方法主要有CT-FFR模拟计算和动态CT心肌灌注成像，

但二者均处于技术发展阶段。

CT-FFR使用常规CCTA图像提取血管解剖信息，通过流体力学模型模拟得到血管每一点的压力衰减比值。CT-FFR适用于低、中危患者的冠心病评估：对可疑冠心病患者先行CCTA，然后测定狭窄＞30%病变的CT-FFR，根据CT-FFR值决定是否进一步行有创冠状动脉造影。CT-FFR较单纯CCTA的特异度有所提高，降低了假阳性率，避免了不必要的有创冠状动脉造影。由于CT-FFR计算是基于CCTA图像数据的，所以检查过程中患者的移动或呼吸幅度过大、血管弥漫性钙化、冠状动脉支架、人工瓣膜、时相选择不恰当等影响图像质量的因素也会降低CT-FFR的准确率；另外，建议应用β受体阻滞药把心室率控制在60～65次/分，严重肥胖和心房颤动等心律失常的患者不适合行CT-FFR检查。大多数研究参考有创FFR，设定CT-FFR≤0.8为异常值。

动态CT心肌灌注成像需要采集左心室心肌首过灌注的动态数据，通过时间密度曲线定量计算得到心肌血流量数值，进而评价有无心肌缺血。由于动态CT心肌灌注成像对硬件设备要求高，需要使用双源CT或宽体探测器CT扫描，且需连续采集数据30～40s，因此检查放射剂量较高；此外，采集协议和图像分析缺乏标准化及没有公认的心肌血流量临界值来识别心肌缺血等因素也限制了动态CT心肌灌注成像的使用。

【CT在大血管疾病诊断中的应用】

CT可显示主动脉、肺动脉、肺静脉等大血管解剖结构的全貌并进行三维重建，对于有无狭窄/扩张、内膜撕裂和腔内充盈缺损等形态学改变可做出准确诊断，已被广泛应用于急性主动脉综合征、肺栓塞、血管炎等大血管疾病的诊断。

1. 主动脉CTA　可快速、大范围地进行全主动脉成像，是评价主动脉解剖特征的最佳影像学方法。对于急性主动脉综合征患者，CTA可清晰显示夹层内膜片和破口、累及范围、有无重要分支血管受累和其他器官并发症等。对于主动脉瘤患者，CTA可用于测量瘤体的径线、判断有无附壁血栓及随访等。对于各类血管炎累及主动脉的患者，CTA则可显示受累节段管壁的环形增厚伴强化、管腔狭窄和侧支循环形成，但均缺乏特异性，病因诊断需结合临床及实验室检查。

2. 肺动脉CTA　空间分辨率高，能够清晰显示肺动脉主干及主要分支的全貌和细节、判断有无血栓等。对于临床怀疑急性肺栓塞（PE）或慢性血栓栓塞性肺动脉高压（CTEPH），肺动脉CTA均为首选的影像学评估方法。肺动脉CTA的不足在于无法评价肺动脉瓣功能和肺循环血流，也无法测量肺动脉压力。

3. CT肺静脉造影　具有扫描速度快、覆盖范围大的优势，可在任意平面进行分割和三维重建，是目前评估肺静脉解剖结构的最佳影像学方法。CT肺静脉造影可显示肺静脉开口的形态和直径、有无肺静脉解剖变异（副肺静脉）、有无肺静脉异位引流，并对其他可能影响介入操作的血管解剖（如头臂静脉和上腔静脉变异）做出一站式评价。对心房颤动患者行肺静脉隔离术前需要对肺静脉三维解剖及左心房结构做出准确评价，因此将CT肺静脉三维图像和电解剖标测图像融合，能够更准确地指导个体化消融径线的选择。对于消融术后并发症，如肺静脉狭窄，CT也是最佳的诊断方法。

左心耳的形态学评价与左心耳血栓检出是心房颤动患者左心耳封堵或肺静脉隔离术前的另一重要评估内容。CT可对左心耳形态进行三维精准评价，包括左心耳开口径线和深度测量、解剖学分型和有无血栓等。使用CT作为左心耳封堵器大小选择的影像学标准，可减少术后残余漏的发生率。值得注意的是，对于部分心耳血流淤滞的患者，CT肺静脉造影可能会显示为假性充盈缺损，需在常规成像时间后再延迟30～60s扫描，以减少假阳性率。

【CT在瓣膜性心脏病中的应用】

近年来随着心血管影像学技术的进步及经导管瓣膜置入术的发展，瓣膜性心脏病的治疗与管理改变迅速。经导管主动脉瓣置换（transcatheter aortic valve replacement，TAVR）在治疗老年主动脉瓣重度狭窄患者中获得了巨大成功，开启了主动脉瓣治疗的新时代。CTA在TAVR术前筛选中发挥着重要作用，可用于TAVR术风险评估、手术策略和人工主动脉瓣型号的决策。采用心电门控的全主动脉CTA是TAVR术前评价的首选方法。该检查的扫描范围包含了自颈动脉至双侧股动脉的中段，可同时评价主动脉瓣环直径和周长、主动脉瓣叶解剖类型、瓣环和瓣下钙化程度、瓣环水平距离冠状动脉开口长度、主动脉窦和窦管交界区直径和高度、是否合并冠状动脉狭窄、TAVR入路血管条件（主动脉、颈动脉、股动脉等）。

（周　强　管汉雄）

第二节　MRI在心血管疾病诊治中的应用

【诊断中的优缺点】

与传统的CT和超声检查相比，心脏磁共振（cardiac magnetic resonance，CMR）的主要优点：①无放射性，无须造影剂的血管成像；②任意平面成像；③心功能评估的金标准，心肌应变能发现早期亚临床病变；④组织特征成像具有独特优势，能定性和定量评估水肿、坏死、脂肪和铁沉积等病理学改变。此外，^{31}P磁共振波谱（$^{31}P\text{-MRS}$）和化学位移饱和转换成像（CEST）能评价心肌能量代谢。

心脏MRI检查的主要局限性：①检查时间相对较长；②多次屏气难以耐受；③体内有金属异物和金属假体者检查相对受限制。

【疾病检测中的应用】

2020年心血管磁共振协会（SCMR）基于最新研究证据发布了心血管磁共振临床指征专家共识，同时还发表了标准化成像方案和标准化图像判读与后处理，2022年SCMR还发布了最新心血管磁共振检查报告指南，对心血管磁共振从成像到报告进行了标准化。

（一）评价心血管结构和功能

1. 心脏大小和形态　采用"黑血成像"和"亮血成像"技术可以准确评价心脏的大小和形态、与狭窄和反流相关的紊乱血流，此外还可以分辨充血性心力衰竭时的低血流状态。

2. 心功能　采用"亮血成像"可准确三维测定双心室射血分数、心肌质量和心室容积，特征追踪（feature-tracking）可以评价心肌应变及应变率。

3. 组织特征　首过灌注成像（负荷-静息）能检出心肌缺血和微循环功能障碍，延迟增强成像可以诊断和鉴别诊断缺血性心肌病和非缺血性心肌病，纵向/横向/有效横向弛豫时间的定量（T_1/T_2/T_2^* mapping）成像可以直接定量纤维化、淀粉样物质、水肿、铁、出血和脂肪沉积等病理改变的程度。

4. 心肌能量代谢　CMR波谱成像（^{31}P-MRS）无须给予放射性示踪剂即可以评价心肌代谢。CEST是一种新兴的MRI代谢成像技术，可以单独检测Cr与其他CK代谢物。

5. 血流分析　相位对比成像能评价血流速度，传统二维血流仅能评价单个方向的血流，而近年来四维血流MRI成像（4D flow）通过沿3个互相垂直的空间方向进行流速编码，对心脏大血管多向血流进行全面可视化，有助于了解生理和病理情况下的血流特征和能量消耗，并可对血流动力学指标进行量化。

6. 血管成像　非对比增强MR血管成像（MRA）无须使用造影剂即可以对颅内动脉、颈动脉、冠状动脉、主动脉、肺动脉、肾动脉和四肢动脉进行成像，诊断准确率可以与DSA、CTA相当。

（二）心血管疾病的CMR应用

1. 缺血性心脏病　其中的急性冠脉综合征、慢性冠脉综合征和冠状动脉非阻塞性心肌梗死是CMR的一级临床指征。综合运用CMR灌注、功能检查和心肌延迟强化（LGE），CMR电影序列能够准确评估心功能和节段性室壁运动异常，多种平扫和增强扫描后参数序列可以在体分析心肌活性和其他组织学特征，如心肌出血、微循环梗阻、心肌脂肪沉积等，是冠状动脉疾病患者综合评价的强力手段，有助于阐明各类冠状动脉疾病的发生发展机制、指导治疗策略。

对于无明显冠状动脉狭窄的心绞痛患者，即冠状动脉微循环病变（MVD），CMR的全定量灌注成像能准确评估整体和各节段的心肌灌注储备（MPR），从而判断患者有无微血管病变，其诊断特异度可达到90%。

2. 非缺血性心脏病　心肌病和心肌炎均是CMR的一级临床指征，CMR最大的优势是在体评估心肌组织特征，能够追踪心肌病变的病理生理发生发展过程。其中，心肌延迟强化（LGE）能够显示心肌纤维化，T_2WI有助于识别急性损伤、炎症水肿，T_2^*WI在诊断心肌内出血和血栓方面有独特优势。而mapping，即参数定量技术，可以直接得出心肌T_1、T_2、T_2^*值及细胞外容积分数（ECV），能够识别临床前期病变及分子异常沉积等弥漫性病变。

（1）肥厚型心肌病：CMR不但能准确定量心肌质量和局部节段心肌厚度，而且T_1/T_2 mapping能发现其正常厚度心肌同样存在组织学改变，灌注成像也能发现正常厚度心肌存在微血管功能障碍。梗阻性肥厚型心肌病患者CMR左心室三腔长轴面亮血成像可显示收缩期二尖瓣前叶前移及湍流，4D flow能量化左心室流出道血流动力学和ECV的变化，发现左心室流出道压力梯度与左心室不良重塑有关。CMR可以用于评价微创左心室流出道疏通术的治疗效果。

（2）致心律失常型右心室心肌病（ARVC）：CMR可用于评价局部或整体室壁运动异常、室壁瘤、节段性或整体扩张，以及定量分析右心室容积和功能。2010年对ARVC的诊断标准进行了修改，把CMR测量的右心室舒张末期容积指数和右心室射血分数纳入到主要标准，而心肌脂肪变性并没有作为诊断标准，右心室延迟强化被认为与ARVC的预后相关。右心室心肌应变能更早地发现基因型阳性而表型阴性的患者。最近基于基因分析的研究显示，该病也会累及左心室，且有独立性致心律失常型左心室心肌病的研究报道。

（3）心肌致密化不全：是一种常染色体显性遗传病，表现为中段和心尖部致密心肌变薄、功能不全和肌小梁粗大。舒张末期非致密心肌与致密心肌比值≥2.3可以诊断该病。

（4）扩张型心肌病：CMR诊断扩张型心肌病包括左心室进行性扩张、收缩功能降低、局灶性心肌中层纤维化。局灶性室间隔纤维化，即"中层征象"，与室性心律失常有关。延迟强化所显示的纤维化也与心脏不良事件相关。T_1 mapping和ECV能直接定量心肌纤维化，其对无LGE的扩张型心肌病患者具有重要预后价值，联合使用T_1 mapping、ECV和LGE为DCM患者提供了最佳的风险分层。

（5）急性心肌炎：CMR诊断急性心肌炎有较高的特异性，T_2加权像、早期增强成像和延迟增强成像半定量分析整体心肌信号强度变化可反映心肌水肿、充血和坏死。但是，该诊断标准的敏感度较低，随着T_1/T_2 mapping的出现，2018年对LLC进行了更新，提出了两个主要标准：T_2WI/T_2 mapping发现心肌水肿和LGE/T_1 mapping/ECV发现非缺血性心肌损伤。基于2018年更新版LLC，有学者对暴发性心肌炎患者进行了系统性定量评估，发现暴发性心肌炎的特征性MR表现，明显提高了 CMR 诊断和预后评估暴发性心肌炎的有效性和准确性。

（6）心脏结节病：尽管只有 5% 的患者有心脏症状，却有近 50% 的肺结节病患者累及心脏，而这正是此类患者死亡的主要原因。2016 年日本循环学会（JCS）心脏结节病诊断和治疗指南认为，心肌特征性 LGE 表现是诊断心脏结节病的一个主要标准。在心肌浸润的急性炎症期，T_2WI 可示高信号心肌水肿区，融合的肉芽肿呈中心低信号和外周高信号的结节；在纤维化期，LGE 呈条状或灶状强化，并且分布模式差异很大，甚至在同一个体中也可能同时存在壁间、透壁、心内膜下或心外膜下强化。

（7）心肌淀粉样变：心肌淀粉样物质沉积在系统性淀粉样变患者中较为常见，电影序列可观察到心室肥厚伴顺应性降低，心室舒张功能障碍以基底部受累为著而心尖部功能尚保留，LGE、T_1 mapping 及 ECV 能够进一步揭示其组织学特征。典型 LGE 为透壁强化或广泛心内膜下强化，初始 T_1 mapping 和 ECV 均显著升高，后者最能反映淀粉样蛋白负荷，可评估病情进展和治疗效果。此外，由于钆造影剂大量分布于细胞外间质，血池钆浓度下降很快，LGE 扫描时血池信号强度可明显降低。心肌应变参数可用于评估心脏淀粉样蛋白浸润的程度，并可能为淀粉样变患者的全因死亡率提供独立的预后信息。

（8）血色素心肌病：在地中海贫血等疾病中，心脏铁负荷过重者，可出现心脏扩大、肥厚及功能不全。心肌 T_2^* mapping 定量分析是接受螯合治疗患者的可靠监测参数。T_2^* 与左心室收缩功能关联性佳，但与肝铁含量及血清铁蛋白无关。由于预后与心脏累及有关，因此左心室心肌 T_2^* 定量被认为是能更有效提示和评价心脏铁过载的定量标志物。

3. 血管疾病（动脉和静脉）

（1）冠状动脉疾病：CMR 有助于确定冠状动脉异常、动脉瘤或冠状动脉的通畅性，高分辨率自由呼吸非对比增强冠状动脉 MRA 诊断冠状动脉病变（导管造影冠状动脉狭窄 ≥50%）的敏感度为 95%，阴性预测值为 93%。该方法检测 CAD 具有良好的诊断准确性，具有高敏感度和阴性预测值，阳性预测值中等，联合 CMR 负荷灌注可提高诊断准确性。

（2）肺动脉疾病：CMR 可用于不适合含碘造影剂或放射照射的患者，评价其是否有肺栓塞。非对比增强肺动脉血管成像诊断肺栓塞的准确性与对比增强MRA相当，可以成为重度肾功能不全或尿毒症患者肺栓塞诊断的替代选择检查。

（3）外周动脉疾病：CMR可用于外周动脉疾病位置和程度的诊断，以及下肢外周动脉疾病可介入治疗的筛选，此外对跛行患者可行磁共振血管显影。非对比增强下肢动脉MRA是替代CTA评估下肢外周动脉疾病的可靠方法，可作为静脉造影剂禁忌证患者的一线筛查检查。

（4）颈动脉疾病：可评价颈动脉狭窄的位置和程度。近年来，新出现的非对比增强颈动脉成像可以同时进行血管成像和斑块内出血成像，并与对比增强MRA具有极好的一致性。

（5）胸主动脉疾病：CMR可用于确定主动脉瘤、糜烂、溃疡、夹层的位置和程度，评价主动脉术后的病程、周围结构、主动脉内径和血流。

（6）肾动脉疾病：CMR可评价肾动脉狭窄和定量分析肾动脉血流。非对比增强MRA是评估肾动脉疾病和显示肾实质节段分支的可靠诊断方法，可替代CTA筛查肾动脉疾病，尤其适用于高血压和肾功能不全的患者。

（7）静脉系统：CMR可用于评价心房颤动患者的左心房结构和功能，LGE能有效识别心房及连接结构的纤维组织，在电生理手术前、后无须造影剂或放射暴露即可显示肺静脉。最近一种从LGE-MRI中进行LA和PV分割的全自动方法，其性能与人类观察者相当，该方法可以自动生成患者的特异性模型，并有可能对心房颤动患者进行客观的心房瘢痕评估。在造影剂方面，还可以选择血池造影剂纳米氧化铁，其半衰期更长，在静脉成像应用中具有较好的前景。

4. 先天性心脏病　对于成人先天性心脏病，其首次诊断和随访被列为CMR的一级临床指征。对于儿童先天性心脏病，CMR空间分辨率更高、视野更大，在右心系统和复杂先天性心脏病的评估中具有优势。此外，CMR对于评估先天性心脏病结构、功能和血流的准确性和可重复性更高，并且CMR独特的心肌组织特征成像对患者的治疗决策、预后评估也具有重要价值。

5. 瓣膜性心脏病　肺动脉瓣狭窄和肺动脉瓣反流是CMR的一级临床指征，其他瓣膜病变属于二级临床指征。CMR可以用于评价瓣膜狭窄、反流、瓣周肿块、感染过程的瓣周并发症、人工瓣，在瓣膜功能异常者中用于确定左心室容积或肿块的进展变化。

6. 心脏肿块及心包疾病 心脏占位是CMR的一级临床指征，能明确心脏占位的良恶性、血流动力学影响；监测肿瘤生长；指导手术、活检；术后评估、复发监测；放化疗疗效随访。心包病变中，心包炎症、心包缩窄和先天性心包畸形是CMR的一级临床指征，对于怀疑心包疾病者可提供心包膜的结构和功能评价，并能评价心包缩窄的病理生理改变。

（黄　璐　夏黎明　王　炎）

第三节　核医学在心血管疾病诊治中的应用

【概述】

核医学技术是心血管疾病诊断的一种重要影像学诊断方法，是现代医学成像的重要组成部分。与超声心动图、心脏CT和心脏MRI等相比，核医学检查除提供病变位置、大小等解剖信息外，更多的是依据心脏结构对同位素示踪剂的摄取来对心脏进行功能学评估，包括血流灌注、心功能、心肌代谢和存活、受体密度，甚至是分子水平的化学信息（分子影像诊断），因此有助于疾病的早期诊断。此外，核医学检查是一种无创检查方法，使用的放射性核素半衰期短，被标记的化合物化学量极低，患者接受的辐射量低，因此副作用极少发生。

核医学显像技术主要包括单光子发射计算机断层成像（SPECT）和正电子发射断层显像（PET），后者采用短半衰期核素，可在短时间内重复使用，且图像对比度和空间分辨率都较SPECT高。而近年来图像融合技术迅速发展，将反映精细解剖结构的CT/MRI与SPECT/PET进行对位融合，包括SPECT/CT、PET/CT和PET/MRI，可同时提供解剖形态和功能代谢两方面的信息，是核医学技术发展的又一里程碑。

【常用核医学检查技术及临床应用】

（一）心肌灌注显像

心肌灌注显像（myocardial perfusion imaging，MPI）是

应用最广泛的心脏核医学检查之一，主要用于冠心病的诊断，同时能提供冠状动脉病变的功能学信息，可以采用SPECT或PET完成，以及图像融合技术，如SPECT/CT和PET/CT。使用的核素示踪剂包括^{99m}Tc-MIBI、^{99m}Tc-tetrofosmin、^{201}Tl等单光子显像剂，以及^{13}N-NH$_3$、^{15}O-H$_2$O、^{82}Rb等正电子显像剂，其中^{99m}Tc-MIBI -SPECT应用最广泛。实施一般包含两个步骤：静息和负荷（运动平板、踏车或药物负荷），临床用于评估心肌血流灌注，在冠心病的早期诊断、危险分层、治疗决策、疗效评价和预后评估中发挥了重要作用，还可用于非心脏手术术前心血管事件的预测，以及心肌炎的辅助诊断。

正常或有功能的心肌细胞可选择性摄取放射性药物，摄取量与局部心肌血流量成正比，因此，血流灌注正常区域的心肌明显显影，而缺血或梗死区域的心肌则显影变淡（放射性稀疏）或不显影（放射性缺损）。静息和负荷状态下放射性稀疏均存在且无明显区别，为固定性灌注缺损，一般提示心肌梗死/瘢痕组织，或存活冬眠心肌；静息灌注正常，负荷出现缺损，为可逆性灌注缺损，通常提示心肌缺血或心肌梗死伴缺血。依据心肌放射性缺损分布的节段，可判断"犯罪血管"，而可逆性缺损的存在除提示心肌缺血外，也提示冠状动脉狭窄有血流动力学或功能学意义。与冠状动脉造影的血管解剖优势相比，心肌灌注显像反映了心肌的血流动力学改变，能更准确地反映血管痉挛、微血管病变及侧支循环建立所致的心肌血流灌注情况。

（二）心肌代谢显像评估存活心肌

按目前指南推荐，存活心肌是冠状动脉闭塞性病变左心室功能严重减低患者进行血运重建手术的依据，而PET心肌代谢显像是评估存活心肌的重要方法。

葡萄糖和脂肪酸是心肌细胞代谢的最主要的能量底物，正电子核素标记的代谢底物经静脉注射后，能够被心肌细胞迅速摄取，再应用PET/CT（MRI）进行心肌代谢显像，而应用最广泛的心肌代谢显像技术是利用^{18}F标记脱氧葡萄糖（^{18}F-FDG）进行的心肌葡萄糖代谢显像。

心肌葡萄糖代谢显像目前被认为是评估心肌存活的"金标准"，通常将心肌灌注显像与葡萄糖代谢显像结合起来分析。心肌灌注显像显示的放射性缺损不能区分心肌梗死后瘢痕组织与存活冬眠心肌，但缺血冬眠心肌存在无氧代谢，仍然可以摄取葡萄糖或 ^{18}F-FDG；反之，如果心肌缺血梗死，则心肌能量代谢完全停止，不能摄取葡萄糖或 ^{18}F-FDG。

根据血流与代谢显像匹配与否区分心肌活性如下。

（1）正常心肌葡萄糖代谢及血流灌注均正常。

（2）坏死心肌不摄取 ^{18}F-FDG，而且血流灌注显像表现为不可逆性缺损。

（3）存活的冬眠心肌葡萄糖代谢正常，甚至增加，血流灌注显像表现为缺损。

（4）存活的顿抑心肌葡萄糖代谢正常或减低，血流灌注显像正常或接近正常。

（三）冠状动脉微循环障碍

PET可提供心肌血流绝对定量数值（MBF）及冠状动脉血流储备（CFR），被认为是无创评价冠状动脉血流储备的金标准，可以对冠状动脉微血管功能障碍引起的心肌缺血的程度和范围进行定量分析。

（四）核素心室造影

^{99m}Tc可以结合血红蛋白，从而显影血池。因此，SPECT结合心电门控技术可测定左心室结构和功能参数，包括精确测定左心室射血分数、收缩末期容积和舒张末期容积，以及观察局部室壁运动等。

（五）心血管炎性显像

由于炎性细胞葡萄糖代谢增高，因此也可利用 ^{18}F-FDG PET/CT（MR）显像进行心血管系统的炎性显像，用于大血管炎、IgG4相关性血管炎、心脏结节病等的诊断、预后和疗效评估。

此外，心血管炎性显像还可用于评估冠状动脉不稳定斑块。冠状动脉不稳定斑块为薄纤维帽、大脂质核心斑块，斑块中含有较多的炎性细胞，如巨噬细胞和T细胞，而斑块 ^{18}F-FDG摄取量与巨噬细胞负荷量则成正比。

（六）ATTR型心脏淀粉样变显像

心脏淀粉样变是一种病因明确的限制型心肌病，临床常见两种亚型，免疫球蛋白轻链型和甲状腺素转运蛋白型

（ATTR），二者临床处理和预后均不同。尽管心脏超声和磁共振对心脏淀粉样变有重要诊断价值，但二者没有鉴别诊断意义，不能区分心脏淀粉样变的亚型。反之，亲骨性显像剂 ^{99m}Tc-DPD、^{99m}Tc-PYP 和 ^{99m}Tc-MDP 可与 ATTR 型心脏淀粉样变中的微钙化结合从而使病灶显像，结合血清学检测手段排除轻链蛋白，可在避免心肌活检的情况下，早期识别 ATTR 型心脏淀粉样变，目前已被指南推荐为诊断心脏 ATTR 淀粉样变的金标准。

另外，应用淀粉样蛋白显像剂（^{11}C-PIB、^{18}F-Florbetapir、^{18}F-Florbetaben）进行 PET 可显示全身淀粉样变累及的部位和负荷，早期诊断价值高于 ^{99m}Tc-PYP 或 ^{99m}Tc-DPD-SPECT，但是不能区分亚型。

（七）感染性心内膜炎显像

依据目前指南，心脏超声仍然是诊断感染性心内膜炎的影像学金标准。但临床上在某些情况下，尤其是对于人工瓣、电子装置植入患者等，超声影像和微生物学发现常不能提供确诊依据，此时可以采用 ^{111}In 或 ^{99m}Tc 标记的白细胞或 ^{99m}Tc-HMPAO 进行 SPECT/CT 成像，或者进行 ^{18}F-FDG PET/CT 检查帮助诊断。

（八）心脏肾上腺素系统（交感神经）显像

评估心脏交感神经完整性和活性，主要用于心力衰竭严重程度和预后评估、疗效评估（再同步化和心房颤动消融）等。目前应用最广泛的显像剂是 ^{123}I-间位碘代苄胍（MIBG）。MIBG 是去甲肾上腺素的类似物，在突触间隙内可被交感神经末梢重摄取并储存于囊泡中，但并不能被代谢，因此可用于评估心肌交感神经活性。

（朱小华　王　炎）

第二十四章　心导管检查

第一节　心导管检查的基本设备

心脏导管室是一个从事心血管疾病介入诊断和治疗的工作平台。为了满足工作的需要，除了具有业务熟练的医疗、护理、专业技术人员以外，还必须同时配备专业仪器设备。

【放射影像系统】

1. 心血管造影机　是心脏导管室的核心设备，由X线发生器和球管、影像生成系统、机械装置（检查床和C臂等）、控制系统及计算机后处理系统等组成。

2. 血管内超声（IVUS）　将镶有微型化超声换能器的导管送至血管腔内，再经超声导管内设的电子成像系统显影血管的横截面图像，IVUS仪器的组成部分包括超声导管和图像处理系统。

3. 光学相干断层扫描（OCT）系统　是一种应用近红外光干涉的成像技术，其原理是通过使用干涉仪记录不同成分及不同深度生物组织的反射光，由计算机构建出能够让人简易识别的图像。

4. 冠状动脉血流储备分数检测仪。

5. 心腔内超声。

【心电和压力监护系统】

1. 生理记录仪　用于显示、记录、储存患者术中的心电、压力信息。

2. 三通加压注射系统　一个三联三通板通过接管分别连接压力传感器、加压盐水袋和造影剂，前端有可旋转的导管连接钮与导管相连，尾端连接手推注射器，将导管、压力监护、液体和造影剂等各通道连为一封闭系统。

3. 压力传感器　常用膜式压力传感器经三联三通板与导管相连，以监测导管尖端所在部位的压力。

4. 加压盐水　动脉压力较高，必须在生理盐水袋外面加用加压袋，以保证盐水能快速滴注，加压袋压力通常为26.6～40kPa（200～300mmHg）。

【数据处理系统】

导管检查或介入治疗完成后，所有影像学资料将被刻录成光盘长期保存，并转存至工作站中用于短期内进一步分析处理。光盘按照每位手术患者唯一的造影号进行编号并归档，以便今后的随访或科研之用。工作站配有复制光盘设备与软件，可复制患者影像学资料。目前在导管室内完成的主要后处理工作包括左心室功能定量分析（LVA）、定量冠状动脉造影（QCA）、定量冠状动脉超声检查（QCU）和造影及介入治疗数据库建设等。

【辅助设备】

1. 主动脉内球囊反搏（IABP）泵。
2. 体外膜氧合（ECMO）器。
3. 心电图机。
4. 临时起搏器。
5. 冠状动脉旋磨机。
6. 高压注射器。
7. 冠状动脉激光治疗仪。

【心肺血管急救设备】

导管室内必须具备除颤器、气管插管设备、呼吸机、麻醉机、吸痰器、ACT检测仪、血气分析仪、心包穿刺针，静脉切开包及各种急救药品等。

（徐西振　曾和松）

第二节　右心导管检查

【概述】

右心导管检查是临床上一项重要的有创性检查，随着肺动脉高压和先天性心脏病介入治疗的进展，其应用也越来越广泛。

【目的】

1. 测定肺动脉压力和计算肺动脉阻力，判断有无肺动脉高压及评估肺动脉高压的程度和性质，为手术或药物治疗提供依据。

2. 协助超声心动图完成先天性心脏病的诊断和鉴别诊断，了解其分流水平、分流量及心功能状态。

3. 测定肺毛细血管楔压，结合左心室压测量等判断心功能状况。

4. 先天性心脏病介入治疗术前提供血流动力学依据和术后治疗效果评价。

【适应证】

1. 原因不明的肺动脉高压（超声估计收缩压＞40mmHg）。

2. 超声诊断不明确的肺血量增多的先天性心脏病，需协助诊断或鉴别。

3. 分流性先天性心脏病合并重度肺动脉高压，术前需判断肺动脉高压的程度和性质。

4. 心力衰竭需测定肺毛细血管楔压，以判断心功能情况。

5. 心脏移植前、后判断心功能及全肺阻力情况。

6. 可行介入治疗的左向右分流先天性心脏病（房间隔缺损、室间隔缺损、动脉导管未闭等）介入治疗前、后。

【禁忌证】

唯一绝对禁忌证为神志清醒的患者拒绝接受该检查，下面所列均为相对禁忌证。

1. 感染性疾病期间。

2. 未经控制的室性快速心律失常。

3. 电解质紊乱，如严重低血钾。

4. 严重心功能不全。

5. 严重肝、肾功能不全，不宜做心血管造影。

6. 活动性风湿疾病。

7. 出血性疾病，或尚在服用抗凝药物过程中。

【器材准备】

导管常用5～6F端侧孔导管、猪尾导管、Swan-Ganz导管；导丝常用长度150cm，直径0.035in（1in=2.54cm）或0.038in的普通J形头导丝或普通泥鳅导丝；我院有时也用右冠状动脉贾金斯（Judkins）导管操作；静脉穿刺针、6F鞘管，注意使用前须用肝素盐水冲洗排空气泡；多导生理记录仪，用来监测心电图和压力变化；便携式血气分析仪，用来快速测定血样本的血氧饱和度；高压注射器可配合猪尾导管进行心室造影、肺动脉造影、主动脉造影。测心排血量或肺阻力时需准备0℃冰盐水。

【操作步骤】

术前须签署知情同意书，进行血、尿常规及肝肾功能、电解质和出、凝血时间，以及胸部X线、心电图、超声心动图等检查。

术前准备：腹股沟区备皮，建立静脉通路，碘过敏试验。

用2%的利多卡因局部麻醉后，以腹股沟韧带下方3cm、股动脉内侧0.5cm为穿刺点，右手持穿刺针，与皮肤成30°～45°角刺入，直至有暗红色血液流出，左手固定穿刺针，右手将45cm导引钢丝插入（注意软端在前），在无阻力情况下送入约30cm，退出穿刺针，沿导引钢丝送入6F鞘管和扩张管，进入静脉后将导引钢丝同扩张管一起拔出，再用肝素盐水冲洗鞘管。也可行前臂静脉或锁骨下静脉穿刺。

锁骨下静脉穿刺时，以锁骨中线外锁骨下2cm为穿刺点，尽量靠外，穿刺时，针尖应朝向喉结，注射器保持负压沿锁骨后缘插入，不要轻易离开锁骨。操作过程中，嘱患者尽量平静呼吸。插入钢丝后，建议以X线透视确认钢丝可以下到下腔静脉或右心室内再插入鞘管。

导管操作手法和技巧如下所述。①导管进右心室：右心导管一般头端略带曲度，在右心房下部转动导管头端指向三尖瓣口，趁三尖瓣口打开时直接将导管送入右心室中部。当心脏明显扩大，导管直接进入右心室有困难时，可采用"导管头端打圈法"，即将导管头端顶在右心房侧壁或肝静脉形成倒"U"形圈，然后轻轻转动并下拉导管，使导管头端朝向三尖瓣口，并弹入右心室内。②导管进肺动脉：将导管轻轻后撤至右心室流出道，使导管水平状浮于心腔，然后顺时针转动导管使导管头端上抬后，推送导管进入肺动脉，如有困难，可先将泥鳅导丝漂入肺动脉后，顺导丝推送导管入肺动脉。

右心导管检查的两项重要操作，包括取血测氧饱和度和压力测定。将右心导管沿导丝送至下腔静脉近端、右心房下部、上腔静脉近端、右心房上部、右心房中部、右心室中部、右心室流入道、右心室流出道、肺动脉干、左肺动脉、右肺动脉共11个部位，分别采血1～2ml行血气分析。注意每次抽血前先用注射器抽出导管内的肝素盐水和少量血液后，再接上抽血气分析样本的空注射器，抽完后用肝素盐水冲洗导管。另自股动脉取1～2ml动脉血测定血氧饱和度。

压力测定：测压前，需将压力换能器调零。沿导丝将右心导管送至右肺动脉，测定压力后，分别回撤导管至左肺动脉、肺动脉干、右心室流出道、右心室流入道、右心室中部、右心房上部、上腔静脉近端，右心房下部、下腔静脉近端测定压力。将右心导管再次送到右肺动脉，匀速回撤导管至右心室，同时连续描记压力曲线，观察有无压力阶差。压力测定时，可将导管送至右肺动脉远端，楔入肺小动脉内，近似测定肺毛细血管楔压，但一般不作为常规项目。怀疑有异常分流时，还可尝试将导管送入异常通道造影以明确诊断，必要时还需用猪尾导管行心室造影了解分流情况。

注意测压、取血时需保持准确良好的导管头端位置，正确位置是游离于心脏、大血管腔内，避免导管头端顶在血管壁或心腔壁上。

当测压显示有肺动脉高压时，为了进一步评价肺动脉高压的性质和了解肺血管的扩张能力，或了解肺血管对药物的反应性，还须进行血管反应性试验。目前指南推荐吸入一氧化氮或伊洛前列素或静脉注射环氧前列醇，并重复右心导管检查，对比附加试验前后数据，以全面评价肺循环。

术后处理：撤出导管，拔除鞘管，穿刺点压迫5～10min后加压包扎，沙袋压迫6～8h，卧床6～12h。

【结果分析】

（一）血氧结果分析

左向右分流可发生在心房水平、心室水平、肺动脉水平及腔静脉水平。

发生在心房水平的左向右分流，右心房与腔静脉血氧饱和度之差大于9%，可见于房间隔缺损、肺静脉畸形引流入右心房、主动脉窦瘤破入右心房、心内膜垫缺损致左心室与右心房沟通及室间隔缺损伴三尖瓣反流等情况。

心室水平的左向右分流时，右心室与右心房血氧饱和度之差大于5%，可见于室间隔缺损、动脉导管未闭伴肺动脉瓣关闭不全、主动脉窦瘤破入右心室等。

肺动脉水平的左向右分流时，肺动脉与右心室血氧饱和度之差大于3%，见于动脉导管未闭、主动脉窦瘤破入肺动脉等。

上腔静脉或下腔静脉血氧饱和度明显增高时，表明存在腔静脉水平左向右分流，见于肺静脉畸形引流入上、下腔静脉。

外周血氧饱和度小于95%时，需首先排除肺部疾病，如有右向左分流，可见于三尖瓣狭窄、三尖瓣闭锁、肺动脉瓣严重狭窄或闭锁伴房间隔缺损；右心室流出道梗阻伴室间隔缺损；室间隔缺损伴艾森门格综合征；动脉导管未闭伴肺动脉高压、主动脉瓣闭锁等。

左向右分流量的判断：根据血气分析结果可以计算出体循环血量与肺循环血量，再根据两者的比值判断，正常时体循环血量/肺循环血量比值等于1，体循环血量/肺循环血量比值为1～1.5时，为少量分流；体循环血量/肺循环血量比值为1～2时，为中量分流；体循环血量/肺循环血量比值大于2时，为大量分流。

（二）压力测定及分析

正常上腔静脉平均压为3～6mmHg，下腔静脉平均压为5～7mmHg，腔静脉压力升高提示血液由腔静脉向右心房回流障碍，临床可见于腔静脉栓塞、心包积液、右心功能不全等。

正常右心房压为1～5mmHg，右心房平均压力超过10mmHg视为右心房压升高，可见于三尖瓣疾病、肺动脉瓣狭窄、法洛四联症、右心衰竭、严重肺动脉高压伴右心室肥大。

正常右心室收缩压为15～30mmHg，舒张压为1～7mmHg，右心室收缩压超过30mmHg及舒张压超过10mmHg为右心室压升高，见于肺动脉狭窄、肺动脉高压及左向右分流型先天性心血管疾病；正常左心室收缩压为80～130mmHg，舒张压为5～10mmHg。

正常肺动脉收缩压为15～30mmHg，舒张压为4～12mmHg，平均压小于25mmHg。肺动脉平均压达26～35mmHg时，为轻度肺动脉高压；肺动脉平均压达36～45mmHg时，为中度肺动脉高压；肺动脉平均压＞45mmHg时，为重度肺动脉高压，见于原发性肺动脉高压或继发性肺动脉高压，如左向右分流型心脏病的晚期。

肺毛细血管楔压，正常为4～12mmHg，反映左心房平均压和左心室舒张末压。轻度升高为12～20mmHg，中度升高为21～30mmHg，重度升高为大于30mmHg，见于左心衰竭、二尖瓣病变、左心舒张功能受损（如缩窄性心包炎），冠心病急性心肌梗死合并泵心力衰竭时常有肺毛细血管楔压明显升高。

连续测压：主要测定各管腔内有无压力阶差。同一血管腔内收缩压差大于10mmHg，提示存在血管狭窄；瓣膜上下收缩压差大于20mmHg，提示存在瓣膜狭窄。一般测定肺动脉至右心室、肺动脉远端至近端连续压力曲线。

血流动力学指标的计算：通常需要计算每分氧耗量、肺循环血量、体循环血量、全肺阻力、心排血量等，也可用标准Swan-Ganz导管配合血流动力学多导检测仪用热稀释法直接测定。

【并发症及防治】

1. 心律失常　多为一过性，去除导管刺激多可自然消失，如持续不终止，按心律失常处理原则进行处理。

2. 栓塞　空气或导管内血栓进入血液循环导致栓塞，术前应用肝素预防，术中仔细操作，注意用肝素盐水冲洗导管腔。

3. 缺氧发作　造影后30min内出现发绀加重、呼吸困难、心率减慢、血压下降，见于法洛四联症等右心室梗阻性先天性心脏病，可能与右心室流出道痉挛有关。

4. 造影剂反应　皮肤瘙痒或寒战、发热等过敏反应，极少数患者可发生超敏反应，出现过敏性休克，须及时抗过敏、抗休克处理。

5. 出血。

6. 心脏或血管穿孔。

【展望】

随着我国先天性心脏病介入治疗水平的提高，以及复杂畸形先天性心脏病介入治疗、经导管瓣膜置入术的进展，相关疾病术前、术后的检查也会更依赖心导管检查。

（徐　昶　曾和松）

第三节　左心导管检查

左心导管检查是经动脉途径插入导管获得左侧循环系统信息的导管技术，包括选择性及非选择性冠状动脉造影、左心室造影及主动脉造影。

心血管造影是通过各种心导管，将造影剂注入心腔或大血管，在X线透视下显影并进行记录。通过观察心脏与大血管的造影剂充盈情况及显影顺序，可以了解各心腔和大血管的形态、位置、大小及有无异常分流、反流等情况；了解各心脏瓣膜活动、心室收缩舒张的功能状态。

一、左心室造影

左心室造影可提供心脏解剖和功能方面的重要信息，是对冠状动脉造影的重要补充。

【适应证】

1. 评价整个左心室的收缩功能和局部心室壁运动。
2. 评价二尖瓣反流程度。
3. 诊断室间隔肌部缺损和膜部缺损。

【禁忌证】

1. 血流动力学不稳定。
2. 严重的左主干病变，经血管重建治疗后再做左心室造影。
3. 新鲜的心腔内血栓（＜6个月）。
4. 短柱倾斜碟瓣型人工主动脉瓣置换术后。
5. 心力衰竭（LVEDP＞30mmHg）和（或）肾衰竭的失代偿期。

【并发症】

1. 室性心律失常及房室传导阻滞。
2. 操作不当致空气栓塞及心脏压塞。

二、主动脉造影

【适应证】

1. 估计主动脉瓣反流的程度。

2.估计主动脉瘤的大小，确认主动脉夹层的位置和范围。

3.定位并显影冠状动脉旁路及解剖位置异常的冠状动脉。

4.定位主动脉缩窄。

主动脉造影对进一步明确主动脉根部的解剖结构和主动脉瓣的功能显得尤为重要。最常用的主动脉造影的体位为LAO 60°，既能观察主动脉根部的解剖结构，又能评估主动脉瓣关闭不全的程度。

【禁忌证】

1.严重的心力衰竭。

2.严重的肾衰竭。

【主动脉造影评估主动脉瓣关闭不全的标准】

1.轻度（+），造影结果提示为每次心搏后左心室微弱的显影，造影剂反流仅限于瓣下或呈线状。

2.中度（++），造影结果提示为左心室显影，造影剂浓度：左心室小于主动脉。

3.中重度（+++），造影结果提示为整个左心室显影，造影剂浓度：左心室等于主动脉。

4.重度（++++），造影结果提示为左心室高浓度显影，造影剂浓度：左心室大于主动脉。

（徐西振　曾和松）

第四节　选择性冠状动脉造影

选择性冠状动脉造影术是用特制的心导管经外周动脉逆行插管至冠状动脉口，将造影剂注射入冠状动脉内以显示冠状动脉的形态及血流情况，来判断有无冠状动脉形态及功能异常的一种左心导管技术，临床应用较广，是目前诊断冠状动脉粥样硬化性心脏病的"金指标"。

【适应证】

1.临床已确诊为冠心病，拟行冠脉旁路移植术或PCI术。

2.有不典型的心绞痛症状，临床疑诊冠心病。

3.有不典型的胸痛症状，需排除冠心病。

4. 动态心电图（Holter）、心电图运动试验提示有客观缺血指征而无临床症状。

5. 不明原因的心脏增大、心功能不全或室性心律失常。

6. 冠状动脉搭桥术后或PTCA术后再发心绞痛，需除外再狭窄或搭桥血管的病变或新生血管病变。

7. 从事特殊职业者（如飞行员或高空作业人员）的健康检查。

8. 急性心肌梗死。

9. 不稳定型心绞痛，经常规药物系统治疗仍不能控制症状，宜早期行冠状动脉造影明确病变严重程度，以选择PCI或冠状动脉搭桥术。

10. 非冠状动脉手术前的冠状动脉造影，用以评估手术风险，包括：①拟行瓣膜置换术的50岁以上或伴有胸痛的患者；②先天性心脏病行矫正术前，尤其是法洛四联症、大血管转位等可能合并先天性冠状动脉畸形者；③特发性肥厚型主动脉瓣下狭窄手术前；④其他非心血管疾病，如肿瘤或胸腹大手术前。

【禁忌证】

1. 重症心功能不全，如不能平卧1h以上，则不宜行选择性冠状动脉造影。

2. 严重全身感染。

3. 精神病等不能配合手术。

4. 有碘过敏所致休克者，不宜行冠状动脉造影。

5. 严重肾功能不全。

6. 高出血风险。

以上均为择期冠状动脉造影的禁忌证，若患者病情危重，需继续造影以明确诊断或下一步治疗规范，则根据患者具体情况判断患者是否适合行造影检查。

【造影设备】

（一）放射影像系统

1. 心血管造影机　1000mA以上、有能迅速更换角度的"C"形或"U"形臂的造影机，并有随意调整位置的手术床，带有电影及录像系统。

2. 高分辨率的影像增强器。

3. 高分辨率的荧光屏。

4. 高压注射器，供左心室造影用。

（二）心电和压力监护系统

术者在术中需随时了解心电图及压力的变化，故冠状动脉造影术应有持续的心电图及压力监护并显示在示波屏上。

1. 三通加压注射系统　三联三通板通过接管分别连接压力传感器、加压盐水袋和造影剂，方便操作，并可减少空气栓塞的发生率。

2. 压力传感器　常用膜式压力传感器经三联三通板与导管相连，以监测导管尖端所在部位的压力。

3. 加压盐水　也可手工冲管。

（三）导管系统

1. 造影导管

（1）多功能造影导管：TIG造影导管，是目前临床上经桡动脉或肱动脉穿刺时使用最多的造影导管，头端造型与Judkins左冠状动脉导管相似，使用TIG造影导管可对左、右冠状动脉造影，中间无须更换造影导管，避免了对桡动脉的刺激。

（2）Judkins冠状动脉导管：为最常用的经股动脉穿刺法冠状动脉造影导管，有左、右冠状动脉造影管之分，根据患者升主动脉直径有3.5、4.0、5.0、6.0四个型号备选。一般成人选用6F、4.0号的左、右造影管即可，小儿及升主动脉狭窄者适用3.5号，升主动脉扩张者适用5.0或6.0号。

（3）Amplatz导管：导管前端的外形与瓦氏窦的形态一致，常在Judkins导管插管不成功时选用。

2. 导管鞘　由扩张管及套管组成，应具备止血活瓣及侧接头，导管鞘外径有5～9F，根据所用导管的外径选用。

3. 导引钢丝　用于冠状动脉造影的导引钢丝外径一般为0.09cm或0.1cm，前端柔软，有直型和J型两种，长度有45cm、145cm、260cm等多种规格，45cm的导引钢丝用于导入血管鞘，145cm的导引钢丝用于导入造影导管，260cm的导引钢丝用于体内交换导管。

4. 穿刺针　有两种类型，一种由针套和针芯组成，另一种不带针芯，前端呈斜面，内径均可通过0.1cm或0.089cm的导引钢丝。

（四）心肺急救设备

导管室内必须具备除颤器、气管插管设备、呼吸机、急救药品。

【术前准备】

1. 一般化验：血常规、尿常规、肝功能、肾功能、血电解质浓度和出、凝血时间。

2. 胸部X线、心电图（包括运动心电图、Holter）、超声心动图，必要时行ECT心脏检查。

3. 碘过敏试验。

4. 局部清洁和备皮，选好准备穿刺的血管。

5. 做好患者及家属的思想工作，消除患者的顾虑，手术单签字。

6. 必要时术前注射地西泮10mg，或给予口服苯巴比妥0.06～0.1g。

7. 准备好必要的器械。

【操作步骤】

桡动脉、肱动脉及股动脉均可作为穿刺径路，可根据入路条件及冠状动脉情况选择合适的血管径路。

（一）经皮桡动脉穿刺冠状动脉插管法

1. 桡动脉穿刺　对桡动脉穿刺患者首先行Allen试验，阳性提示桡动脉与尺动脉存在理想侧支，穿刺桡动脉相对安全。

2. 多选择右侧桡动脉为穿刺插管部位，患者仰卧于导管床上，手臂平伸外展30°，手腕过伸位，常规消毒铺巾，消毒区域为手掌至肘关节以上。用1%利多卡因1ml局部浸润麻醉，使用桡动脉穿刺套装包。在桡骨茎突上1.5～2.0cm、桡动脉搏动最强处采用穿透法穿刺，进针方向与桡动脉走行一致且与皮肤成30°～40°角，当带鞘穿刺针见回血，继续向前推送2～3cm，撤出针芯，缓慢回撤塑料套管见针芯喷血后放入导丝，将导丝送入一定长度后退出针芯，用刀尖切开穿刺点处皮肤，沿导引钢丝插入6F桡动脉鞘管。注入肝素3000U。

3. 用肝素盐水冲洗泥鳅导丝和造影管，将泥鳅导丝插入TIG造影导管，尖端与导管尖端平行，进入血管鞘后将泥鳅导丝探入，尖端在导管前方至少4～5cm，然后将导管与导丝一起送入，直到将造影管送至主动脉根部，撤出泥鳅导丝，回抽2～3ml血弃去，用肝素盐水冲洗导管并与三通加压注射系统相连，在左前斜45°（各个导管室体位不一定相同）透视下将导管送到位。上肢动脉较细小，分支较多，而且易于痉挛，推送动作应尽量柔和。若推送过程中出现阻力，导丝也确定在主干内，可经造影管试注造影剂了解是否有桡动脉或肱动脉痉挛，必要时可经导管推注硝酸甘油200～300μg，若仍不能通过则需要换穿肱动脉或股动脉，切不可蛮力推送导管导致血管损伤、破裂或形成夹层，若试注造影剂发现已有造影剂外渗，应立即退出造影管，在渗出部位用弹力绷带加压包扎并密切观察局部张力情况。

4. 左前斜45°透视下左冠状动脉位于显示器右侧，通常将TIG造影管送至主动脉根部，稍加旋转，看到导管尖跳动之后固定，提示已经到达左冠状动脉口。

5. 左冠状动脉造影完毕后，将TIG造影管旋转出左冠状动脉开口，使导管开口转向显示屏的左侧，通常需要将造影管向内推送3～4cm后再一边旋转一边后撤，看到导管尖弹跳后固定，提示已经到达右冠状动脉开口。由于TIG造影管远端与JL管相似，到达右冠状动脉时容易进入圆锥支或与主支不同轴引起嵌顿，要注意监测压力，必要时"冒烟"了解导管位置。

6. 造影结束后，回撤造影管出冠状动脉开口至升主动脉，送入泥鳅导丝，导丝尖端弹出导管尖端一定距离后同时回撤出导管和导丝。

7. 肱动脉穿刺部位位于肘关节以上，肱二头肌与肱三头肌之间的肌间窝内，选取一个搏动最明显且表浅的部位进行穿刺，上肢外展30°，肘关节过伸位，其他步骤同桡动脉穿刺术，造影管到位步骤与经桡动脉相同。

8. 若患者不能经右侧桡动脉穿刺（如Allen试验阴性及右桡动脉病变、扭曲、痉挛等），或需要行乳内动脉-桥血管造影，可选择穿刺左侧桡动脉，穿刺部位及步骤相同，左上肢入路造影时首选Judkins管造影，也可选用TIG造影管造影。

9. 造影结束后拔出桡动脉/肱动脉血管鞘，使用弹性胶带压迫止血，每隔1～2小时可适当放松弹性胶带，密切观察纱布渗血、远端肢体缺血及前臂、上臂的张力。

（二）经皮股动脉穿刺冠状动脉插管法（Judkins法）

1. 股动脉穿刺见本章第三节"左心导管检查"。

2. 左冠状动脉插管首选Judkins左冠状动脉导管。用肝素盐水冲洗Judkins管及145cm的导丝，将导引钢丝插入Judkins冠状动脉导管，尖端与导管尖端平行，一起经导管鞘插入后即将J型导丝前送出导管尖端4～5cm。在X线荧光屏监视下将导管及导丝前送，遇有阻力或导管方向异常时应调整导丝及导管方向，不可强行递送，以免损伤血管内膜夹层甚至穿孔。导管通过主动脉弓进入升主动脉后，导引钢丝即可退出，回抽2～3ml血弃去，用肝素盐水冲洗导管并与三通加压注射系统相连，导管顺升主动脉前送，只要导管型号合适，导管尖可自然进入左冠状动脉口。插管及造影时还应注意下述两点。

（1）导管进入升主动脉后应顺其自然前送即可顺利地进入左冠状动脉口，过多旋转不但不易将导管送入左冠状动脉口，且易引起导管在血管内打结等并发症。

（2）导管型号合适与否的判断：以Judkins左冠状动脉导管进行左冠状动脉插管能否成功的关键在于导管型号的选择。在左前斜位60°投影面上，导管前部的曲臂于升主动脉下部跨越升主动脉腔与升主动脉成45°时导管易进入左冠状动脉口。如果与升主动脉所成的角度过小，表明导管型号过大，需换用型号较小的；如与升主动脉所成的角度过大，或包装时的形状未能张开，则表明型号过小，需换用较大型号的造影管。

3. 右冠状动脉插管同左冠状动脉插管步骤，将Judkins右冠状动脉导管送至升主动脉，此时导管尖端向左后，在左前斜位60°投影观察下，缓缓以顺时针方向旋转导管，使其尖端指向右前侧（即荧光屏上图像的左侧），如导管固定于该处并随心搏而运动时，一般已进入右冠状动脉口，导管进入右冠状动脉口时一般有一明显的前冲运动。注射少量造影剂，若见右冠状动脉显影，且压力、心电监护正常即可进行右冠状动脉造影。如果导管插入过深或导管刺激冠状动脉口痉挛，可造成楔嵌而中断血流，压力会出现衰减或心室化，应立即后撤导管，压力恢复正常后重新插管。在升主动脉扩张或冠状动脉开口异常时，可换用Amplatz右管。

（三）造影剂推注速度和注射剂量

目前导管室常用非离子型低渗或等渗造影剂，对患者心功能及肾功能影响较小。每次冠状动脉造影推注剂量以冠状动脉显影清晰为原则，手推造影方式经济、安全、简便，能满足医疗和研究的需要。一般左冠状动脉造影时，每次推注造影剂7～10ml，右冠状动脉造影时，每次推注造影剂4～8ml，推注速度为2～4ml/s，推注速度过快易引起冠状动脉痉挛，心肌缺血，甚至冠状动脉夹层。

（四）投影体位的选择

投影体位以影像增强器在患者体表的方位命名，由于冠状动脉解剖的变异很大，术中可酌情选择，改变或增加不同的投影体位以充分显示冠状动脉各主支和分支的全貌及其开口处的情况。以下是冠状动脉造影常用的投影体位、投射角度及观察血管节段。

右前斜30°：左主干；前降支中、远段、对角支；右冠中段、后降支、后侧支。

右前斜30°+足位30°：左主干+前降支近段；左回旋支全长+钝缘支中间支。

右前斜30°+头位30°：前降支+对角支。

左前斜30°+头位30°：前降支；回旋支分叉处及对角支开口处；冠状动脉近段+中段+后降支/后侧支分叉支。

左前斜45°+足位30°：左主干末端+前降支/回旋支分叉处+左回旋支+钝缘支。

前后位或右前斜5°～15°+头位30°：左主干；前降支全长和对角支。

左前斜50°～60°：右冠状动脉全长。

【术后处理】

冠状动脉造影术后处理同左心导管术后处理，此外，冠状动脉造影术后更需密切观察心律、心率及心电图ST段及T波的改变。注意观察穿刺部位，特别是桡动脉、肱动脉穿刺部位的渗血情况及穿刺部位远端肢体有无缺血，以及前臂或上臂有无张力的改变。

【并发症及处理】

（一）严重心律失常

常见的有心动过缓、传导阻滞、室性期前收缩、室性心动过速、心室颤动等。心动过缓和传导阻滞常为一过性，撤离导管或嘱患者咳嗽后可自行恢复。如果出现持续性心动过缓或二度以上房室传导阻滞时，可静脉注射阿托品0.5～1.0mg，必要时立即行心脏临时起搏。心室颤动是冠状动脉造影严重的并发症，可能与患者冠状动脉本身严重狭窄有关，也可能是造影剂推注速度过快引起，应及时抢救。

（二）心肌梗死

心肌梗死发生率为0.1%，常见原因：①导管或造影剂刺激造成冠状动脉痉挛。②导管损伤冠状动脉口，引起血管内膜撕裂甚至血管急性闭塞。③栓塞：可能为血栓栓塞或气体栓塞。术前肝素化、及时追加肝素、操作轻柔、尽量减少导丝在体内停留时间等，是预防冠状动脉造影时发生心肌梗死的措施。

（三）外周动脉栓塞

栓子来自导管或导丝表面形成的血栓、因操作不慎所致脱落的动脉粥样斑块、注入气泡等。一旦发生栓塞，应立即给予血管扩张药和溶栓治疗。

（四）死亡

主要影响因素：①术者的经验；②冠状动脉病变严重程度。

后者与死亡率密切相关，如冠状动脉左主干严重病变、严重三支血管病变、左心功能严重受损等患者行冠状动脉造影的死亡率明显增高，其中冠状动脉左主干严重病变者最危险，占死亡病例的近半数。

（五）其他

其他并发症包括动脉穿刺口或切口出血、血管穿孔、造影剂反应、感染、心功能不全、肺栓塞等，应注意预防和处理。

【结果分析与评价】

（一）冠状动脉病变分析

冠状动脉病变的分析和评价是选择治疗方法和判断预后的主要依据，因此必须对每一主支、分支和逐个血管段进行仔细分析和评价。

1. 狭窄程度的诊断标准　国际上统一采用直径法判断冠

状动脉的狭窄程度，即以狭窄处直径比紧邻狭窄段的近心端和远心端正常冠状动脉内径减少的百分数来计算。

2. 狭窄的临床意义 一般认为，50%以下的固定狭窄为轻微病变，一般不会引起缺血症状。70%以上的固定狭窄可引起缺血症状，90%以上的固定狭窄为重度狭窄，不仅可引起严重缺血，还可引起该血管供血区心肌功能不全。

3. 病变特征分析 病变特征对于冠状动脉的介入治疗至关重要，不同病变特征对手术成功与否、介入治疗方案的制订和器械的选择、并发症和再狭窄等都有直接影响。对病变特征的分析，包括病变部位、长度、有无累及大分支、病变边缘规则与否、成角病变的度数、钙化程度、溃疡、血栓和侧支循环情况等。

（二）冠状动脉造影结果分析错误的常见原因

术者经验不足或设备质量问题可能会得出某些错误结论，常见原因为如下所述。

1. 投照体位不全或投照角度不对 未能把冠状动脉树的重要血管支完全分开，血管的重叠和缩短影响了对病变的显示和判断，尤其是血管分叉处的病变。

2. 显影不佳 导管到位欠佳及注射压力、剂量、速度的不足，都会造成血管显影不佳致使判断错误。

3. 超选择性注射 导管插入过深进入分支内行超选择性造影，经验不足的术者将未能显影的血管误认为完全闭塞。

4. 位于血管开口的完全闭塞性病变：如看不到残端，则易被误诊。

5. 导管刺激引起的冠状动脉痉挛：易被误诊为狭窄，冠状动脉内推注硝酸甘油200～300μg后复查造影有助于帮助诊断。

6. 心肌桥压迫。

7. 冠状动脉起源和分布的先天性异常。

（肖志超 曾和松）

第五节 心内膜心肌活检术

心内膜心肌活检术（EMB）是利用导管式活检钳，经周围血管到达右心室或左心室夹取心内膜心肌组织的技术。最早出现在1956年，当时是使用特殊的穿刺针通过胸部进行取材。在1962年首次通过静脉进行心内膜心肌组织的采集，1981年11月西安医学院第二附属医院孙济川等在国内率先发表了使用自制活检钳进行心内膜心肌活检操作的研究结果。2007年，美国心脏协会、美国心脏病学会和欧洲心脏病学会共同发表声明，认为心内膜心肌活检术可用于多种心脏疾病的诊断，包括新发不明原因伴有血流动力学障碍的心力衰竭、伴有室性心律失常的心力衰竭、常规治疗无效的心力衰竭和心肌炎等。

【适应证】

1. 心脏移植术后排斥反应监测。

2. 临床疑诊心肌炎（如感染性心肌炎、自身免疫性心肌炎、嗜酸粒细胞性心肌炎、巨细胞性心肌炎等）。

3. 疑诊浸润性心肌病（如限制型心肌病、心肌淀粉样变、糖原贮积症、含铁血黄素沉着症等）。

4. 系统性疾病或化疗药物、毒物等可能累及心肌。

5. 两周及以内新发心力衰竭，无论心脏大小是否正常。

6. 新发心力衰竭超过两周，合并左心室扩大及新发室性心律失常、二度或三度房室传导阻滞，或常规治疗1～2周无法完全恢复正常者。

7. 心脏肿瘤。

8. 无法解释的肥厚型心肌病或疑诊致心律失常性右心室发育不良/右心室心肌病等。

【禁忌证】

1. 出血性疾病、严重血小板减少症及正在接受抗凝药物治疗者。

2. 急性心肌梗死、左心室内附壁血栓形成或室壁瘤形成者禁忌左心室活检。

3. 心脏明显扩大伴严重左心功能不全者。

4. 近期有感染者。

5. 不能很好配合的患者。

6. 分流缺损是相对禁忌证，应避免左心室活检，以免引起矛盾性体循环栓塞。

【操作径路及要点】

（一）术前准备

EMB需在患者局部麻醉下进行。操作时患者必须接受心电图、无创血压监测及血氧饱和度监测。在进行EMB之前，患者凝血功能的国际标准化比值（INR）应小于1.5，抗凝治疗在术前16h及术后12h停止。术前及刚刚结束EMB操作后需行心脏彩超检查，监测是否出现心包积液。如果有条件，术后12～24h应对患者进行心电监护。此外，活检之前应进行经胸心脏超声，以便于发现有无心肌病、评估左心室射血分数及左心室肥大情况、发现心肌结构改变及筛查有无不适宜进行左心室EMB的情况（如左心室侧壁厚度小于8mm、心肌致密化不全、左心室血栓、先天性主动脉瓣狭窄）。

（二）入路选择及器械准备

早年临床医师为了便于心内膜心肌活检操作，通常是通过中心静脉，于右心室获取心内膜组织。然而，临床上有相当多的心脏疾病，其累及的部位位于左心室，如绝大部分的心肌病和心肌炎。因而，目前推荐经桡动脉、肱动脉或股动脉入路行左心室进行心肌活检的取材。

值得注意的是，尽管传统观点认为与右心室的取材部位相比，于左心室游离壁取材会有更高的风险，但目前并没有研究表明左心室心肌活检术发生并发症的风险高于右心室。在取材过程中，为了进一步提高敏感性，可以使用无创成像技术或解剖电成像技术来定位受疾病影响的心肌区域。心脏磁共振成像可根据心室炎性区的分布情况，为心肌活检的位置提供建议，从而提高检测的敏感性。在取材时，也可使用超声心动图进行定位和避免损伤心脏其他部位。

除心肌活检的部位外，检出率也与心肌活检取材的数目有关。一般至少应取3～5枚组织做进一步的分析，如病理学、免疫组化和分子生物学分析（病毒PCR等）。电子显微镜可用于鉴别心肌线粒体疾病和贮积性疾病。

（三）常见的几种EMB操作流程

1. 经桡动脉左心室EMB　患者局部麻醉后，将6F鞘管（radifocus introducer Ⅱ，10cm，Terumo，日本）穿刺进入右桡动脉。在穿刺之前患者须接受普通肝素3000U及维拉帕米

5mg动脉注射，防止桡动脉闭塞或痉挛。将一个5F猪尾导管（Boston Scientific，美国）延伸至左心室，J形导丝[260cm，0.035in（1in=2.54cm）]通过猪尾导管来确定心室的位置，然后将6F鞘管及猪尾导管撤去。将一个7.5F无鞘多用途指引导管（MP1.0，Asahi Intecc，日本）沿导丝送入，当指引导管到达升主动脉时将扩张器撤去，随后指引导管细致地顺着导丝进入左心室腔。将J形导丝撤去并且连接Y-连接器（Copilot，Abbott Vascular，美国）。在20°左前斜位（LAO）透视下检查指引导管尖端的位置，观察其尖端是否指向左心室侧壁（图24-1）。一旦位置确定后，注射6ml造影剂来显示指引导管尖端与左心

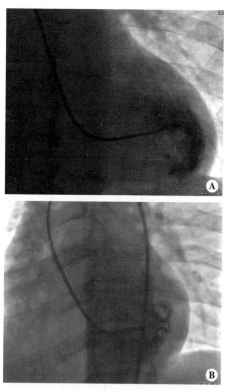

图24-1　DSA指引下进行左心室心内膜心肌活检

注射6ml造影剂后，20°LAO位下左心室造影影像，可显示7.5F MP1.0指引导管在左心室中的位置（导管尖端指向左心室侧壁）：A.桡动脉径路；B.股动脉径路

室侧壁的距离，指引导管不应该接触到室壁。在心内膜心肌活检之前，应该检测并控制活化凝血时间（ACT）范围在200～250s来预防操作过程中血栓的形成。活检钳应该先在水中冲洗防止空气栓塞，然后通过Y-连接器在MP1.0指引导管中逐渐进入。透视下活检钳逐渐前伸至指引导管的前端，然后逐渐细致地朝着左心室侧壁延伸。一旦感到阻抗力或者透视下看到活检钳抵达室壁，活检钳应夹闭取样并且马上从指引导管中撤出，放置好标本。在整个操作结束后，将无鞘指引导管撤出，使用血管闭合装置来止血。术后，每位患者服用小剂量阿司匹林4周来预防活检部位血栓的形成。

2. 经股动脉左心室EMB　在局部麻醉下，将8F鞘管（radifocus introducer Ⅱ，10cm，Terumo，日本）经右或左股动脉穿刺进入，同时患者接受3000～4000U普通肝素（ACT：200～250s）。然后将5F猪尾导管（Boston Scientific，美国）延伸至左心。将一个长J形导丝（260cm，0.035in）通过猪尾导管来确定心室位置，将猪尾导管撤去，然后将一个8F多用途带边孔的指引导管（MP1.0 SH，Medtronic，美国）进入股动脉，顺着导丝细致地逐渐延伸至左心腔，之后将J形导丝撤去，与Y-连接器（Copilot，Abbott Vascular，美国）连接起来，透视下观察指引导管在心腔中的位置（图24-2）。接下来的步骤和经桡动脉左心室EMB操作相同。

3. 经股静脉右心室EMB　对于这个径路的操作，推荐无肝素化或应用阿司匹林预防。局部麻醉下，将一个8F鞘管（Arrow Flex，30cm，Tereflex，美国）经右或左股静脉穿刺进入。使用较灵活的活检钳，可以按照患者个体的解剖来调整合适的方向。与其他径路不同，不使用指引导管，因为可能影响到灵活性并且会增加心脏穿孔的风险。原则上，不推荐右心室活检时使用任何一种坚硬不灵活的活检器材。在0°右前斜位（RAO）透视下，活检钳逐渐延伸至右心房。小心通过三尖瓣后活检钳到达右心室。在90°LAO位透视下可以确定最佳活检位置，不推荐在RAO位透视下进行右心室活检，因为不能判断活检钳是否仍在右心房或者是否接触到冠状动脉窦。在张开活检钳时，需要明确活检钳已经接触到心室壁，进而避免发生不可控的组织损伤。活检钳接触到心室壁后，回撤少许让活检钳在右心室张开，然后再前进到低位室间隔上钳取少许样本（图24-2）。在完成所有活检取样后，将8F鞘管撤出，人工按压穿刺点数分钟来止血。

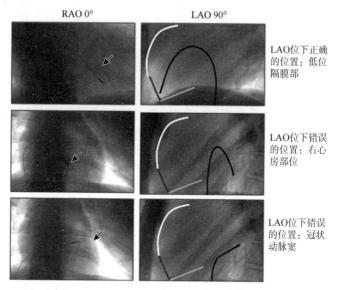

RAO 0°　　　　　LAO 90°

LAO位下正确
的位置：低位
隔膜部

LAO位下错误
的位置：右心
房部位

LAO位下错误
的位置：冠状
动脉窦

图24-2　DSA指引下进行右心室心内膜心肌活检

0°RAO位和90°LAO位下右心室造影，透视显示活检钳在右心室的位置，图片引用自Carsten Tschöpe。白色：隔膜的这个部分有增加出现短暂或永久的三度或二度Ⅱ型房室传导阻滞风险。深灰：最佳取样部位；浅灰：游离壁取样有穿孔风险

【术后并发症】

文献报道，心内膜心肌活检术的并发症发生率为0～3.3%，考虑到研究时间的影响估计近年来的发生率不超过1%。常见并发症包括血管迷走性晕厥、心脏穿孔、心脏压塞、心源性休克、室上性和室性心律失常、罕见心房穿孔、气胸、血管损伤、神经损伤、肺栓塞、冠状动脉心腔瘘、出血、三尖瓣损伤等。心脏穿孔是少见但严重的并发症，一旦怀疑心脏穿孔不要拔除静脉穿刺鞘（可作为液体通路进行补液及输注血管活性药物，病情稳定后再拔除鞘管），应立即行超声心动图检查评估心包积液的量，一旦出现心脏压塞或血流动力学不稳定应立即行心包穿刺引流，通常不会导致严重后果。另一严重并发症是不可逆的完全性房室传导阻滞，需要置入永久起搏器治疗。绝大多数并发症不需要特殊处理，只需严密观

察即可。

总之，心内膜心肌活检术不仅是心脏移植术后排斥反应的重要监测手段，还是心肌炎、疑难心肌病及心脏肿瘤确诊的重要方法。由于心肌病变通常分布不均匀，心内膜心肌活检术具有漏检的可能，需要与超声心动图、心脏磁共振及心血管病理等专业医师密切配合，以减少漏诊、误诊。随着心肌病特异性治疗药物的陆续出现，基于心内膜心肌活检的病理诊断越来越受到关注，建议全国三级医院心内科积极开展此项检查，以提高我国心肌炎、心肌病精准诊断的能力。

（蒋建刚　汪道文）

第二十五章 冠状动脉血管内检查进展

第一节 血管内超声

血管内超声（intravenous ultrasound，IVUS）是无创性的超声技术和有创性的导管技术相结合的一种诊断方法，利用导管将一高频微型超声探头导入血管腔内进行探测，再经电子成像系统来显示心血管组织结构和几何形态的细微解剖信息。由于超声探头直接置于血管腔内探测，因此，IVUS 不仅可准确测量血管腔及粥样硬化斑块的大小，更重要的是它可提供粥样硬化斑块的大体组织信息，在显示因介入治疗所致的复杂的病变形态时明显优于造影。在冠心病的介入性诊疗中有很高的指导价值。

【工作原理】

IVUS 通过带有微型压电晶体超声换能器探头的导管和图像处理系统两个部分提供更真、更细、更全面的冠脉信息。IVUS 导管顶端的超声换能器发射超声脉冲，超声波在超声介质中成束传播，当遇到不同声阻抗的两种介质界面时发生散射和反射，反射的超声波碰击压电晶体时产生电信号，传递到图像处理系统。不同性质的组织对超声的吸收和反射不同，因此可以根据接收超声信号的强弱以不同的灰阶形式显示出冠状动脉血管壁的组成结构，从而判断病变的性质和程度。

正常的冠状动脉由具有不同回声特性的层状结构组成。超声下的三层结构代表的是不同的声学界面，与组织学上的内、中、外膜不完全对应。内层包括内膜和内弹力膜，在病变血管还包括动脉粥样硬化斑块。内膜的斑块病变通常表现为白色的回声。第二层是中膜，超声下多显示为无回声层，表现为圆形暗区。最外层含外膜和外膜周围组织，呈特征性的'洋葱皮'样表现。

目前，按照超声探头的设计类型，IVUS成像导管分为机械旋转型和电子相控阵型。机械旋转型IVUS换能器主要是利用导管近端的马达驱动轴以高速旋转的单阵元换能器旋转，换能器发射或接收信号以1°递增，这些脉冲的不同延迟时间和振幅可为每幅图像产生256个独立径向扫描线。电子相控阵型则是由多个超声传感器镇元呈环形排列，通过时序调控生图像，经过时序编码，各组传感器通过孔径矩阵优化合成图像。二者各有特点，前者探头频率更高，得到的图像更完整真实，但由于旋转扫描影响，容易产生伪影；同时由于探头距离导管前端较远，需要更多的操作空间。而相控阵型探头更靠近导管远端，需要的操作空间更小，也不易产生伪影，但探头频率较低，图像质量整体不如前者。

【操作规范】

目前所有的IVUS仪器基本结构相似，由超声导管、导管回撤系统和超声主机三部分构成。操作前切记经鞘管注入普通肝素3000～5000U，以及经导引导管向靶血管内注射硝酸甘油100～200μg，以预防血栓栓塞和血管痉挛。此外机械旋转型成像导管在送入体内之前务必排空导管保护鞘内的空气，以免空气影响声波传导导致图像质量明显下降。为避免血管损伤，导管推送要轻柔，而且要避免送入细小血管的远端。导管回撤过程中要保持导管体外部分的共线性，以及调整鞘管外阀，以免不均匀旋转导致图像伪影。

【IVUS在冠状动脉粥样硬化诊断中的应用】

IVUS在辅助诊断冠状动脉粥样硬化方面也有很大的用处。

1. 明确冠状动脉造影不能确定的狭窄　在用冠状动脉造影诊断怀疑存在狭窄，需要进一步确认是否有必要进行冠状动脉的重建时，或冠状动脉造影结果和临床表现不符合时，可借助IVUS进行诊断。

2. 协助诊断心脏移植术后的冠状动脉病变　心脏移植术后由于免疫排斥反应，血管内膜常呈弥漫性增生，但常规冠状动脉造影常显示正常，而IVUS可检测内膜增生的程度。

3. 观测冠状动脉粥样硬化的进展和消退情况　在冠状动脉粥样硬化的早期，由于冠状动脉重塑现象的存在，冠状动脉造影常显示为正常，而IVUS可提供冠状动脉粥样硬化的进展情况，反映冠心病的一级和二级预防措施对冠状动脉粥样硬化病变的治疗效果。近年来的研究表明，早期的冠状动脉粥样硬化斑块多为富含脂质的软斑块，虽然未造成严重的冠状动脉狭窄，但容易在一些诱发因素（如血压的升高、剪切力的增加）的作用下破裂，致使脂质溢出，引起血小板集聚，血栓形成，血管阻塞或血管痉挛，从而导致包括不稳定型心绞痛、急性心肌梗死等在内的急性冠脉综合征，故其危险性很大。应用血管内超声可及时筛查出该类患者，进行预防。

4. 评价血管壁的张力和顺应性　血管内超声可连续地、直接地监测血管活性物质对冠状动脉血管张力的影响。利用这一特性，可以对不同程度冠状动脉粥样硬化状态下的血管内皮功能的变化进行研究，并观察各种药物及介入性治疗对冠状动脉血管张力的影响。

【IVUS在冠心病介入治疗中的应用】

1. 指导确立最合适的治疗方案　根据IVUS的回声强度的不同，可将粥样斑块分为富含脂质的低回声斑块（即软斑块）和富含纤维成分的高回声斑块（即硬斑块）两种。根据不同的病变情况可选择与之相适应的治疗方案。例如，对于有浅表性钙化的偏心性斑块，应选择激光或斑块旋切术；对于有深层钙化的偏心性斑块，应选择定向旋切术；对于全周性的软斑块，则可选择经皮冠状动脉球囊成形术（PTCA），必要时加用网状支架。

2. 正确选择器械的大小　一般而言，球囊、支架等器械大小的选择是以冠状动脉造影上的正常节段为参考的。由于冠状动脉重塑等原因，50%以上的冠状动脉造影显示正常的节段存在粥样斑块，这就使得根据冠状动脉造影选择的器械型号偏小。根据血管内超声选择合适的器械进行治疗，可在不增加合并症的前提下提高最小管腔直径（MLD），从而减少再狭窄的发生率。

3. 确定介入性治疗的终点　对于正常的冠状动脉，冠状动脉造影和IVUS所测管腔的径线基本一致，但在存在粥样硬化尤其是在介入性治疗所致斑块破溃或夹层形成等情况下，二者常不一致。虽然冠状动脉造影上显示了满意的扩张效果，但IVUS却仍显示有较多的斑块残存，需进一步扩张或安装支架。

4. 确定网状支架的位置及扩张效果　IVUS可用于评价冠状动脉支架数的效果，主要评价指标有4个：①支架膨胀是否完全；②支架贴壁是否良好；③病变覆盖情况；④并发症（主要为夹层和血肿）。

5. 预测术后再狭窄的发生　网状支架的应用虽然减少了介入性治疗的近期及远期并发症，但支架内再狭窄的发生率可高达25%～45%，而其中相当一部分并不是真正的支架内再狭窄，而是由支架置入时所谓的"亚理想置入"造成的。造成"亚理想置入"的常见原因包括扩张不充分、支架的型号偏小、支架从病变部位滑脱、支架变形等。由于冠状动脉造影不能辨认支架置入部位的狭窄是否为"亚理想置入"所致，因此，对于支架内再狭窄病例，应行血管内超声检查以确定其狭窄的具体原因及相应的治疗方案。

【IVUS缺陷】

IVUS成像中的伪像是至今仍无法解决的问题，这将影响其图像质量及数据测量，应用IVUS时如果超声导管与血管长轴不垂直会导致图像的几何形状失真，超声导管的大小也限制了其在严重狭窄病变中的使用。目前的IVUS的分辨率尚无法识别真正意义上的薄的纤维帽（65～100μm），破裂斑块的漂浮片可能属于IVUS的分辨之外，或者离探头过近而不能被显示。IVUS在判断急性血栓方面也有明显的局限性，IVUS无法将血栓与低回声斑块鉴别开来，因为它们具有相同回声的充满脂质成分的组织，并且均具有结构松软和血液淤滞的现象。

冠状动脉介入是一个日新月异，充满挑战的领域，IVUS为这一领域提供了一个丰富的信息平台，特别是近年来虚拟组织学成像血管内超声（virtual histology-IVUS，VH-IVUS）、血管内超声弹性成像（IVUS elastography，IVUSE）、整合背向散射的血管内超声（integrated backscatter-IVUS，IB-IVUS）等IVUS新型成像技术的涌现，极大地拓展了IVUS的临床应用范围。另外，IVUS与其他相关技术的融合，如IVUS-OCT、IVUS-FFR、IVUS-NIRS等在近些年也得到了长足的进步，旨在同时发挥两种测量手段的优势，弥补彼此的不足。规范操作、精确判读和合理应用IVUS及其相关技术将会最大限度地优化冠状动脉介入的效果，改善患者预后。

（蒋建刚　曾和松）

第二节　光学相干断层扫描

光学相干断层扫描（optical coherence tomography，OCT）是近十年迅速发展起来的一种成像技术。

【工作原理】

OCT的基本原理是把光束投射到被成像的组织或标本上，光束被不同的距离上的显微结构反射。通过测量反射光的时间延迟及反射和反向射光的强度，并且将不同位置上测量所获得的反射信息转化为数字信号，经过计算机处理转换为二维和三维的图像形式，从而显示出被成像组织的各层显微结构。

【操作过程】

OCT仪器生产厂家较多，本文仅以雅培公司OPTIS Mobile系统为例进行简单的介绍。

OCT仪器操作：5P要点。

1. Preparation——准备成像导管。轻柔取出导管，肝素盐水纱布擦拭激活亲水涂层，3ml纯造影剂从侧孔推注，直至头端滴出3滴。连接成像导管。

2. Position——沿导丝送入成像导管至病变部位以远，其中光镜标记超过病变部位5mm。

3. Purge——冲洗成像导管。

4. Puff——冒烟，少量推注造影剂确认指引导管同轴性。

5. Pullback——回撤成像，可用自动或手动回撤模式，同时冠状动脉内推注造影剂。技术员采集分析影像。

【五种最常见的OCT伪影】

1. 锯齿影　表现为轻微的椭圆形图像失真，伴明显的锯齿，这是由于单帧图像内，血管和成像导丝的快速移动所致。

2. 小泡阴影　表现为被缝隙阻挡的组织表现为暗区，特别是在缝隙的边缘，这是由于成像导丝内光纤周围的液态硅会产生小泡缝隙，这会阻挡光线，产生阴影，这个缝隙不是空气，不会危及患者的安全。

3. 残留血液所致的影像衰减　表现为大范围血管壁影像变得模糊，尤其是离成像导丝距离最远的区域，这是由于血管管腔内或球囊鞘顶端残留的血液阻挡了光线所致。

4. 多重反射　表现为在离物体真实影像一定距离的地方出现的模糊镜像。这是由于光线在两个界面之间多次反射造成的，像支架梁这样的高反射的金属物体，就会产生一系列的多重反射影像。

5. 轻微 z-offset 偏移　表现为成像导丝鞘的影像比中心表格偏大，导致细小的直径偏差，这是由于成像导丝或 PIU 缆线中的光纤在受到外力作用，发生了拉伸或压缩，尤其容易在回撤扫描启动的时候发生。

【应用价值】

OCT 的分辨率最高可达 $10\mu m$，因此可以清晰地观察冠状动脉血管的三层结构，清晰辨别斑块性质，而且是目前唯一能精确提供支架贴壁及内膜增生信息的影像工具，在临床上主要应用于以下几方面。

1. 揭示冠状动脉斑块形态及性质　可以了解斑块的钙化情况、斑块的纤维帽及脂质核心。

2. 发现易损斑块　OCT 是目前唯一一项能够测量薄纤维帽厚度的技术，因此它能评估斑块的易损性，并可以发现斑块破口位置。

3. 鉴别红色、白色血栓　红色血栓在 OCT 上表现为向动脉管腔内突出的单信号高位反向散射投影，而白色血栓则为低位的投影，两者在峰强度上无差别，但在 1/2 衰减宽度的信号强度曲线上可以进行区分。

4. 观察支架术后即时效果，了解支架贴壁情况　IVUS 成像通常用于评估冠状动脉支架术后的效果，但是支架的金属结构可使图像的质量降低，以至于 IVUS 不能提供更多的细节，OCT 可以立即观察到支架是否完全扩张，甚至可以精确测量支架与血管壁的紧贴程度，以及了解支架边缘是否有夹层。

5. 进行支架术后随访　了解支架内皮修复、内膜增生及血栓形成情况。

【OCT 的不足】

目前 OCT 成像系统穿透组织的深度约为 2mm，对于检测和诊断内膜下病变具有很好的特异性，但对于深在的病变尚缺乏诊断的特异性；OCT 使用时会受到血流的干扰，影响图像质量，所以成像需要无血环境，目前一般的操作方法是推注造影剂稀释血流，这个短暂的缺血过程可能会给患者带来胸痛及心电图的改变；另外，OCT成像导丝是由光导纤维组成的，容易折断损害，操作时应格外小心。

（徐　昶　曾和松）

第三节　冠状动脉血流储备分数检测

冠状动脉血流储备分数（fractional flow reserve，FFR）是以评估心肌微循环灌注压是否下降，进而判断心肌是否存在供血不足的一项指标。对于特定冠状动脉病变是否应该进行干预，一直以来都是以影像学上冠状动脉狭窄程度，即解剖学指标作为标准；而FFR则通过计算特定病变是否导致血供下降，从而给出病变是否导致心肌缺血、是否需要进行干预的一项功能学指标。近年来，以FFR为指导的冠状动脉介入治疗策略已被证实可降低不良事件，改善患者预后，且快速安全、有效。

【理论基础】

在正常情况下，心肌血流量与冠状动脉的灌注压成正比，与心肌微循环阻力成反比；当应用血管扩张药物最大程度扩张心肌微血管后，可使心肌微循环阻力减小以至于忽略不计，此时心肌血流量仅取决于灌注压，灌注压降低的幅度代表了心肌缺血的程度。因心外膜冠状动脉为传输血管，不产生明显阻力，故冠状动脉口压力（P_a）和正常远段血管压力（P_d）一致，两者比值$P_d/P_a=1$；当冠状动脉出现病变时，将导致病变远端P_d降低，因此$P_d/P_a<1$。

【界定与应用】

FFR理论正常值为1，即$P_d/P_a=1$；P_d下降超过25%，即FFR<0.75时为有意义病变，可导致心肌缺血；FFR>0.80时，90%以上的概率不会导致心肌供血不足。临床上一般以0.80作为介入干预界值，对于FFR≤0.80的病变进行血运重建，而对于FFR>0.80的病变则采用药物治疗。此外，支架植入后FFR是否达标是预测PCI术后患者预后的独立危险因素，理论上应接近于1，FFR≤0.90时提示支架植入效果不良，需要进行血管内影像或后扩张等进一步检查处理。

【测定方法】

FFR的测量可以应用压力导丝或者压力微导管，后者已实现国产化并兼容常规冠状动脉0.014工作导丝进行快速交换，临床上较为常用。仪器校准后，送压力导丝或压力微导管至病变远端3～5cm，使用血管扩张药实现冠状动脉微循环最大程度扩张，自动回撤压力导丝或压力微导管，测定P_d及P_a值，并自动计算FFR值。

目前常用的使冠状动脉微循环达到充分扩张的药物为腺苷和腺苷三磷酸，两者等效。给药方式有静脉泵入和冠状动脉弹丸式注射。常用静脉给药，剂量为140～180μg/（kg·min）；一般将药物配制成1mg/ml浓度，经肘正中静脉输液泵给药，泵速（ml/h）=体重（kg）×8.4（或者×10.8），即相当于140μg/（kg·min）或者180μg/（kg·min）；临床上较常用设定泵速的方法为泵速（ml/h）=体重（kg）×10，简单方便，相当于167μg/（kg·min）的剂量。冠状动脉内给药用法为右冠状动脉100μg（最大量为每次120μg），左冠状动脉200μg（最大量为每次600μg），弹丸式注射，快速打药，通常不需要增加剂量。药物应用禁忌证包括血流动力学不稳定、病态窦房结综合征或二度以上房室传导阻滞、支气管哮喘及腺苷过敏。

（李　晟　曾和松）

第四节　心腔内超声

心腔内超声（ICE）已经被广泛应用于各种心脏介入手术，包括术前筛查、术中监测和术中测量、指导定位及效果评估等，主要包括心律失常、左心耳封堵、先天性心脏病、瓣膜性心脏病、梗阻性肥厚型心肌病、妊娠合并心血管疾病、植入左心室辅助装置、心肌活检、肺动脉高压、电极导线拔除术等心血管疾病的介入手术。

1. 术前筛查血栓　许多高龄心力衰竭患者及部分敏感患者，对于食管超声不能耐受，此时可使用ICE筛查患者有无血栓，通常可以在右心房、冠状窦、右心室流出道及肺动脉位置多个角度观察左心房及左心耳有无血栓。尤其是在右心室流出道/肺动脉，其与左心耳解剖紧密相邻，可以清晰观察左心耳，此处甚至优于食管超声。在冠状窦内观察左心耳时，务必注意轻柔地操作导管，保持导管头部游离和极低张力，部分冠状窦解剖细小和迂曲者不适合ICE置入冠状窦操作。对于血栓分辨困难的患者，可以行心肌声学造影。

2. 建立手术通路　ICE指导房间隔穿刺具有明显优势，传统的房间隔穿刺方法是基于X线下经验性穿刺，而ICE下可以精确定位卵圆窝，并可以见穿刺套件顶住卵圆窝形成"帐篷征"，对于心脏畸形、心脏转位、严重房间隔膨出瘤的患者更具有意义；此外，对于左心耳封堵等手术，以及房间隔穿刺位置要求偏后偏下的手术，在ICE指导下会更加准确。

3. 术中监测　ICE可以实时监测有无心包积液、血栓形成和消融过程中有无微泡产生，有助于及早发现和及时处理相关并发症。

4. 导管消融　对于心房颤动导管消融，ICE可以无接触建立左心房模型，避免模型过度饱满和塌陷，此外可以实时显示肺静脉前庭的细致结构，观察有无微泡产生和血栓；对于心房扑动消融，ICE可以清晰显示三尖瓣环峡部有无凹陷、裂隙和凸起的巨大欧氏嵴，降低爆裂风险和提高消融成功率；对于室性期前收缩和室性心动过速，尤其心室乳头肌起源者，三维ICE可以清晰显示和建模乳头肌及分叉位置，精准指引导管定位消融。

5. 其他介入手术　对于先天性心脏病介入、左心耳封堵、瓣膜性心脏病，ICE可以协助测量尺寸以选择合适规格的封堵器，并能实时观察封堵稳定性及有无残余分流；对于梗阻性肥厚型心肌病，可以清晰显示梗阻位置，精准指导消融或手术切除。

（王　炎）

第二十六章　血流动力学监测

【目的】

血流动力学是研究血液及其组成成分在机体内运动特点和规律的科学，血流的动力，不仅来源于心脏，亦来自于血管系统。每一个血流动力学指标，只要测量准确，均能反映客观存在，且具有可应用于临床的价值。血流动力学监测的目的：①评估患者的状态；②指导临床治疗，包括维持液体平衡、合理应用血管活性药物与正性肌力药物、监测全身氧代谢；③辅助评价患者的预后。

【监测技术】

（一）有创动脉血压监测

原理：将动脉导管置入动脉内直接测量血压，其压力波形大小和幅度等，可在一定程度上反映心排血量、外周血管阻力和血管内容量等状态。

适应证：①复杂、重大手术，术中持续监测血压变化；②血流动力学不稳定；③血液稀释、控制性降压技术；④无法测量无创血压；⑤指导心血管活性药物使用、持续血药浓度监测；⑥反复抽取动脉血行血气分析等检查；⑦通过动脉压力波形或收缩压变异度获得诊断信息并评价容量治疗反应。

禁忌证：①改良Allen试验阴性；②穿刺部位或附近感染、外伤；③合并血管疾病，如脉管炎等；④手术操作涉及同一范围部位。

动脉穿刺可选择桡动脉、肱动脉、足背动脉、股动脉等。常选择桡动脉，其自肱动脉分出，与桡骨平行下降，其下部位置较浅，表面附以皮肤和筋膜，附近无重要的神经和血管，不易发生神经、血管损伤。

（二）中心静脉压监测

原理：从颈内静脉或锁骨下静脉置入中心静脉导管，可直接测得上腔静脉或下腔静脉近右心房入口处的压力或右心房压力，正常值为 $5\sim12cmH_2O$（$3.7\sim8.8mmHg$）。

适应证：①休克、脱水、血容量不足；②复杂手术，术中需大量输血、血液稀释的患者；③控制性降压、低温；④心血管功能不全尤其是心源性休克、手术可引起血流动力学显著变化。

禁忌证：①凝血功能障碍；②局部皮肤感染；③广泛上腔静脉系统血栓形成。

常用的穿刺部位：颈内静脉、锁骨下静脉，有时也用股静脉、颈外静脉。

（三）Swan-Ganz 导管监测

原理：Swan-Ganz 导管由颈内静脉进入右心系统，送达肺动脉。测定心脏各部位的血氧饱和度，计算血氧含量，判断心腔或大血管间是否存在分流或畸形；判定心内容量，并通过计算心内分流量、全身血管和肺血管阻力、氧转运量和氧耗量等，评价心肺功能和病变的严重程度。

适应证：①各种原因引起的休克状态，需要监测血流动力学者；②多器官功能不全且血流动力学不稳定者；③观察药物对血流动力学的影响；④心脏大血管手术围手术期监测。

禁忌证：①三尖瓣狭窄或肺动脉瓣狭窄；②右心室或右心室内占位（肿瘤或血栓形成）；③法洛四联症；④近期置起搏器导管者。

放置方法：

（1）导管选择：一般选用四腔 Swan-Ganz 导管，检查球囊是否完好，用肝素盐水冲洗管腔。

（2）一般经皮穿刺颈静脉或锁骨下静脉，也可以选用肘静脉或贵要静脉途径，根据顶端压力曲线判断是否进入右心房。一般成人从不同部位至右心房的长度：颈静脉 $15\sim20cm$、锁骨下静脉 $10\sim15cm$、左肘静脉 $50cm$、右肘静脉 $40cm$。

（3）用肝素生理盐水冲洗管腔后，通过三通接头与压力换能器相连。

（4）管端进入右心房后将球囊充气 $1ml$，在压力和心电监测的指引下将球囊送至肺动脉小分支，见 3 个波峰的压力波，波幅约为 $0.26kPa$（$2mmHg$），即为肺毛细血管楔压。

（5）测定肺毛细血管楔压后尽快排出球囊气体，球囊充气嵌顿时间应小于15s。将导管回撤至肺动脉测定肺动脉压及心排血量。

（6）完成上述测定后将导管回撤至右心室、右心房，分别测定其压力（表26-1，表26-2）。

表26-1　直接测量值

参数	缩写	正常值
右心房压[kPa(mmHg)]	RAP	＜0.8（6）
右心室压[kPa(mmHg)]	RVP	收缩压2.4～40（18～30）
		舒张压0～0.7（0～5.3）
肺动脉压[kPa(mmHg)]	PAP	收缩压2.4～4.0（18～30）
		舒张压0.8～1.6（6～12）
		平均压1.3～2.4（9.8～18）
平均动脉压[kPa(mmHg)]	MAP	9.3～14.0（70～105）
肺毛细血管楔压[kPa(mmHg)]	PCWP	＜1.67（12.5）
心排血量（L/min）	CO	4～8

表26-2　计算所得值

参数	公式	正常值
每搏输出量	SV=CO/HR	60～100ml/次
每搏指数	SVI=CO×1000/S/HR	30～47ml/（次·m²）
心指数	CI=CO/S	2.6～4.0L/（min·m²）
体循环指数	SVR=（MAP–CVP）/CO	1300～1800dyn·s·cm⁻⁵
肺循环阻力	PVR=（MPAP–PCWP）/CO×80	（108±46）dyn·s·cm⁻⁵

注：$S(m^2)=0.006\ 4×H(cm)+0.0128×W(kg)-0.1529$。其中$H$为身高，$W$为体重。

CO. 心排血量；MAP. 平均动脉压；MPAP. 平均肺动脉压；PCWP. 肺毛细血管楔压；CVP. 中心静脉压；HR. 心率。

（7）若病情需要，导管可保留2～3天。将导管暴露部分置入无菌可伸缩套管中，防止导管推进或回撤时造成感染。持续滴入肝素生理盐水保持管腔通畅。

（8）并发症：心律失常；肺动脉损伤、破裂出血；血栓形成或肺栓塞；感染；导管打折或气囊破裂；心内结构损伤。

（四）脉搏指示连续心排血量监测仪

原理：将经肺热稀释技术与动脉搏动曲线分析技术相结合，采用热稀释法测量单次心排血量，并通过分析动脉压力波形曲线下面积与心排血量存在的相关关系，获取个体化的每搏输出量（SV）、心排血量（CO）和每搏输出量变异（SVV），以达到多数据联合应用监测血流动力学变化的目的。

首先放置中心静脉导管（颈内静脉或者锁骨下静脉置管），同时在患者的动脉（如股动脉）中放置一条脉搏指示连续心排血量监测仪（PiCCO）专用监测管。测量开始，从中心静脉注入一定量的冰水（0～8℃），经过上腔静脉→右心房→右心室→肺动脉→血管外肺水→肺静脉→左心房→左心室→升主动脉→腹主动脉→股动脉→PiCCO导管接收端；计算机可以将整个热稀释过程画出热稀释曲线，并自动对该曲线波形进行分析，得出一基本参数；然后结合PiCCO导管测得的股动脉压力波形，得出一系列具有特殊意义的重要临床参数。通过获得的临床参数指导如何对患者进行液体管理，准确而客观地掌握临床决策的时机，如何时增加容量、减少容量或使用血管活性药物等。

不适宜使用：出血性疾病（无法放置导管）；主动脉瘤、大动脉炎；动脉狭窄、肢体有栓塞史；肺叶切除、肺栓塞、胸内巨大占位性病变；体外循环期间；体温或血压短时间变差过大；严重心律失常；严重气胸、心肺压缩性疾病；心腔肿瘤。

（五）侵入性脉搏波形分析

该技术需要结合患者的基本信息（年龄、性别、身高、体重等），通过连续分析外周动脉（如桡动脉置管）的波形特征来测定患者血流动力学参数。该系统是由FloTrac心排血量及压力监测传感器（微创的血流动力学监测装置）与Vigileo监护仪（采集患者血流动力学参数）组成的。不仅在单纯心脏手术患者监测中准确性高，而且在一些有合并症的心脏手术患者中准确性同样是较高的，如高血压、糖尿病、高脂血症、心律失常等。目前此系统仅有适合应用于成人手术的传感器，还不能用于儿童血流动力学的监测；一些心脏疾病，如主动脉瓣反流、二尖瓣反流，其动脉波形尚不能真实反映患者的心排血量；无右心房压、肺动脉压和肺毛细血管楔压等参数，限制了对右心功能的监测；对于有严重心律失常和使用主动脉内球囊反搏的患者该系统并不适用。

（六）基于胸部生物电阻抗原理的无创技术

原理：作为液体定量管理系统，采用的是生物电阻抗技术，通过连续测定相位移计算每搏输出量（SV）、心排血量（CO）、心指数（CI）、每搏指数（SVI）等血流动力学核心参数。该技术通过测量跨胸腔的振荡电流与所得电压信号之间相移的血流依赖性变化来确定生物反应信号。该方法完全无创、实时、连续监测、敏感度高，能快速检测CO的改变。

1. 评估患者血容量状态，实现液体优化 基于胸部生物电阻抗原理的无创技术（NICOM）通常配合被动抬腿试验（PLR）测试，通过患者的体位改变，增加下肢静脉及腹腔器官内血液的回流，来动态评估心脏对前负荷的反应性，提供的是动态指标。

2. 某些常见危重疾病病因的鉴别

（1）休克：NICOM不仅能提示患者液体反应性，还能反映CO、CI、外周血管阻力指数（TPRI）等相关指标，结合上述指标能帮助判断患者休克类型并指导治疗方案。

（2）呼吸困难：因心力衰竭导致呼吸困难的患者，NICOM监测指标中，CO、CI、SV、SVI等指标均较肺源性疾病所致呼吸困难患者明显降低，可提示心力衰竭、心肌收缩力降低、每搏做功量减少、心排血量减少，可与呼吸源性呼吸困难相鉴别。

（汪璐芸 蒋建刚）

第二十七章　机械循环辅助支持治疗

心源性休克（CS）是由各种原因导致心功能减退，引起心排血量显著减少，导致血压下降，重要器官和组织灌注严重不足，引起全身微循环功能障碍，从而出现一系列以缺血、缺氧、代谢障碍及重要器官损害为特征的一种临床综合征。血管活性药物及强心药等将加重受损心脏的负担，加重多器官缺血及促进心肌损伤，造成严重后果。机械循环支持可主动减少心脏做功，在系统治疗下恢复心功能。所以血管活性药物及强心药仅是在缺乏机械循环支持条件时短暂使用，一旦有条件立刻采用机械循环支持。近年来，各种经皮穿刺置入机械循环辅助装置（MCS）已广泛用于心源性休克的辅助治疗，主要包括主动脉内球囊反搏（IABP）、体外膜氧合（ECMO）、Impella 和 Tandem Heart。

一、主动脉内球囊反搏

【工作原理】

主动脉内球囊反搏（IABP）是通过由动脉系统置入一根带气囊的导管到左锁骨下动脉开口下方和肾动脉开口上方的降主动脉内，球囊反复节律性地在心脏舒张期不断充气和放气，达到辅助心脏减轻心脏负担的作用。当心脏舒张期球囊充气时，球囊占据主动脉内空间，可升高舒张压，增加心、脑等重要器官灌注；当球囊于收缩期前瞬间放气时，主动脉内压力降低，可减轻心脏收缩时的后负荷，减少心脏做功，增加每搏输出量，增加前向血流，增加体循环灌注。

【应用指征】

IABP应用适应证：IABP适用于心源性休克伴有下列血流动力学异常者。①心指数＜2L/（min·m^2）；②平均动脉压（MAP）＜60mmHg或收缩压＜90mmHg；③左心房压

（LAP）或肺毛细血管楔压（PCWP）＞20mmHg；④成人尿量＜20ml/h，四肢凉、发绀、末梢循环差。

IABP应用禁忌证：①合并主动脉夹层、动脉瘤、主动脉窦瘤破裂；②主动脉瓣关闭不全，尤其中、重度者；③严重的主动脉-髂动脉病变；④凝血功能障碍；⑤其他，如严重贫血、脑出血急性期等。简单地说，当患者出现上述情况或低血压休克状态时，排除禁忌证后，应及早开始IABP治疗。

【撤机指征】

IABP的撤机指征：对于暴发性心肌炎患者，血流动力学状态稳定，满足以下条件，可考虑撤机：①心指数＞2.5L/（min·m^2）；②收缩压＞100mmHg；③MAP＞80mmHg；④PCWP＜18mmHg；⑤尿量＞1ml/（kg·h）；⑥末梢循环良好、神志清楚，多巴胺用量＜5mg/（kg·min）。

【并发症】

IABP的并发症：常见有肢端缺血（5%～47%）；血栓或栓塞（1%～7%）；其他，如动脉穿孔、出血、感染、主动脉夹层、血小板减少症等亦常见。IABP导致血栓栓塞的机制：动脉管腔内涡流形成，涡流的离心作用导致血小板聚集；气囊拍击导致粥样斑块碎裂脱落；球囊导致末端血栓形成，栓子脱落；部分患者存在高凝状态。

二、体外膜氧合

体外膜氧合（ECMO）是各种急性双心室功能衰竭合并呼吸衰竭患者治疗的首选，尤其适合心搏骤停患者的抢救性辅助治疗。

【工作原理】

ECMO技术是引流患者静脉血至体外，经过氧合和二氧化碳排出后回输患者体内，承担气体交换和（或）部分血液循环功能。根据血液回输的途径不同，ECMO技术主要有静脉到静脉（veno-venous ECMO，VV-ECMO）和静脉到动脉（venous-arterial ECMO，VA-ECMO）两种形式，前者仅具有呼吸辅助作用，而后者同时具有循环和呼吸辅助作用。

【VA-ECMO的应用时机和指征】

1. 患者处于难以纠正的心源性休克的状态，且无ECMO辅助禁忌证。常见的原因包括急性心肌梗死、暴发性心肌炎、慢性心力衰竭急性失代偿、恶性心律失常（药物无效）、心脏术后难治性低心排血量综合征、心脏移植术后心脏急性功能障碍、急性右心衰竭、急性大面积肺栓塞、肺动脉高压危象、左心衰竭接受左心辅助装置辅助期间出现右心衰竭。

2. 有医务人员见证的心搏骤停，积极有效的心肺复苏，患者年龄＜75岁，标准心肺复苏（CPR）超过10min没有恢复有效自主循环或间断短时间恢复自主循环，期间又反复出现心搏骤停者。

3. 高风险心脏介入治疗的围手术期支持。

4. 相对禁忌证 合并严重的不可逆性、晚期疾病，如癌症、肝硬化晚期等；合并严重认知功能受损或脑损伤；急性进展期主动脉夹层、动脉瘤；不可控制的凝血功能障碍或出血等。

【VA-ECMO的管理】

1. VA-ECMO的置管和拔管 ECMO根据插管部位不同，分为中心插管和外周插管两种形式，置管有外科切开和经皮穿刺两种方式。可选择一侧股部置管，也可两侧同时置管。成人循环辅助最常选用股静脉-股动脉插管方式，即VA（表27-1）。

表27-1 VA模式ECMO插管的选择

体重（kg）	＜2	2～5	6～10	11～20	21～35	36～70	＞70
静脉插管（F）	8～10	10～16	12～17	17～19	21～23	23	23
动脉插管（F）	8～10	8～14	16～20	17～21	17～21	19～21	21

2. 循环管理 VA-ECMO建立完成后，为了更准确地了解患者在ECMO支持后体内实际的血氧饱和度及血压，建议使用右上肢作为血压、血氧饱和度的监测部位，其离血流汇合处更远，受到的影响更小，更能真实地反映患者在ECMO支持后实际的氧合和血压的情况（图27-1）。

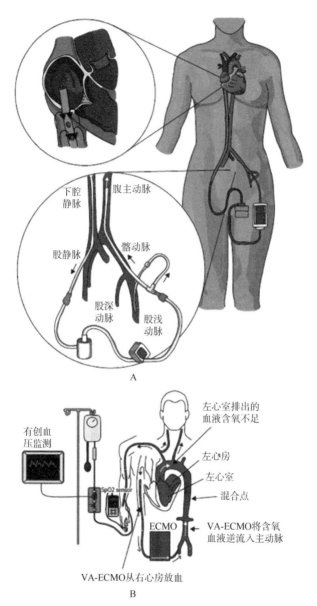

图 27-1 VA-ECMO连接及监测部位示意图

引自：Combes A，Price S，Slutsky AS，et al.，2020. Temporary circulatory support for cardiogenic shock. Lancet，396（10245）：199-212

ECMO辅助早期泵流量可高达心排血量的80%，初始流量设定可参照新生儿150ml/（kg·min）、婴幼儿100ml/（kg·min）、儿童75~100ml/（kg·min）、成人50~75ml/（kg·min）。ECMO期间血流动力学稳定，可首先减少正性肌力药的用量，目的是让心脏得到充分休息，充分发挥ECMO的辅助作用。可通过超声心动图、正性肌力、血管活性药物的使用情况及血流动力学及心力衰竭指标等结果判断心功能恢复情况。

正在接受VA-ECMO的患者发生心搏骤停时，不用立即进行心肺复苏，应积极寻找并处理可纠正的因素，包括患者本身和循环管路的有关问题，短期内无法恢复自主节律者应给予临时起搏使心脏复搏。室性心动过速、心室颤动者应立即除颤，长时间心律失常或心脏停搏，会导致心腔内的血流淤滞，心室过度膨胀，形成血栓，当心脏搏动恢复后，就会增加脑卒中和周围器官血栓栓塞的风险。心室的过度膨胀也会引起心肌缺血。ECMO相关的原因包括泵失灵、氧合器障碍、出血和空气栓塞等可能导致心搏骤停，须逐一排除相关故障。

3. 呼吸管理　气管插管，持续机械通气，成人采用同步间歇指令通气模式，具体参数: FiO_2 40%~60%，呼吸频率8~12次/分，潮气量8~10ml/kg，PEEP 3~5cmH_2O。ECMO的氧浓度可根据血气分析结果调整，一般维持氧分压在100~200mmHg。如果患者呼吸功能尚可，SPO_2 > 96%，PaO_2 > 80mmHg，$PaCO_2$ < 45mmHg，意识清醒，配合治疗，可拔除气管插管，在清醒状态下进行ECMO，即清醒ECMO。

4. 酸碱平衡、水和电解质管理　维持酸碱平衡，纠正水、电解质紊乱，维持内环境稳定是ECMO管理的关键。

5. 抗凝管理　肝素是ECMO辅助期间最常用的抗凝剂，应持续泵入，维持适当的激活凝血时间（activated clotting time，ACT）水平，并结合活化部分凝血酶原时间（activated partial thromboplastin time，APTT）、抗凝血因子Xa水平、凝血功能测定结果，以及患者病情等综合判断所需的抗凝强度（图27-2）。

6. 左心室负荷过重　用于改善左心室输出量的措施包括在血流动力学稳定的条件下尽量降低ECMO流量、正性肌力药物剂量，通过利尿或CRRT降低前负荷，扩张血管降低后负荷，联合IABP或Impella、经皮房间隔打孔术和心尖插管引流术（图27-3）。

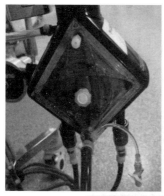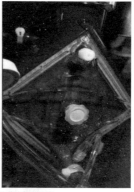

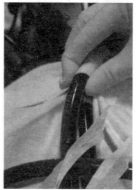

图27-2　ECMO的血栓及管道血栓形成

7. 外周VA-ECMO差异性发绀（harlequin syndrome），又称南北综合征。发生在患者自主心功能恢复，但患者存在低氧性呼吸衰竭的情况下。应对方案：①增加ECMO流量，考虑使用高流量的VA-ECMO；②降低外源性正性肌力药物剂量；③同时建立VV-ECMO和VA-ECMO，即静脉-动脉-静脉（VAV-ECMO），或心肌收缩力恢复后，将VA-ECMO改成VV-ECMO；④考虑转换为中心VA-ECMO或外周VA-ECMO的动脉回路接一根分叉到锁骨下动脉或腋动脉（图27-4）。

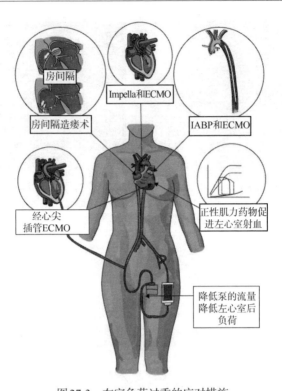

图27-3　左室负荷过重的应对措施

引自：Combes A，Price S，Slutsky AS，et al.，2020. Temporary circulatory support for cardiogenic shock. Lancet，396（10245）：199-212

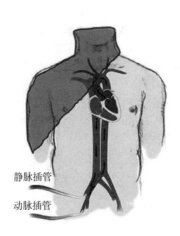

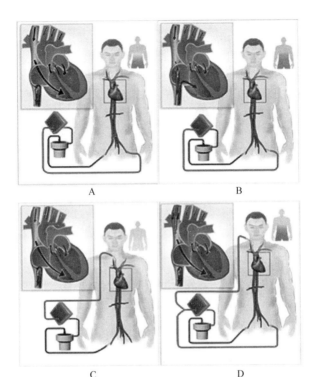

图27-4　差异性发绀的机制及应对方案

引自：Hou X，Yang X，Du Z，et al.，2015. Superior vena cava drainage improves upper body oxygenation during venoarterial extracorporeal membrane oxygenation in sheep. Critical Care，19（1）：68

【VA-ECMO撤机时机和指征】

在ECMO辅助时，必须频繁评估临床指标和血流动力学指标。当患者的血流动力学稳定，无论用或不用正性肌力药，或者IABP辅助，不需要相应处理。超声心动图显示，心室功能恢复良好，可以考虑脱机。进行脱机时，应逐渐减少流量，这样可使血流动力学状况发生改变，增加前负荷和降低后负荷。改变血流动力学状态，从而增加每搏输出量和心排血量。

启动脱机实验时，必须满足以下常规标准。

（1）平均动脉压＞70mmHg。

（2）小剂量升压药（正性肌力评分小于10分）。

（3）SPaO$_2$＞95%。

（4）SvO$_2$＞70%。

（5）肺的自主氧合能力良好，急性肺水肿后胸部X线片提示有明显改善。

（6）二维超声心动图改善，射血分数大于25%～30%。

脱机失败：有时在体外循环辅助的过程中ECMO难以脱机。当患者难以脱机时，为了防止进一步的器官功能不全和感染，应该推荐患者进行长期辅助或心脏移植，并指导患者接受相应治疗。

【并发症】

1. 插管并发症　早期并发症直接与插管过程相关，包括导丝打折、血管撕裂、血管内膜夹层和血管穿孔；右心室破裂造成心脏压塞和心肌梗死；插管部位出血；VA-ECMO动脉插管远端肢体的缺血性改变，须选择性插入远端灌注管，避免骨筋膜室综合征。常发生的短期并发症包括腹股沟血肿、假性动脉瘤、动静脉瘘和急性血栓栓塞。晚期并发症包括股动脉穿刺插管处狭窄，尤其是选择外科手术途径时。

2. 出血　是由于在应用ECMO时，需全身肝素化，可能会导致手术部位、插管部位，甚至患者全身出血。一旦出血，应维持凝血成分的稳定，减少凝血因子消耗，从而达到止血的目的。

3. 血栓　抗凝不足会使管路内和患者体内发生血栓。容易出现血栓的地方中，一处是体外循环的管路内，如果形成较少的小血栓可以暂时不用处理，形成较多血栓就需要更换管路；另一处是连接颈内静脉、股动静脉的管路里及血管里，一旦出现血栓，就要取出血栓或进行溶栓治疗。

4. 感染　是由于插管创伤，或管道长时间滞留在患者体内出现的感染，常见的是导管相关性的血流感染。预防继发感染要严格地无菌操作、预防性地应用抗生素、加强肺部护理、改善患者全身的营养状态、尽量缩短使用ECMO的时间。

三、Impella和其他心脏辅助装置的应用

除了IABP和ECMO两种机械循环辅助支持技术外，还有Impella和Tandem Heart。Impella系统的工作原理为通过导管

前端的内置微型轴流泵将左心室的氧合血液经导管跨过主动脉瓣直接泵入升主动脉，建立左心室-升主动脉引流途径，部分替代左心室功能。Impella可单用或联合IABP/VA-ECMO用于心源性休克的支持治疗，能缩短支持时间，改善心功能不全的长期预后。当合并右心功能不全或以右心功能不全为主时也可考虑右心辅助装置（Impella RP）。人工心脏是一种使用机械或生物机械手段部分或完全替代自然心脏给人体供血的辅助装置，如Tandem Heart作为双心室辅助系统、全磁悬浮式人工心脏等。近年来，人工心脏也逐渐应用于临床，它能够帮助患者恢复心功能或过渡到心脏移植阶段，甚至作为永久性治疗，是延续终末期心力衰竭患者生命和改善其生活质量的重要措施与有效手段。

（汪璐芸　蒋建刚　汪道文）

第二十八章　电复律与除颤

用较强的脉冲电流通过心脏以消除快速异位心律失常，使之转复为窦性心律的方法称为心脏电复律（cardioversion）。由于本方法最早用于消除心室颤动，因此又称为心脏电除颤（defibrillation）。电击复律的机制主要是瞬间高压强电流电击使所有或绝大部分心肌同时除极，异位心律消除，使正常时的心脏最高起搏点窦房结重新控制心脏节律，恢复窦性心律。

【电击复律仪器】

心脏电复律装置亦称除颤器，主要包括4个部分：电源装置、同步触发装置、电极板和心电示波器。

1. 电源装置　能将交流电转变为4～7kV的高压直流电储存在16～32μF的大电容中，并在2～4ms向心脏放电，电输出功率在5～400J可调，并能反复充电、放电。

2. 同步触发装置　除颤器放电方式分为同步与非同步两种。同步放电方式是指除颤器感知患者自身心电图中的R波后触发放电，电击脉冲将刚好落在R波降支（绝对不应期），避免落在心室易损期引起心室颤动，故称为同步电复律，可用于转复除心室扑动、心室颤动外的各类异位快速性心律失常。非同步方式则可以在任何时间放电，称为非同步电除颤，用于心室扑动和心室颤动。

3. 电极板　连接除颤器，为一对长方形电极，经胸壁体外电复律时，电极板分别置于胸骨右缘右锁骨下和心尖部。新的体外起搏除颤电极采用前、后位，即胸骨左缘第4肋间和左肩胛下区。电极表面应涂以导电糊，以利于良好接触与导电。

4. 心电示波器　用于监护患者电复律前、后和复律过程中的心律。

【适应证】

（一）心室扑动和心室颤动

心室扑动和心室颤动均为电复律的紧急指征。对于心搏骤停者应早期识别、早期心肺复苏、早期除颤、早期高级生命支持和尽早复苏后治疗（表28-1）。紧急情况下不管是心室颤动、无脉性室性心动过速、心搏骤停还是电机械分离（三者均表现为心搏骤停），为争取抢救时间，均可给予电复律。

表28-1 2006年ACC/AHA/ESC室性心律失常治疗和心脏性猝死预防指南中有关室性心律失常进行电复律治疗的建议

临床状况	治疗建议	推荐类别	证据水平
院外发生的心搏骤停（心搏骤停最常见的心电机制是心室颤动和无脉性室性心动过速）	在院外有体外自动除颤器（automated external defibrillators，AED）设备时，应立即使用AED给予电击治疗	I	C
室性快速性心律失常引起心搏骤停时	立即给予最大能量（双相波除颤器一般为200J，单相波除颤器一般为360J）除颤	I	B
	电除颤后仍有复发，再次除颤后首选静脉应用胺碘酮以稳定节律	I	B
对于反复发生的室性快速或非快速性心律失常的心搏骤停患者	按心肺复苏术（cardiopulmonary resuscitation，CPR）推荐的流程处理	I	C
对发生心搏骤停患者反应时间≥5min	在电除颤前先进行短时间（小于90～180s）的CPR是合理的	II a	B

（二）室性心动过速

对于急性心肌梗死、急性心肌缺血、心脏外科手术后的室性心动过速，或药物治疗无效的室性心动过速，或室性心动过速伴低血压、无尿、心力衰竭、晕厥等情况时，应尽早应用电复律治疗。血流动力学不稳定时，单形性室性心动过速采用单相波同步电复律，能量从100J或更高开始，电复律成功率在97%左右，甚至有些用大剂量药物治疗无效的患者电复律仍然有效；多形性室性心动过速给予较高能量的非同步电除颤。但洋地黄中毒引起的室性心动过速则不宜应用电复律。

（三）心房颤动

心房颤动是选择性电复律中最常见的一种心律失常，但适应证应选择恰当，否则难以在转复后维持窦性心律。对已有效抗凝至少3周或经食管心房超声检查提示无左心房血栓的心房颤动患者，如遇下列情况下可考虑使用电复律，同时应考虑窦房结功能，必要时植入临时起搏器保护。

1. 预激综合征合并心房颤动者。

2. 心房颤动伴有心力衰竭、心绞痛或心室率过快，药物难以控制者。

3. 二尖瓣分离术、球囊扩张术或人工瓣膜置换术后2～3个月，心房颤动依然存在者。

4. 引起心房颤动的诱因基本控制后仍有心房颤动，药物复律不佳者。

5. 心房颤动病史在1年以内，无明显心力衰竭，心脏扩大不显著，药物复律不佳者。

（四）心房扑动

持续性心房扑动而药物治疗效果不满意者，可考虑电复律治疗。

（五）阵发性室上性心动过速

对阵发性室上性心动过速应用刺激迷走神经手法和药物治疗无效且发作时间长并出现并发症者应考虑电复律治疗。

【禁忌证】

1. 心房颤动或心房扑动伴有窦房结功能障碍者禁用。

2. 心房颤动或心房扑动伴缓慢心室率（＜60次/分）或室上性心律失常伴完全性房室传导阻滞者禁用。

3. 洋地黄中毒引起快速性心律失常者禁用。

4. 近期有动脉栓塞或经超声心动图检查发现心房内存在血栓而未接受抗凝治疗者禁用。

5. 病程长达数年的慢性心房颤动，转复困难或难以维持窦性心律者，或左心功能严重损害者慎用，特别是心脏（尤其是左心房）明显增大的二尖瓣病患者。

6. 不能耐受长期抗心律失常药物治疗者慎用。

7. 电解质紊乱未纠正，特别是低血钾者；伴甲状腺功能亢进未控制的心房颤动者；伴风湿活动或感染性心内膜炎、中毒性心肌炎或心肌病等未控制的心脏病患者慎用。

8. 阵发性心房颤动，预期可自动转复者慎用。

9. 近期拟接受心脏外科手术者慎用。

【操作步骤】

（一）紧急电复律

对于因心室扑动或心室颤动致心搏骤停者，应进行紧急电复律，并同时开始心肺复苏有关操作步骤（图28-1）。

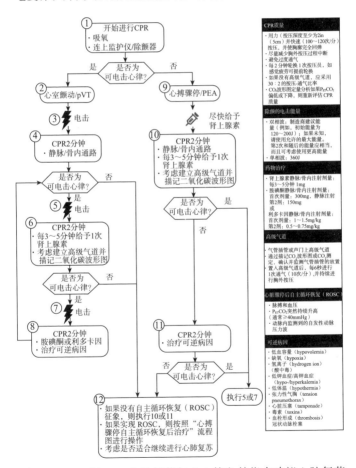

图28-1 2020年AHA心肺复苏与心血管急救指南建议心肺复苏相关流程

心室扑动或心室颤动紧急电复律流程：患者取平卧位，如有可能给予吸氧，打开除颤仪，选用"非同步电除颤方式"，除颤能量"双向波200J"，按下"充电"按钮，两个电极板分别置于胸骨右缘右锁骨下和心尖部，按下"放电"按钮。

（二）择期复律

对择期复律的患者，应做好术前准备，并规范术中操作。

1. 术前准备

（1）正确选择病例，严格掌握适应证；做好患者及家属的心理疏导工作，以取得同意和配合，签署治疗同意书。

（2）术前应纠正患者的心力衰竭和电解质紊乱，停用洋地黄类药物1～2天，必要时加用其他相应的抗心律失常药物。适当休息，避免精神紧张，术前禁饮食4～8h，以免麻醉时反流吸入呼吸道。

（3）检查除颤器，必要时可植入临时起搏器备用，准备好心肺复苏的各种抢救药品和器械。可协调麻醉医师在场，以备紧急时气管插管。

2. 术中操作

（1）患者平卧于木板床上（必要时行胸外心脏按压），不与周围金属接触，给予心电监护并建立静脉通道。

（2）充分吸氧，同时做好气管插管和心肺复苏准备。

（3）将心电示波器导线连于患者胸壁，开机后在示波器上观察是否可监测到连续R波。

（4）对于意识清醒者，静脉注射地西泮15～20mg（>5min），令其报数直至呈嗜睡状态，或等待患者睫毛反射消失时给予电击。

（5）监测到连续R波者即可选用"同步电复律"模式，并根据心律失常类型，选择不同能量进行充电。

（6）电极板涂导电糊后放置在规定位置，待其他人离开患者和病床后，按下"放电"按钮。

（7）确认放电成功后立即观察患者的心电变化，如成功复律，立即记录十二导联心电图，持续监测心电及生命体征，直至患者意识完全恢复。

（三）常用电击能量的选择

首次电击时，心房扑动、阵发性室上性心动过速和室性心动过速，选用50～150J；心房颤动选用120～200J，心室扑动和心室颤动选用200～300J，儿童除颤可以使用2～4J/kg作为初始除颤能量，后续能量级别应至少为4J/kg，并可以考虑使用更高能量级别，但不超过10J/kg或成人最大剂量。对于心脏较大、心功能差或病史较长者，可能需要的能量较大。如首次电击未成功，可再次或加大能量电击。选择性电复律两次放电时间间隔应在5min以上，一次治疗过程中不宜反复电击超过4次，以免造成严重心肌损伤。

【疗效】

直流电复律即时成功率很高，室性心动过速和心房扑动的转复律几乎达100%，室上性心动过速和心房颤动的转复律分别为80%和90%。电复律后需用药物来维持窦性心律，因此对预计复律后不易维持窦性心律者，尽量不做电复律治疗。

【并发症】

电复律疗效确切，安全性高，但也有一定并发症。并发症的发生与原有的心脏病的病变程度及复律所用的能量大小有关。

（一）局部皮肤灼伤

局部皮肤灼伤最常见，多为电极板与皮肤接触不良或反复电击所致。多为轻度灼伤，无须特殊处理或局部涂以氧化锌软膏即可。

（二）心律失常

1. 期前收缩　电击后可发生房性期前收缩或室性期前收缩，多数在数分钟后可自行消失，不需特殊处理。若为频发性、多源性或R on T型室性期前收缩，可静脉应用利多卡因。

2. 室性心动过速或心室颤动　因同步装置不良、心肌本身病变、低血钾、酸中毒、洋地黄过量或放电量不足引起，应给予静脉注射利多卡因和5%碳酸氢钠，立即再行复律。

3. 窦性停搏或窦房传导阻滞　常由于本身存在窦房结功能不良或窦房结长期处于被心房颤动/心房扑动超速抑制的状态所致。若电击后有明显而持久的窦性停搏、窦房传导阻滞或窦性心动过缓，可静脉应用阿托品0.5～1mg，必要时应用异丙肾上腺素静脉滴注1～2μg/min，以防由于心率过慢而诱发阿-斯综合征。

4. 房室传导阻滞　较少见，若有严重的房室传导阻滞可应用异丙肾上腺素静脉注射，必要时行临时心脏起搏。

（三）低血压、充血性心力衰竭、肺水肿

低血压多见于高能电击时，数小时后多自行恢复，一般无须特殊处理。其原因可能为在心房颤动转复为窦性心律后，左心心肌收缩力尚未恢复，过多的血液聚集在肺血管或左心室，导致心力衰竭、肺水肿。可能的其他因素包括肺栓塞、麻醉药抑制心肌、缺氧、心律失常等。

（四）肺栓塞或全身性栓塞

在我国发生率较低，但术前应向患者及家属说明，以免发生不必要的纠纷。若有栓塞发生，应使用抗凝疗法。

（五）心肌损伤

患者表现为心电图上ST段升高或T波倒置、血液中CK-MB浓度升高，多为电击能量较大或反复电击所致。

（六）起搏器损伤

对于已安装永久性起搏器的患者需进行电复律治疗时，直接在胸部埋藏起搏器区域表面放电，可能会导致起搏器功能失常或起搏阈值异常增大。故电击时电极板应远离起搏器至少10cm，并尽可能选用最低有效电能。择期电复律者可选用前、后位放置电极转复。电复律后应常规对起搏器功能进行检查。

（陶婧雯　林　立）

第二十九章 基因诊断与分型在心血管疾病中的应用

【基因诊断定义】

基因诊断又称DNA诊断或分子诊断，是通过分子生物学和遗传学的相关技术，直接检测受检者血液、其他体液或细胞中核苷酸碱基序列的遗传变异和基因表达水平的异常，从而对疾病做出判断。心血管疾病基因诊断主要包括如下两类：个体化用药指导、遗传病的突变筛查。

【基因诊断的方法】

基因诊断技术多种多样，如下4种常见技术已被广泛应用于临床诊断：直接测序法、荧光PCR法、芯片法和全外显子组测序。每种方法都有其优缺点，其中，直接测序法是基因诊断技术的金标准，需要昂贵的遗传分析仪器和专业人员操作，不适合于基层开展相关项目。荧光PCR法，方便、快捷、对仪器要求不高、操作简单、假阳性率高，需要实验室质量控制和专门技术人员。芯片法和全外显子组测序，通量高、检测位点多、存在假阳性、成本较高，一般用于突变筛查，但需要直接测序法和荧光PCR法再次验证。

【基因分型指导华法林使用剂量】

华法林（Warfarin）是目前广泛应用的香豆素类口服抗凝药。不同患者所需的用量可以相差10倍以上，如果服用过量则可出现致命性出血，但剂量过低则有血栓形成的风险，因此选择适宜的起始剂量十分重要。这种个体差异主要由遗传变异造成CYP2C9代谢活性降低和药物靶标VKORC1低表达引起，分别可解释15%和25%的华法林剂量变异。因此基因分型对于指导华法林的剂量选择有重要应用价值。

华法林使用的个体差异还与环境因素、种族、年龄、身高、体重、饮食、吸烟、有无肝疾病，以及临床上药物间的相互作用显著相关。

【基因分型指导氯吡格雷剂量】

氯吡格雷是一种新型噻嗪吡啶类衍生物，通过肝CYP450酶代谢成活性代谢产物，其产物可选择性不可逆地与血小板表面ADP受体P2Y12结合，发挥抑制血小板聚集的作用。临床研究发现，患者对氯吡格雷的临床反应存在显著的个体差异，部分患者在应用氯吡格雷时血小板未能得到充分抑制而导致严重血栓形成等不良心血管事件发生，临床称这种现象为氯吡格雷低反应、无应答或抵抗（clopidogrel resistance, CR）。基因多态性是引起氯吡格雷抵抗的重要因素，发挥12%的作用。常见的基因多态性有P2Y受体基因、CYP450系统基因（CYP2C19、3A4、3A5等）和血小板糖蛋白基因的多态性。

【基因诊断在心血管遗传病诊断中的应用】

心血管遗传病的基因诊断主要针对的是单基因病。这些遗传病一般不都是在出生后马上出现症状，而有许多是到一定年龄后才出现症状。在没有症状时通过对基因的检测，即可发现和预测这些个体是否会发病，还可以预测疾病的严重程度，并进行遗传咨询。

（一）肥厚型心肌病

肥厚型心肌病为常染色体显性遗传病，60%～70%呈明显家族聚集性。该病发病率约为1/500，种族间尚未见明显差异。其发病主要涉及编码肌节结构蛋白的基因，故该病又称为"肌小节病"。最显著的前5个基因及其在患者中可解释的比例分别为MYH7（20%～30%）、MYBPC3（20%～30%）、TNNT2（3%～5%）、TNNI3（3%～5%）、TPM1（1%～3%）。同一患者可以发生单一基因上的单一突变，也可以同时发生同一基因或多个基因的多个复合突变。对于成年家族性肥厚型心肌病患者建议做基因诊断，以便对预后进行评估。

（二）扩张型心肌病

扩张型心肌病是以一侧或双侧心腔扩大、心肌收缩功能障碍为主要特征的心肌疾病。遗传方式主要为常染色体显性遗传，少数为常染色体隐性遗传、X连锁遗传和线粒体基因遗传，患者常伴有骨骼肌损伤。近年来认识到，近40%的扩张型心肌病患者具有遗传学基础。其目前已筛查出的致病基因多达40余个, 大多编码细胞骨架和（或）收缩成分的蛋白（DMD、ACTC、DES、LMNA）等。在这些基因中, *TTN*（肌联蛋白）、*MYH7*（β-肌球蛋白重链）、*TNNT2*（心肌肌钙蛋白T）和*TPM1*（α-原肌球蛋白）是扩张型心肌病发病最重要的致病基因, 可以解释疾病的30%。基因检测非常重要, 早期发现携带致病基因的家庭成员, 及早使用ACEI及β受体阻滞剂, 对延缓疾病的发展, 改善预后有着重要作用。

（三）致右心室心律失常型心肌病

致右心室心律失常型心肌病是一种少见的主要影响右心室的原发性心肌病, 又称致心律失常性右心室发育不良/心肌病（arrhythmogenic right ventricular dysplasia/cardiomyopathy, ARVD/C）。一般人群中发病率为1/5000～1/1000。50%～70%的患者是家族性的, 主要为常染色体显性遗传, 外显率不一, 也有常染色体隐性遗传的病例报道。大多数病例死亡年龄小于40岁, 有些发生于儿童。目前发现与之相关的有8个基因, 其中参与编码桥粒成分的相关基因有*JUP*、*DSP*、*PKP2*、*DSG2*、*DSC*, 其他非桥粒基因有*TGFβ-3*、*RYR2*、*TMEM43*。对于临床上已经确诊此病的患者, 对其家属进行遗传学筛查尤为重要。目前对于不同ARVC在药物治疗上尚未见到明显差异。

（四）线粒体心肌病

线粒体心肌病（mitochondrial cardiomyopathy, MCM）是一种因线粒体和（或）核基因病理性突变致心肌细胞线粒体结构和功能异常, 进而导致心肌能量代谢异常的, 以心肌病为临床表现的原发性心肌病。由于线粒体功能缺陷在全身各系统器官均可发生, 故MCM临床表型多样。MCM多由线粒体DNA（mtDNA）突变所致, 部分源于核DNA（nDNA）突变。迄今发现的与MCM有关的mtDNA突变主要包括与蛋白合成有关的tRNA基因点突变、编码线粒体呼吸复合体基因结构突变、mtDNA片段缺失和mtDNA的耗竭。基因突变多为个案和家系报道, 与表型的关系尚需大样本检测。对于线粒体心肌病基因诊断, A3243G、A8344G和T8993C的价值较大。目前MCM尚无特效治疗方法, 主要为对症治疗。基因编辑技术治疗线粒体心肌病具有重要前景。

（五）马方综合征

马方综合征（MFS）是一种先天性常染色体显性遗传性结缔组织疾病，主要表现为骨损害、眼损害及心血管病变三联征。原纤维蛋白1（fibrillin1，*FBN1*）基因是MFS最常见的致病基因，定位于染色体15q21.1，迄今已发现大于1750种*FBN1*基因突变，随机遍布于整个基因中，没有明显的热点突变。大多数患者有家族史，只有15%～30%的患者是由于自身突变导致的，这种自发突变率大约是1/20 000。2型马方综合征（MFS2）由转化生长因子2型受体（*TGFBR2*）和转化生长因子1型受体（*TGFBR1*）基因突变导致，是一组新型的MFS相关结缔组织病。*TGFBR1*和*TGFBR2*基因突变与MFS2之间确切的基因型-表型关联还没有明确。对MFS患者进行早期基因诊断，根据携带的*FBN1*基因突变类型预测其表型，可以及时监测疾病的发生和进展，防止严重病变的发生，对于MFS的防治具有重要的意义。目前尚无特殊治疗方法，主要是对症治疗。

（六）长QT间期综合征

长QT间期综合征（LQTS）是指具有心电图上QT间期延长、室性心律失常、晕厥、阿-斯综合征和猝死的综合征。在欧美人群中的发病率约为1/2500。按病因可分为遗传性和获得性两种类型。在确诊的LQTS中，遗传学检测阳性的患者占75%。绝大多数基因突变为错义突变，且多发生在编码区。到目前为止，已经在10余个导致LQTS的基因中发现数百种突变，但大多数病例是由3个基因的突变造成的，包括*KCNQ1*（LQT1）、*HERG*（LQT2）及*SCN5A*（LQT3）。LQTS具有基因突变的多型性，有的基因突变携带者可能终生不发病，有的则会出现基因突变重叠现象，即一例患者携带多种致LQTS的基因突变。欧洲LQTS治疗指南建议，正常QT间期及LQTS基因突变携带者属心血管事件低危患者，无须治疗，同时应避免使用已知的可能延长QT间期的药物。而对于QT间期明显延长的患者，可选择β受体阻滞剂或ICD治疗。

（七）Brugada综合征

Brugada综合征又称原因不明猝死综合征，其主要特征为心脏结构及功能正常，右胸导联ST段抬高，伴或不伴右

束支传导阻滞及因心室颤动所致的心源性猝死。发病率约为
5/10 000，且亚洲人群发病率明显高于西方国家。该病呈常
染色体显性遗传，但有2/3的患者为散在发病。到目前为止，
已发现7个致病基因，分别为 *SCN5A*、*GPD1L*、*CACNA1C*、
CACNB2b、*SCN1b*、*KCNE3* 和 *KCNH2*。虽然遗传学检测为确
立诊断的标准之一，但仅在20%～25%的患者中能检测出相
关致病基因。该疾病目前尚缺乏理想的治疗手段，治疗目的
在于预防心室颤动的发生，减少患者的猝死率。

（八）儿茶酚胺敏感性多形性室性心动过速

儿茶酚胺敏感性多形性室性心动过速是一种少见却很严
重的遗传性心律失常，表现为无器质性心脏病的个体在运动
或激动时发生的双向性、多形性室性心动过速，部分患者可
自行缓解，但未经治疗的患者80%会在40岁前发生晕厥甚至
猝死，总病死率达30%～50%。目前已知的与儿茶酚胺敏感性
多形性室性心动过速（catecholaminergic polymorphic ventricular
tachycardia，CPVT）相关的基因为常染色体显性遗传的 *RyR2*
（*P2328s*、*Q4201R*、*V4653F*、*s2246L*、*R2474s*、*N4104K*、*R4497C*）
和常染色体隐性遗传的 *CASQ2*（*R33Q*、*L167H*、*D307H*）。既往
分析表明，CPVT患者中有50%～55%的 *RyR2* 发生杂合子突
变和1%～2%的 *CASQ2* 发生纯合子突变。对于曾发生运动或
激动后晕厥、室性心动过速、心室颤动或有猝死家族史的个
体，基因诊断可有效协助诊断基因突变所导致的CPVT，从而
为下一步的治疗提供指导。

（李宗哲　丁　虎　汪道文）

第三十章 心内电生理检查

【概述】

心内电生理检查是临床确诊复杂心律失常并指导其治疗的有创性检查手段，有一定的危险性，必须在装备正规且完备的导管室中进行，应由训练合格的人员操作，并根据患者的具体临床情况及心律失常特点，进行系统的检查。一般包括经静脉和（或）动脉放置一至数根电极导管，分别置于心脏的不同部位，包括右心房、右心室、冠状静脉窦、左心室等，进行程序刺激，同步记录各个部位的心内电图并记录体表心电图。目的是评价心脏的电生理特性，如自律性、传导性和不应性；诱发和终止心动过速；标测激动顺序；判断对治疗的反应等，为导管消融治疗提供依据。

【术前准备】

1. 检查前心导管室应进行无菌消毒，严格无菌操作。各种仪器设备须接地线，漏电量 < 10mA，因为小量漏电即可导致心室颤动。

2. 人员配备齐全，包括至少1名主治医师以上的心内科专科医师负责全面工作；1~2名导管操作医师；1名技术员（负责刺激器和记录仪）；1名护士负责监视患者的一般情况、静脉输液和给予术中需要的药物。

3. 术前签署知情同意书，向签署者讲清楚患者将要接受的检查，包括检查过程、目的、成功率、失败率和可能的并发症（危险性）及其发生率。根据我国国情还需要说明检查费用，有时还需了解支付能力和方式。

4. 药物准备 除非有特殊需要，一般要求停用抗心律失常药物至少5个半衰期，停用胺碘酮至少1个月。少数患者如精神过度紧张，难以配合建议术前使用镇静药。

5. 穿刺插管部位备皮。

6. 术前常规检查血常规、血电解质、出凝血时间、肝肾功能、肝炎相关抗原和抗体，如可能尚须检查HIV。

【心导管技术】

（一）经皮穿刺插管技术

经皮穿刺插管技术同一般心导管检查，心内电生理检查时为了放置必要的电极导管，常选用下列穿刺途径。

1. 一般选右侧股静脉，穿刺2～3次，分别插入高位右心房、希氏束、右心室电极导管（穿刺方法同一般心导管检查方法）。

2. 经左锁骨下静脉穿刺插入冠状窦电极，若锁骨下静脉穿刺失败可经右侧颈内静脉穿刺插入冠状窦电极。近年来随着导管技术的进步，为减少穿刺相关并发症，越来越多的中心采用股静脉穿刺放置冠状窦电极，在不影响成功率的同时显著降低了气胸、血气胸等并发症的发生。

（二）电极导管的位置

参照X线透视和心腔内心电图可确定导管位置（图30-1），最常用的电极包括以下几种。

1. 希氏束电极（HBE）　经右侧股静脉插入四极电极导管，在X线透视下经下腔静脉、右心房至右心室，然后后撤导管，使导管顶端位于三尖瓣口处，头端指向上方，记录仪显示A波与V波振幅大致相等，在A波与V波之间可见H波（希氏束电图）。

2. 高位右心房（HRA）电极　将二极或四极导管经右股静脉送至右心房，放置在右心房与上腔静脉交界处，X线透视下，导管头指向右侧面，紧贴右心房壁。记录仪上此处A波最早（靠近窦房结）。窦房结功能测定或心房起搏常用该导管，HRA电极距心室较远，常看不到V波，只有高大的A波。

3. 冠状窦电极（CS）　经左锁骨下静脉或右颈内静脉或股静脉插入冠状窦电极，用于记录左心房心电图，冠状窦开口于右心房后部，左前斜位导管远端对向脊柱（后方）比较容易进入冠状静脉窦，可以用以下方法证实导管是否到位。

（1）X线透视下导管呈"扫帚"样上下摆动。

（2）左前斜位（LAO）导管插到左心缘，头端指向左肩。

（3）记录仪上可同时记录到心房和心室电位，心房波振幅一般略大于心室波或大致相等。

（4）导管刺激无室性期前收缩。

4. 右心室电极　在X线透视下，电极跨过三尖瓣（X线前后位过脊柱左侧缘）置于心尖部或右心室流出道。记录图形为V波，A波小或无，导管刺激可有室性期前收缩（临床上多和右心房电极共用，右心室刺激完成后回撤到右心房，调整到需要刺激的部位）。

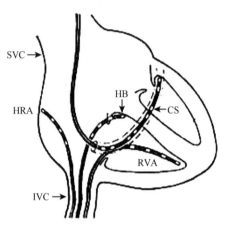

图30-1 心内电生理检查常用电极导管的位置示意图（RAO）

SVC. 上腔静脉；IVC. 下腔静脉；HRA. 高位右心房；HB. 希氏束；CS. 冠状静脉窦；RVA. 右心室心尖部

【心腔内心电图的测量】

通常利用希氏束电图来测量心脏电活动的各个间期（图30-2）。

1. P-A间期　从体表心电图最早的P波起点至HBE处的A波起点，代表高右心房至间隔低位右心房的传导时间，正常值为10～45ms。

2. A-H间期　HBE处的A波起点与H波起点间的时间间期，代表从间隔低位右心房，经房室结至希氏束的传导时间，粗略代表房室结传导时间，正常值为55～130ms。A-H间期受自主神经张力影响很大，同一次检查中A-H间期变化可达20ms。交感神经兴奋可使A-H间期缩短，反之，迷走神经兴奋可使A-H间期延长。心房加速起搏及适时的期前刺激，也可引起A-H间期延长。

3. H-V间期　自HBE的H波起点至体表心电图QRS波或希氏束电图V波的最早点，代表从希氏束近端至心室肌的传导时间。正常值为30～55ms，该值受自主神经张力影响较小，因而比较恒定。

4. H波正常值为10～25ms。

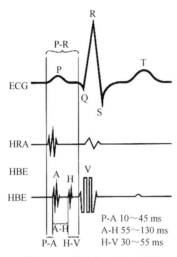

图30-2 希氏束电图示意图

【常用起搏与刺激程序】

（一）分级递增刺激

采用S_1S_1刺激，用比患者基础心率快10～20次的频率开始起搏，每级递增10次/分。窦房结功能测定时每级刺激30～60s，直至测到最长的窦房结恢复时间，而进行心室或心房S_1S_1刺激时，每级给予8～10个刺激，每级之间间隔1～2min。

该刺激方法用于：①窦房结恢复时间（SNRT）测定；②房室结文氏阻滞点和2：1阻滞点的确定；③预激综合征房室旁道前向1：1传导的最短周期；④室上性和室性心动过速的诱发和终止。

（二）连续递增起搏

起搏频率逐渐增加2～4次/分，直至出现房室传导阻滞，并继续使起搏频率再增加10～20次/分为止。适用于：①测定某一部位的有效不应期；②诱发和终止阵发性室上性心动过速或室性心动过速。

（三）短阵猝发性起搏或短阵快速起搏

用比原心率快30次/分左右的起搏脉冲，突然连续刺激10～20次，夺获心房或心室。本法最适用于终止各种阵发性室上性心动过速或阵发性室性心动过速。

（四）程控期前刺激

用程控刺激仪按事先编排好的程序进行刺激。常在4～8个基础刺激（S_1S_1）基础上，给1～3个期前刺激（S_1S_2、S_2S_3、$S_2S_3S_4$），或刺激器感知8～10个P波或R波后发放1～2个期前刺激（PS_2、RS_2、PS_3、RS_3）。基础刺激周期常比患者自身心率快8～10次/分。

1. S_1S_2刺激　S_1S_2刺激间期首先选择S_1S_1减50ms，然后递减S_1S_2刺激，每次递减5～10ms，直至诱发出心动过速或到达刺激部位的不应期；显示出房室结双径路或房室传导系统裂隙现象。

2. S_2S_3刺激　S_1S_1不变，S_1S_2等于S_1S_2时测得的有效不应期加50ms，S_2S_3等于S_1S_2，首先递减S_2S_3，直至诱发出心动过速或S_3不应期为止。保持S_2S_3不变，每次递减S_1S_2 10ms，如S_3重新夺获心脏，再次递减S_2S_3，直至S_3再次不应时，递减S_1S_2 10ms，直至S_2达有效不应期。

3. $S_2S_3S_4$刺激　S_1S_1保持不变，S_1S_2等于有效不应期加50ms，S_3S_4等于S_2S_3等于S_1S_2，首先递减S_4，再依次递减S_3和S_2，程序类似S_1S_2刺激。

程控期前刺激法主要适用于以下几种情况。

（1）心脏不应期测定：①有效不应期（ERP），是于应激后一段时间内，不能再次应激的时间；②相对不应期（RRP），是于应激后一段时间内，虽能再次应激，但传导速度减慢；③功能不应期，是指能连续两次有效通过（传出）的激动之间的最短时距。

心房程序刺激法可测定房室结、希浦系统、心房和旁道的前向不应期；心室刺激可用于测定希浦系统、房室结和旁道的逆向不应期及心室的不应期。

（2）室上性心动过速和室性心动过速的诱发和终止。

（3）阐明房室结双径路现象。

（4）诊断预激综合征。

（5）阐明裂隙现象的机制和分型。

【心脏标测技术】

心脏标测技术是心腔内心电图记录和程序刺激两个电生理基本技术结合的产物，即用程序刺激方法诱发出心动过速，然后在心内膜不同部位的多个探查电极同步记录心电活动，寻找出心动过速中最早发生电活动的部位，就是心动过速的起源点。显性预激综合征窦性心律时，同步记录多个电极的心腔内心电图，寻找心室预先激动最早点，或心室刺激经旁路逆传时心房激动最早点，即为旁路位置。隐匿性旁路需标测心室刺激时心房最早激动点，即为隐匿性旁路所在位置。标测的目的是进行心律失常的定性和定位诊断，指导射频消融术。

1. 正常窦性心律时心房激动顺序为HRA→HBE→CS。

2. 房室结内折返性心动过速时逆传心房激动顺序呈向心性，即HBE处心房最早激动。

3. 房室折返性心动过速时逆传心房激动顺序呈偏心性，即HBE处心房激动晚于CS（左侧旁路）或右心房（右侧旁路）。

4. 心房内膜标测　在心房内放置多根或多极电极导管（如Halo电极），标测心动过速时最早出现电活动的部位和激动顺序，常用于房性心动过速和心房扑动时的电生理检查。

5. 心室内膜标测　在心室内放置多根电极或1根电极移动标测室性心动过速/室性期前收缩时的最早激动点（与体表QRS波比），常用于室性心动过速/室性期前收缩的标测。

6. 心外膜标测　常用于预激综合征外科手术切除附加束时的定位诊断。开胸后，用指环电极直接接触房室环心室侧心外膜不同部位，于窦性心律时，同步记录其电活动，与预先缝合的参照电极比较，确定心室最早激动部位，指导手术治疗。

7. 起搏标测　用电极导管在心室内膜不同部位起搏心脏，同时记录体表12导联心电图，与自发室性期前收缩和室性心动过速QRS波做对照，完全一致的部位可能为室性心律失常的起源部位。目前主要用于右心室流出道室性期前收缩/室性心动过速的标测。

【电生理检查指征分类】

一类指征：专家们一致认为此类患者应该接受电生理检查，即电生理检查可为患者带来诊断或治疗上的帮助。

二类指征：此类患者可行电生理检查，但检查给患者能否提供确切的帮助不能肯定，专家们对此类患者是否进行心内电生理检查意见不统一。

三类指征：专家们一致认为此类患者不需进行电生理检查。三类指征即电生理检查的禁忌证。

【心内电生理检查的临床应用】

（一）评价窦房结功能

心内电生理检查可通过对窦房结恢复时间（SNRT）及窦房传导时间（SCAT）的测定判断其功能。用不同的刺激频率进行30s的右心房起搏，停止右心房起搏至第一个自身窦性除极波之间的间隔即为SNRT。因SNRT受自身窦性心律的影响，因此一般采用校正的SNRT（CSNRT），即SNRT减去起搏前自身窦性心律周期的时间。

电生理检查指征如下。

一类指征：患者的临床症状怀疑由窦房结功能障碍引起，而其他方法无法证实者。

二类指征：①病态窦房结综合征患者，评估房室前向及逆向传导功能，帮助选择最佳的起搏方式；②心电图显示窦性心动过缓的患者，评估窦性心动过缓是窦房结自身病变、自主神经功能异常或药物引起，以帮助选择合适的治疗方案；③有症状的窦性心动过缓患者，评估有无其他引起类似症状的心律失常存在。

三类指征：①已经明确患者症状由窦性心动过缓引起，心内电生理检查不论结果如何不会影响患者的治疗；②仅睡眠或睡眠呼吸暂停时出现的无症状窦性心动过缓患者。

（二）确定房室传导阻滞的精确部位

房室传导阻滞（AVB）在体表心电图可分为Ⅰ度、Ⅱ度、Ⅲ度，它们均可发生于房室结、希氏束和束支等3个水平，希氏束电图可精确显示其阻滞部位，为预后和安装心脏起搏器提供可靠依据。心脏电生理检查还可揭示潜在性AVB。有时体表心电图PR间期正常，但在希氏束电图上却显示A-H、H-V延长或H波增宽，揭示房室结、希浦系统或希氏束的传导阻滞。

电生理检查指征如下。

一类指征：①希氏束-浦肯野系统传导阻滞患者有临床症

状，而且怀疑症状由希氏束-浦肯野系统传导阻滞引起，但还无法证实者；②经起搏治疗的二度或三度房室传导阻滞患者仍有症状，怀疑症状由其他心律失常引起。

二类指征：①二度或三度房室传导阻滞的患者，为明确阻滞部位、发病机制或对药物的反应，以帮助选择治疗方案及评价预后；②怀疑隐匿性交界性期前收缩由二度或三度房室传导阻滞引起（如假性房室传导阻滞）。

三类指征：①患者有症状且心电图已经证实为房室传导阻滞者；②无症状的一过性房室传导阻滞合并窦性心动过缓者（如夜间发生的二度 I 型房室传导阻滞）。

（三）电生理检查在慢性室内传导阻滞中的作用

从体表心电图判断，室内传导系统包括左前分支、左后分支和右束支。双分支阻滞伴 H-V 间期轻度延长者（＞55ms）发展至完全性三束支传导阻滞的风险较小（每年2%～3%），如 H-V 间期超过 100ms，则风险较高。

电生理检查指征如下。

一类指征：患者有症状但病因不明。

二类指征：无症状的束支传导阻滞患者，需用延缓传导或导致传导阻滞的药物。

三类指征：无症状的室内传导阻滞患者或引起症状的病因已经查实。

（四）判断异位搏动的起源

当异位搏动的 QRS 波为宽大畸形时，可以是室性期前收缩，也可以是室上性期前收缩伴室内差异性传导。从体表心电图上有时难以区分，而腔内希氏束心电图则对鉴别有决定性作用。若为室性期前收缩，则 V 波前无 H 波，或 V 波前虽有 H 波，但 H-V 间期＜20ms，这样短的 H-V 间期可能是由于室性融合波或室性搏动逆行激动希氏束所致。室上性期前收缩伴室内差异性传导时，尽管 QRS 波宽大畸形，但 V 波前有 H 波，H-V 间期正常或大于正常。此诊断条件同样适用于鉴别室性心动过速和室上性心动过速伴室内差异性传导。此外室性心动过速发作时，希氏束心电图上 A-H 间期常有固定关系，而 A-H 与 V 波之间无固定关系，A-H 波频率慢于 V 波频率。室上性心动过速伴差异性传导时，V 波前大多有 H 波，存在着

A-H-V波的固定关系。

电生理检查指征如下。

一类指征：无；二类指征：有症状的异位搏动；三类指征：无症状的异位搏动。

（五）阐明房室结双径路现象

冲动在房室结内传导时，有时可纵向分离为功能性的快径路（β径路）和慢径路（α径路），前者传导速度快（A-H短），但不应期较长；后者传导速度慢（A-H长），但不应期短。心房期前程序刺激时，当心房期前刺激的配对间期（A1-A2）较长时，快慢径皆能应激，由于快径路传导速度快，优先下传至心室，慢径路的传导速度慢，遇快径路的激动干扰而不能下传，此时A-H间期只反映快径路的传导时间。当心房期前刺激的配对间期缩短到某一临界值，达到快径路的不应期，激动不能经快径路下传，但此时慢径路仍能应激，故激动从慢径路下传，A-H间期明显延长，A2-H2呈跳跃性延长，说明房室结存在双径路现象。在心房程序期前刺激过程中，如果A1-A2缩短10ms，伴以A2-H2间期突然延长50ms以上者，可以诊断为房室结双径路。房室结双径路是发生房室结内折返性心动过速的必要条件。

（六）预激综合征的诊断

常规心电图上持续出现"Δ"波者为显性预激，心电图间歇出现"Δ"波时，称为间歇性预激。少部分旁路在平时心电图上看不到"Δ"波，只有在使用心房程序刺激，随A1-A2间期缩短，才显示预激心电图图形，称为潜在性预激。这些旁路称为显性旁路，一般来说，这些旁路既有前传功能，也有逆传功能。部分旁路只有在心室刺激或心动过速发作时，才显示出旁路室房传导的特性，这种旁路无前向传导功能，只有逆向传导功能，称为隐匿性旁路。随着心房程序期前刺激A1-A2间期的逐步缩短，"Δ"波越来越明显，QRS波越来越宽，H-V间期越来越短，一旦到了旁路的前向不应期，或同时旁路、房室结均到了不应期不能下传，激动只能经房室结下传，"Δ"波消失，QRS波变窄正常化，A-H延长。应用此法可测定旁路的前向不应期。经心室刺激，可显示出旁路逆向传导的电生理特性，激动经旁路逆向传导，V-A间期不随

S_1-S_2 间期的缩短而延长，而经房室结的室房逆传，V-A 间期则随 S_1-S_2 间期的缩短而延长，直至出现文氏现象。利用此法可测定旁路的逆向传导不应期。

（七）研究室上性心动过速的机制并指导治疗

临床上绝大多数阵发性室上性心动过速的发生机制是折返，其特点如下。

1. 适时的期前刺激可以诱发，也可终止心动过速。

2. 心动过速发作时，可用略快于心动过速频率的刺激拖带心动过速，借此可以判断心动过速是否为折返性心动过速。

3. 室上性心动过速发作时通过测定 V 波与 A 波的距离、房室环附近（希氏束、冠状窦、右心房）电极上心房最早激动点或心室最早激动点、心房内标测图所示激动在心房内的传导特征，可鉴别窦房折返、心房内折返、房室结内折返、房室折返性心动过速，指导射频消融治疗。

（八）探讨室性心动过速的机制并指导治疗

1. 应用程序期前刺激诱发和终止室性心动过速，可以推断其发生机制为折返。少数的触发活动性心动过速亦可被程序刺激诱发和终止，但更常见的是超速起搏诱发心动过速，而自律性增高引起的心动过速则不能被程序刺激诱发和终止。通过电生理标测可以区别室内折返或希浦系统折返。

2. 采用电生理方法可以筛选有效的抗心律失常药物，可以阐明患者是否可以应用抗心动过速起搏或应用埋藏式自动除颤器，并验证其疗效。

3. 应用电生理标测法确定心动过速的起源，指导射频消融治疗。

【禁忌证与并发症】

（一）禁忌证

禁忌证：①各种感染未控制有发热者；②有出血性疾病或出血倾向；③严重肝、肾功能障碍；④严重心功能不全；⑤严重电解质紊乱及酸碱平衡失调；⑥未获患者同意。

（二）并发症及处理

1. 穿刺部位出血　股静脉和股动脉穿刺均可引起出血。

通常与局部压迫不够有关，肥胖、较强抗栓治疗、穿刺和压迫技巧欠佳时出血风险增加。预防及处理方法如下。

（1）拔除导管后，局部用力压迫止血10～20min。

（2）腹股沟局部加压包扎后沙袋压迫6h。

（3）患者卧床12h，避免过早下床，减少下肢活动。

（4）术后密切观察，发现出血情况及时处理。

（5）加强基本功训练，掌握血管穿刺和压迫技巧。

2. 气胸和血胸　气胸与左锁骨下静脉穿刺有关，患者太瘦、进针过深和夹角过大时易发生。术中/术后患者出现左侧胸痛、呼吸困难、左上肺呼吸音减弱/消失时应高度怀疑气胸，胸部X线片可证实。处理原则同自发性气胸。发生气胸的同时可发生血胸，也可单独存在。血胸还与误穿锁骨下动脉有关。如果出血量不多，可不做特殊处理；如果出血量较多，可行穿刺抽液，必要时行胸腔闭式引流。

3. 股动脉假性动脉瘤　与股动脉穿刺有关。肥胖患者、术者血管穿刺和压迫止血经验不足，以及患者下床后活动过多、过早时容易发生。术后患者下床活动后突感动脉穿刺区疼痛加重、触诊局部有搏动性包块、局部可闻及血管杂音者应高度怀疑为股动脉假性动脉瘤，超声显示股动脉附近可见低回声区，彩色多普勒显示该低回声区内可见典型的"来回血流信号"，即血液收缩期自股动脉通过瘤颈进入假腔，舒张期返回动脉可确诊。在超声引导下行瘤腔内注射凝血酶可使瘤腔内血液迅速凝固而形成皮下血肿即可治愈，成功率高且经济、安全，几乎不延长住院时间，明显优于传统的局部压迫和外科修补手术。

4. 血栓栓塞　包括动脉系统栓塞和肺栓塞，动脉系统栓塞与抗凝不够充分有关。穿刺动脉插入动脉导管者应常规应用肝素50U/kg，对仅有右心的电生理检查不常规使用肝素。肺栓塞则可发生于任何术后卧床下肢制动者，由于下肢深静脉血栓形成，继而脱落所致，因此，这类患者术后应常规给予低分子肝素1次，并给予适当补充血容量（一般为1000～1500ml经静脉或经胃肠道补充）以预防下肢深静脉血栓形成。

5. 静脉炎　感染性深静脉炎很少见，不主张常规预防性使用抗生素。

6. 心律失常　这种现象常见。诱发心律失常是电生理检查的目的之一，但有些心律失常是在电生理检查时不期望出现的。各种导管在心房和心室内移动时也会出现房性和室性心律失常，以房性期前收缩、房性心动过速、室性期前收缩和短阵室性心动过速较为多见，停止操作或回撤导管或改变导管位置心律失常可消失。应用期前刺激或快速心房刺激时，比较容易诱发心房颤动，多数为一过性，血流动力学稳定，无须特殊处理。如果持续时间长，影响进一步电生理检查，或心室率较快引起严重血流动力学异常甚至出现晕厥时，应使用直流电同步心律转复。偶尔在电生理检查中可诱发心室颤动，应迅速电除颤。临床上无严重室性心律失常的患者，仅用一个期前刺激，很少诱发心室颤动，即使使用多个期前刺激，只要电流输出稳定，不大于2倍舒张阈值，诱发心室颤动的概率很小。临床上有持续性室性心动过速或院外心搏骤停的患者，心室颤动或持续性室性心动过速的诱发率较高，术中应密切监护，及时有效处理。

　　7.心包积液和心脏压塞　一般电生理检查时发生较少。

（赵春霞）

第三十一章　心血管疾病的介入治疗

第一节　冠心病的介入治疗

【适应证】

随着冠心病相关药物、介入器械及技术的发展，经皮冠状动脉介入治疗（percutaneous coronary intervention，PCI）已成为一种常规、安全有效的血运重建手术。包括PCI在内的血运重建在一些特定临床和（或）解剖条件下明显优于单纯药物治疗，可参考本书稳定型冠心病、非ST段抬高型急性冠脉综合征（NSTE-ACS）和ST段抬高心肌梗死（STEMI）相关章节，本章不予以详细阐述。

【分类系统和危险评分】

冠状动脉狭窄的评估可通过肉眼观察、定量冠状动脉测量（QCA）、冠状动脉内超声（IVUS）等方式进行。冠状动脉狭窄程度可用狭窄直径减少百分比或狭窄面积减少百分比来表示。肉眼评估时多用直径减少百分比，即以相邻狭窄段近端或远端的"正常"血管直径作为100%，直径减少1/2称为50%狭窄，减少9/10称为90%狭窄，完全闭塞则为100%狭窄。直径狭窄50%相当于面积狭窄75%，大于50%的直径狭窄和大于75%的面积狭窄通常认为可以在运动中诱发血流量下降，大于85%的直径狭窄可以引起静息时血流量下降。如果一根血管有数个程度相同的狭窄，其对血流的影响呈累加效应，如在前降支只有一个50%的狭窄，可能没有较多的临床症状，但是如果有两个以上的50%狭窄，则其临床意义与90%的狭窄相同。在一根血管上有数个程度不同的狭窄，应以最重的狭窄为准。如果狭窄程度相同，长管状狭窄对血流的影响大于局限性病变。

（一）冠状动脉病变分型

二十世纪八九十年代，由美国心脏病学会（American College

of Cardiology，ACC）和美国心脏协会（American Heart Association，AHA）共同制订了一项冠状动脉病变形态学分型标准。根据ACC/AHA建议，冠状动脉病变可分为A型、B型和C型3种，其中B型又分为B1和B2型（仅符合一项B型病变特征的为B1型，符合两项或两项以上B型病变特征的为B2型），见表31-1。

表31-1　ACC/AHA冠状动脉病变分型

A 型	B 型	C 型
局限性病变（＜10mm）	长管状病变（10～20mm）	弥漫性病变（＞20mm）
向心性病变	偏心性病变	近段血管过度扭曲病变
非成角病变（＜45°）	近段血管中度扭曲病变	严重成角病变（＞90°）
较少或无钙化病变	中度成角病变（＞45°～＜90°）	大于3个月的闭塞病变和（或）出现桥侧支血管
非完全闭塞病变	中度至重度钙化病变	无法对主要分支血管进行保护的病变
非开口病变	小于3个月的闭塞病变	退行性静脉桥血管病变
主要分支血管未受累病变	开口病变	
非血栓病变	需要两根导丝的分叉病变	
	血栓性病变	

（二）SYNTAX评分

SYNTAX评分（SYNTAX Score）主要用于针对冠状动脉左主干病变和（或）三支病变，此评分是根据冠状动脉病变解剖特点进行危险分层的积分系统，根据病变位置、严重程度、分叉、钙化等解剖特点定量评价冠状动脉病变的复杂程度，根据积分的高低为手术方式选择提供初步判断。SYNTAX评分系统的SYNTAX运算法则包含12个问题。前3个问题为冠状动脉优势型、病变数及病变的血管节段数，最多的病变数为12个，每个病变被冠以1、2、3……依此类推，每个病变可能累及1个或多个节段，通过累及的节段将计算出每个病变的积分；后9个问题为病变的不良特征，根据不良特征可得出每个病变的积分，每个病变积分相加得出SYNTAX评分。

SYNTAX评分只是单纯地评价冠状动脉病变的情况，其缺陷是中心与中心间的差异性很大。为了对患者的评价更加全面及个体化，提出了SYNTAX Ⅱ评分，SYNTAX Ⅱ评分是在SYNTAX评分的基础上加上临床变量，包括性别、年龄、左心室射血分数、肌酐清除率、左主干病变、慢性阻塞性肺疾病、外周血管疾病。

因评分比较复杂，可以下载专门的计算软件来计算SYNTAX评分。

现有美国指南推荐，合并复杂的多支血管病变、评分≥33分的患者，与PCI治疗相比，更适合选择CABG。2016年我国《中国经皮冠状动脉介入治疗指南》对评分≤22分的低危左主干和三支病变，PCI治疗推荐等级（Ⅰ类推荐，证据级别B）与CABG相当；评分在23～32分的中危左主干病变，PCI治疗推荐等级为Ⅱa类推荐，证据级别B，患者可以选择PCI也可以选择CABG。

（三）复杂冠状动脉病变

当代冠心病介入技术和器械已经有了很大的进步，可以对困难的病变进行支架治疗。然而，有一些病变对通过传统的PCI途径表现出挑战性，这些病变，称为复杂冠状动脉病变，其根据不同的解剖、生理或功能障碍而分类。这些复杂的冠状动脉病变包括分叉病变、钙化病变、慢性完全闭塞、无保护左冠状动脉主干病变等。每一个病灶都有其独特的挑战性，因此需要对这些病灶进行个体化治疗。

下面简单介绍一些常见的复杂病变。

1. 分叉病变　占全部PCI的15%～20%，在即刻手术成功率及远期心血管事件方面，仍是最具有挑战性的冠状动脉病变之一。这种类型的病变发生于冠状动脉主干的分离处或邻近部位。这些病变可分为3个解剖部分：近端主支、远端主支和侧支。分叉病变是指冠状动脉分支起始处或邻近侧支起始处的冠状动脉狭窄（超过50%）。常用Medina分类系统评估并确定狭窄的位置。

支架策略选择方面，单支架策略推荐选择Provisional术式；双支架经典术式有 Crush 技术、Culotte 技术、T-Stenting 技术和 V-Stenting 技术；双支架的改良技术有 Inverted Crush 技术、DK Crush（Double Kissing Crush）技术、Mini-Crush 技术、TAP 技术和 Step V-Stenting 技术。

欧洲分叉病变俱乐部（EBC）对于绝大多数分叉病变推荐的策略：主支支架植入+近端优化技术，必要时分支支架植入（MV stenting with POT and Provisional SB stenting）。当分支血管直径＞2.5mm，狭窄＞50%，且狭窄长度超过分支开口大于 5mm 时，不适合 Provisional 术式，须直接考虑双支架术。

2. 钙化病变　冠状动脉的血管钙化是一个活跃、受调节的过程，涉及动脉粥样硬化及炎症和激素疾病过程。冠状动脉钙化涉及内膜和中膜钙化。冠状动脉钙化可增加血管硬度，增加发生心血管事件的可能性。

根据钙化病变严重程度，推荐的 PCI 策略原则：①对于钙化病变的高发人群推荐在冠状动脉造影前应用冠状动脉 CT 血管造影对冠状动脉钙化的范围和程度进行预评估。②冠状动脉造影时见冠状动脉中、重度钙化病变者，推荐术中常规行 IVUS 或 OCT 检查进行评估，根据腔内影像学检查的结果，选择不同的预处理策略。③轻度表浅的钙化病变与无钙化病变者治疗大致相同。④钙化位于斑块基底部（深部钙化）者，对 PCI 操作影响不大，无须行冠状动脉斑块旋磨术；斑块位于内膜（浅表钙化）而且钙化较严重者会使球囊扩张困难，通常需要切割球囊或冠状动脉斑块旋磨术治疗。⑤钙化结节会导致器械通过困难、球囊破裂甚至血管破裂等严重并发症发生，为了增加操作安全性，通常需行冠状动脉斑块旋磨术治疗。⑥多数钙化病变用球囊以＜16atm（1atm=101.325kPa）的压力即可展开，当球囊扩张压力达 16atm 仍未充分扩张病变时，不宜强行扩张，推荐行 IVUS 或 OCT 检查评估，或直接行冠状动脉斑块旋磨术治疗。⑦对 IVUS 检查提示成角超过 271° 的内膜钙化，或 OCT 检查提示钙化积分达 4 分（最大钙化弧度＞180°、病变长度＞5mm、最大钙化厚度＞0.5mm）者，可直接行冠状动脉斑块旋磨术，再行球囊预扩张后置入支架。

3. 慢性完全闭塞性（chronic total occlusion，CTO）病变 2007 年欧洲慢性完全闭塞病变俱乐部将 CTO 病变定义为闭塞血管段前向血流 TIMI 0 级，且闭塞至少 3 个月。2018 年中国冠状动脉慢性闭塞病变介入治疗俱乐部（CTOCC）发布了

《中国冠状动脉慢性完全闭塞病变介入治疗推荐路径》（以下简称《CTOCC推荐路径》）。《CTOCC推荐路径》推荐：CTO病变PCI前，绝大多数患者应进行对侧冠状动脉造影，对解剖结构不清、闭塞段严重迂曲及二次尝试的患者应进行冠状动脉CT血管造影（CCTA）检查。如果闭塞近端呈锥形头端，建议正向介入治疗。当正向导丝更替失败后，根据闭塞段长度、闭塞段以远血管有无弥漫性病变及是否累及较大分支血管，选择平行导丝技术或正向内膜下重回真腔（ADR）技术。正向介入治疗失败，如果有可以利用的侧支血管，可尝试逆向介入治疗。如果闭塞近端无残端或解剖结构不清，建议在血管内超声（IVUS）指导下进行介入治疗。当IVUS指导治疗失败或者无条件进行IVUS指导时，术者应根据是否存在可以利用的侧支血管及闭塞以远血管段的病变特征和解剖结构，选择ADR技术或逆向介入治疗（图31-1）。

4. 冠状动脉左主干（LMCA）疾病　冠状动脉左主干是左心室供血的主要来源。如果存在明显狭窄，无保护的冠状动脉左主干会使大部分心肌容易死亡。受保护的冠状动脉左主干是指有一个旁路移植，用于供应左前降支动脉或左回旋支。

【基本操作方法】

当代PCI技术和器械已经得到了长足的发展及广泛普及，已经广泛应用于ACS、多支病变、分叉病变等患者。然而，对手术适应证、禁忌证的把握，以及掌握基本的手术流程、操作技巧和并发症识别和处理十分重要。

（一）术前评估

术前对患者病史、体格检查、辅助检查的充分了解和评估是非常重要的。

1. 病史　术前需明确患者此次就诊的主要症状，充分了解患者心血管相关疾病病史、发作特点（如心肌梗死、冠状动脉搭桥术、心力衰竭、瓣膜性心脏病）及其他系统重要疾病情况（如糖尿病、肾功能不全）。

确认患者是否存在急性感染、发热、严重脑血管疾病、严重肝肾功能不全、严重血液系统疾病、严重甲状腺疾病、妊娠等介入治疗的相对和绝对禁忌病史。

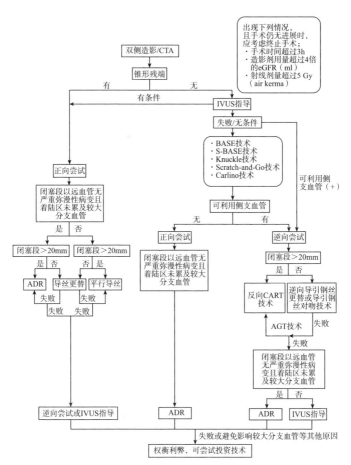

图31-1 中国冠状动脉慢性完全闭塞病变介入治疗推荐路径
（2021年更新）

　　了解患者有无造影剂、麻醉药、碘剂及冠心病常用药物过敏史。

　　2. 体格检查　术前进行全面、系统的体格检查可以充分了解患者心、肺功能情况，必要时需要在术前治疗，减少术中风险，保证手术安全。与此同时，术前对外周血管通路的评估也显得尤为重要。

　　3. 辅助检查

　　（1）术前需要完善血常规、肝肾功能、凝血功能等实验室检查。

（2）术前、术后需要进行心电图检查。

（3）术前需进行超声心动图检查，以便了解心脏结构、功能情况。

（4）必要时术前须完善外周血管超声，以保证术中穿刺顺利或使用IABP。

（二）术前准备

1. 术前谈话、签署手术同意书、备皮。若需进行长时间手术，患者必要时留置尿管。

2. 术前常规药物使用情况

术前使用负荷剂量的抗血小板药物（阿司匹林300mg、氯吡格雷300mg或替格瑞洛180mg），以获得满意的血小板抑制效果。

肾功能不全患者可在术前、术后进行水化，避免造影剂肾病发生。

需了解患者术前是否使用抗凝或溶栓药物（包括药物名称、末次用药时间），必要时术前检测ACT，根据情况调整术中抗凝药物剂量。

（三）术前方案评价

对于所有进行冠状动脉有创检查或者介入治疗的患者，无论种族、性别都应按照以患者为中心的原则制订诊治策略。术前应充分告知患者及家属相关检查或治疗的获益、风险、治疗结果和相关并发症等，以及包括药物保守治疗、介入治疗、外科治疗等可选择方案后才可进行有创检查或介入治疗。必要时需要由心内科、心外科及相关专业专家组成的心脏团队对治疗方案进行讨论，并与患者及家属充分沟通。在条件允许的情况下，给予患者及家属足够的时间做出最终决定。

（四）手术操作

1. 介入治疗入径　随着技术的发展，目前在我国大多选择经桡动脉入径（血管相关并发症少，患者痛苦少），其应作为首选推荐。股动脉径路也是PCI的经典路径。在特殊情况下可酌情选择其他适宜的血管路径，如尺动脉、肱动脉等。根据术中需要选择合适尺寸鞘管进行穿刺。常使用Seldinger法进行穿刺：穿刺针斜行45°穿刺进入血管腔内，见回血，置入导丝，退出穿刺针，在导丝引导下置入导管鞘，拔出导丝，即完成了穿刺过程。

2. 主要器械及选择

（1）指引导管：在冠状动脉介入治疗中，指引导管发挥了不可替代的作用，包括为器械输送提供支撑、为器械及导丝的输送提供通道、压力监测等。指引导管要求：同轴性好、支撑力好、冠状动脉内压力好。选择原则：根据冠状动脉开口解剖特点、升主动脉根部大小、冠状动脉血管大小和部位、病变特点和使用器械。介入医师需要综合多种因素，选择合适的指引导管，并掌握正确的操作技巧，从而提升PCI成功率、减少并发症发生。

（2）指引导丝：不同的导丝结构组成及设计，决定了导丝的不同特性；导丝性能通常与头端、核芯、涂层、线圈和护套等因素密切相关。对导丝设计和结构的了解，有助于术者根据不同导丝的自身特点加以选择，顺利完成各类手术。导丝的选择是基于冠状动脉的解剖、病变形态及术者经验。根据靶血管的形态对使用的Introducer导引针及导丝头端进行塑形。当需要精细调节动作时，可用导丝旋钮器进行操纵。应轻柔地操作导丝通过病变，如遇到阻力，应撤出导丝重新进入，而不应强行进入损伤血管，尤其在通过次全闭塞、溃疡斑块、夹层病变、成角病变前应少量造影剂定位，在确认导丝尖端通过病变并在真腔后，再将导丝送达靶血管远端，以获得较好的支持力。

（3）球囊：目前球囊系统分为快速交换型、整体交换型、固定导丝球囊、灌注球囊四大类型，目前以快速交换型、整体交换型为主。另外还有特殊类型的球囊，如切割球囊、棘突球囊等。根据功能特点分为高顺应性球囊、半顺应性球囊、低顺应性球囊和非顺应性球囊扩张导管。

球囊的大小、外径、压力参数是反映球囊基本性能的主要指标。①球囊大小：球囊直径从1.0～4.5 mm不等，常用的球囊长度为8～20mm，适用于多数病变。②球囊外径是指未扩张状态的球囊和远段导管的外径数值。球囊的通过外径是评价球囊性能的常用指标，通常是指在球囊未扩张状态下测量球囊标记部位的外径，与球囊的通过性密切相关。③球囊的压力参数包括命名压、爆破压。命名压是指球囊扩张到标准直径时的压力，通常为3～10atm。爆破压是指球囊过度扩张破裂时的压力，球囊爆破压是根据体外至少40次扩张测试的结果，最少99.9%的球囊（95%的可信区间）不会发生破裂的最大压力，通常为6～16atm。球囊直径的选择应适于参照血管的直径。通常将指引导管（6F为2.0mm，7F为2.3mm，8F为2.7mm）与靶血管进行对比来估测血管直径，但也可以经数字定量造影或血管内超声估测。

在送球囊达病变处时通过造影确定球囊在合适位置后，用带有1∶1的造影剂与生理盐水压力泵逐渐加压至球囊膨胀至额定压力。充气一般持续10～30s。对于严重钙化、支架内再狭窄等特殊病变可考虑使用切割球囊进行预处理。球囊扩张后将球囊撤回指引导管中，进行造影评价球囊扩张的效果，观察是否存在残余狭窄、血栓、夹层、闭塞、穿孔及无复流等情况。

（4）药物洗脱支架：第一代药物洗脱支架（drug eluting stent，DES）（西罗莫司DES和紫杉醇DES）采用永久材料作涂层，可增加晚期和极晚期血栓形成和内皮化不良的风险。2006年后逐渐上市的新一代DES采用了与第一代不同的支架框架材料（包括钴铬合金、铂铬合金等）、新的抗增生药物（包括百奥莫司、依维莫司和佐他莫司）及生物可降解材料作涂层，其生物相容性更好，支架梁更薄，因而使DES处管壁较早内皮化，降低了新生内膜过度增生、再狭窄率及晚期和极晚期支架内血栓形成的发生率。

对3个月内计划接受择期非心脏外科手术的患者行PCI时，可考虑置入裸支架（bare-metal stent，BMS）或经皮冠状动脉腔内血管成形术（percutaneous transluminal coronary angioplasty，PTCA）；对高出血风险、不能耐受12个月DAPT，或因12个月内可能接受侵入性或外科手术必须中断DAPT的患者，建议置入BMS或行PTCA。

（5）生物可吸收支架：近年来完全生物可吸收支架（bioresorbable scaffold，BRS）已成为新一代支架的发展方向。相较于DES，BRS对硬斑块的支撑力较弱，变形能力相对较弱，应当结合循证证据，合理考虑BRS的适用范围。BRS主要适用于原发冠状动脉病变，实际应用中建议从简单的A型、B1型病变做起，然后再逐步合理地向其他类型病变扩展。此外，由于BRS支架梁较宽较厚，对血流动力学的扰动较大，因此，不建议在小血管（＜2.25mm）中使用。支架梁贴壁不良是造成BRS降解过程中血栓风险增高的重要原因之一，因此，在置入过程中，必须尽量确保支架梁完全贴壁，以便被新生内膜充分包裹。为确保贴壁，应当充分重视操作规范化，重视硝酸甘油对血管尺寸判断的作用，以及球囊保压对支架塑形的作用，做到合理后扩张，防止过度后扩张造成支架结构的断裂，必要时可以配合腔内影像学手段。

（6）药物洗脱球囊：是通过扩张时球囊表面的药物与血管壁短暂接触，将抗再狭窄的药物释放于病变局部，从而达到治疗的目的。推荐用药物洗脱球囊治疗BMS或DES支架内再狭窄病变。虽然目前药物洗脱球囊还有很多问题需进一步研究明确，如远期疗效，是否联合应用切割球囊及哪种药物效果更好，但对BMS和DES相关的再狭窄病变、多层支架病变、大的分支病变及不能耐受DAPT的患者，药物洗脱球囊可考虑作为优先选择的治疗方案。也有研究显示，药物洗脱球囊治疗小血管病变有一定的疗效，但不优于新一代DES。

（7）血栓抽吸装置：对STEMI患者，基于INFUSE-AMI、TASTE和TOTAL试验结果，不推荐直接PCI前进行常规冠状动脉内手动血栓抽吸。在直接PCI时，对经过选择的患者（如血栓负荷较重、支架内血栓），可用手动或机械血栓抽吸，或将其作为应急使用。血栓抽吸时应注意技术方法的规范化，以发挥其对血栓性病变的治疗作用。

（8）冠状动脉斑块旋磨术：对无法充分扩张的纤维性或严重钙化病变，置入支架前采用旋磨术是合理的，可提高钙化病变PCI成功率，但不降低再狭窄率。不推荐对所有病变（包括首次行PCI的病变或支架内再狭窄）常规使用旋磨术。

（9）主动脉内球囊反搏（intra-aortic balloon pump，IABP）及左心室辅助装置：对STEMI合并心源性休克的患者，不推荐常规应用IABP，但对药物治疗后血流动力学仍不能迅速稳定者，可用IABP支持。对ACS合并机械性并发症患者，发生血流动力学不稳定或心源性休克时可置入IABP。在严重无复流患者中，IABP有助于稳定血流动力学。国内外经验表明，体外膜肺氧合系统等左心室辅助装置，可降低危重复杂患者PCI病死率，有条件时可选用。

（五）术中辅助诊断及治疗技术

1. 血流储备分数（fractional flow reserve，FFR） 能特异

地反映心外膜下冠状动脉狭窄的功能学严重程度，对开口、分支、多支和弥漫性病变均有一定的指导意义。

对没有缺血证据的稳定性冠状动脉疾病（SCAD）患者，推荐对冠状动脉造影目测直径狭窄50%～90%的病变行FFR评估。DEFER研究提示，对冠状动脉造影提示直径狭窄＞50%临界病变的SCAD患者，当病变FFR≥0.75时延迟行PCI，其5年随访期内心血管事件显著低于FFR＜0.75而实施PCI的患者。

FAME研究发现，对存在多支病变的SCAD、不稳定型心绞痛和NSTEMI患者，FFR指导的介入治疗组1年内复合终点事件显著低于单纯造影指导的介入治疗组。对单支或多支血管病变的SCAD患者，FAME2研究提示，在有FFR＜0.80的病变存在的患者中，PCI组1年内主要不良心血管事件（MACE）发生率明显低于单纯药物治疗组。因此，对多支血管病变患者，推荐FFR指导的PCI。近期的大样本注册研究证实，FFR指导的血运重建在实际应用中的获益与随机对照研究中一致，且对FFR在0.75～0.80的病变，介入治疗联合最佳药物治疗较单纯药物治疗预后更好。

关于冠状动脉真性分叉病变，DKCRUSH-Ⅵ研究结果提示，应用"必要时分支支架技术"处理分支病变，与造影指导比较，FFR指导分支干预的概率减少，而1年MACE无显著性差异，提示FFR可用于指导真性分叉病变的分支介入治疗。

2. 血管内超声（intravascular ultrasound，IVUS）　通常用于造影结果不明确，或者不可靠的情况下，如开口病变、血管重叠及分叉病变等。采用IVUS指导有助于查明支架失败原因。IVUS对PCI有非常重要的指导价值，尤其是对高危病变（包括冠状动脉左主干、钙化及分叉病变等），可明确支架大小、膨胀是否充分及定位是否准确等。对选择性的患者（无保护冠状动脉左主干、三支、分叉、慢性闭塞及支架内再狭窄病变等），推荐IVUS指导的优化支架置入。对慢性闭塞病变，IVUS指导有助于明确闭塞始点及帮助判断指引导丝是否走行在真腔，提高PCI成功率。

3. 光学相干断层扫描（OCT）　较IVUS具有更好的空间分辨率，但穿透力较差，因此对发现靠近冠状动脉腔内病变及支架边缘损伤的细微解剖学变化更有价值，但对判定斑块负荷及组织内部特征依然不够准确。OCT对明确血栓、造影未识别的斑块破裂及支架膨胀不良的价值优于IVUS，有助于查明支架失败的原因。对选择性患者，OCT可优化支架置入。

【并发症及处理】

（一）急性冠状动脉闭塞

急性冠状动脉闭塞大多数发生在术中或离开导管室之前，也可发生在术后24h。可能由主支血管夹层、壁内血肿、支架内血栓、斑块和（或）嵴移位及支架结构压迫等因素所致。主支或大分支闭塞可引起严重后果，导致立即出现血压降低、心率减慢，甚至很快导致心室颤动、心室停搏而死亡。上述情况均应及时处理或置入支架，尽快恢复冠状动脉血流。

（二）无复流

推荐冠状动脉内注射替罗非班、钙通道阻滞药、硝酸酯类、硝普钠、腺苷等药物，或应用血栓抽吸及置入IABP，可能有助于预防或减轻无复流，稳定血流动力学。关于给药部位，与冠状动脉口部给药比较，经灌注导管在冠状动脉靶病变以远给予替罗非班可改善无复流患者的心肌灌注。

（三）冠状动脉穿孔

冠状动脉穿孔是少见但非常危险的并发症。发生穿孔时，可先用直径匹配的球囊在穿孔处低压力扩张封堵，对供血面积大的冠状动脉，封堵时间不宜过长，可间断进行，对小穿孔通常能奏效；如果穿孔较大或低压力扩张球囊封堵失败，可置入覆膜支架封堵穿孔处，并停用血小板膜糖蛋白Ⅱb/Ⅲa受体拮抗药（glycoprotein Ⅱb/Ⅲa receptor inhibitor，GPI），做好心包穿刺的准备。监测活化凝血时间（activated clotting time，ACT），必要时应用鱼精蛋白中和肝素。若介入手段不能封堵破口，应行急诊外科手术。若出现心脏压塞则在维持血流动力学稳定的同时立即行心包穿刺或心包切开引流术。指引导丝造成的冠状动脉穿孔易发生延迟心脏压塞，需密切观测，若穿孔较大，必要时应用自体脂肪颗粒或弹簧圈封堵。无论哪种穿孔类型，都应在术后随访超声心动图，以防延迟的心脏压塞发生。

（四）支架血栓形成

支架血栓形成虽发生率较低（30天内发生率为0.6%，3

年内发生率为2.9%），但病死率高达45%。与支架血栓形成的相关危险因素：①高危患者，如糖尿病、肾功能不全、心功能不全、高残余血小板反应性、过早停用DAPT等；②高危病变，如B2或C型复杂冠状动脉病变、完全闭塞、血栓及弥漫小血管病变等；③操作因素，如置入多个支架、长支架、支架贴壁不良、支架重叠、Crush技术、支架直径选择偏小或术终管腔内径较小、支架结构变形、分叉支架、术后持续慢血流、血管正性重构、病变覆盖不完全或夹层撕裂等；④支架自身因素，如对支架药物涂层或多聚物过敏、支架引起血管局部炎症反应、支架断裂、血管内皮化延迟等。

支架内血栓的预防措施：①术前及围术期充分DAPT和抗凝治疗，对高危患者或病变，可加用GPI，但应充分权衡出血与获益风险。②选择合适的介入治疗方案。应权衡利弊，合理选用球囊扩张术、BMS或DES置入术；支架贴壁要尽可能良好，建议高压力释放支架（必要时选用后扩张球囊），尽量减少支架两端血管的损伤；对选择性患者，可选用IVUS指导。③强调术后充分使用DAPT。

一旦发生支架血栓，应立即行冠状动脉造影，建议行IVUS或OCT检查，明确支架失败原因，对血栓负荷大者，可采用血栓抽吸，可应用GPI持续静脉输注48h。球囊扩张或重新置入支架仍是主要治疗方法，必要时可给予冠状动脉内溶栓治疗，应检测血小板功能、了解有无高残余血小板反应性，以便调整抗血小板治疗，对反复、难治性支架血栓形成者，必要时需外科手术治疗。

（五）支架脱载

支架脱载较为少见，多见于病变未经充分预扩张（或直接支架术）、近端血管扭曲（或已置入支架）、支架跨越狭窄或钙化病变阻力过大且推送支架过于用力时，或支架置入失败、回撤支架至指引导管内时，因支架与指引导管同轴性不佳、支架与球囊装载不牢，导致支架脱载。术前充分预判病变特点及预处理病变（如钙化病变采取旋磨术预处理等），是防止支架脱落的有效手段。发生支架脱落后，若指引导丝仍在支架腔内，可经导丝送入直径≤1.5mm小球囊至支架内偏远端，轻微扩张后，将支架缓慢撤入指引导管。若因支架近端变形无法撤入指引导管，可先更换更大外径指引导管重新尝试，也可经另一血管路径，送入抓捕器，将支架捕获后取出。如上述方法无效，可沿指引导丝送入与血管直径1∶1球囊，将支架原位释放，或置入另一支架将其在原位贴壁。必要时行外科手术，取出脱载支架。

（六）出血

围手术期出血是引发死亡及其他严重不良事件的主要危险因素。大出血（包括脑出血）可能直接导致死亡，出血后停用抗栓药物也可能导致血栓事件甚至死亡。

出血的预防措施：所有患者PCI术前均应评估出血风险，建议用CRUSADE评分评估出血风险；建议采用桡动脉路径；对出血风险高的患者（如肾功能不全、高龄、有出血史及低体重等），围手术期优先选择出血风险较小的抗栓药物，如比伐芦定、磺达肝癸钠等；PCI术中根据体重调整抗凝药物剂量；监测ACT，以避免过度抗凝。

出血后是否停用或调整抗血小板和抗凝药物，需权衡出血和再发缺血事件风险进行个体化评价。出血后通常首先采用非药物一般止血措施，如机械压迫止血；记录末次抗凝药或溶栓药的用药时间及剂量、是否存在肝肾功能损害等；估算药物半衰期；评估出血来源；检测全血细胞计数、凝血指标、纤维蛋白原浓度和肌酐浓度；条件允许时行药物的抗栓活性检测；对血流动力学不稳定者静脉补液和输注红细胞；必要时使用内镜、介入或外科方法局部止血；若出血风险大于缺血风险，尽快停用抗栓药物。若上述方法效果不满意，可进一步采用药物治疗的方法：应用鱼精蛋白中和肝素，以硫酸鱼精蛋白1mg/80～100U肝素剂量注射，总剂量一般不超过50mg；鱼精蛋白可中和60%的低分子量肝素（low-molecular-weight heparin，LMWH），LMWH用药不足8h者，可以用硫酸鱼精蛋白1mg/100U抗Xa活性剂量注射，无效时可追加0.5mg/100U抗Xa活性。在停用阿司匹林或替格瑞洛3天、氯吡格雷5天后，应再次权衡出血和再发缺血事件的风险，适时恢复适度的抗栓治疗。

（七）血管并发症

血管并发症主要与穿刺点相关，其危险因素有女性、年龄≥70岁、体表面积＜1.6m^2、急诊介入治疗、外周血管疾病和围术期应用GPI。

股动脉穿刺主要并发症及其防治方法如下所述。①穿刺点及腹膜后血肿：少量局部出血或小血肿且无症状时，可不予处理；血肿较大、出血过多且血压下降时，应充分加压止血，并适当补液或输血；若PCI后短时间内发生低血压（伴或不伴腹痛、局部血肿形成），应怀疑腹膜后出血，必要时行超声或CT检查，并及时补充血容量。②假性动脉瘤：多普勒超声可明确诊断，局部加压包扎，减少下肢活动，多可闭合。对不能压迫治愈的较大假性动脉瘤，可在超声指导下向瘤体内注射小剂量凝血酶治疗。少数需外科手术治疗。③动静脉瘘：少部分可自行闭合，也可做局部压迫，但大的动静脉瘘常需外科修补术。④动脉夹层和（或）闭塞：可由指引导丝或导管损伤血管内膜或斑块脱落引起。预防的方法包括低阻力和（或）透视下推送导丝、导管。

桡动脉穿刺主要并发症及其防治方法如下所述。①桡动脉术后闭塞：发生率＜5%。术前常规行Allen试验检查桡动脉的交通情况，术中充分抗凝，术后及时减压，能有效预防桡动脉闭塞和PCI后手部缺血。②桡动脉痉挛：较常见，穿刺时麻醉不充分、器械粗硬、操作不规范或指引导丝进入分支，均可增加痉挛发生的概率。桡动脉痉挛时，严禁强行拔出导管，应首先经动脉鞘内注射硝酸甘油200～400μg、维拉帕米200～400μg（必要时反复给药），直至痉挛解除后再进行操作。③前臂血肿：可由亲水涂层导丝穿孔桡动脉小分支或不恰当应用桡动脉压迫器引起，预防方法为透视下推送导丝，如遇阻力，应做桡动脉造影。术后穿刺局部压迫时应注意准确压迫血管穿刺点。④骨-筋膜室综合征：少见但后果严重。当前臂血肿快速进展引起骨筋膜室内压力增高至一定程度时，常会导致桡动脉、尺动脉及正中神经受压，进而引发手部缺血、坏死。因此一旦发生本征，应尽快外科手术治疗。⑤假性动脉瘤：发生率低于0.01%，若局部压迫不能起效，可行外科手术治疗。

（八）造影剂导致的急性肾损伤

碘造影剂在介入治疗及血管造影等领域的应用日益增多。虽然碘造影剂的临床应用显著提高了疾病的诊疗水平，但造影剂导致的急性肾损伤（contrast induced acute kidney injury，CIAKI）不容忽视。2005欧洲泌尿生殖放射学会（ESUR）

相关指南的诊断标准为血清肌酐绝对值升高≥44.2μmol/L（0.5mg/dl），或较基线值升高≥25%；而2012年改善全球肾病预后组织（KDIGO）提出的新标准诊断为，血清肌酐绝对值升高≥26.5μmol/L（0.3mg/dl），或较基线值升高≥50%。

可应用AGEF评分系统评估CIAKI的风险。影响AGEF评分的因素：年龄、eGFR和LVEF。计算公式：AGEF评分=年龄/LVEF（%）+1。有研究显示，AGEF评分＜0.92、0.92～1.16和＞1.16的CIAKI发生率分别为1.1%、2.3%和5.8%。AGEF评分增高是CIAKI发生的独立预测因素。

水化疗法是应用最早、被广泛接受、可有效减少CIAKI发生的预防措施。对CKD合并慢性心力衰竭患者，可在中心静脉压监测下实施水化治疗，以减少CIAKI的发生。

（苗　琨　严江涛）

第二节　主动脉夹层的介入治疗

主动脉夹层（aortic dissection，AD）是一种严重的心血管急症，以起病急、死亡率高为特点。

【分型】

主动脉夹层的分型对于其治疗方案的选择有重要意义。目前国际上常用的主动脉夹层的分型包括Stanford分型和DeBakey分型。

Stanford分型是以升主动脉是否累及为依据，将主动脉夹层分为A型和B型，A型指升主动脉受累及，B型指仅限于降主动脉。

DeBakey分型是以破口起源位置和夹层累及范围分为Ⅰ、Ⅱ和Ⅲ型。Ⅰ型指破口起源于升主动脉，夹层累及范围超过了主动脉弓；Ⅱ型指破口起源于升主动脉，而夹层仅限于升主动脉；Ⅲ型指破口起源于降主动脉，夹层仅限于降主动脉。

【治疗】

1. 内科治疗　是主动脉夹层治疗的基础。所有的主动脉夹层患者均应在重症监护病房，给予降压、镇静、镇痛治疗，收缩压控制在100～120mmHg，心率控制在60～80次/分。

2. 外科手术 对于A型主动脉夹层，由于其急性期的高死亡率，应该尽早采取外科手术治疗，可降低A型主动脉夹层的死亡率，如何降低围手术期死亡率和具体采用何种术式是目前探索和谈论的热点。

3. 介入治疗 为B型主动脉夹层提供了有效的治疗方案。考虑到外科手术的围手术期死亡率，因此传统外科手术主要治疗有并发症的B型主动脉夹层患者，包括远端器官缺血、破裂撕裂延长、主动脉直径扩张超过5cm、由主动脉瘤所致的夹层、假性动脉瘤、马方综合征及截瘫。主动脉夹层介入治疗的发展，使B型夹层的治疗理念在发生改变。

【适应证】

主动脉腔内覆膜支架植入术通过封闭主动脉夹层破口，促进假腔血栓化，以期降低主动脉夹层进一步撕裂或破裂的风险。主动脉腔内覆膜支架植入术围手术期的死亡率相对较低，有较好的预后。目前针对主动脉夹层覆膜支架植入术尚无大规模临床试验结果，依据专家共识意见，国际上公认的适应证：①B型主动脉夹层伴有顽固性疼痛；②B型主动脉夹层伴有器官灌注不足；③B型主动脉夹层伴有无法控制的高血压；④B型主动脉夹层伴有主动脉外渗漏；⑤B型主动脉夹层主动脉直径≥5.5cm或增长速度＞1cm/年；⑥B型主动脉夹层逆行撕裂至升主动脉；⑦部分DeBakey Ⅱ型主动脉夹层解剖结构适合者。

然而，对于无并发症的B型主动脉夹层患者，目前循证医学证据还未能证明主动脉支架植入术优于药物保守治疗，但随着介入技术的发展及新型器材的问世，其适应证有望会进一步扩大。因此，目前介入治疗的适应证选择对于这类患者的治疗还应该采用个体化的原则。

【术前评估】

术前应详细阅读患者胸腹主动脉CTA片，以明确主动脉夹层类型、确定破口的准确位置、夹层累及范围、重要器官供血情况等。

1. 准确判断破口位置 明确破口与左锁骨下动脉及左颈总动脉开口的距离，从而在术前判断是否适合单纯覆膜支架植入术，或支架是否需要跨过左锁骨下动脉开口。

2. 夹层累及范围 明确判断夹层累及范围。

3. 腹腔重要器官供血情况　明确腹腔干、肠系膜上动脉及肾动脉等腹主动脉重要分支血管的供血情况。

4. 靶血管直径测量　通过对靶血管锚定区直径测量初步选择相应型号的支架。

【步骤与方法】

1. 患者仰卧于手术台上，连接心电监测、脉搏血氧饱和度等监护设备。

2. 根据患者情况优先选择左桡动脉穿刺，常规消毒相应上肢及双侧腹股沟区，并铺无菌巾。

3. 2%利多卡因局部浸润麻醉腕横纹上2～3cm处桡侧皮肤及皮下组织，穿刺桡动脉成功后置入6F动脉鞘。静脉注射3000U肝素后将猪尾导管送至升主动脉根部造影，以进一步明确破口位置及其周边分支血管的解剖关系。

4. 切开、暴露股动脉，直视下穿刺股动脉，置入8F血管鞘，将黄金标记导管经股动脉送至腹主动脉上端造影，证实标记导管位于真腔，并进一步明确腹主动脉重要分支血管血供来源情况。

5. 明确标记导管位于真腔后，进一步送至主动脉根部，经猪尾导管行主动脉根部造影，测量破口近端主动脉直径及破口范围，从而选择相应型号的覆膜支架。

6. 准确测量后，沿标记导管送超硬导丝至主动脉根部，退出标记导管和股动脉血管鞘，沿超硬导丝送主动脉覆膜支架输送系统至破口处，精确定位后释放支架。在释放支架时患者收缩压要降至100mmHg以下，并做到"稳、准、快"。

7. 支架释放完毕后，以猪尾导管行主动脉根部和腹主动脉造影，明确夹层破口封闭情况及腹主动脉重要分支血管血供情况。

8. 退出主动脉覆膜支架输送系统，缝合股动脉切口，逐层缝合肌层、皮下组织及皮肤，碘伏消毒后用无菌纱布包扎，在X线透视下退出猪尾导管，拔出桡动脉鞘，穿刺点加压包扎。

9. 利用现有的Proglide缝合器和AngioSeal封堵器系统，可以在大部分病例实现股动脉微创化入路，无须外科切开缝合。

【手术中易于出现的失误和预防】

1. 标记导管进入假腔　如果标记导管进入假腔而未识别，进而释放覆膜支架则会导致严重的不良后果，补救也非常棘手，只能通过外科手术补救。因此，术前应详细阅读胸腹主动脉CTA片，初步明确主动脉夹层撕裂走行，术中送标记导管时，如不确定可通过造影剂确认。如不能确认标记导管在真腔，不能送入支架输送系统。

2. 覆膜支架封闭左颈总动脉开口导致左侧大脑供血不足　术前仔细阅读患者CTA片，明确主动脉弓处解剖结构，术中支架释放前准确定位，释放时避免支架移位。如出现这一情况，需急诊行搭桥手术。

3. 覆膜支架封闭左锁骨下动脉开口导致左上肢缺血、功能障碍　术前仔细阅读患者CTA片，明确主动脉弓处解剖结构，术中支架释放前准确定位，释放时避免支架移位。封闭左锁骨下动脉开口后，如患者无左上肢缺血和功能障碍等情况，可不予特殊处理，否则可行外科搭桥手术。

4. 截瘫　如患者破口较低或破口较大，覆膜支架需覆盖至第8～12胸椎，可能导致脊髓血供受影响而出现截瘫。

5. 内瘘　覆膜支架植入后，夹层破口未完全封闭。因此应准确测量，选择合适的支架型号，支架释放过程中准确定位，避免移位。如出现上述情况，可再次行支架植入术。

6. 支架膨出或成角　覆膜支架植入后膨出或成角。支架植入前，充分了解主动脉解剖结构并选择合适的支架非常重要，如果出现上述情况可考虑再植入一支架。

【随访】

1. 积极控制心率和血压，可给予他汀类药物治疗，稳定内皮功能。

2. 术后1、3、6、12个月复查主动脉CTA，了解主动脉及支架情况。

总之，对于主动脉夹层这一严重的心血管疾病，充分认识、早期诊断、选择针对性的治疗方式对于改善其预后有重要意义。

第三节　腹主动脉瘤的介入治疗

腹主动脉瘤（abdominal aortic aneurysm，AAA）定义为腹主动脉直径扩张超过正常直径的1.5倍，或直径超过3cm。

据统计，95%以上的动脉瘤发生于肾动脉以下。多种因素引起动脉壁局部膨出形成动脉瘤，动脉瘤的形成导致局部动脉壁扩张和紧张度增加，最终动脉可能破裂造成大出血。引起AAA的高危因素：高龄、高血压、吸烟和家族性AAA病等，该病好发于男性，男性发病率约为女性的3倍。

因大多数AAA无临床症状，常在查体时或检查其他疾病时被发现，所以很难预测其流行情况。英国流行病筛查预测其发病率为1.3%～12.7%，50岁男性发病率约为25/100 000，而70岁男性增加至78/100 000。动脉瘤在扩张过程中可出现腹部搏动感、腹部疼痛或疼痛向腰背部传导等症状。有症状的AAA应尽快接受治疗，否则AAA一旦发生破裂，患者死亡率高达80%，而且即便此类患者立即接受急诊手术，仅约1/2的患者能够存活超过30天。随着瘤体的增大，破裂的风险增加，直径超过6cm的动脉瘤每年破裂风险高达25%。有几项研究证实，直径大于5cm的动脉瘤患者5年生存率仅为20%。

根据腹主动脉瘤直径决定治疗策略，在传统药物治疗方面，指南指出：①他汀类药物可以降低AAA患者外科手术后心血管事件发生率及30天非致死性心肌梗死和心源性死亡的发生率，建议介入或外科手术前1个月即开始服用他汀类药物（Ⅰa类推荐，证据级别A），并且应该持续应用（Ⅲb类推荐，证据级别C）。②既往认为口服β受体阻滞剂可以降低动脉硬化引起腹主动脉瘤的扩张速度，降低破裂率，减少围手术期不良心血管事件，最近研究建议仅在有高危心血管风险的AAA患者中可以应用β受体阻滞剂，并且必须术前应用1个月（Ⅰb类推荐，证据级别A）。③在抗血小板治疗方面，指南建议一旦诊断AAA，必须立即开始（Ⅰa类推荐，证据级别A）服用阿司匹林并且持续应用（Ⅲb类推荐，证据级别C）。服用华法林的患者，建议术前停用华法林5～7天，可以替换应用低分子量肝素。④血压控制是二级预防的有效措施，目标血压值是140/90mmHg。

目前AAA的治疗方式：①传统开腹手术（open surgery，OSR），即采取腹部切口并用人工血管置换AAA，该手术也可在腹腔镜下进行；②腔内修复术（endovascular aneurysm repair，EVAR），即在腹股沟处行小切口暴露股动脉，从股动脉置入支架并在瘤体内释放从而隔绝动脉瘤。对于动脉瘤直径大于5.5cm，或直径大于4.5cm且近6个月增加超过0.5cm的患者，应手术治疗。对于直径小于4.5cm有症状的动脉瘤患者，应每6个月复查，而对于直径4.5～5.5cm的动脉瘤，应每隔3～6个月复查。对于未破裂的肾动脉以下AAA，在上述两种治疗方式都适合的情况下，NICE指南推荐使用腔内修复治疗。选择腔内修复治疗而非外科手术，应结合每例患者的病情：动脉瘤的大小和形态；患者的年龄、预期寿命；外科手术的适应性；两种手术方式近期和远期的优势及风险，包括与动脉瘤相关的死亡率和手术死亡率。对于已破裂的AAA患者，该指南并未给出使用腔内支架治疗的证据，因为对于这类患者，行随机控制对照试验研究比较困难，只能从已登记注册的治疗患者中收集足够的数据，并行进一步研究才能得出结论。

两种手术方式中，EVAR比OSR具有更多的优点：能够减少全身麻醉时间，明显减少外科手术引起的创伤和疼痛，缩短住院时间和住ICU时间，还能够减少手术失血量。EVAR的缺点有内瘘形成（包括Ⅰ型附着部内瘘和Ⅱ型反流性内瘘），行OSR的患者不需要密切随访，而行EVAR的患者需要定期复查CT或血管超声以明确有无内瘘发生。另外，如果行EVAR过程中操作失败或出现并发症，即使这些患者术前评估并不适合行外科手术，也应立即改行OSR。指南推荐腔内修复治疗建议在具有丰富临床经验的医学中心进行，术前应对患者进行全面评估。

目前EVAR应用的支架移植物都是把人造血管缝合固定于金属支架内部而制成，以防止人造血管发生扭曲和异位，保持稳定性。为适应主动脉分叉结构和增加支架血管的稳定性，目前的大多数支架移植物产品都采用模式化设计，主体和一侧髂支通过一侧股动脉置入，另一侧髂支通过对侧股动脉置入，定位对接。该式实施的一个重要前提是肾动脉下方有足够长度的正常主动脉，可以作为支架的近段锚定区，以防止支架移植物向远端异位，并防止术后内瘘的发生。临床可选用的支架：Talent（Medtronic）、Exclude（WL Gore）、Aorfix（Lombard Medical）、Zenith（Cook Medical）和Endologix Powerlink Systems（Le Maitre）。目前已有国产微创支架可供使用。Cook公司2011年5月在中国上市的"开窗"支架（Zenith Fenestrated）为以往找不到合适治疗方式的复杂病例和疑难患者提供了有效的解决方案。

1. 术前评估　EVAR对患者全身状况影响小，只相当于中到低等外科手术创伤，其围手术期死亡率和并发症发生率都明显低于传统开放手术。术前需要评估心功能，了解患者既往是否有急性心肌梗死或心力衰竭病史；同时还应该评估其他器官功能，尤其注意肾功能，防止术后造影剂肾病发生。

2. 围手术期结果　有关比较AAA开放手术和EVAR围手术期死亡率的资料大多为非随机对照研究，这是因为选择EVAR的多为高危手术患者。尽管如此，EVAR后围手术期死亡率只有不到3%，低于开放手术。另外，与开放手术相比，EVAR围手术期致命并发症发生率低，患者术后恢复快，ICU治疗时间和整体住院时间都显著缩短。

3. 长期生存率和术后并发症　EVAR后患者的长期生存率很大程度上取决于术前的高危因素。综合文献报道，高危患者和普通患者EVAR后3年生存率差别明显，分别为68%和83%。EVAR后并发症主要有内瘘、支架移植物异位、扭转、移植物闭塞、感染等。有研究表明，术前AAA瘤体直径越大，术后内瘘、支架异位及其他并发症发生率越高。

4. EVAR存在问题　随着介入器材和技术的不断改进，EVAR已经日趋成熟，但该术式目前仍然存在一些问题，有待进一步发展和完善。

（1）血管解剖局限性：与传统开放手术相比，EVAR对血管解剖条件的要求更高。首先，要求肾动脉下至少需要1.5cm长的正常主动脉作为近端锚定区，即瘤颈至少要1.5cm长；同时，要求瘤颈直径≤28mm，而且不能严重成角。另外，还要求髂外动脉及股动脉有足够直径，保证携带支架移植物的输送器可以通过。女性髂外动脉细，因此，由于输送途径差而放弃腔内治疗的女性的比例显著高于男性，文献报道女性大约为17%，而男性只有2.1%。

（2）内瘘：指AAA EVAR后被封闭的瘤腔内持续有血流进入，可以分为以下四型。Ⅰ型内瘘指由于近端或远端锚定区封闭失败导致血流进入瘤腔，一般瘤腔内压力高，容易导致瘤体破裂，一旦发现，需要通过在近端或远端加延长物来纠正。如仍有内瘘，需要尽早中转开腹手术。Ⅱ型内瘘指通过分支动脉（如腰动脉、肠系膜下动脉等）反血进入瘤腔，发生率在40%左右，大多数可以随时间延长自行血栓形成而封闭瘤腔，也有学者通过导管行选择性分支动脉栓塞。但是，目前的循证医学证据表明，Ⅱ型内瘘并不会增加瘤体近、远期破裂的发生率。Ⅲ型内瘘指由于支架血管破损或扭曲造成接口处渗漏，一旦发生，也需要立即通过介入或手术纠正。Ⅳ型内瘘指由于支架血管通透性高而引起血液进入瘤腔，一般发生于支架血管置入后30天内。另外，有些患者在AAA、EVAR后瘤腔持续增大，通过CT扫描未发现有明显内瘘，有学者称其为内张力（endotension）。总之，正是由于内瘘等不确切因素的存在，AAA EVAR后患者需要定期接受随访，随访间期一般为术后3、6、12个月，以后每年1次。如果影像学资料发现瘤体进行性增大，需要行进一步检查以明确原因。

（3）支架移植物闭塞：早期的EVAR后，支架移植物闭塞的发生率很高。发生闭塞的一个重要原因是移植物扭曲成角，后来有学者发现用金属支架作为外支撑可以减少血管移植物的扭转，从而显著降低移植物血栓闭塞的发生率。

（4）瘤颈扩张：EVAR后，近端锚定区的主动脉随时间延长而进一步扩张，从而可以导致支架移植物向远端发生异位。目前在进行EVAR时，一般选择支架主体直径比近端瘤颈直径大10%～20%，以适应将来主动脉的扩张，但即使如此，仍然无法完全避免支架移植物发生后期异位。

（徐　昶　曾和松）

第四节　先天性心脏病的介入治疗

先天性心脏病（以下简称先心病）是小儿时期最常见的心血管疾病，然而许多患者可到成年才出现症状而被诊断。经典的治疗方法是外科手术治疗，但存在的问题包括需要开胸、损伤大、费用昂贵及有一定的手术并发症与病死率。先心病介入治疗是应用特种的导管及器械经由外周血管插入至所需治疗的心血管腔封堵或纠正解剖异常的一种方法，已成为继冠心病和心律失常介入治疗之后心血管疾病治疗最重要的进展。我国先心病介入导管治疗发展较快，一些技术的应用和国外几乎同步进行，介入材料国产化后，这些新的技术已逐步在国内普及。

一、经皮肺动脉瓣球囊成形术

先天性肺动脉瓣狭窄是常见的先天性心脏病之一。1982年 Kan首先报道了经皮穿刺肺动脉瓣球囊成形术（percutaneous balloon pulmonary valvuloplasty，PBPV）。其机制是在球囊扩张时腔内产生高压作用于狭窄的瓣膜，引起瓣膜最薄弱部分即瓣叶交界处撕裂，使狭窄的瓣膜扩张。大量研究表明，PBPV为简便、有效、安全、经济地治疗肺动脉瓣狭窄的首选方法，对于大部分的病例，PBPV可替代外科开胸手术。

【适应证】

1. 典型肺动脉瓣狭窄，跨肺动脉瓣压差≥40mmHg。
2. 对于青少年及成人患者，跨肺动脉瓣压差≥30mmHg，同时合并劳力性呼吸困难、心绞痛、晕厥或先兆晕厥等症状。
3. 重症肺动脉瓣狭窄伴心房水平右向左分流。
4. 婴幼儿复杂先心病伴肺动脉瓣狭窄，暂不能进行根治术，可应用PBPV进行姑息治疗，以改善低氧血症及促进肺动脉发育。

【禁忌证】

1. 发育不良型肺动脉瓣狭窄。
2. 合并严重右心室流出道狭窄。
3. 肺动脉瓣狭窄伴需外科处理的三尖瓣重度反流。
以上指征需要根据心脏中心介入专家经验和设备条件而定。

【术前准备】

1. 常规血液检查、ECG、胸部X线片、超声心动图。
2. 心电监测、脉搏血氧饱和度监测。
3. 必要的介入器械。

【手术操作】

1. 常规行右心导管检查，测定跨肺动脉瓣压力阶差。然后行左侧位右心室造影，观察肺动脉瓣狭窄的类型及严重程度，并测量肺动脉瓣环直径，作为选择球囊大小的依据。单球囊瓣膜成形术：将端孔导管送至左下肺动脉，沿导管送入交换导丝至左下肺动脉。再送入选好的球囊导管，将球囊中部置于瓣膜口，迅速充盈球囊直至狭窄瓣膜口造成的球囊腰征消失。一旦球囊全部扩张，腰征消失，立即回抽造影剂吸瘪球囊，并将球囊回撤至右心室。通常从开始扩张至吸瘪球囊总时间为5～10s，这样可减少由于血流中断时间过长而引起的并发症。术后重复测量瓣口压力阶差，如球囊大小适宜，扩张1～2次即可成功。球囊直径以大于瓣环直径的30%为宜。

2. Inoue球囊导管法　适用于年龄大于10岁或体重较大的患儿。Inoue球囊的准备同二尖瓣球囊成形术，经导丝将球囊导管送入右心房，撤出导丝、导管延伸器，用操纵器将导管前端送入右心室，用少量造影剂充盈球囊前端，其可自然漂浮至肺动脉瓣口，此时回抽全部造影剂，球囊前端可顺血流通过肺动脉瓣口而达肺动脉干，充盈球囊前半部，回撤导管卡在狭窄瓣口，加压充盈全部球囊，其腰部将狭窄瓣膜扩张开。回抽全部造影剂并撤出导管，换用端孔导管测量肺动脉瓣跨瓣压力阶差，或同时做右心室造影，观察扩张效果。

【术后处理】

术后局部穿刺处压迫止血；用抗生素预防感染；PBPV术后伴右心室流出道反应性狭窄者，给予β受体阻滞剂，通常3～6个月。

【疗效评定】

以跨瓣压力阶差来评估PBPV治疗效果：压差≤25mmHg为优；压差＜50mmHg为良；压差＞50mmHg为差。部分患者（多为重度肺动脉瓣狭窄）在PBPV术后瓣口梗阻虽已解除，但由于反应性漏斗部狭窄，右心室压力下降不满意，但连续曲线示肺动脉与漏斗部压差已解除，则仍为有效。

【影响球囊扩张疗效的因素】

1. 球囊直径　PBPV效果直接与球囊/瓣环直径比值有关，采用小球囊可安全扩张肺动脉瓣，但效果差；过大球囊可引起瓣环或瓣膜损伤。1岁以下婴儿肺动脉瓣狭窄，选择球囊大小应为肺动脉瓣环的90%～100%；1岁以上肺动脉瓣狭窄患者，选择球囊大小可为肺动脉瓣环的120%～140%。

2. 球囊长度　球囊过短不易固定，球囊过长可损伤三尖瓣及房室交界处。长度20mm的球囊仅用于婴儿，长度30mm球囊应用于儿童，长度30～40mm球囊应用于成人。

3. 球囊扩张的压力、时间及次数　PBPV应以球囊扩张时腰凹快速消失为准，球囊扩张时间应在10s以内。进行球囊扩张腰凹消失后，再连续扩张1～2次即完成PBPV。球囊扩张不宜过多，否则既无助于增加疗效，又有可能引起心脏损伤。

4. 发育不良型肺动脉瓣狭窄　是PBPV效果不良的重要原因之一。发育不良型肺动脉瓣狭窄时，瓣叶增厚、坚硬、高低不平，瓣环发育不良，瓣叶交界可能融合，这些解剖特征可直接影响球囊扩张效果。扩张效果可能与瓣叶交界处融合与否有一定的关系，亦为PBPV效果不一的原因之一。对于轻型病例，仍可选择球囊扩张术，如无效再考虑进行开胸手术。

【并发症及处理】

PBPV为安全、有效地治疗肺动脉瓣狭窄的介入方法，并发症的发生率为5%，多为球囊扩张时一过性心动过缓及血压下降，球囊撤出即可消失。总的死亡率＜0.5%，多见于新生儿、小婴儿和重症病例。

【随访】

PBPV后患儿活动能力明显增加，心脏杂音减轻，肺动脉瓣第二心音增强，超声心动图示PBPV后右心室容量减小。成功的球囊扩张术后，通常很少发生再狭窄，球囊扩张可致瓣叶中部或瓣尖撕裂，可导致轻、中度肺动脉瓣关闭不全，但仍可达到肺动脉梗阻改善的目的，而且患者通常对肺动脉瓣关闭不全耐受良好。如果采用较小球/瓣比值的球囊扩张导管或发育不良型肺动脉瓣狭窄，PBPV术后压差下降不满意者，通常有较高的再狭窄发生率。

二、动脉导管未闭封堵术

动脉导管未闭（patent ductus arteriosus，PDA）是常见的先天性心脏病之一，占先心病发病总数的15%～20%，动脉导管位于肺动脉主干或左肺动脉与左锁骨下动脉开口处远侧的降主动脉处，按其形态可分为管型、窗型、漏斗型，单纯PDA可经导管介入封堵而治愈。

【适应证】

适应证为无严重肺动脉高压及其他导管技术禁忌证的

PDA，不合并需外科手术纠正的其他心脏畸形。

【禁忌证】

1. 严重肺动脉高压出现右向左分流，肺血管阻力≥5WU。
2. 合并需要外科手术矫治的心内畸形。
3. 感染性心内膜炎。

【手术操作】

目前应用最广泛的是蘑菇伞型封堵器（Amplatzer PDA 封堵器及国产类似形状封堵器），其具体操作步骤如下。

1. 麻醉 婴幼儿采用全身麻醉，成人和配合操作的大龄儿童可用局部麻醉。

2. 常规穿刺右侧股动脉、股静脉，送入血管鞘，6kg以下婴幼儿动脉建议选用4F鞘管，以免损伤动脉。行心导管检查测量主动脉、肺动脉等部位压力，合并明显肺动脉高压者必须计算体循环、肺循环血流量和肺循环阻力等，必要时行堵闭试验。采用主动脉弓降部造影了解PDA形状及大小，通常选择左侧位90°。

3. 将端孔导管由股静脉送入肺动脉，穿PDA至降主动脉，经导管送入260cm加硬交换导丝至降主动脉后撤出端孔导管。但是多数病例建议建立动静脉轨道后再植入封堵器。此时从主动脉侧直接将260cm超滑导丝通过PDA送至肺动脉，用抓捕器从肺动脉侧抓捕导丝，拉出体外建立输送轨道。从静脉端沿导丝送入相适应的输送鞘管至降主动脉后撤出内芯及导丝。将装载好的蘑菇伞封堵器从输送鞘管中送至降主动脉打开封堵器前端，缓缓回撤至PDA主动脉侧，固定于主动脉端，再回撤输送鞘管，使封堵器腰部镶嵌在动脉导管内并出现明显腰征，观察5～10min，重复主动脉弓降部造影，显示封堵器位置良好，无明显造影剂反流后可释放封堵器。

经导管弹簧圈PDA堵塞术：多用于最窄直径≤2.0mm的PDA。经股静脉途径放置弹簧圈方法同蘑菇伞封堵法，先释放主动脉侧弹簧圈，再将端孔导管退至动脉导管的肺动脉侧，回撤导丝内芯，旋转传送装置，使弹簧栓子在肺动脉侧形成1.5～2圈，之后重复主动脉弓降部造影，显示弹簧圈位置合适、形状满意、无残余分流则可释放弹簧圈。

【术后处理】

1. 术后局部压迫止血，卧床，观察心率、血压、心电图。

2. PDA封堵术后罕见有血栓和栓塞报道，一般不要求严格抗栓治疗。

【疗效影响因素】

1. 正确判断是否存在器质性肺动脉高压是手术成功的重要前提。当有明显肺动脉高压时，需进行正规严谨的右心导管检查。若结果示$Q_p/Q_s > 1.5$、股动脉血氧饱和度$> 90\%$，可考虑拟行介入治疗。若肺血管阻抗在$3 \sim 5WU$，可先做试验性封堵，如肺动脉收缩压或平均压降低20%或30mmHg以上，而主动脉压力和动脉血氧饱和度无下降或上升，且无全身反应，主动脉造影证实封堵器位置合适可进行永久封堵；若肺动脉压力升高或主动脉压力下降，患者出现胸闷气短、烦躁、血压下降等明显的全身反应时应立即回收封堵器，并对症处理；对于试验性封堵后结果难以判断、模棱两可，预后难以估测时建议应用降肺动脉压药物治疗一段时间后再行封堵治疗，对这部分患者的介入治疗应尤为慎重。

2. 正确选择封堵伞的型号。婴幼儿PDA弹性较大，植入封堵伞后动脉导管最窄径大多会逐渐增宽，因此建议选用大于最窄处$4 \sim 6mm$的型号。管状PDA选用封堵伞要大于PDA直径的1倍以上，同时要考虑到主动脉端的大小，使主动脉侧的伞盘尽量在主动脉的壶腹部内以免造成主动脉管腔狭窄。有时也可选用室间隔缺损封堵器用于PDA的封堵。

3. 一般认为漏斗型PDA最适宜封堵，管型PDA封堵成功率也很高，而窗型PDA较难封堵，可尝试使用房间隔或室间隔缺损封堵伞。

【并发症及处理】

1. 封堵器脱落　主要是未能准确测量PDA内径，封堵器选择不当，个别为操作不规范造成，术中推送封堵器切忌旋转动作以免发生脱载。发生弹簧圈或封堵器脱落多可通过网篮导丝或异物钳将其取出，难以取出时要急诊外科手术。

2. 溶血　发生率$< 0.8\%$。主要与术后残余分流过大或封堵器过多突入主动脉腔内有关。处理措施是使用激素、补液、碳酸氢钠等药物治疗，保护肾功能，多数患者可自愈。残余

分流量较大者，可再植入一个或多个封堵器（常用弹簧圈）封堵残余缺口。若经治疗后患者病情不能缓解，出现持续发热、溶血性贫血及黄疸加重等，应及时请外科处理。

3. 残余分流　一般可以采用一个或多个弹簧圈将残余分流封堵，必要时接受外科手术。

4. 降主动脉或左肺动脉狭窄　主要发生在婴幼儿，前者因封堵器过多突入降主动脉造成，后者主要由于封堵器突入肺动脉过多造成。术中应对其形态有充分的了解，根据PDA解剖形态选择适宜的封堵器有助于避免此种并发症。

【随访】

封堵动脉导管后，虽经术后造影或彩色多普勒超声检查显示不同程度的残余分流，但大部分为少量分流，且随着时间延长逐渐减少。

三、室间隔缺损封堵术

室间隔缺损（VSD）是最常见的先心病（25%～30%），尽管传统开胸体外循环下直视关闭术死亡率低，但仍有一定的手术并发症和切口瘢痕形成等问题。近年来随着技术的进步，大部分室间隔缺损已经可以采取介入手段封堵，其治疗并发症及远期疗效和外科手术相当甚至更低。

【适应证】

1. 膜周部VSD，VSD上缘距主动脉右冠瓣≥2mm，无主动脉右冠瓣脱入VSD及主动脉瓣反流，在主动脉短轴切面9～12点位置。

2. VSD修补术后残余分流。

3. 外伤性或急性心肌梗死后室间隔穿孔。

4. 肌部VSD>3mm。

【禁忌证】

1. 感染性心内膜炎、心腔赘生物，或存在其他感染性疾病。

2. 严重肺动脉高压、右向左分流者，肺血管阻力≥5WU。

3. 巨大VSD、缺损解剖位置不良，封堵器放置后可影响主动脉瓣或房室瓣功能。

4. 合并明显的心功能、肝肾功能不全。

【术前准备】

1. 常规及必要的血液检查、超声心动图、胸部X线片及心电图检查。

2. 10岁以下儿童多选择全身麻醉，≥10岁儿童和成人在局部麻醉下穿刺股静脉/股动脉，常规给予肝素80～100U/kg。

【手术操作】

1. 先行右心导管检查，如合并肺动脉高压，应计算肺血管阻力和Q_p/Q_s。左心室造影取左前斜45°～60°+头位20°～25°，必要时增加右前斜位造影，以清晰显示室间隔缺损的形态、位置和大小。同时应行升主动脉造影，观察有无主动脉瓣脱垂及反流。

2. 建立股动脉—左心室—右心室—股静脉轨道　经股动脉将6F JR导管或剪切的猪尾导管作为过隔导管送至主动脉及左心室，260cm长泥鳅导丝跨VSD入右心室，再将导丝送至肺动脉或腔静脉。自股静脉送入圈套器捕获过隔导丝建立动静脉轨道。注意导丝和导管走行，避免导丝右心室穿腱索。

3. 放置封堵器　由股静脉端沿轨道插入合适的输送鞘与过隔导管相接。将输送鞘及扩张管一起沿导丝送至升主动脉，后撤扩张管，然后缓缓回撤输送鞘至左心室流出道。由动脉端推送导丝及导管达左心室心尖，左心室内长鞘头端顺势指向心尖，然后撤去导丝和扩张管（此为压鞘动作）。选择合适大小的封堵器经输送鞘送达长鞘末端，将左盘释放，回撤长鞘使左盘与室间隔相贴，确定位置良好后，封堵器腰部嵌入VSD，后撤长鞘，释放右盘。在超声监视下观察封堵器位置、有无分流和瓣膜反流，做左心室造影确认位置是否恰当及分流情况。升主动脉造影观察有无主动脉瓣反流及主动脉瓣形态。在X线及超声检查效果满意后释放封堵器。

【术后处理】

术后安置病房，常规心电、血压监测，24h内复查超声心动图。围手术期抗生素应用3天；口服阿司匹林，小儿3～5mg/（kg·d），成人100mg/d，共约3个月。术后观察数日，情况良好后即可出院随访。

【疗效影响因素】

1. 封堵伞的选择　所选封堵器的直径较造影测量直径大

2～3mm。缺损距主动脉窦2mm以上者，选用对称型封堵器；不足2mm者，选用偏心型封堵器；囊袋型多出口且拟放置封堵器的缺损孔距主动脉窦4mm以上者选用小腰大边型VSD封堵器。

2. 室间隔缺损伴发膜部瘤 膜部瘤的介入封堵建议"个体化"治疗，膜部瘤多具有大囊袋、小出口、多出口等特点。VSD与三尖瓣隔瓣和腱索关系密切，室间隔缺损伴膜部瘤操作过程中更容易伤及三尖瓣腱索，故须注意。封堵应遵循"最大孔"原则，膜部瘤有多个孔时，封堵最大孔，这样封堵器腰部直径伸展较大，左盘面直径亦相应较大，残余分流发生率低。封堵入口和出口应遵循以下原则：封堵器不移位，封堵效果好、无分流，不影响主动脉瓣和三尖瓣活动。若膜部瘤为大囊袋，入口很大，出口直径小，粘连牢固，可封堵出孔，此时宜选择小腰大边封堵器。

3. 嵴内型和干下型室间隔缺损 目前大多尚不适合封堵介入，但随着技术和器械的进步已经有成功的封堵病例报道。

【并发症及处理】

1. 心律失常 主要风险是三度房室传导阻滞。多发生于术后早期，近年来也有晚期发生的报道。临床观察显示，术后传导阻滞的发生主要与封堵器过大、封堵器结构与性能及其形变过程中产生的持续张力有关。传导阻滞的处理：地塞米松5～10mg/d，3～7天，大多可改善，严重者需安装起搏器。

2. 封堵器移位或脱落 与封堵器选择偏小、释放定位不当有关。脱落的封堵器若非缠绕于瓣膜多可用圈套器/异物钳捕获后取出，否则应外科手术取出。

3. 主动脉瓣反流 主要因为VSD距离主动脉瓣过近，封堵器影响了主动脉瓣的关闭，偶尔是因为操作时损伤了主动脉瓣（特别是幼儿）。在主动脉瓣上释放封堵器若操作不当也可损伤主动脉瓣，引起主动脉瓣关闭不全。在释放前需行主动脉造影以确保封堵器对主动脉瓣无影响。

4. 残余分流和溶血 多见于合并膜部瘤的多孔室间隔缺损，一个封堵器难以完全封堵。若出现较明显的残余分流，可选择植入另一个封堵器或弹簧圈封堵，或者外科手术处理。一般微量残余分流于术后多能消失，少量残余分流的长期影响并不明确。溶血并发症多与术后残余分流相关，多发生于术后

24h内，尿液呈洗肉水样，严重者为酱油色样，可伴发黄疸和贫血等。处理方法：激素、碳酸氢钠、补液等碱化尿液，保护肾功能，多数患者可自愈，而持续溶血不缓解者需外科处理。

【随访】

一旦经导管封堵成功，无并发症者远期疗效好。

四、经导管房间隔缺损封堵术

房间隔缺损（ASD）分为继发孔型和原发孔型，前者常见，占ASD的60%~70%，是介入治疗的主要对象；原发孔型位于房间隔的下部，因心内膜垫发育缺陷，是封堵术的禁忌，需外科矫治。由于不少ASD患者并无明显的症状和体征，通常在成年后才被发现，因而是最常见的成人先心病类型。目前，Amplatzer双盘型封堵器已广泛应用于临床，成为技术成熟、安全有效针对合适的ASD患者的主要治疗手段。

【适应证】

1. 继发孔型ASD，直径≥5mm，伴右心容量负荷增加，直径≤36mm的左向右分流ASD。

2. 缺损边缘至冠状静脉窦，上、下腔静脉及肺静脉的距离≥5mm；至房室瓣≥7mm。

3. 不合并必须外科手术的其他心脏畸形。

4. ASD前缘残端缺如或不足，但其他边缘良好。

5. 解剖位置适宜的特殊类型，如多孔型或筛孔型ASD。

【禁忌证】

1. 原发孔型ASD。

2. 冠状静脉窦型ASD。

3. 心内膜炎及出血性疾病。

4. 严重肺动脉高压导致右向左分流。

5. 左心房或左心耳血栓，部分或全部肺静脉异位引流。

【术前准备】

除了常规的介入术前准备，重要的是超声心动图检查，包括经胸超声心动图（TTE）和（或）经食管超声心动图（TEE），以判断患者是否适合介入封堵。TTE切面通常在以下

3个切面观察，并测量ASD的大小。①大动脉短轴切面：观察主动脉前、后壁及其对侧有无房间隔残端组织，心房顶部房间隔残端的长度及厚度；②四腔心切面：观察ASD与二尖瓣、三尖瓣的距离，测量房室环部位残端组织的长度和厚度；③剑下两房心切面：观察上腔静脉和下腔静脉部位ASD边缘的长度和厚度。若经胸超声心动图不能清晰显示的房间隔及周围组织边缘的图像，则需行TEE检查。

【手术操作】

1. 常规穿刺股静脉，送入血管鞘，静脉推注肝素80~100U/kg。常规右心导管检查，测量右心房至肺动脉水平的压力。将右心导管经ASD进入左心房和左上肺静脉，交换0.035in 260cm硬导丝置于左上肺静脉内。

2. ASD的定位与大小检测　术前ASD定位与大小的测量是手术成功与否的重要因素之一。既往使用球囊导管法可直观、准确地判断ASD的伸展直径，缺点是有时会撕裂缺损边缘，使ASD增大而导致介入治疗失败或使选择封堵器型号增大。随着技术水平的进步，目前基本不再使用球囊法测量ASD直径，而主要依赖于心脏超声心动图。偶尔在超声图像欠清晰或多孔ASD难以准确判断的情况下，可考虑应用球囊导管测量。根据TTE测量的ASD最大缺损直径，成人增加4~6mm，小儿增加2~4mm选择封堵器，同时测量房间隔总长度，以便判断封堵器能否充分展开。

3. ASD封堵伞的植入　经导引钢丝将输送鞘送达左上肺静脉开口，撤出长鞘的扩张管，注意防止空气进入。沿鞘管送入封堵伞至左心房，打开左盘伞，回撤至房间隔固定时，继续回撤鞘管，打开封堵伞的右盘。在左前斜位45°加头位20°见封堵器呈"H"形展开，少许用力反复推拉确保封堵器固定良好。超声多切面确认封堵器形态良好，夹持残存房间隔，无残余分流；对周边结构包括二尖瓣、三尖瓣和冠状静脉窦等无不良影响。达到上述条件后则释放封堵器，撤出鞘管，局部加压包扎。

【并发症及处理】

1. 封堵伞移位、脱落　多与所选封堵伞偏小或ASD边缘薄软、短小有关。术前TTE不能清晰显示缺损边缘或缺损较大者，应采用TEE进一步明确以避免评估不当。释放封堵伞前要反复推拉并观察其形态和位置是否有异常。脱落后可用网篮导丝/异物钳抓取封堵伞，若封堵伞过大或难以取出时应行外科手术。

2. 气体栓塞　常见原因为未能排尽封堵器和输送鞘内的气体，表现为胸闷、心率慢、心电图ST段抬高、意识障碍和肢体运动障碍等。大尺寸输送鞘易于发生气体栓塞，应注意充分排空输送鞘和封堵伞中的气体。当输送鞘置入左心房后，嘱患者平静呼吸避免咳嗽，堵住输送鞘管开口，避免因负压导致气体进入左心房。一旦发生气体栓塞，应立即吸氧，心率减慢者静脉推注阿托品。对症处理后通常病情可缓解。

3. 残余分流　封堵即刻可出现星点状分流，但不应出现束状的穿隔血流。即刻残余分流发生率为6%～40%，而3个月之后残余分流发生率仅为0.1%。残余分流多见于缺损不规则、封堵伞偏小，或者缺损为多发或筛孔状。策略：①微量分流，无须处理，可自行闭合。②缺损不规则导致所选封堵伞偏小者，可更换较大型号。③束状分流大于5mm者，可再植入1枚封堵伞；缺损小于5mm者，不处理。

4. 血栓栓塞　封堵伞左心房面形成血栓，可引起全身血栓栓塞。术中和术后应用肝素及抗血小板药物，可减少血栓栓塞并发症。一旦发现应加强抗凝，如血栓有发生脱落危险者，可能需要外科治疗。

【术后处理】

术后平卧、局部压迫止血；围术期使用抗生素2～3天；术后低分子量肝素应用2天；口服阿司匹林小儿3～5mg/(kg·d)，成人100mg/d，共6个月；成人ASD封堵后多加服氯吡格雷75mg/d，共3个月；有心房颤动者应使用新型口服抗凝药或华法林。

【远期疗效】

有经验的心脏介入中心经导管ASD封堵术成功率达90%～95%，随访近20年的资料表明，继发孔型ASD封堵后患者远期转归良好，与手术修补者无明显差异。

五、经皮卵圆孔未闭封堵术

卵圆孔为胚胎时期正常心脏左、右心房之间血液循环的通路。出生后，心房压力逆转，使原发隔和继发隔相互靠近、粘连及融合使其闭合，若年龄大于3周岁仍未闭合则为卵圆孔未闭（patent foramen ovale，PFO）。PFO是常见的心脏结构性病变，成人发病率约为25%。近年研究发现，PFO与不明原因的脑卒中、短暂性脑缺血发作、偏头痛、减压病等密切相关。近年来一系列大型随机对照研究结果均证实，在降低不明原因卒中复发风险方面，经导管封堵PFO明显优于单纯药物治疗。因此，世界多国的神经病学会和（或）心血管病学会等相继更新了专家共识或指南，一致推荐经导管PFO介入封堵术安全、有效，是预防PFO相关性脑卒中和短暂性脑缺血发作、缓解偏头痛的有效方法。

【术前评估】

PFO主要通过超声诊断，包括TTE、TEE和经颅多普勒（TCD）发泡试验等检查。TTE声学造影是分别在静息状态及Valsalva动作后静脉注射激活生理盐水，通过观察左心腔微泡显影的多少，来判断右向左分流量（right-to-left shunt，RLS）。按静止的单帧图像上左心腔内出现的微泡数量将RLS分级，0级：左心腔内没有微泡，无RLS；Ⅰ级：左心腔内1～10个微泡/帧，为少量RLS；Ⅱ级：左心腔内11～30个微泡/帧，为中量RLS；Ⅲ级：左心腔内可见>30个微泡/帧，或左心腔几乎充满微泡，心腔浑浊，为大量RLS。TEE检查是诊断PFO的金标准，可明确卵圆孔的解剖结构，如明确PFO的大小、位置、形态及是否并发其他缺损、残余房间隔长度，以及可能会影响封堵器放置的其他解剖结构，为介入封堵术选择合适的封堵器提供依据。

通常根据PFO的解剖结构和房间隔特征，将其分为简单型PFO和复杂型PFO。简单型PFO的特征：长度短（<8mm）、无房间隔膨出瘤、无过长的下腔静脉瓣或希阿里氏网、无肥厚的继发间隔（≤10mm）及不合并房间隔缺损；不满足上述条件者为复杂型PFO。对PFO进行分类，有助于指导PFO封堵治疗。

【适应证】

目前PFO封堵推荐意见为以下几类。

1. 年龄介于16～60岁，血栓栓塞性脑梗死伴PFO患者，未发现其他卒中发病机制，PFO伴房间隔膨出瘤（ASA）或中至大量RLS，建议行经导管PFO封堵术（Ⅰ类推荐，证据级别A）。

2. 传统血管风险因素（如高血压、糖尿病、高脂血症或吸烟等）少，全面评估（包括长程心电监测除外房颤）后没有发现其他卒中机制，PFO伴ASA或中至大量RLS或直径≥2mm，年龄≤65岁者（特殊情况年龄可以适当放宽），建议行经导管PFO封堵术（Ⅱa类推荐，证据级别C）。

3. 年轻、单一深部小梗死（<1.5cm），PFO伴ASA或中至大量RLS或直径≥2mm，无小血管疾病的危险因素，如高血压、糖尿病或高脂血症等，建议行经导管PFO封堵术，且年龄可以适当放宽（Ⅱa类推荐，证据级别C）。

4. PFO相关卒中，并发有明确的深静脉血栓或肺栓塞患者，不具备长期抗凝条件，建议行经导管PFO封堵术（Ⅱa类推荐，证据级别B）。

5. 偏头痛（先兆性），合并中至大量RLS，或者合并高危因素（复杂结构PFO、多发缺血性病灶、睡眠呼吸暂停综合征、临床栓塞事件等），建议行经导管PFO封堵术。

【手术操作】

1. 术前准备　完善各项术前检查，如心电图及监测、胸部X线、超声心动图、声学造影检查等。

2. 心导管检查术　成人一般采用局部麻醉，穿刺股静脉。静脉推注肝素（80～100）U/kg，经股静脉行右心导管检查。

3. 封堵器的选择及植入操作　PFO封堵过程与ASD封堵过程基本相似，但有其特殊性。PFO封堵难点之一就是导管如何通过PFO通道。多数使用多功能导管或泥鳅导丝即可直接通过PFO，一般在正位或左侧位过隔。少数情况下需要使用冠状动脉PTCA导丝、直头导丝或输送鞘配合导丝才能顺利过隔。目前不主张房间隔穿刺通过卵圆孔。使用的封堵器为PFO专用封堵器或ASD封堵器。大多数PFO，可先常规尝试选择18/25mm封堵器。对于PFO并发ASA、长管形PFO、继发隔特别厚或粗大的主动脉根部凸出并紧靠卵圆窝，担心封堵器的盘片对主动脉造成磨蚀时，可直接选择25/35mm或30/30mm的PFO封堵器或ASD封堵器。对于过隔困难或解剖结构复杂的PFO，建议在心腔内超声（ICE）或TEE指导下封堵。

【并发症及处理】

封堵PFO安全性高，并发症少见。58项观察性研究的荟萃分析发现，心包积液或心脏压塞的发生率为0.3%，封堵器栓塞或移位0.4%。主动脉磨蚀很罕见，有罕见的封堵器过敏的报道。

【术后处理及随访】

术后处理及随访：常规肝素抗凝48h；口服阿司匹林100mg/d加氯吡格雷（50～75）mg/d，应用6个月。若并发有高凝状态等其他需要口服抗凝药的情况，则须长期抗凝治疗。

（刘 磊 周 强）

第五节 经导管主动脉瓣置换术

经导管主动脉瓣置入术（transcatheter aortic valve implantation，TAVI）是指将组装好的主动脉瓣经导管置入到主动脉根部，替代原有主动脉瓣，在功能上完成主动脉瓣的置换，故也称经导管主动脉瓣置换术（TAVR）。

【适应证】

（一）Ⅰ类适应证

外科手术禁忌、预期寿命超过1年、症状性钙化性重度AS。外科手术禁忌是指预期术后30天内发生死亡或不可逆合并症的风险＞50%，或存在手术禁忌的合并症，如胸部放射治疗后、肝衰竭主动脉弥漫性严重钙化、极度虚弱等。外科手术高危主要是指美国胸外科医师协会（STS）评分≥8分的患者。现阶段，对于外科手术高危和禁忌患者，建议由两位或两位以上心胸外科医师评估认定STS评分作为参考。

（二）绝对适应证

1. 老年重度主动脉瓣钙化性狭窄

（1）超声心动图跨主动脉瓣血流速度≥4.0m/s，或跨主动脉瓣压力差≥40mmHg，或主动脉瓣口面积＜0.8cm^2，或有效主动脉瓣口面积指数＜0.5cm^2/m^2。

（2）患者有症状，如心悸、胸痛、晕厥，纽约心脏病协会心功能分级Ⅱ级以上。

（3）外科手术高危或禁忌。

（4）解剖上适合TAVR，不同瓣膜系统对TAVR的解剖有不同的要求，包括瓣膜钙化程度、主动脉瓣环内径、主动脉窦内径及高度、冠状动脉开口高度、入路血管内径等。

（5）二叶主动脉瓣伴狭窄。

（6）纠正AS后的预期寿命超过1年。

同时符合以上所有条件者为TAVR的绝对适应证。

2. 外科术后人工生物瓣退化也作为TAVR的绝对适应证。

（三）相对适应证

二叶主动脉瓣（BAV）伴重度钙化性狭窄、外科手术禁忌、存在AS相关性症状、预期术后寿命超过1年、解剖适合TAVR，可在有经验的中心尝试TAVR。最新的研究显示，单纯主动脉瓣重度反流也是TAVR的适应证，但需要更多的临床试验和预后评估。

【禁忌证】

TAVR的禁忌证：左心室内血栓、左心室流出道梗阻、30天内的心肌梗死、左心室射血分数＜20%、严重右心室功能不全、主动脉根部解剖形态不适合TAVR。

【术前筛选和评估】

TAVR术前筛选包括临床评估及影像学评估。临床评估：①是否需要瓣膜置换术；②是否为外科手术禁忌或高危；③有无TAVR禁忌证。

影像学评估是TAVR术前评估的重点，包括主动脉瓣、主动脉瓣环、升主动脉及外周动脉解剖情况，以判断是否适合TAVR及选择瓣膜的型号。评估手段：①经胸超声心动图或经食管超声心动图，可评估心脏形态、功能及瓣膜形态、功能及解剖，以及主动脉根部的解剖。部分患者瓣环的形态为椭圆形，使用常规二维超声心动图从单一切面测量瓣环不够准确，三维超声心动图可弥补该缺陷。②多排螺旋计算机断层显像（MSCT），通过三维重建，可以多切面测量瓣环内径，观察瓣环形状，并可在瓣环平面测量瓣环的周长，继而计算瓣环内径。对于形态非圆形的瓣环，这种方法更为准确。此外，MSCT在评估是否合并冠状动脉疾病、瓣膜钙化程度、外周血管通路及测量冠状动脉开口高度等方面均不够准确，目前主要用来评估血管入路的情况。③冠状动脉造影用来准确评估是否合并冠心病。

【硬件设施、人员及资质要求】

（一）硬件设施

建议 TAVR 在改装的心导管室或杂交手术室进行。改装后的心导管室大小应该满足摆放麻醉设备、超声新动态设备、体外循环等机器设备的要求，并且应该尽量符合外科无菌手术的标准。

（二）人员配备

建议建立多学科心脏团队，由心内科医师、心外科医师、超声心动图医师、放射科医师、麻醉医师、护士及相关专业技术人员构成。①心脏外科医师：在展开 TAVR 之前 1 年内，要求实施 100 例以上 SAVR 术；②心脏内科医师：行 TAVR 主刀医师，具有丰富的心脏病介入手术经验，年介入手术量在 200 例以上，且接受过系统的培训。

（三）操作要点

建议 TAVR 在静脉麻醉下、超声心动图及 DSA 引导下完成。下文以经股动脉置入自膨胀瓣膜为例，阐述 TAVR 的操作要点。

1. 血管入路的建立　在瓣膜入路血管的对侧穿刺股动脉，置入动脉鞘，放置猪尾导管至主动脉根部，供测压与造影，经静脉途径放置临时起搏器导管于右心室心尖部。从对侧股动脉放置造影导管至入路股动脉前壁的中间。血管穿刺成功后，可预先放置动脉缝合装置，随后置入动脉鞘管。入路动脉也可以采用切开分离、再行穿刺的方法。入路血管需放置 18F 引导鞘管，在加硬导丝的支撑、引导下，缓慢将 18F 引导鞘管推进至腹主动脉以上。

2. 导丝进入左心室　最常用的跨瓣导管为 6F Amplatz-L 1/2 或者 JR4.0/3.5 冠状动脉造影导管，跨瓣的导丝一般选用直头超滑导丝。直头超滑导丝及跨瓣导管进入左心室后，将跨瓣导管交换为猪尾导管，退出导丝进行左心室内压力测定，再由猪尾导管导入塑形后的超硬导丝至左心室内。超硬导丝应塑形成圆圈状，以支撑扩张球囊及瓣膜输送系统。

3. 装载瓣膜 瓣膜装载前应先充分冲洗，整个瓣膜的装载需要在冰盐水中，由护士或专门技术人员装配。

4. 球囊扩张 球囊的选择不宜过大，以扩张后输送系统（CDS）能通过主动脉瓣口为宜，一般可选择直径16～22mm的球囊。球囊扩张应在右心室快速起搏（通常为180次/分）下进行，起搏的频率应以动脉收缩压＜60mmHg为宜。当起搏后的血压达到目标血压值时，快速充分地扩张球囊，快速抽瘪球囊，随后停止起搏。球囊充盈、排空应快速，总起搏时间应小于15s，以免长时间低灌注造成严重的并发症。目前有学者主张不进行球囊预扩张而直接置入瓣膜。

5. 释放瓣膜 瓣膜释放前，应将猪尾导管放置在无冠状窦的最低点，行主动脉根部造影。参考术前MSCT测量的角度，调整DSA投照角度，使得3个窦下方在同一平面。整个瓣膜释放过程都是在此角度下完成。在瓣膜释放过程中CDS应贴近主动脉弓的外壁，以减少CDS弯曲所产生的张力，加强其稳固性。以猪尾导管最低点作为瓣环的参考线。自膨胀瓣膜释放前最佳置入深度为4～6mm，释放后最佳深度为4～6mm，将输送系统送至主动脉瓣环水平后，行主动脉根部造影，调整瓣膜至最佳高度后，开始缓慢释放瓣膜。当瓣膜打开约1/2面积时，复查主动脉根部造影。适当调整并确认瓣膜处于合适高度后，快速释放瓣膜。在瓣膜完全释放前，复查主动脉根部造影，此时，若瓣膜位置过低，可以后拉输送鞘，以调整瓣膜的位置。此后撤回猪尾导管，最终释放瓣膜，瓣膜完全释放后，复查主动脉根部造影。

6. 退出CDS及缝合血管 瓣膜释放好，位置、效果满意后，撤回CDS，在手术结束前应常规地从对侧股动脉行入路血管造影，以排除入路血管并发症。入路血管的止血可采用外科缝合、ProStar或ProGlide缝合等方法。球囊扩张瓣膜的TAVR操作要点除了瓣膜释放过程不同外，其余操作与自膨胀瓣膜的TAVR相似。球囊膨胀瓣膜由于支架更短，所以对瓣膜支架定位精确度要求更高。精确的瓣膜定位需要在猪尾导管造影或者TEE引导下完成。一旦精确定位后，瓣膜释放过程较为简单，在10～20s完成。先快速心室起搏，使得收缩压降到60mmHg以下，然后迅速扩张、抽瘪球囊以扩张、释放瓣膜。

【并发症及防治】

1. 传导阻滞　　TAVR可引起左、右束支传导阻滞和房室传导阻滞。需植入永久起搏器的传导阻滞的发生率：CoreValve自膨胀瓣膜为20%～40%，Edwards瓣膜＜10%。90%以上的房室传导阻滞发生在TAVR术后1周内，但有些病例发生在术后1～6个月。避免将瓣膜支架植入太深（＞6mm）；避免选择直径过大的瓣膜；对已存在右束支传导阻滞的患者选用Ewards瓣膜；选择适当的、内径小的扩张球囊等措施，可减少该并发症的发生。

2. 瓣周漏　　大多数的患者瓣周漏为轻微至轻度，且随着时间延长可能减轻。使用球囊后扩张可以减少瓣周漏。若此方法无效，严重瓣周漏病例可尝试再次植入瓣膜支架（瓣中瓣技术）。避免选择瓣膜过度钙化病例、选择适宜型号的瓣膜、瓣膜深度的准确定位，可以减少瓣周漏的发生。

3. 脑卒中　　TAVR术后30天脑卒中发生率为（3.3±1.8）%，1年内发生率为（5.2±3.4）%。TAVR相关的脑卒中可能是输送系统经过主动脉时主动脉斑块脱落引起，也可能是球囊扩张使得主动脉瓣上钙化物质脱落造成。高危患者可考虑使用脑保护装置。TAVR术后口服双联抗血小板药物3个月。

4. 局部血管并发症　　随着18F及14F CDS的应用，局部血管并发症的发生率明显降低，但仍可达到10%。避免选择内径过小、过于迂曲的入路血管，避免粗暴操作，可减少血管并发症的发生。一旦出现血管并发症，可采用外周血管球囊、外周覆膜支架，必要时进行血管外科手术处理。

5. 冠状动脉阻塞及心肌梗死　　是TAVR最严重的并发症之一。TAVR冠状动脉阻塞的主要机制是钙化的自体瓣膜上翻堵住冠状动脉开口。此外，瓣膜支架放置过高，可使得裙边挡住冠状动脉开口，也可引起冠状动脉阻塞及心肌梗死。术前应评估主动脉窦宽度、高度及冠状动脉开口高度（应大于10mm），对于解剖结构不合适的患者应避免行TAVR。术中应避免将瓣膜放置过高，并行主动脉造影，确认冠状动脉开口不被阻挡住。

6. 其他并发症

（1）心包积液：发生率为15%～20%，心脏压塞发生率在2%左右。为了减少该并发症的发生，应将加硬导丝端塑形成圆圈状，进输送鞘管时应固定好加硬导丝。直头导丝进左心室时，应避免用力过猛，以免引起主动脉窦部或左心室穿孔。

（2）主动脉夹层、撕裂：是TAVR的致命并发症。准确地测量主动脉瓣瓣环大小、勿使用过大的扩张球囊，可减少这一并发症的发生率。

（3）瓣膜的脱落及移位：目前已少见。避免选择过小的瓣膜可防止该并发症的发生。

（4）急性肾功能损害：也是TAVR常见的并发症，且与患者不良预后相关。

【特殊情况的TAVR】

1. BAV　目前欧美尚未将BAV钙化性狭窄列入TAVR适应证，仅有一些有经验的中心在尝试进行TAVR，特别是对外科手术禁忌的患者，目前尚缺乏大规模的临床试验支持。

2. 瓣中瓣　外科手术主动脉瓣换瓣的生物瓣使用年限一般为8～15年，当其蜕变、功能逐渐丧失时，二次外科手术换瓣通常为高危或手术禁忌，使许多高龄、合并症多的患者失去了手术机会。TAVR的瓣中瓣技术为此类患者提供了一种新的选择。

3. 水平型主动脉（horizontal aorta）　与瓣环平面角度大，瓣膜通过和瓣膜释放前的定位（Alignment）困难，导致完全释放后瓣膜移位、瓣周漏、传导阻滞需植入起搏器、二尖瓣功能受影响等的发生率显著增加。操作技巧和注意事项：①瓣膜通过困难时，可用抓捕器辅助，尤其是在因为瓣周漏严重需要置入第2个瓣膜时；②在选择的血管入路上，经锁骨下动脉和升主动脉途径能够明显降低瓣膜释放过程中的张力，增加瓣膜释放的可控性。选择升主动脉途径同时有助于同轴，对瓣膜的成功置入有很好的帮助。

4. 瓷化主动脉　主动脉壁有广泛的环形或近似环形钙化，此类患者做外科手术时在建立体外循环、阻断升主动脉、切口缝合等方面存在不利之处，围手术期脑卒中和主动脉损伤的发生率明显增加。TAVR为这些患者提供了新的治疗手段。但是，瓷化主动脉患者动脉硬化严重，常伴有其他血管路径（如股动脉）的狭窄，如操作不慎可引起严重并发症。

5. 血管入路不良　当股动脉不适合作为血管入路时，可根据患者的实际情况选择锁骨下动脉、升主动脉、髂动脉、颈内动脉、心尖等其他途径，临床实际中以锁骨下动脉、升主动脉和心尖途径最为常用。

6. 冠状动脉开口位置低　在瓣膜置入过程中，若发生冠状动脉口堵塞，将导致患者血流动力学不稳定，出现心源性休克，死亡率高，需要紧急血运重建。

7. 瓣膜极度钙化的 AS　这类患者瓣膜极度钙化、钙化团块巨大，容易导致 CDS 难以跨瓣、瓣膜支架无法充分展开、严重瓣周漏、需要球囊后扩张等不利情况，对这类患者进行 TAVR 应谨慎。

（崔广林　蒋建刚　曾和松）

第六节　房间隔穿刺术

在多种与左心系统有关的心脏介入手术中，房间隔穿刺术是关键和必要的技术之一，操作不当可导致心脏压塞、主动脉穿孔、体循环栓塞等严重并发症。

【术前准备】

1. 患者准备

（1）术前经胸心脏彩超检查及经食管超声检查、常规化验检查。

（2）签署手术知情同意书。

（3）有心脏转位、脊柱畸形、主动脉扩张者，术前行心脏 CT 或 MRI 等，了解解剖关系。

（4）术前根据手术需要禁食水 4～6h，必要时给予镇静药。

（5）不能配合的患者或婴幼儿准备全身麻醉。

（6）穿刺部位常规备皮，必要时术前导尿。

2. 器械准备

（1）准备房间隔穿刺针、房间隔穿刺鞘、0.032in 150/180cm 长导引钢丝。

（2）准备心包穿刺引流针和导管（备用）。

（3）准备心电监护仪、心脏除颤器、中心供氧、麻醉机、呼吸机等；如计划高压注射器造影，需准备猪尾造影导管、高压注射器及针筒、连接管、压力换能器。

3. 药品准备

（1）造影剂。

（2）麻醉药、抗凝药，以及心导管检查所需药品。

（3）鱼精蛋白等并发症和心脏病抢救相关药品。

【定位方法】

1. X线定位方法

（1）双体位定位法：国内多数中心采用的是学者马长生和董建增等的定位方法，采用后前位透视定位穿刺点的高低，右前斜位透视定位穿刺点的前后。具体方法：

1）肝素盐水充分冲洗导管，排出气体，检查穿刺套装中针、鞘管和导丝是否匹配。

2）穿刺右侧股静脉，送入长导丝至上腔静脉，沿长导丝送入穿刺鞘管至上腔静脉口部上方1～2cm。

3）撤出长导丝，多数患者需要将穿刺针适当塑形增加弯度，再经鞘管送入穿刺针，在此过程中，不应将穿刺针内的针芯撤出，后者有助于穿刺针在通过鞘管时顺利前进，防止穿刺针弧形远端刮损，甚至穿破鞘管壁。直至离内鞘管顶端2～3指宽时，才拔出针芯，继续送穿刺针使针尖距离鞘管顶端约0.5cm（注意不可出鞘管），穿刺针尾部连接内有造影剂（已排空气）的注射器；亦有中心穿刺针尾部先不接注射器，而是拔出一部分针芯，另一部分保留在穿刺针内，用于下面步骤中协助穿刺房间隔。

4）后前位透视下，调整鞘管和穿刺针，使穿刺针指向4～5点钟方向（由足向头观察的钟面方向），缓慢回撤鞘管和穿刺针，在此过程中注意同时调整鞘管和穿刺针保持同轴，并注意观察鞘管头端的运动方向。

5）多数情况下，鞘管回撤时头端有两次突然向左的跳跃，第1次跳跃是在上腔静脉与右心房交界处，第2次跳跃是在鞘管头端进入卵圆窝内。

6）观察第2次跳跃的位置，一般在冠状窦电极或左心房影下缘上1～1.2个椎体高度，停止回撤。

7）右前斜（RAO）30°～45°透视下，观察穿刺鞘管和穿刺针的X线透视影像是否接近直线，如为明显弯曲指向左侧或右侧，则调整方向使其透视影接近直线，一般使穿刺点位于心影后缘与房室沟影中点，如植入冠状窦电极，在RAO

45°，穿刺点位于其冠状窦口后上方。

8）同时轻柔地推送内外鞘管和穿刺针2～3mm，鞘管顶端抵住房间隔卵圆窝，在有些患者可以通过鞘管感受到左心房搏动感，首先观察鞘管头端是否能稳固锚定在定位点。

9）鞘管和穿刺针如能稳固锚定于定位点，可以尝试穿刺：①"蚊式"针芯穿刺法，部分术者采用穿刺内的针芯穿刺，可以略微前送穿刺针进一步锚定，再送出针芯穿刺，针芯有突破感后，将穿刺针前送3～5mm通过房间隔；②穿刺针直接穿刺，多数术者直接向前推送穿刺针约5mm通过房间隔。

10）在穿刺后，固定内外鞘管，注射器负压吸引，通常能吸出鲜红色动脉血，于针尾推注造影剂，如造影剂在左心房内飘散，则轻微逆时针旋转鞘管10°～15°，固定穿刺针，向前缓慢推送内外鞘管1～2cm，建议采用边推造影剂边推送的方法，以监测鞘管头端与左心房后壁的距离关系。

11）内鞘头端进入左心房后，术者固定鞘管，撤出穿刺针，经鞘管送入导丝至左心房内（以至左上肺静脉为佳）起支撑作用，建议左前斜（LAO）45°透视下继续向左心房内送入鞘管，注意观察鞘管与左心房顶的距离。固定内鞘送外鞘管进入左心房，如反复调整鞘管方向前送仍然有巨大阻力，如果为肌性房间隔，则建议重新选择穿刺点穿刺，必要时采用特殊扩张管扩张或双扩张管扩张。

12）在穿刺成功后，尽快给予负荷量肝素100U/kg，术中监测ACT（维持在350～400s），并调整肝素剂量，防止血栓形成；对于血栓形成高风险者，经验丰富的术者或采用心腔内超声（ICE）定位者，可在术前给予肝素。

（2）下腔静脉造影定位法：在右心房内下腔静脉开口处，RAO 45°下透视，经鞘管推注10～15ml造影剂，持续1～2s，行下腔静脉造影，可显示三尖瓣环、右心室流出道、负性显影主动脉（白色空白区域）。

2. 超声定位方法　心腔内超声（ICE）可协助定位房间隔穿刺点，清晰显示卵圆窝，当穿刺导管尖端顶住卵圆窝时形成"帐篷征"，可以评估与左心房后壁的相对距离，在ICE指导下穿刺，能显著减少穿刺并发症风险。

3. CT或MRI定位方法　部分介入手术须常规行心脏CT或MRI，分析二维和三维重建心脏CT或MRI的图像，评估房间隔的最佳投照体位，在最佳投照体位或RAO 45°下，分析穿刺点与脊柱、冠状窦口、主动脉窦部、上腔静脉开口前缘的位置关系，有助于术中避免错误定位。尤其对于部分存在心脏严重转位或主动脉扩张的患者，上述分析和评估具有非常重要的意义。

4. 三维定位方法 对于已行心脏CT或MRI者，在电生理手术中，可三维重建右心房相关结构，与心脏CT或MRI的右心房结构融合，以指导穿刺位置和方向。三维导航系统下，可以采用三维定位方法。

【关键操作要点】

1. 如果跳跃征不明显，通常需要加大穿刺针弯度，调整方向进行二次拖拽，此外，部分患者卵圆窝前上嵴极薄或缺如，可将穿刺针方向调整略偏后以利于能嵌入卵圆窝，防止穿刺时向上滑动后脱离穿刺点。

2. 在穿刺导管从上腔静脉下撤时，避免过度相信"第2次跳跃"征象，要注意综合分析相关的解剖定位标志，部分患者卵圆窝不明显，第2次跳跃位置并非卵圆窝，而可能是在左心房后下缘与右心房交界处，此现象在左心房显著扩大向右膨出时尤其明显。

3. 在试行穿刺时，注意体会和轻顶观察导管尖端的"稳定锚定"，防止向上滑动造成的"假性突破"，此时为穿刺针向上滑脱，穿刺进入左、右心房交界顶部内的心包，似乎为穿刺成功，需要注意鉴别。通常此种"假性突破"，LAO 45°透视下显示为导管针向左运动的幅度小，主要表现为向房顶运动（RAO体位容易忽略）。

（陈光志 王 炎）

第七节 经皮二尖瓣球囊成形术

经皮二尖瓣球囊成形术（percutaneous balloon mitral valvuloplasty，PBMV）是一种心脏瓣膜介入治疗方法，利用特殊的球囊导管使狭窄的二尖瓣扩张成形，用于治疗二尖瓣狭窄。PBMV方法由于效果好、创伤小，现已基本取代开胸二尖瓣分离术。

【原理】

1976年Inoue最早发明了此技术并成功地将Inoue球囊导管应用于临床治疗二尖瓣狭窄。Inoue球囊成形术能将粘连的二尖瓣连合部沿原来闭合线分离，而不损伤瓣叶或腱索，既解决了二尖瓣狭窄的问题，又不造成二尖瓣的严重损伤而致二尖瓣关闭不全，与外科二尖瓣分离术取得的效果一致。成功的PBMV治疗长期临床疗效好，在许多方面优于外科换瓣术，因此是中、重度二尖瓣狭窄的首选治疗。

【适应证】

参照2020年ACC/AHA的最新心脏瓣膜病指南，PBMV的适应证如下。

Ⅰ类适应证：有症状（心功能NYHA Ⅱ～Ⅳ级）的中、重度二尖瓣狭窄（二尖瓣面积≤1.5cm^2），二尖瓣瓣膜形态良好，无左心房血栓，二尖瓣反流程度为中度以下（证据等级A）。

Ⅱa类适应证：对于无症状的二尖瓣瓣膜形态良好，反流程度为中度以下，中、重度二尖瓣狭窄（二尖瓣面积≤1.5cm^2），肺动脉压升高（肺动脉收缩压＞50mmHg）（证据等级B——非随机对照研究）。

Ⅱb类适应证：①对于无症状的二尖瓣瓣膜形态良好，反流程度为中度以下，中、重度二尖瓣狭窄（二尖瓣面积为≤1.5cm^2），新发心房颤动（证据等级C）；②对于有严重症状（NYHA Ⅲ或Ⅳ级），瓣膜解剖欠佳，不适合手术或手术风险高的中、重度二尖瓣狭窄（二尖瓣面积≤1.5cm^2）患者，可考虑行PBMV（证据等级B）。

【临床决策的考虑因素】

1. 以二尖瓣狭窄为主，合并轻中度二尖瓣关闭不全、轻度主动脉瓣狭窄、轻度主动脉关闭不全，无左心室明显增大（LVED＜55mm），适合行PBMV。

2. 对于合并重度二尖瓣关闭不全，或合并重度主动脉瓣关闭不全，造成明显左心室负荷（LVED＞55cm）者，不适合单纯行PBMV，更适合外科瓣膜置换术。

3. 超声检查发现左心房内血栓的患者，为手术禁忌。合并心房颤动的二尖瓣狭窄患者术前需常规行经食管心脏超声检查以排除左心房/左心耳血栓。临床研究显示，左心房血栓患者使用华法林治疗（维持INR为2.0～3.0）2～3个月，大部分患者左心房内血栓可完全消失。即使未完全消失的患者，也可接受PBMV，因未消失的部分为陈旧、机化的血栓，很难从心房壁脱落。PBMV术中引起体循环栓塞少见，绝大多数是由于手术时间过长而肝素用量不足所致。

4. 在风湿活动期或合并感染性心内膜炎的患者，不适合行PBMV。

5. 妊娠　妊娠中、晚期孕妇心脏负担增加，可明显加重二尖瓣狭窄患者病情，增加孕妇和胎儿的死亡率。PBMV因其疗效好、创伤小、术后恢复快，成为此时不错的治疗选择。妊娠期PBMV对于胎儿的辐射影响是一个受到关注的问题。基于胚胎发育规律和临床观察结果，妊娠20周以后行PBMV是安全的。操作注意事项：①PBMV过程用铅衣保护孕妇腹部及胎儿；②术中减少不必要的透视，不要成像；③操作要求快速、准确、二尖瓣瓣口扩张够大。

6. 年龄　是决策PBMV的次要因素。对于年轻患者术前、术后必须接受充分的抗风湿治疗。老年患者（一般指65岁以上）的病变特点包括瓣膜病史长、瓣膜条件较差（多为钙化性病变）、可能合并心房颤动、心肺功能差、可能合并冠心病。然而，老年二尖瓣狭窄患者PBMV的效果仍然是令人满意的，尤其是瓣膜形态良好的患者。具有显著瓣膜和瓣下病变的老年患者，需要外科手术换瓣，但是对于手术风险极高的老年患者来说，PBMV同样也是个有效的低风险姑息疗法。建议扩张二尖瓣口球囊从较小起始直径开始，逐步增加。球囊扩张终点以MVA≥1.5cm^{2}为宜，不宜过大以免发生二尖瓣反流的风险。扩张前应做冠状动脉造影，除外并存的冠心病。

【手术操作】

1. 穿刺股静脉　常规消毒，局部麻醉，穿刺右股静脉，插入8F血管鞘。

2. 穿刺房间隔　后前位透视下将房间隔穿刺套管送至上腔静脉，经鞘管送入房间隔穿刺针（头端不超过鞘管），穿刺针指示器指向12点钟位置上，然后边顺钟向旋转穿刺针和鞘管至4～5点钟位置、边同步回撤，至卵圆窝时影像上有落入感，这就是初步的定位穿刺点，并且在后前位适当调整穿刺点的高度。取右前斜位45°确认穿刺点的前后定位。穿刺房间隔，有突破感后推注造影剂，证实穿刺针进入左心房后，再送套管进入左心房。

3. 经外周静脉注入肝素100U/kg，术中监测全血激活凝血时间（ACT），使之维持＞250s。

4. 扩张股静脉和房间隔穿刺孔　将两圈半导丝送入左心房后退出房间隔穿刺套管，以14F扩张管扩张股静脉和房间隔穿刺孔。

5. 测定左心房压　沿两圈半导丝将延伸状态的INOUE球囊导管送入左心房，测定左心房压。

6. 扩张二尖瓣口　将指向导丝插入球囊导管内，将球囊与导丝一起后撤，至二尖瓣口附近时球囊保持不动而后撤导丝，球囊可弹入左心室。球囊前端呈"鸡啄米"样运动为球囊接近二尖瓣口的标志，在此稍稍前后运动导管，同时稍逆钟向或顺钟向旋转指向导丝，多可使球囊进入左心室。在左心房过大且穿刺点偏后偏上者，球囊难以进入左心室，需要采取顺时针旋转指向导丝，在肺静脉前部向后旋转球囊导管，使导管抵在左心房后下壁并形成支点，使球囊顶端由后向前，指向二尖瓣瓣口，进一步向二尖瓣环前送球囊入左心室。穿刺点过于靠前时，球囊进入左心房后指向后方而不是前方，则难以进入左心室，需重新房间隔穿刺。球囊进入左心室后，推注少许造影剂使前囊充盈后前后移动导管，确信球囊未嵌在腱索后将球囊后撤至二尖瓣口，快速推注造影剂使球囊完全充盈后快速回抽造影剂，扩张时间不超过5s。

7. 重复测定左心房压　每次扩张二尖瓣后重复测定左心房压，以评估球囊扩张效果及是否需再次扩张。

8. 超声心动图检查　强烈建议在经胸超声心动图指导下完成PBMV，术前、术中及术后评估二尖瓣狭窄和反流情况，有利于达到最佳疗效并减少并发症。

PBMV成功的标准：①左心房平均压≤11mmHg，或较前下降1/3以上；②跨瓣压差≤8mmHg为成功，≤6mmHg为优；③心尖舒张期杂音明显减轻或消失；④心脏超声提示瓣口面积达到1.5cm² 以上为成功，≥2.0cm² 为优。

【房间隔穿刺点的选择】

房间隔穿刺点的选择不仅关系到是否引起心脏穿孔致急性心脏压塞，而且涉及球囊能否顺利跨瓣。通常房间隔穿刺点位于卵圆窝。有多种方法用于穿刺点的确定，如 Ross 法、Ross 改良 - 右前斜位法、右心房造影指导穿刺点定位法。在实践中，笔者摸索出根据左心房影确定穿刺点的简单方法。DSA 透视或成像多能清晰显示左心房影。定左心房影下缘上 1.5～2cm 与脊柱右 1/3 垂线交点为房间隔穿刺点。对于巨大左心房者，房间隔穿刺套管尖端常难靠近脊柱右缘，此时于左心房影下缘上 1.5～2cm 并尽量靠近脊柱处穿刺即可。二尖瓣开口是从右后上指向左前下，如穿刺点过于靠前靠下，球囊导管进入左心房后将很难进入左心室。

【球囊导管的选择】

球囊直径（mm）= 身高（cm）/10+10，可作为球囊扩张终点直径。球囊大小的选择除与患者的身高有关外，还应考虑其他综合因素。对于二尖瓣超声评分较低、无器质性肺动脉高压、未合并二尖瓣关闭不全的年轻患者，选用的球囊一般偏大，使血流动力学异常得到尽可能大的改善；而对于超声评分较高、有器质性肺动脉高压或合并一定程度的二尖瓣关闭不全、全身情况较差的年龄较大患者，选用的球囊直径较保守。二尖瓣超声评分 > 12 分者，球囊成形效果较差，优选外科换瓣术，但其并非是 PBMV 的禁忌。

【并发症及防治】

1. 急性心脏压塞　心脏压塞是 PBMV 最严重的并发症，多数是由于房间隔穿刺时误穿了心房游离壁，少数发生于房间隔扩张或球囊穿过房间隔进入左心房时。

正确的操作是预防心脏穿孔的关键。当房间隔穿刺针进入右心房内后，术者应牢牢握住指示柄，防止穿刺针在右心房内转动；在选准穿刺点之前，应使穿刺针尖保持在穿刺套管内；做房间隔穿刺时，先以穿刺针穿刺，冒烟造影剂确信穿刺针在左心房内后再将穿刺套管向前推送；扩张房间隔时扩张管进入左心房不宜过深；球囊进入左心房后应立即后撤内导管和延伸钢丝；肝素化应在房间隔穿刺成功后进行。

一旦发现心脏穿孔，应立即处理。一般说来，在未肝素化的情况下，仅穿刺针穿破心房壁不致引起心脏压塞。如房间隔穿刺套管亦进入了心包腔，可先退出穿刺针，经穿刺套管将 J 型交换导丝置入心包腔内，退出穿刺套管观察。如出现心脏压塞，沿导丝送入猪尾导管行心包引流。如出现心脏压塞症状而又无法以上述方法引流时，可在超声指引下行心包穿刺引流。如已用肝素，立即以等量鱼精蛋白中和。如穿孔大（可从心脏压塞发生的速度及心包穿刺抽血的量和速度判断），则应行急诊开胸心脏破口修补、闭式二尖瓣分离和心包切开引流术。

2. 栓塞　多发生于体循环系统，绝大多数是因肝素用量过小，或未按时补充肝素，加上球囊导管在左心房内操作时间过长，左心房内膜受损严重，左心房内形成附壁血栓，脱落后引起体循环栓塞。少数为左心房内原有附壁血栓脱落引起。规范的术前检查和术中抗凝是预防的关键。

3. 心律失常　操作导管过程中，因导管的机械刺激可出现房性和室性心律失常，机械刺激终止后可自行消失，无须特殊处理。球囊扩张后造影剂回抽困难，球囊嵌在二尖瓣口处时间过长，可引起心室颤动。术前应仔细检查球囊，特别是造影剂能否快速地充盈和回抽，术中球囊扩张时间不超过5～8s对预防心室颤动有决定性的意义。

4. 出血　多发生于穿刺孔处，常由按压止血不充分、抗凝过度、包扎过松或患者过早活动手术侧下肢所致。少数可因血管损伤发生内出血。

（周　强）

第八节　经皮肾动脉交感神经消融术

近年来有研究显示，经皮导管消融肾动脉交感神经可能对部分高血压有效果，可减少抗高血压药的使用。尽管研究尚有争议，但国内外许多学者已经在进行更深入的研究。许多欧洲国家，肾交感神经射频消融术已纳入医保报销范围。总体说来，经皮导管消融肾动脉交感神经技术相对成熟，而循证医学证据滞后。目前迫切需要研究的是最适合本手术的高血压患者特征。

【适应证】

鉴于目前的研究证据和资料，主要适应证如下所述。

1. 中、老年原发性高血压患者。

2. 多种药物治疗，血压仍控制不良。

3. 无显著肾动脉狭窄和严重扭曲、肾功能正常。

4. 肾动脉CT显示直径＞4mm，长度＞20mm。

【手术方法】

1. 术前准备　包括血、尿、粪便常规及肾功能、凝血功能、双肾动脉B超、肾动脉CT，签署手术知情同意书，必要的泌尿外科和普通外科手术准备。

2. 镇静镇痛　血管内消融可引起显著疼痛，导致患者移动影响手术。镇痛方案：①芬太尼0.5mg和咪达唑仑20mg，采用生理盐水配制为50ml液体；②初始可静脉注射2ml观察效果；③3～5ml/h持续静脉泵入。

年轻且体重大的患者镇痛效果不佳时可适当加量，高龄低体重患者则适当减量。严重睡眠呼吸暂停综合征的患者建议全身麻醉下呼吸机通气。

3. 术中操作

（1）Symplicity射频消融导管：采用Ardian公司生产的Symplicity射频消融导管，直径为1.3mm，在肾动脉内进行消融，预设阻抗为250～350Ω，须采用专用的消融仪器。①常规消毒，穿刺右股动脉，置入6～8F动脉鞘，先用造影导管行双肾动脉造影定位；②将消融导管送入一侧肾动脉，从肾动脉分叉前开始回撤消融，呈螺旋形回撤消融4～7个点，避免在同一平面消融两个点导致肾动脉狭窄，每隔5mm消融1个点；③消融功率为5～8W，温度为45～60℃，每个消融部位消融1～2min；④同样方法消融另外一侧肾动脉。在X线监测下导管消融，对于难以准确消融的三维位置，必要时可以采用磁场或电场三维导航下进行定位消融。

（2）去神经消融系统 EnligHTN：采用螺旋形分布在可伸缩网篮上的4个微电极，经指引导管分别植入肾动脉深处，最大功率为6W，预设温度为75℃，每次放电360s（每个电极消融90s），回撤再次消融，同样方法消融另外一侧肾动脉。对患者的镇静和镇痛方案同上。

4. 并发症预防　肾动脉消融的主要风险：①股动脉假性动脉瘤；②肾动脉夹层；③肾动脉狭窄；④肾血肿；⑤肾梗死。

因此，应注意操作轻柔，股动脉假性动脉瘤可以凝血酶封闭或者外科手术，肾动脉狭窄时可以采用球囊扩张，必要时植入血管支架。

经皮肾动脉消融术的效果：少数患者，术后1～2日血压开始下降，多数在术后1～2个月后开始下降，部分患者可延迟至1～2年后，血压下降，但血压下降的幅度目前尚有争议。

【术后处理】

观察患者血压、脉搏，逐步调整抗高血压药，定期随访，注意肾功能和有无肾动脉狭窄。

（王　炎）

第九节　梗阻性肥厚型心肌病的消融及起搏治疗

梗阻性肥厚型心肌病（obstructive hypertrophic cardiomyopathy）的非药物治疗方法包括起搏治疗、化学消融、射频消融、经心尖微创室间隔心肌旋切术和传统外科手术。

【起搏治疗】

对于症状严重的患者，研究认为植入双腔起搏器可以显著减轻梗阻症状，其机制在于通过右心室心尖部先起搏，使间隔提前激动，与左心室后壁错峰运动。起搏植入需注意两点：①心室起搏电极必须置于真正的右心室尖；②房室间期（AV间期）必须短于患者窦性心律的PR间期。

【经皮腔内室间隔心肌化学消融术】

经皮腔内室间隔心肌化学消融术（PTSMA）是一种介入治疗手段，其原理是经导管注入无水乙醇到支配肥厚室间隔的间隔支血管，通过化学方式闭塞血管，造成肥厚室间隔心肌缺血、坏死、变薄，使其心肌收缩力下降或丧失，从而使左心室流出道增宽、梗阻减轻，改善患者临床症状。

（一）PTSMA的适应证和禁忌证

结合《肥厚型梗阻性心肌病室间隔心肌消融术的中国专家共识》，PTSMA适应证见表31-2，患者应同时具备以下各个方面的表现。

表31-2　PTSMA适应证

临床症状
患者有明显临床症状，且心绞痛、劳累性气促、晕厥等进行性加重，充分 　　药物治疗效果不佳或不能耐受药物副作用
外科间隔心肌切除失败或PTSMA术后复发
不接受外科手术或外科手术的高危患者
有创左心室流出道压力阶差
静息左心室流出道压力阶差（LVOTG）≥50mmHg
和（或）激发LVOTG≥70mmHg
超声心动图
超声心动图证实符合梗阻性肥厚型心肌病诊断标准，梗阻位于室间隔基底 　　段，并有与SAM征相关的左心室流出道梗阻，心肌声学造影确定拟消 　　融的间隔支动脉支配肥厚梗阻的心肌
室间隔厚度≥15mm
冠状动脉造影
间隔支动脉适于行PTSMA

PTSMA禁忌证：①非梗阻性肥厚型心肌病；②合并需要外科手术同时解决的其他心脏疾病，如心脏瓣膜病、需要搭桥手术的冠心病；③室间隔弥漫性明显增厚；④终末期心力衰竭。

（二）PTSMA的操作

1. 术前准备　签署知情同意书告知相关风险。常规行冠状动脉造影。左冠状动脉造影时，可以选择右前斜位和后前位加头位，充分暴露基底部的间隔支动脉。拟消融的间隔支血管多数起源于LAD，以近段、近中段为佳，一般不超过LAD中段。造影结束后测定左心室流出道压力阶差（LVOTG）。若静息LVOTG＜50mmHg时，需测量激发LVOTG。多采用药物刺激法：①多巴酚丁胺激发试验。以5μg/（min·kg）为起始剂量，每隔5min增加5μg/（min·kg），最大剂量为20μg/（min·kg），LVOTG＞70mmHg为阳性。②异丙肾上腺素激发试验。当心率增加30%以上时进行超声心动图或导管检查，LVOTG＞70mmHg为阳性。注意激发试验也有潜在的风险。

2. PTSMA的方法　置入临时起搏电极至右心室心尖部备

用。经左冠状动脉指引导管送入0.014in导丝至拟消融间隔支动脉，根据该间隔支血管粗细、大小选择合适直径、长度的Over The Wire（OTW）球囊，沿导丝将其送至间隔支动脉近端。建议根据血压情况，先经导引导管向冠状动脉内注入硝酸甘油100～200μg，以充分扩张冠状动脉，防止选择球囊直径偏小。扩张球囊封堵拟消融的间隔支动脉，通过球囊中心腔快速注射造影剂1～3ml，行超选择性间隔支血管造影，了解局部血管供应区域，排除该间隔支至前降支或右冠状动脉的侧支循环。建议尽可能采用心肌声学造影（MCE）以确定拟消融血管与肥厚梗阻区域的匹配关系。经球囊中心腔快速注射心肌声学造影剂，在经胸超声监测下完成MCE以确定消融靶血管。另外，球囊充盈封闭拟消融的间隔支5～15min后，患者心脏听诊杂音明确减轻或LVOTG下降，也是确定消融靶血管的一种方法。在消融前，确保球囊在测试过程中没有移位，封堵压力无衰减，临时起搏工作良好。为减轻患者胸痛，消融前给予强力镇痛药，并根据间隔支动脉及其支配供血区域的大小，初步判断无水乙醇的用量。经球囊中心腔连续缓慢均速（0.5～1ml/min）注入96%～99%的无水乙醇1～2ml。严密观察患者的血压、LVOTG和心电图变化及胸痛的严重程度，注射过程中出现AVB或严重室性心律失常或血流动力学变化时应立即暂停注射。若LVOTG无变化，且无AVB发生，可适度增加乙醇注入量，但须注意无水乙醇用量越少越安全。术中如LVOTG变化不满意，在无不良事件发生时，可在心肌声学造影指导下寻找其他间隔支动脉。重复冠状动脉造影，可见消融的间隔支动脉完全闭塞，少部分可见残余血流。消融成功终点：通常认为LVOTG下降≥50%，或静息LVOTG＜30mmHg，是手术成功的标志。

（三）PTSMA的并发症

消融术后应监护心电、血压24～48h。若术后出现三度房室传导阻滞等异常情况，应延长心电、血压监护及临时起搏电极保留时间。三度房室传导阻滞长时间不恢复（术后1～2周），须置入DDD永久起搏器。如果基线QRS波显著增宽，尤其左束支传导阻滞，酒精消融后大约50%的患者可能需要植入起搏器。

【梗阻性肥厚型心肌病的治疗策略选择】

对于严重室间隔肥厚的梗阻性肥厚型心肌病患者（厚度

≥30mm），支配肥厚室间隔的间隔支动脉通常粗大，侧支循环丰富，采用PTSMA治疗风险性大，并且改善临床症状及血流动力学并不理想，此时，外科手术是更好的选择。PTSMA的优势在于其微创，且与外科间隔心肌切除术效果相近，当存在外科手术禁忌证、严重合并症或高龄等危险因素时，可选择PTSMA。

（一）经皮导管射频消融

穿刺股动脉逆行或者穿刺房间隔经心房，将消融导管送至肥厚梗阻心肌病变部位，三维定位标记希氏束、左束支及分支。心腔内超声指引下精准定位肥厚心肌，导管消融避开重要传导束。消融功率灌注导管可采用35～60W，灌注流速20～25ml/min，切断温度为43℃，每次放电时间50～70s。在靠近传导束和肌小梁发达导管容易嵌顿位置时降低功率20万～35万消融。

（二）经皮穿刺心尖射频消融（Liwen术式）

Liwen术式是在超声引导下，经皮经肋间隙将射频消融穿刺针置入肥厚的室间隔进行消融，进而解除左心室流出道梗阻。目前多数患者治疗效果显著，为微创手术，该术式需要熟练的超声团队、麻醉团队支持和必要的外科手术支持。

（三）经心尖小切口旋切术

近年来，同济医院心脏外科自主研发微创旋切设备，在国内外首先开展经心尖微创室间隔心肌旋切术，采用小切口，经心尖切除肥厚的心肌，无须体外循环和心脏停搏，患者恢复快，成功率高，效果显著。与传统的外科切除间隔方法相比，经心尖小切口旋切术可明显减少外科创伤。

（周　强　王　炎）

第十节　心脏神经节消融术

心脏的自主神经分为外在自主神经系统和自身固有自主神经，后者主要是由交感神经和迷走神经两套系统共同调节，其中迷走神经的节后神经元的轴突较短，而交感神经的节后神经元的轴突较长，一般迷走神经的节后神经元位于心外膜脂肪垫中，参与构成心脏的内在自主神经系统。通过维持交感-迷走神经的动态平衡，自主神经系统可影响心血管系统的生理功能，对窦性心律、血压和心功能的维持均具有重要的作用，也影响心律失常和晕厥的发生。心脏的神经元主要分为4种：①交感神经节后传出神经元；②迷走神经节后传出神经元；③局部回路神经元；④心脏传入神经元。当迷走神经对心脏的影响功能异常升高时，常导致血管迷走性晕厥（vasovagal syncope，VVS）和窦性心动过缓、窦性停搏和房室传导阻滞等缓慢性心律失常。

心脏神经消融术是通过对心脏神经节丛（GP）进行标测定位及导管消融，抑制亢进的迷走神经，可能对难治性血管迷走性晕厥和迷走神经张力增高引起的缓慢性心律失常起到了显著疗效。GP是节前、节后神经纤维之间调节心率、房室传导不稳定性和心功能的重要转换站，由于GP具有重要的生理功能，其解剖位置可以被导管定位消融。但由于自主神经系统网络的复杂功能及GP的复杂关系，目前心脏神经消融术仍没有统一的术式及消融靶点。

【电解剖定位】

心脏神经消融术首先必须定位靶点GP，目前主要通过电生理三维标测系统构建左、右心房的解剖模型，用以指导GP定位和消融。由于GP的位点存在个体差异性，仅使用解剖定位指导可能并不精确，也有学者应用心脏CT扫描技术，联合电生理三维标测系统的解剖引导方式指导消融。

除了上述的解剖定位，还可以借助高频刺激法（high frequency stimulation，HFS）和频谱分析法定位GP。HFS最早用于在心房颤动消融时辅助识别GP的定位。HFS的刺激频率为20Hz，电压为10～20 V，脉冲时间为5ms。在HFS刺激过程中，阳性的迷走神经反应被定义为短暂性心脏停搏、房室传导阻滞或RR间隔增加50%。频谱分析GP定位法即将消融靶点定位在常规GP解剖定位，其心内膜电位表现为低振幅分裂电位和高振幅分裂电位的分布区域。

【消融方法】

无论是盐水灌注消融导管还是非盐水灌注消融导管都曾被用于心脏神经消融。根据同济医院心内科团队的经验，功率40W、温度43℃、灌注速度17ml/min的盐水灌注导管是比较合适的消融模式。另外，压力消融导管是一个更好的选择，可以减少心房穿孔并发症。心脏神经消融术的长期临床疗效有两方面潜在的影响因素，一方面是消融不彻底，另一方面是副交感神经节后神经元的再连接生长。应用新的消融能量或通过心外膜途径消融有望解决这些问题。

【消融的靶点】

目前已知心脏至少有7组GP，主要位于心脏壁的突起和（或）沟槽的脂肪垫组织，如心房组织、心房与肺静脉之间的连接组织、冠状动脉附近的组织、心室外膜组织等。由于心房壁厚度在3～5mm，射频消融的能量可以达到透壁损伤。在GP消融过程中，各GP部位最常见的反应是迷走神经反射，如短暂性心搏骤停、房室传导阻滞。左上GP是阳性迷走神经反射发生率最高的位点，而右前GP是消融过程中唯一出现心率升高的消融靶点。虽然心脏神经消融术并没有统一的消融靶点，但通常是位于左心房与肺静脉间连接组织中的4个GP。

【手术终点】

心内膜消融术最简单的手术终点是消融过程中迷走神经反射的消退，但这是一种相对粗略的评价方法，难以评价GP的残余功能。其他的手术终点通常取决于术中识别GP的方法。部分电生理中心在GP消融后，需使用HFS重新检测每个GP的迷走神经反射，如果HFS仍然可以诱导阳性迷走神经反射，则需要进一步地补充消融。

【临床应用】

1. 心脏神经消融在心房颤动中应用　环肺静脉隔离术（circumferential pulmonary vein isolation，CPVI）是心房颤动导管消融治疗的基石。位于心外膜脂肪垫和Marshall韧带附近的心脏GP是自主神经系统调控心律和心功能的关键结构。由于肺静脉与左心房交汇的前庭部是GP的最常见解剖部位，在CPVI过程中消融能量不可避免地会对GP产生影响，因此术中常出现一过性的窦性停搏、窦性心动过缓、房室传导阻滞等迷走神经反射表现。慢性心房颤动患者的心房交感神经密度也显著增加。自主神经触发是阵发性心房颤动的重要发病机制。到目前为止，GP消融仅被认为是心房颤动肺静脉隔离的辅助策略，其长期疗效仍有待进一步探索。

2. 心脏神经消融治疗血管迷走性晕厥　位于心外膜脂肪垫的 GP 通过相互连接的神经纤维来调节窦房结和房室结的功能，从而影响心脏的窦性节律和传导系统。由于患者常伴各种类型的缓慢性心律失常，心脏起搏器植入术常被作为推荐治疗，但是效果通常欠佳。仍有超过 1/4 的接受心脏起搏器植入治疗的血管迷走性晕厥患者会出现复发。由于迷走神经失平衡常引起心动过缓和房室传导阻滞，因此可通过射频消融 GP 达到有效抑制的效应。在血管迷走性晕厥患者的去迷走神经化消融治疗中，经左心房心内膜面施行心脏神经消融治疗能够长期、安全、有效地抑制难治性 VVS 的复发，但是具体消融策略尚未达成统一。

GP 的去神经消融有可能抑制机械感受器或化学感受器的感觉冲动传输到脊髓的血管舒缩中枢，从而对血管抑制型患者显示出有效性。混合型、心脏抑制型和血管抑制型的直立倾斜试验阳性患者均可从心脏神经消融术中获益。所有的 GP 在消融时均可能产生迷走神经反射，但仅在右前 GP 消融时会表现出心率加快的特殊现象，提示右前 GP 可能是迷走神经反射发生的神经通路关键中枢，有可能成为治疗自主神经相关缓慢性心律失常的新靶点。同时，心脏抑制型的患者也受益于 GP 消融部分阻断迷走神经传入心脏，抑制了迷走神经失平衡引起的心动过缓和房室传导阻滞。

（周　宁　王　炎）

第十一节　绿色电生理及脉冲消融治疗技术

X 线的使用为心脏导管介入手术发展起到了重要作用，然而，X 线的使用不可避免地会造成电离辐射。有研究报告显示，每小时的放射可导致一生的致命性恶变率为 0.1%，遗传缺陷率为 20/100 万。因此，美国心脏学院建议心脏介入手术采用"ALARA"（as low as reasonably achievable）原则，即"合理最低剂量"原则。

绿色电生理的广义概念指提高手术安全和减少手术对患者和医务人员的损害。狭义概念主要指在保证患者安全的前提下，采用适当的策略和应用新型标测消融技术，合理降低射线的使用剂量，目前的主要策略：①优化射线的应用策略；②研究和改进其他新型无射线导航技术，如三维磁场和电场导航、超声指引技术；③提高手术效率，缩短手术时间，包括更快的标测技术和更高效的治疗策略，如脉冲消融技术。

【优化射线的应用方法】

电生理介入手术中，X线辐射台下的散射较台上明显较强，大约相当于后者的20倍。在电生理手术中，如果对于图像质量要求不高，可以合理优化降低球管电压、球管电流、缩短脉宽和减少采集帧率，基本可以降低80%～90%的放射剂量。

对于低体重患者，可以改为电生理模式中的极低设置，将透视脉冲帧数由15～30帧/秒，降低为3～5帧/秒。合理减少电影而采用透视。电影（cine）产生的放射剂量通常是透视的10倍，只在必要时采用电影。必要时可将透视影像存储后回放。对于术者而言，左前斜体位（LAO）观察时，发射球管更靠近术者并且由于缺少患者的自然阻挡，散射剂量明显增大，相比于RAO投照剂量高6倍。通常减少视窗大小可以降低散射。适当降低床高-透视屏距离。

【无射线三维导航技术】

近年来，随着三维导航技术和心腔内超声（ICE）等电生理新技术的发展，介入医师可以很准确地在计算机上建立心脏三维模型，更好地显示心脏和血管的三维结构，有利于指导导管操作和定位，显著减少了手术时间和X线曝光量。心脏电生理正逐步进入全三维，甚至零射线时代，达到真正的"绿色电生理"。同济医院心内科的电生理团队，在近十年完成的无射线三维导航消融＞3000例，其中室上性心动过速99%以上无射线使用，特发性室性期前收缩、室性心动过速95%以上无射线使用。国内率先开展了无射线三维导航植入单腔及双腔起搏器。

三维磁场导航系统以CARTO系统为代表，而三维电场导航系统以EnSite系统为代表。近年来，三维磁场导航与三维电场导航相互整合。同时，国产三维导航系统的研究和发展迅速，如惠泰公司的HT-9000Pro、锦江电子设备的3Ding系统、微创公司的Columbus哥伦布三维标测系统等。

1. 三维电场导航指导的心律失常消融　定位原理基于

电场理论,其三对电极两两之间发放低能电流(如频率为5.68kHz)形成 X、Y、Z 三维正交电场,以腔内电极或体表电极作为位置参考,在感知电场内任意电极电信号的同时,通过计算机工作站处理,定位其空间位置、运动方向,通过相邻电极的空间位置关系运算出导管弯曲程度,并将这些信息实时显示出来。

2. 无射线三维导航植入心脏电子设备　　永久起搏器等心脏电子设备的植入过程,一直以来都是在X线透视下进行的,但对于如孕妇等特殊人群,其难以接受X线透视的危害,成为此类手术难以开展的桎梏。得益于三维导航系统的开展,使无射线下植入心脏电子设备成为可能,其主要原理是依据三维电场导航建立心腔内模型。起搏导线在外接电流的作用下显示其轨迹,从而指导选择植入部位。

【心腔内超声】

心腔内超声可以实时动态显示心脏结构,不受体位和肋骨等影响,分辨率相对较高,与经食管超声相比,患者耐受性好,一般无须全身麻醉。目前在电生理手术中的应用主要包括:①检查心脏有无血栓,尤其对于左心耳血栓观察更清晰,可以在右心房、右心室、冠状窦内、肺动脉近距离观察左心耳有无血栓;②指导房间隔穿刺,作为电生理治疗中的重要技术,传统的方法是依赖X线指导房间隔穿刺的,存在较高的并发症发生率(1%～4.3%),心腔内超声可以有效发现房间隔的解剖变异,此外,其还可以有效发现房间隔相邻结构,如主动脉根部、心房壁、食管等解剖变异;③其他心脏结构,如乳头肌来源的室性期前收缩、心外膜消融等;④指导先天性心脏病封堵及左心耳封堵手术。

【脉冲导管消融技术】

传统消融方法是采用射频消融导管,释放电能加热组织,破坏病灶,目前已在国内外广泛用于心律失常的消融治疗,但其有如下不足:①产热过程的同时,不可避免地带来焦痂形成可能,有导致器官栓塞的风险;②加热时如果组织过热,还可以导致局部组织内的水分产生气体,有潜在爆裂风险。因此,传统方法消融,即使采用改进的冷盐水灌注导管和冷冻技术,仍有相关风险和损伤心脏邻近组织的风险。

近年来,许多研究显示脉冲技术在导管消融治疗心律失常方面可能有独特的优势和前景。相比于传统的射频消融，脉冲导管消融主要有如下方面的优势：①在目前的心房颤动消融参数范围内，几乎不产生热量；②不严格依赖于导管贴靠，不贴靠时消融效率降低，仍可以消融病灶；③导管消融放电的时间效率提高了100～200倍；④损伤具有心肌组织特异性，在损伤心肌的阈值范围，对邻近的血管、食管和神经无明显影响；⑤对血管平滑肌细胞的损伤阈值高于心肌4～5倍，不损伤细胞骨架结构，降低了肺静脉狭窄的风险；⑥磁共振轧显像提示无明显慢性期纤维化，而射频消融病灶较明显，有利于在广泛消融时保存心脏的收缩和舒张功能。

同济医院心内科的国内首个脉冲导管注册研究显示，相比于传统的射频消融，采用三维建模和消融二合一的环状消融导管，脉冲消融效率可显著提高，消融时间缩短了95%以上，而且安全性显著提高；同时，对于心房颤动合并房性心动过速可以迅速完成消融。

由于消融效能显著提高，显著减少了手术时间，因此能同时大幅度地降低导航时间，包括X线的使用时间。

（白　杨　王　炎）

第十二节　经皮介入左心耳封堵术

经皮介入左心耳封堵术是通过介入导管将封堵器堵塞左心耳开口，以预防心房颤动时左心耳（LAA）血栓的形成，降低心房颤动患者由左心耳血栓形成后脱落栓塞引发的脑卒中及外周血管栓塞的风险。2019年美国ACC/AHA/HRS协会对其心房颤动管理指南进行了重大更新，左心耳封堵术上升为Ⅱb推荐。在《房颤：目前的认识和治疗建议（2021）》中，针对心房颤动患者的抗凝策略，经皮介入左心耳封堵新增了Ⅰ类推荐，在2015版Ⅱa类推荐的证据级别提升至A级，指南还新增了对"导管消融+左心耳封堵一站式手术"的推荐。

【主要适应证】

1. 对于左心耳电隔离后的心房颤动患者，可行经皮左心耳封堵术预防血栓栓塞事件（Ⅰ类推荐，证据级别C）。

2. 对于CHADS-VASc评分≥2分的男性或评分≥3分的女性非瓣膜性心房颤动患者，具有下列情况之一：①不适合长期规范抗凝治疗；②长期规范抗凝治疗的基础上仍发生血栓栓塞事件；③HAS-BLED评分≥3分，可行经皮左心耳封堵术预防血栓栓塞事件（Ⅱa类推荐，证据级别A）。

3. 对于接受心房颤动导管消融治疗的患者，如存在左心耳封堵治疗的适应证，可同时行经皮左心耳封堵术预防血栓栓塞事件（Ⅱb类推荐，证据级别C）。

【封堵流程】

1. 术前检查　术前一般需要进行经食管超声排除血栓，不能耐受者可采用心腔内超声检查，同时可以对左心耳多角度测量。此外，建议行左心房肺静脉CT或心脏磁共振检查了解左心耳开口高低及相关解剖参数。

2. 手术流程

（1）一般准备：患者耐受较好者采用局部麻醉，耐受不佳者采用全身麻醉，使用"瓶塞"式封堵器者推荐优先全身麻醉，术中实时监测有创动脉压。

（2）房间隔穿刺：穿刺右侧股静脉，输送穿刺套件到右心房，穿刺间隔位置一般选择卵圆窝的后下部分，有利于获取更好的左心耳封堵同轴性；穿刺完毕后立刻按照50～100U/kg的标准肝素化，防止在术中出现血栓栓塞事件，建议行术中ACT监测。

（3）左心耳定位和测量：房间隔穿刺完毕，可以输送鞘管输送系统包括猪尾导管进行左心耳定位。以DSA造影确定左心耳位置及形态，必要时结合食管/心腔内超声情况，综合判断患者开口直径和深度，选择合适的封堵伞。

（4）封堵器准备：确定过患者开口直径和深度后，体外组装封堵器和输送系统，充分排气，确认无气体后，沿着输送器输送到左心耳区域。

（5）心耳封堵：在X线或超声指引下释放封堵器，确认稳定后再通过造影和（或）超声共同评估伞封堵的位置和稳定性，以及有无分流等情况，综合判断是否满足释放原则。通过以上过程释放后，再做复查造影或超声评估封堵伞的位置和情况。

3. 术后用药　一般术后抗凝时间至少45天（服用华法林者需要保持有效INR在2～3）；目前部分中心使用双联抗血小板药物进行术后的预防血栓治疗。如果左心耳封堵完全，或者残存血流小于5mm，则可停止服用抗栓治疗；如果残存血流大于5mm，则应继续抗栓直至残存血流小于5mm。

【并发症及防治】

1. 心脏压塞　左心耳封堵术中，极少数患者在定位或释放的过程中，封堵器可将心耳壁刺穿，导致即刻或延迟心包积液或心脏压塞。因此，一定要仔细测量心耳大小和评估左心耳封堵的策略，恰当选择封堵器，避免因心耳封堵器规格不合适而反复调整或者更换封堵器型号，以减少心耳损伤概率。操作过程中必须轻柔，避免导管和器械高张力操作。

2. 血栓或气栓　由于在操作过程中抗凝不足，致使导管内或者封堵器表面出现血栓，术中脱落导致急性脑栓塞事件，患者可能会在术中出现突然昏迷、失语等症状。体循环栓塞也是导致脑卒中的一个重要原因，这与输送系统密闭性欠佳、封堵器排气不足及误操作有关。因此，在输送系统进入体内前一定要注意排气和保持系统密封性，术中管道系统充分冲洗和避免接头进气。

3. 封堵器脱落　如果选择的封堵器规格不适合，或者置入深度不足，在释放之前没有经过规范的牵拉试验以确定封堵器稳定性，可能会出现释放后封堵器脱落。封堵器脱落是非常严重的并发症，部分患者可能利用抓捕技术将之取出体外，但是大部分患者需要行外科手术取出。

总体而言，对绝大多数患者来讲，严格掌握适应证，按照规范流程操作，左心耳封堵术是一种安全的介入治疗。

（周　宁　王　炎）

第十三节　经皮二尖瓣钳夹术

【二尖瓣脱垂的病因和机制】

完整二尖瓣的结构包括二尖瓣前叶和后叶、二尖瓣环、腱索、乳头肌和左心室心肌。以左心耳侧为外侧，前叶和后叶从外侧到内侧分别分为3个区（A1、A2、A3和P1、P2、P3）。前、后叶在外侧和内侧连接处汇合，为联合交界区。根据二尖瓣叶是否有明显病理异常，二尖瓣脱垂（MR）可分为原发性和继发性两类（图31-2）。

原发性MR，常累及二尖瓣叶、瓣环和腱索，与瓣环扩张、瓣叶脱垂或腱索断裂有关，常见于以下情况：①二尖瓣脱垂，腱索断裂或拉长引起瓣叶连枷运动；②退行性变，瓣叶及瓣环钙化或瓣叶增厚；③炎症性疾病，感染性心内膜炎二尖瓣赘生物、穿孔；④风湿免疫性、放射性；⑤先天性畸形；⑥创伤性；⑦其他。

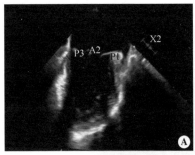
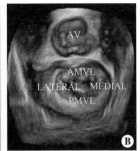
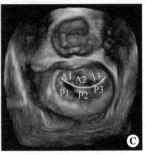

图31-2　经食管超声心动图显示的二尖瓣瓣叶

A. 食管中段的二尖瓣交界处切面，显示A2、P1和P3；B. 经食管三维超声心动图的"外科视野"，从左心房向左心室观察主动脉瓣和二尖瓣的正常解剖结构；C. 经食管三维超声心动图完整显示二尖瓣前、后叶各个区。AV. 主动脉瓣；AMVL. 二尖瓣前叶；PMVL. 二尖瓣后叶；LATERAL. 外侧；MEDIAL. 内侧

继发性MR是由于左心室和（或）左心房重构导致二尖瓣在收缩期关闭不全，常见的有缺血性心肌病、扩张型心肌

病、梗阻性肥厚型心肌病及房性瓣环扩张（心房颤动、限制型心肌病）。患者还可能出现混合型MR，如二尖瓣脱垂引起轻度或中度MR的患者可能会发生心肌梗死，进而使MR更为严重。由于原发性MR和继发性MR的治疗方法和预后不同，区分二者很重要。

二尖瓣脱垂综合征指的就是这类原发性（特发性）二尖瓣脱垂，此征由Barlow于1963年首先描述，故又称Barlow综合征，或收缩期喀喇音-杂音综合征。继发性二尖瓣脱垂是由于各种病因导致二尖瓣瓣叶、腱索或乳头肌病变引起的二尖瓣脱垂，多见于风湿性疾病、感染性心内膜炎、冠心病、先心病（继发孔型房间隔缺损）和肥厚型心肌病等，故二尖瓣脱垂和二尖瓣脱垂综合征是有区别的。

【流行病学】

在我国MR具有发病率较高、知晓率低和治疗率低的特点。抽样调查显示，我国年龄≥35岁人群的MR检出率为18.4%，且检出率随着年龄增长而增加，年龄≥65岁人群的MR检出率可达25.2%，其中中重度MR检出率为2.2%。在年龄>75岁人群中继发性病因占51.7%。虽然MR较为常见，但仅有不到1/5的患者入院前已知患有瓣膜病，约1/3的患者进行了有创治疗，有手术适应证的患者中高危者占27.01%。

【二尖瓣脱垂的诊断和治疗】

二尖瓣脱垂的临床诊断主要是根据典型的听诊特征收缩中期喀喇音及收缩中、晚期杂音，结合超声心动图一般多可确诊。在排除继发性二尖瓣脱垂病因后，才能考虑为原发性二尖瓣脱垂。

对于无或轻微症状的患者，可正常工作生活，定期随访。症状较为明显者，可给予镇静剂，β受体阻滞剂对心悸、胸痛、乏力、焦虑有效。二尖瓣脱垂合并二尖瓣关闭不全者需预防感染性心内膜炎。

单纯二尖瓣脱垂综合征患者，多数预后良好。大多数无症状患者可多年没有临床表现，约15%的患者在10～15年后出现二尖瓣关闭不全。合并有临床症状者可考虑行经导管二尖瓣缘对缘修复术（TEER）（图31-3）。

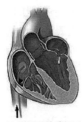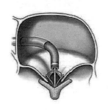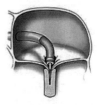

导管从股静脉置入，
沿下腔静脉进入心脏

开放的二尖瓣夹
经二尖瓣置入

二尖瓣夹闭合，修复
关闭不全的瓣叶

图31-3　经导管二尖瓣缘对缘修复术模式图

【经导管二尖瓣缘对缘修复术】

（一）适应证和禁忌证

结合我国国情及相关研究进展，建议TEER的适应证及禁忌证如下所述。

1. 适应证

（1）原发性MR患者需同时满足以下几点：①MR中度、重度及以上；②有临床症状，或无临床症状但左心室射血分数（LVEF）≤60%或左心室收缩末期内径（LVESD）≥40mm；③外科手术高危或无法行外科手术，且术前须经心脏团队充分评估；④预期寿命＞1年；⑤解剖结构适合行TEER。

（2）继发性MR患者需同时满足以下几点：①中度、重度及以上MR；②经优化药物治疗或心脏再同步化治疗（CRT）等器械辅助治疗仍有心力衰竭症状［纽约心脏病协会（NYHA）心功能Ⅲ/Ⅳ级］；③超声心动图测得LVEF为20%～50%，LVESD≤70mm；④肺动脉收缩压≤70mmHg（1mmHg=0.133kPa）；⑤预期寿命＞1年；⑥解剖结构适合行TEER。

2. 禁忌证　①不能耐受抗凝或抗血小板药物；②存在二尖瓣活动性心内膜炎；③合并二尖瓣狭窄；④夹合区域存在严重钙化或明显增厚等解剖结构不适合行TEER；⑤存在心腔内血栓。

（二）术前筛查

TEER术前筛查包括临床因素评估和影像学评估。临床因素评估：①患者的既往史及一般情况是否适合行TEER，以及接受TEER的预期获益程度；②外科手术风险；③是否存在TEER禁忌证。超声心动图评估是TEER术前影像学评估的重点，包括TTE及TEE。评估重点是MR的机制、严重程度及病变累及范围。

（三）手术操作规范

建议在杂交手术室或改良的导管室进行，同时应满足摆放麻醉及超声心动图设备的要求。该手术对TEE的图像要求高，必须配备成像清晰、有实时三维成像功能的TEE探头及机器。目前，手术需要在全身麻醉下实施，需要配备麻醉机、呼吸机。行经心尖途径的TEER时需要配备心外科医师和外科手术器械。手术团队应至少包括2名术者、1名护士、1名心脏超声科医师及1名麻醉医师。

1. 经股静脉途径

（1）房间隔穿刺：房间隔穿刺点要比常规心内科介入手术穿刺点偏高、偏后，一般要求穿刺点要距离二尖瓣瓣环平面4.0～4.5cm，这是手术成功的关键。然后常规肝素化，并监测活化凝血时间（ACT），需维持在250～300s。

（2）器械准备：主要器械包括夹合器、可调弯指引导管、输送系统及固定装置。

（3）送入可调弯指引导管：右侧股静脉为入路血管。将导管送到右心房，然后缓慢通过房间隔，在TEE指引下使外鞘管通过房间隔2cm左右。

（4）送入及调整输送系统：在X线和TEE指引下使输送系统缓慢地送入左心房直至二者相对位置处于标记位置（straddle）。在TEE指引下，把夹合器调整到二尖瓣需要夹合的区域。

（5）捕获及夹合瓣膜：该步骤为手术关键步骤之一，TEE工作切面为LVOT切面（三腔心切面）及二尖瓣交界联合切面。缓慢回撤夹合器输送系统，当二尖瓣前、后瓣叶均坐落在夹合器两个臂时，放下带有倒刺的捕获系统捕获前、后叶，确认稳固捕获两个瓣叶后，将夹合器两个臂关闭。

（6）评估夹合效果：需综合评估夹合效果，通过TEE观察夹合器位置和方向是否准确、前后叶是否充分捕获、MR减轻的程度是否达到预期结果，同时评估平均跨瓣压差是否在5mmHg以内、左心房压是否明显下降、肺静脉血流是否改善等。

（7）释放夹合器并再次评估效果：通过TEE确认夹合器固定良好、效果满意后可释放夹合器，随后在超声和（或）X线指引下小心退出输送系统。并通过TEE再次评估。

（8）必要时置入第2枚或更多夹合器：若第1个夹合器夹合之后仍有难以接受的残余反流，在测量的跨二尖瓣瓣口平均压差≤4mmHg、术前测量的二尖瓣瓣口面积足够的情况下，可考虑置入第2个瓣膜夹。并再次评估残余反流和狭窄风险。确认手术结束则退出指引导管，采用"8"字缝合法缝合股静脉穿刺部位，注意切勿缝合到伴行的股动脉。

2. 经心尖途径　目前应用于临床的经心尖途径二尖瓣修复系统主要为ValveClamp系统，由二尖瓣夹合器、二尖瓣跨瓣系统、输送系统及置入鞘四部分构成。该手术同样需要在全身麻醉气管插管下进行，经心尖途径需要预备胸壁切口作为入路，通常需要心脏内科、超声科及心脏外科医师配合完成。

（1）手术入路准备：手术开始前在TTE指引下进行入路定位并标记。消毒铺巾后，在标记处沿肋骨间隙做一3～5cm的切口，暴露心尖。超声指引下指尖敲叩击法，确定合适的心尖穿刺点。心尖部预置荷包缝合线，随后进行心尖部穿刺，并将16F鞘管导入左心室。

（2）器械准备：在系统进入体内前需充分排气、调试，保证手术过程中无气体进入体内，并保证手术能顺利进行。

（3）送入输送系统：通过16F鞘管进入跨瓣系统，在TEE指引下跨瓣器小心穿过二尖瓣进入左心房将带有夹合器的输送系统沿鞘管送入左心房。缓缓回撤鞘管，使其位于二尖瓣正中，并保证夹合器夹臂垂直于二尖瓣闭合线。

（4）夹合瓣膜：该步骤为整个手术的关键步骤之一，须在TEE指引下谨慎操作。通过TEE反复确认夹合器位于合适位置后，小心缓慢地回撤输送系统，经TEE确认夹合器位置良好后回撤上夹，上夹、下夹对合夹住二尖瓣瓣叶。缓慢往前推送闭合环，上夹、下夹朝向中心线闭合，使夹合器紧紧固定在瓣叶上。

（5）释放夹合器：通过TEE反复确认夹合器位置，并观察二尖瓣反流量，如满意释放夹合器。

（6）闭合手术切口：退出输送系统及16F血管鞘，并将预置的荷包线收紧。仔细观察伤口处是否渗血，在保证无出血的情况下逐层缝合胸壁，并置入引流管一根。

（四）特殊情况下的 TEER

1. 房性 MR 的缘对缘修复治疗　在房性 MR 中，二尖瓣并不存在病理性改变，且不涉及左心室重构，左心室功能也在正常范围，但与原发性 MR 比较，其预后较差、生存率较低且心力衰竭入院率较高，及时对 MR 进行干预可改善患者预后。目前认为 TEER 可用于治疗房性 MR，但手术难度较大，需要在较为成熟的介入手术中心开展，通常选择较短较宽的二尖瓣夹合器。

2. 非中心区 MR 的缘对缘修复治疗　针对非中心区反流的缘对缘治疗，术中 TEE 的图像质量需良好，需在超声指引下精确定位，并且需在进入瓣环平面前调整好夹合器的角度，避免在瓣下旋转夹合器造成腱索缠绕。针对交界区即 C1/C2 区 MR 需注意，二尖瓣夹合器在三维 TEE 平面进入角度非 12 点至 6 点钟方向，C1 区建议选择 1 点至 7 点钟方向，C2 区建议选择 11 点至 5 点钟方向，二尖瓣夹尽量选择较短较窄的型号。

3. 其他特殊技术在 TEER 中的应用　针对部分操作难度特别高的病变，有报道采用"双输送系统（double guiding）"技术、"拉链（zipping）"技术。此外，部分高难度的病例还可采用快速起搏或电复律的方法，降低二尖瓣瓣叶摆动的幅度以增加瓣叶捕获的概率，改善 TEER 的效果。

（五）围手术期管理及并发症防治

1. 围手术期抗栓治疗　在接受 TEER 治疗的患者中，抗血栓治疗包括术前及术后抗栓治疗。

（1）术前治疗：对于准备行 TEER 的患者，若长期使用抗凝药物，应在术前停止抗凝。一般应至少在术前 3 天停用维生素 K 拮抗药（华法林），手术当日国际标准化比值应控制在 1.7 以下。应在术前 12h 停用低分子量肝素。非维生素 K 拮抗药口服抗凝药物，如达比加群、利伐沙班，可在手术当日停药。

（2）术后治疗：术后根据患者个体情况选择抗凝或抗血小板药物治疗。

2. 术后并发症防治　TEER 安全性较高，并发症相对少见，主要为出血及血管并发症，发生率为 1%～10%。

（1）血管并发症：TEER 采用股静脉入路，其血管并发症较动脉入路少。由于需要使用 24F 大血管鞘，在鞘管推进过程中产生的局部压力也可能损伤股动脉，尤其是血管扭曲或钙化的患者。一旦发生局部出血，可通过缝合血管或必要时行外科手术解决，并加强补液，必要时可输血。

（2）夹合器单叶脱位（SLDA）：是指术中进行二尖瓣夹合时，单侧瓣叶从夹合器中脱位，而对侧瓣叶固定良好，是TEER常见的并发症之一，发生率约为4%。避免SLDA最重要的方法是术中精确地超声评估，尤其是夹合器捕捉瓣叶的过程及捕捉完毕后，确保瓣叶位置良好、瓣叶夹合的长度足够。

（3）夹合器脱落造成栓塞：夹合器脱落通常发生在夹合器释放的过程中，是TEER中最令人担心的并发症，一旦发生将导致栓塞，通常需要立即行外科开胸手术取出脱落的夹合器。在手术过程中，术者应确定夹合器充分捕获两个瓣叶且固定良好后才可释放夹合器，以避免夹合器脱落。

（4）夹合器血栓形成：由于夹合器是异物，在体内可能导致血栓形成甚至造成血栓栓塞。术中，需要严格控制ACT，通常维持在250～300s。术后的抗栓方案目前仍无定论，建议经验性使用双联抗血小板方案，即阿司匹林联合氯吡格雷抗血小板治疗1～3个月，首次口服时是否给予负荷抗血小板药物，需根据经验及患者出血风险而定。

（5）二尖瓣瓣叶损伤：常见的二尖瓣瓣叶损伤包括瓣叶撕裂、穿孔及腱索断裂等，复杂的二尖瓣解剖结构，如严重的瓣叶脱垂、瓣叶退行性变或钙化等均是导致瓣叶损伤的重要原因。一旦发生，绝大多数情况下，需要外科手术干预，但如果二尖瓣解剖结构合适，如瓣叶较大且有足够的剩余组织供夹合，也可考虑再次置入夹合器以稳定受损瓣叶。

（6）二尖瓣狭窄：为尽可能减少MR，有时会采用大夹合器或置入多个夹合器，但这可能会引起二尖瓣跨瓣压差升高。一旦二尖瓣平均跨瓣压差＞5mmHg，即引起二尖瓣相对狭窄。

（7）转外科开胸手术：在TEER术中较为少见，主要是由于以上严重并发症引起，如夹合器脱落栓塞、二尖瓣相关结构损伤导致大量反流等。

（8）其他并发症：包括心内膜炎、气体栓塞、急性肾功能不全、心脏压塞、起搏器导线脱位等，均较为罕见，发生原因及处理同一般心导管术。

（崔广林　周　强　蒋建刚）

第十四节 经皮外周血管介入治疗

一、外周动脉疾病

外周动脉疾病（peripheral arterial diseases，PAD）是指除冠状动脉和颅内动脉之外的血管及其分支狭窄、闭塞或瘤样扩张性疾病，常累及下肢动脉、颈动脉、内脏动脉等。

【流行病学】

PAD发病率随着年龄增长而递增，年龄＜50岁者发病率＜5%，年龄＜65岁者发病率＜10%，年龄＞70岁者发病率为15%～20%，年龄＞80岁者发病率＞25%。

【危险因素】

与冠状动脉粥样硬化类似，PAD的危险因素包括性别、年龄、吸烟、高血压、高脂血症、糖尿病、高同型半胱氨酸血症等。

【临床表现】

下肢PAD患者起初一般无明显症状或者症状不典型，仅在体检时发现患肢脉搏减弱或局部杂音。当病情进一步发展导致肢体供血不足时可出现一系列症状，表现为患肢发凉、麻木或间歇性跛行。间歇性跛行是指下肢运动后血供不足而产生疼痛、疲乏或痉挛，常发生于小腿后方，也可发生于大腿或者臀部，导致行走距离受限、跛行，停止行走后症状可缓解，再次运动后症状再出现。当病情进一步恶化时，患肢持续缺血可出现肢端溃疡，严重者发生坏疽。

【体格检查】

视诊可见皮肤苍白或发绀，溃疡、坏疽一般见于足趾末梢；触诊皮温降低，动脉搏动较弱或消失。动脉触诊十分重要，不仅可以作为诊断依据，同时有助于判断病变部位及病变程度。听诊在动脉狭窄段可闻及血管杂音，但血管完全闭塞时杂音消失。

【辅助检查】

1. 踝肱指数（ankle-brachial index，ABI）和趾肱指数（toe-

brachial index，TBI） 正常人的ABI为1.0～1.4，ABI≤0.9可诊断下肢动脉硬化性病变，ABI＜0.5为严重狭窄。

2. 彩色多普勒超声　可以判断患者动脉内膜厚度、斑块大小和部位等，以及评估血管狭窄或闭塞的程度，是目前临床PAD首选的筛查方法。

3. 计算机断层动脉造影（computed tomographic angiography，CTA） 有助于了解狭窄或闭塞血管的部位、程度，以及支架置入或血管旁路移植术后病情的随访评估，在PAD诊断、疗效判断及预后评估方面有重要的指导意义。

4. 磁共振动脉造影　具有无创伤、无辐射的优点，但图像清晰度较CTA略低，且部分患者应用受限，如植入心脏起搏器、幽闭恐惧症等。

5. 数字减影血管造影　可用于明确判断闭塞或狭窄血管的部位、程度及其侧支循环建立的情况，是PAD诊断的金标准，应用于经皮介入治疗中。

【诊断和鉴别诊断】

1. 诊断标准

（1）有肢体缺血的症状（如间歇性跛行、下肢静息痛、皮温低等）。

（2）体格检查肢体远端动脉搏动减弱或消失，或听诊可闻及杂音。

（3）静息ABI≤0.90或运动后ABI下降20%，TBI＜0.6。

（4）超声多普勒检查和其他影像学检查显示明确的动脉狭窄或闭塞。此外，根据临床症状可对患者病情严重程度进行分期（表31-3）。

表31-3　下肢PAD的Fontaine分期

Fontaine	临床表现
Ⅰ期	无症状
Ⅱ（局部缺血期）	
Ⅱa期	轻度跛行
Ⅱb期	中、重度跛行
Ⅲ期（营养障碍期）	静息痛
Ⅳ期（坏疽期）	溃疡或坏疽

2. 鉴别诊断 此病需与血栓闭塞性脉管炎、多发性大动脉炎、结节性动脉周围炎、特发性动脉血栓形成等可以引起相似症状的疾病相鉴别。

【治疗】

（一）改善生活方式

戒烟、控制体重、低盐低脂饮食；步行锻炼：推荐锻炼计划，3次/周，30分/次，每次锻炼时，都坚持行走直至疼痛极点。

（二）药物治疗

1. 控制危险因素 包括控制血压、血糖和降脂治疗，可参考冠心病相关治疗策略。

2. 改善跛行症状 通过扩张血管，改善侧支循环，减轻下肢缺血造成的间歇性跛行、静息痛等症状，主要药物包括西洛他唑、沙格雷酯、前列腺素类药物等。

3. 抗血小板治疗 通过抑制血小板活化、聚集、黏附功能，从而起到保护血管内皮细胞，延缓动脉粥样硬化发展，预防血栓形成，改善血液循环的作用。

（三）血运重建

1. 血运重建的指征 症状影响患者的生活质量；药物治疗无效；有静息疼痛；皮肤溃疡及坏疽。

2. 血运重建的方式 包括血管旁路移植术和经皮介入术两类。目前，经皮介入治疗已成为PAD的一线治疗方式，具有创伤小、恢复快、并发症少等优点。主要治疗方法包括以下几类。

（1）球囊血管成形术（percutaneous transluminal angioplasty，PTA）：主要优点是技术成功率高、并发症发生率低、短期临床效果良好。PTA是主-髂动脉、股-腘动脉及膝下动脉血管再通的主要手段之一（图31-4）。PTA对髂动脉狭窄开通率最高，越远段血管的开通率越低。

（2）金属裸支架或药物洗脱支架（drug eluting stent，DES）：支架可以避免PTA术后的早期弹性回缩、残余狭窄和限制血流的夹层等，但也面临着术后支架内再狭窄的问题，尤其是在慢性下肢缺血和腘动脉以远血流差的患者中较为常见。药物洗脱支架在维持血管长期通畅率方面更具有优势。目前，常规行支架植入治疗股浅动脉、膝下动脉病变仍缺乏高级别的临床研究证据支持，但对于长节段病变（＞50mm），支架植入术在长期通畅率方面要优于PTA。

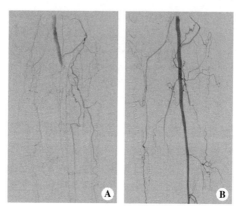

图31-4　胫后动脉闭塞成功行PTA
A. 术前；B. 术后

（3）药物涂层球囊（drug coated balloon，DCB）：近年来，DCB在股-腘动脉、膝下动脉PAD中广泛应用，较传统的PTA治疗相比近中期血管通畅率更高，具有良好的安全性和有效性。此外，DCB在支架内狭窄的治疗中也具有确切的近中期疗效。DCB使用前病变血管预处理非常重要，此为DCB成功的关键。除使用传统的非顺应性球囊预扩张外，外周切割球囊、冷冻球囊、棘突球囊、Shockwave冲击波球囊等新型器械及斑块减容技术对于复杂钙化PAD的预处理更加优化，在减少血管内膜撕裂的同时即刻管腔获得面积更优。

（4）斑块减容：是指通过减容装置清除血管腔内容物，如钙化、粥样硬化斑块、增生内膜和血栓等，以降低管腔负荷、扩大管腔容积，从而提高介入手术的即刻成功率和远期通畅率。目前应用较广泛的几种减容装置主要包括定向斑块旋切、激光斑块销蚀、机械血栓清除术及轨道斑块旋切等。

二、慢性静脉疾病

慢性静脉疾病（chronic venous disease，CVD）是以因静

脉的结构或功能异常而使静脉血回流不畅、静脉压力过高导致的一系列症状和体征为特征的综合征。

【病因】

病因包括静脉反流、静脉回流障碍、先天发育异常和遗传因素。

【发病机制】

CVD的病理改变是由慢性炎症和血流紊乱共同作用导致的，其中慢性炎症在CVD的发展中起关键作用。

【临床表现】

症状包括下肢麻刺感、烧灼感、钝痛、疼痛、紧绷感、皮肤刺激感、发痒、沉重感、肿胀、乏力、肌肉痉挛等。体征包括静脉扩张（如毛细血管扩张、静脉曲张）、腿部/踝关节水肿、皮肤改变或溃疡。静脉疾病症状和体征的严重程度通常与患者静脉瓣功能障碍或静脉阻塞的程度有关。

【辅助检查】

1. 大隐静脉瓣膜功能试验、深静脉通畅试验、交通支瓣膜功能试验　仅作为门诊初步筛选检查，不能作为诊断的依据。

2. 彩色多普勒超声检查　可以明确诊断静脉有无阻塞和反流，是首选辅助检查手段。

3. 静脉造影　是检查静脉系统病变更可靠的方法，能够直观地反映下肢静脉形态和病变部位。

4. 其他　还包括CT静脉造影、磁共振静脉造影和放射性核素扫描等。

【治疗】

CVD的治疗方法众多，包括加压治疗、药物治疗、硬化剂治疗和手术治疗等。

1. 加压治疗　是CVD最基本的治疗手段，包括弹力袜、弹性绷带及充气加压治疗等，通过梯度压力对肢体加压，促进静脉回流，缓解肢体淤血状态。

2. 药物治疗　静脉活性药物作用机制是增加静脉张力，降低血管通透性，促进淋巴和静脉回流，提高肌泵功能，适用于CVD任何阶段的患者。具体包括黄酮类、七叶皂苷类，香豆素类等。

3. 硬化剂治疗 是指将化学药物注入曲张静脉使静脉发生无菌性炎症继而发生纤维性闭塞，达到使曲张静脉萎陷的目的，被广泛应用于治疗毛细血管扩张、网状静脉扩张和直径＜4mm的下肢浅静脉曲张。

4. 手术治疗 传统手术，如浅静脉高位结扎剥脱术、交通静脉结扎术、深静脉瓣膜重建术等，疗效肯定、复发率低。随着技术和治疗理念的不断更新，腔内球囊扩张和支架技术及激光、射频、电凝等方法相继出现，使CVD的治疗朝着更有效、更微创的方向发展，手术死亡率和并发症发生率大幅下降。

（贺行巍　严江涛）

第三十二章 心律失常的射频消融治疗

第一节 室上性心动过速的射频消融

室上性心动过速包括多种房室结以上的心动过速，本节主要讲述房室结内折返性心动过速（AVNRT）和房室折返性心动过速（AVRT）的消融。经皮导管消融治疗已经成为室上性心动过速的首选治疗方法。传统方法是采用X线透视导航，近年来国内外许多中心逐渐采用三维导航设备导航进行手术。

【适应证】

下列情况应考虑导管消融治疗。

1. 频繁发作的AVRT或AVNRT。

2. 有AVRT或AVNRT发作，虽然药物治疗有效，但患者不愿接受药物治疗。

3. 威胁生命的快速心律失常，如预激综合征并发快心室率的心房颤动。

4. 要求根治心律失常的患者。

【禁忌证】

导管置入和操作路径有静脉血栓为禁忌，其他无明显禁忌证。下列情况需要权衡利弊后决定：①有恶病质、严重心力衰竭等不能耐受手术者；②快速性心律失常发作极少、症状轻、刺激迷走神经方法容易终止的患者；③婴幼儿、儿童和高龄患者。对于电生理检查有双径现象而无心动过速发作者，不宜行射频消融治疗。

【射频消融的步骤及方法】

（一）术前准备

术前停服所有抗心律失常药物至少5个半衰期。对于精神紧张、不能充分合作或儿童患者可以使用镇静药。血管穿刺成功后，给予肝素 50～100U/kg，其后操作中每隔 1 小时追加肝素 1000U。

（二）电生理检查

一般放置冠状窦和右心室导管，必要时放置高位右心房、希氏束导管，一般应用分级递增和程序刺激的方法，检查和确定患者心律失常的类型，再进行定位标测。

（三）房室旁路的定位及消融

心脏旁路：经股静脉或锁骨下静脉置入冠状窦电极，先确认是否为左侧旁路。对于左侧旁路可以采取经股动脉逆行或穿刺房间隔两种路径，放置消融导管标测和消融，以冠状窦电极为参考点精确定位旁路。一般采用右前斜位 30° 的 X 线投照角度，辅助以左前斜 45° X 线投照以避开希氏束等。在二尖瓣环或三尖瓣环区域，通过标测旁路前传 V 波最早处或起搏心室标测逆传 A 波最早处，一般靶点处波形为小 A 大 V 波，极少数病例需要在心房侧消融（靶点图为大 A 大 V 波）。确定旁路位置后即可放电消融，选用功率为 20～40W，放电 3～5s 如果可以阻挡旁路，继续巩固 50～60s，左右轻微位移导管 2～3mm，巩固消融两点。观察 15min，检查旁路仍然阻断则可结束手术。

（四）房室结双径路改良术

改良快径路和慢径路，均可根治心动过速，但前者容易导致房室传导阻滞，此处主要介绍慢径路消融的方法。

1. 慢径消融标测　主要是根据心内电图及影像学解剖标志指导消融。在 RAO 30° 下，将消融导管打弯跨越三尖瓣环，标测到最大希氏束电位（H 波）后，再下移大头电极，记录局部电位房室比例为 1：（3～4）即可。亦可在 LAO 45° 下，同样将大头电极导管送至 HBE 标测电极处，然后轻轻打弯下压，通常在冠状静脉窦口即 CS90 电极上缘附近，适当调整大头导管，使其贴靠稳定。消融靶点图为小 A 大 V 波，A 波低幅碎裂，同时消融 10～20s 可出现慢交界性心律。因此，有的术者在确认理想靶点后，采用 120～150 次/分心房起搏下，观察前传功能是否受损。

2. 慢径路的放电消融　可采用温控能量滴定法，功率从 20W 开始逐渐增加至 35W，非灌注导管温度可设定在 52～55℃，冷盐水灌注导管则设定为 43℃（流速为 15～20ml/min）。消融时应密切监测放电过程中体表和心腔内心电图的变化，避免三度房室传导阻滞的发生，如果放电过程中发生任何类型的传导阻滞或快交界性心律（一般定义为大于120～130次/分）即停止放电。如果为慢交界性心律，则可巩固放电30～60s。极少数患者在慢交界性心律时为逆传完整而前传受损，因此，有的术者在确认理想靶点后，采用120～150次/分心房起搏下，观察前传功能是否受损。消融慢径路多数患者消融范围需要2～3点，消融结束后，重复电生理检查，如果心动过速无发作则终止手术。

【术后注意事项】

卧床静养，静脉穿刺处沙袋压迫6h，动脉穿刺处沙袋压迫8～12h，患肢制动（限制不动）12～24h，注意观察穿刺处有无出血、渗血、血肿、血管杂音、肢体皮温颜色变化等，有出血和血肿者适当延长观察。卧床期间给予易消化饮食。术后早期严密观察心率和心律情况，如有不适及时行心电图、超声心动图和胸部X线等检查。穿刺静脉的患者通常12h后可以下地活动，而穿刺动脉的患者一般24h后可以下床行走活动，但应避免剧烈活动和用力。术后一般1周后可恢复正常活动。此外，左侧旁路消融后，术后常规口服阿司匹林1个月。

（秦　瑾　王　炎）

第二节　心房扑动、房性心动过速的射频消融

房性心动过速（atrial tachycardia），简称房速，是指起源于心房且无须房室结参与维持的心动过速。心房扑动（atrial flutter），简称房扑，是介于房性心动过速和心房颤动之间的快速房性心律失常。两者在健康人群中均较少见，患者多伴有器质性心脏病。房性心动过速的心房率一般在100～250次/分，房扑的心房率一般在250～350次/分。房性心动过速的心房节律可规则和（或）不规则，房扑的心房节律多表现为快速且规则。

【机制及分类】

房性心动过速的发生机制包括自律性增加、折返与触发活动。根据起源点不同，分为局灶性房性心动过速和多源性房性心动过速，后者也称为紊乱性房性心动过速，是严重肺部疾病常见的心律失常，最终可能发展为心房颤动。

房扑的主要发生机制是折返，即心房激动围绕某个障碍（解剖的、功能的或心脏瘢痕组织）环形传播形成大折返心动过速，又称为大折返性房性心动过速。大折返性房性心动过速根据折返环是否依赖于下腔静脉-三尖瓣环之间的峡部（cavotricuspid isthmus，CTI）分为两大类：峡部依赖型房扑（CTI-dependent atrial flutter）和非峡部依赖型房扑（Non-CTI-dependent atrial flutter）。峡部依赖型房扑一般为典型房扑，包括逆钟向型房扑和顺钟向型房扑。非峡部依赖型房扑的折返环不在峡部，相对少见，包括术后大折返房扑、高位环房扑、右心房游离壁大折返房扑、左心房大折返房扑等。

心房结构复杂，有解剖障碍，有纵向分离，各处心肌电生理特性亦不一致，心房切口或心房肌坏死瘢痕，以及心房肌不均匀变性、纤维化等因素使得心房折返环容易形成。界嵴或上、下腔静脉之间的区域构成了后部功能性传导阻滞区，而三尖瓣环构成了前部功能性传导阻滞区。峡部是指三尖瓣环与下腔静脉口之间的狭窄区域。非峡部依赖型房扑多数是由于心房手术或其他原因导致的心房瘢痕组织所致。左心房房扑明显少于右心房，并常与峡部依赖型房扑合并存在。近年来随着持续性房颤消融手术的开展，左心房房扑有增加的趋势。临床上典型房扑最常见，折返环位于右心房，沿三尖瓣环逆时针或顺时针环绕，逆时针房扑更常见，心电图特征为心房率250～350次/分，Ⅱ、Ⅲ、aVF导联F波倒置，V$_1$导联F波直立。顺时针房扑少见一些，折返环一样，激动运动方向相反，F波的方向也正好与典型心房扑动相反，见图32-1。

【适应证】

对于反复发作的局灶性房性心动过速，特别是无休止发作或引起心动过速性心肌病的患者，导管消融是目前一线的治疗选择（Ⅰ类推荐，证据级别B）。相比而言，多源性房性心动过速的导管消融价值尚需进一步研究，其一线治疗仍然是针对基础病因的治疗。针对药物难治的反复发作症状性多源性房性心动过速患者（尤其是伴有左心室功能下降），建议射频消融或房室结消融联合双心室起搏或希氏束起搏（Ⅱa类推荐，证据级别C）。

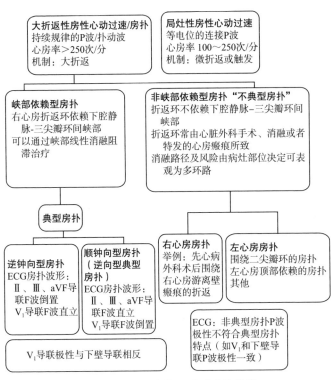

图32-1　房扑/房性心动过速的分类

　　有症状和反复发作的房扑患者均应考虑导管消融治疗。通过射频消融三尖瓣环与下腔静脉之间的峡部，造成峡部双向传导阻滞，可以根治峡部依赖型房扑，成功率很高，且能避免长期使用抗心律失常药物带来的毒副作用，目前已经成为峡部依赖型房扑的首选治疗方法（Ⅰ类推荐，证据级别A）。非峡部依赖型房扑进行消融时，常比峡部依赖型房扑困难得多，但是对有症状和反复发作的非峡部依赖型房扑仍应尝试射频消融治疗（Ⅰ类推荐，证据级别B），推荐在经验丰富的中心进行。如果导管消融及药物治疗均无效，同时心室率快，患者症状明显，可考虑行房室结消融联合双心室起搏或希氏束起搏（Ⅱa类推荐，证据级别C）。

【操作过程】

局灶性房性心动过速的消融：通过心房激动顺序标测以确定最早的心房激动点，寻找局灶性房性心动过速的消融靶点是局灶性房性心动过速消融的关键。根据心电图特点对房性心动过速的起源做初步的定位，然后将标测导管在感兴趣心房区域逐点移动，标测最早的心房激动点。标测过程中多以P波起始点或某一部位心房波作为参照，反复标测确定最大的AP间期（标测导管局部心房波至P波间期），或确定相对于参照点最早心房激动的部位，最终确定房性心动过速的起源点。结合消融导管局部单极电图的形态特点对确定消融靶点具有重要意义。此外，起搏标测也是三维激动标测的重要补充。起搏标测容易受P波形态的影响，有时难以可靠地用于房性心动过速的定位；起搏标测有助于判断房性心动过速为折返或局灶机制，拖带起搏时PPI与TCL差值＜30ms常提示局灶性微折返机制。理想的消融靶点常具有以下特点：①局部激动时间较体表P波提早，通常提早＞25ms；②单极电图表现为QS型；③起搏的P波形态和心内电图激动顺序与心动过速时形态一致；④三维标测系统能标测到最早心房激动点；⑤局部可见碎裂电位；⑥消融时房性心动过速周长逐渐延长，最后终止。

峡部依赖型房扑的消融：属右心房内折返性心律失常，心内膜标测显示其为围绕于下腔静脉和邻近缓慢传导区域的大折返环。在这个折返环中，位于冠状窦口、下腔静脉和三尖瓣隔瓣之间的三角形区域——峡部，为诱发和维持房扑的关键途径，在此区域内消融可取得满意效果。

非峡部依赖型房扑的消融：需明确折返环路的确切部位。可选用多种特殊装置，如依据心动过速过程中心房激动的顺序曲线进行心房三维重建，明确瘢痕和传导阻滞的部位等，来协助电生理检查和消融。对于曾接受过手术的患者，外科手术记录常有助于明确心房切口附近的折返环路的位置。左心房大折返性房性心动过速的发生率低于右心房，消融可有效治疗。非峡部依赖型房扑也建议同时消融峡部，合并阵发心房颤动者应考虑同时隔离肺静脉。

房扑消融的简单操作过程如下。

1. 常规穿刺植入导管 局部麻醉下穿刺右股静脉和（或）左锁骨下静脉，送入冠状静脉窦（CS）电极。

2. 心电生理检查 对阵发性房扑者用心房起搏诱发房扑，标测心房激动顺序，证实折返环在三尖瓣环部位。折返环不在三尖瓣环部位者，在右心房其他部位或左心房（CS内）起搏，出现隐匿拖带的部位为折返环所在部位。激动沿三尖瓣环折返者为典型房扑，非三尖瓣环部位折返者为不典型房扑。

3. 消融 对于峡部依赖型房扑采用下腔静脉至三尖瓣环线性消融的方法在峡部区域进行逐点消融，消融时用长鞘作支撑，将鞘的开口处固定于下腔静脉与右心房连接部，消融导管经鞘内送至三尖瓣环6点钟位置（消融导管记录到小A大V波），自此开始消融，导管在鞘内逐渐拖拉向下腔静脉缓慢回撤，每点消融20s左右，直至达到峡部双向传导阻滞，见图32-2。非峡部依赖型房扑进行消融时，需明确折返环路的确切部位，然后选择合适位置切断折返环。

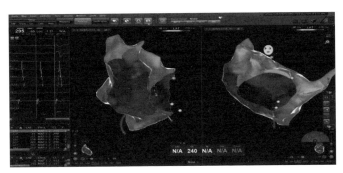

图32-2 三尖瓣峡部消融线

4. 成功指标 峡部依赖型房扑分别在CS口部及右心房游离壁部起搏，起搏中出现下腔静脉至三尖瓣环连线双向传导阻滞者，提示消融成功。如出现双向传导阻滞而房扑仍不能终止者，应考虑为非峡部依赖型房扑，需重新进行激动标测。

【并发症】

导管消融治疗局灶性房性心动过速、房扑的成功率很高，但仍有一定的并发症，虽然发生率很低（1%～5%）。应避免较严重的并发症，包括心脏压塞、肺静脉狭窄、心房食管瘘、栓塞性并发症及继发新的房性心律失常、肺静脉毗邻结构损伤等。

（白　杨　赵春霞）

第三节　心房颤动的射频消融

心房颤动（房颤）是临床最常见的心律失常，近年来，经皮房颤导管射频消融术的有效性逐渐获得肯定。

【适应证】

《2020 ESC/EACTS心房颤动诊断及管理指南》较既往指南更为积极地推荐导管消融治疗，特别是对于药物治疗无效的患者及房颤诱发心动过速性心肌病的患者，同时强调考虑患者房颤复发的危险因素，以指导消融决策。指南推荐：①在Ⅰ类或Ⅲ类抗心律失常药失败或不能耐受后，建议对患者进行房颤导管消融术以控制心律，改善患者房颤复发的症状，包括阵发性房颤、持续性房颤无复发的主要危险因素（Ⅰ类推荐，证据级别A）、持续性房颤有复发的主要危险因素（Ⅰ类推荐，证据级别B）。②对于阵发性和持续性房颤患者，在β受体阻滞剂治疗失败或不能耐受后，应考虑PVI以控制心律，改善房颤症状（Ⅱa类推荐，证据级别B）。③当房颤患者有心动过速性心肌病可能时，应行房颤导管射频消融术，以逆转左心室功能不全（Ⅰ类推荐，证据级别B）。④在选择性的房颤合并射血分数降低性心力衰竭（HFrEF）患者中，应考虑行导管消融术以提高生存率和减少心力衰竭住院（Ⅱa类推荐，证据级别B）。⑤如果患者有CTI依赖性心房扑动史或房颤消融时诱发典型心房扑动，可以考虑CTI消融（Ⅱb类推荐）。⑥对于房颤复发的患者，如果患者的症状在初次PVI后有所改善，则应考虑重复PVI消融（Ⅱa类推荐，证据级别B）。

【策略和设备】

（一）房颤导管消融的策略

对于阵发性房颤患者，如果术中观察到明显的房性心动过速或房颤驱动灶，可做针对性消融，多数中心一般仅行肺静脉隔离术。对于持续性房颤患者，建议先隔离双侧肺静脉，可根据情况选择窦性心律下的低电压区均质化和基质改良、局灶性消融、左心房附加线性消融、三尖瓣环-下腔静脉峡部消融、上腔静脉隔离，必要时行碎裂电位、主频区和迷走神经节消融等策略。如果有临床房扑的证据或在消融中发作房扑，建议消融三尖瓣环-下腔静脉峡部以达到双向传导阻滞（Ⅰ类推荐，证据级别B）。

（二）房颤的消融设备和器械

1. 导航和标测设备　早期在X线下标测消融，目前国内外基本采用三维导航系统指引手术。临床使用的主要是三维磁场和电场标测系统，国外的三维系统包括CARTO、EnSite-NavX、RHYTHMIA、KODEX-EPD和MediGuide。近年来，国产三维导航设备发展迅速，导航精度和呼吸矫正较准确，代表系统有惠泰公司的HT-9000Pro、锦江电子设备的3Ding系统、微创公司的Columbus哥伦布三维标测系统等。

2. 消融设备　①消融导管，主要包括盐水灌注导管、压力监测的盐水灌注导管、冷冻消融球囊导管、激光消融导管和脉冲消融导管；②导管操控设备，机械臂系统可实现在导管室外遥控消融。磁力导航设备可实现在导管室外遥控消融和远程遥控消融。

【方法】

（一）术前准备

1. 术前检查和准备

（1）签署手术知情同意书。

（2）行血常规、肝肾功能、血电解质、凝血功能、输血前相关化验。

（3）行心电图、超声心动图和胸部X线检查，了解心腔大小和左心室射血分数。

（4）行经食管超声心动图，排除左心房尤其是左心耳有无血栓；行CT或MRI检查，多个体位三维重建左心房和肺静脉。

（5）必要时行全身麻醉准备，拟行全身麻醉气管插管患者，术前应禁食8h和禁水6h，局部麻醉无插管患者术前禁食4h和禁水2h即可，高龄和消化功能不良者适当延长。

（6）局部麻醉患者，如果预计手术时间较短，可以不导尿，必要时临时导尿。

2. 术前药物和抗凝治疗

（1）术前停用抗心律失常药物5个半衰期，近期有研究认为术前可不停用胺碘酮。

（2）禁食水期间，注意适当补充液体、能量和电解质。

（3）抗凝准备

1）桥接方案：如患者血栓风险低，缺乏特异的抗凝拮抗药，对于无心腔内超声导引、开展房颤导管消融较少的中心，而且术中心脏压塞风险相对较大者，建议考虑术前5～7天停用华法林或术前1～2天停用非维生素K拮抗药，而采用低分子量肝素桥接治疗，如依诺肝素1mg/kg，q12h，术前12h停用。

2）非桥接方案：对于血栓风险极低，术前1～2天住院者，经食道超声后给予依诺肝素1mg/kg，q12h，术前12h停用。

近期的指南推荐，心房颤动患者如果正在服用口服抗凝药，术前可不停用华法林或非维生素K拮抗药，有助于降低围手术期前的血栓风险而手术并发症无显著增加，此方案无须换用低分子量肝素桥接治疗。对于有经验的术者和心脏压塞风险较低的患者建议采用非桥接方案。

3. 术中器械和药物

（1）三维导航系统、心腔内超声机及超声导管（选用）。

（2）射频消融仪/盐水灌注泵。

（3）消融导管、建模和标测导管、冠状静脉窦电极导管、导管尾线。

（4）房间隔穿刺鞘/穿刺针。

（5）其他设备和药物

1）血氧饱和度监测仪、血压监测设备、体外除颤器、呼吸机（备用）。

2）细导尿管/导尿包（备用）。

3）微量输液泵。

4）芬太尼8支或舒芬太尼（50μg），右美托咪定或咪达唑仑1～2支。

5）造影剂100～150ml。

6）灌注导管用低浓度肝素盐水（1000U/1000ml盐水）。

7）拮抗药（备用）：纳洛酮2支、氟马西尼2支。

（二）手术方案

术前沟通：在模型建立之初，必须综合考虑手术时间、患者的耐受性和患者的配合度，必要时采用全身麻醉。局部麻醉患者须充分镇痛和镇静，在模型建立前交代患者避免移动、避免过度呼吸，在心房顶部和心耳等薄弱区域操作时要告知患者避免突然咳嗽等，以防止张力过高导致心脏穿孔。

1. 镇静和镇痛 由于房颤导管射频消融术可导致患者显著疼痛，部分中心采用全身麻醉，部分中心采用清醒镇痛。对于预计患者难以配合、耐受力差、手术时间较长的患者，建议请麻醉医师采用全身麻醉，此外严重睡眠呼吸暂停综合征的患者建议全身麻醉下机械通气。

2. 血管穿刺 房颤导管消融术患者由于需持续抗凝，其次股静脉置入粗鞘管，因此应由穿刺经验丰富者完成，要求尽可能一次成功，避免反复穿刺或穿刺股动脉，以防血肿。

（1）常规穿刺右侧颈内静脉或左侧锁骨下静脉置入6F血管鞘，经鞘管置入冠状窦电极。建议采用右侧颈内静脉，由于房颤导管消融术持续应用抗凝药物，使血胸、气胸发生的风险超过普通室上速消融；对于颈部粗短的肥胖患者，如颈内静脉定位困难，可将股静脉中置入的导丝送至右侧颈内静脉，在透视下作为定位标记指导穿刺颈内静脉。

（2）股静脉穿刺置入2根房间隔穿刺鞘，由于须放置2根粗鞘管，穿刺位置要求偏低，应避免穿入腹股沟韧带内，否则移动鞘管困难而且2根鞘管互相影响。

3. 房间隔穿刺 穿刺房间隔，置入长鞘，具体操作参见专题章节。有的中心房间隔只置入1根长鞘，先用建模导管，其后撤出交换送入消融导管。有的中心置入两根长鞘，分别放置建模导管和消融导管。如果拟进行二次穿刺，可以经第1次穿刺放置的鞘管行左心房造影，根据造影结果适当调整第2次穿刺的位置。此外，可采用三维导航设备记录房间隔穿刺点位置，有时在鞘管脱位至右心房时，再次穿刺房间隔可作为定位参考。

4. 导管消融方法 即环肺静脉口部或环肺静脉前庭线性消融电隔离术。环肺静脉口部式的要点是定位肺静脉的开口部位，在三维标测系统上取3～5点关键点，环形标记相应的肺静脉口部，在标记的肺静脉口外（前壁3～5mm/后壁

5～10mm）行连续线性消融。环肺静脉前庭式的消融线相对更靠近口部外侧，以求能更广泛消融房颤的触发灶。必要时可做附加的线性消融、Marshall韧带消融、上腔静脉隔离、神经节消融、局灶冲动和转子或其他触发灶消融。近年来，较少术者进行碎裂电位消融。

5. 消融术中抗凝和操作要点

（1）在房间隔穿刺成功后，建议导丝置入左上肺静脉，建议在LAO 45°下监测推送导管，容易观察鞘管与左心房后壁的距离。

（2）在每次更换导管、鞘管或输注液体时，注意先回抽血液，丢弃鞘管或导管中的血液、空气，避免栓塞。

（3）在房间隔穿刺前给予肝素100U/kg，一般每小时追加1000U，建议每15分钟监测ACT一次，使ACT保持在350～450s。对于房间隔穿刺术初期，心脏压塞风险较高者，可在房间隔穿刺后确认较安全时再给予肝素，但须注意操作时间避免过长，并且及时回抽鞘管和导管内液体，给予肝素盐水冲洗鞘管。

（三）术后监测

由于房颤消融须穿刺血管、房间隔，尤其慢性持续性房颤患者需在最薄处达1～2mm的心房壁上多处广泛消融，再加肝素化，因此术后必要时应复查心脏超声和胸部X线。

1. 术后用药和监测

（1）普罗帕酮100～200mg，3次/天，或胺碘酮0.2g，3次/天。

（2）低分子量肝素抗凝或口服抗凝药物。

2. 患者术后医嘱

（1）穿刺肢体制动12～24h。

（2）交代患者当晚可进食少量流质或液体（术后4h无胸痛、气促和低血压者）。

（3）术后1个月进软食和偏凉食物。

（4）必要时服用胃酸抑制药和胃黏膜保护药1个月。

（5）应用普罗帕酮或胺碘酮2～3个月，定期随访，根据病情调整用药。

（6）使用抗凝药物2个月，2个月后按再评价决定是否须继续口服抗凝药物。

【房颤冷冻球囊消融】

冷冻球囊消融（cryoballoon ablation，CA）相对房颤导管射频消融术，操作简单、程序化、学习曲线短，是房颤导管射频消融的最好补充。冷冻球囊消融操作步骤：①导丝进入肺静脉；②送入球囊到达肺静脉口；③冷冻隔离肺静脉电位。目前公认的冷冻球囊消融适应证是阵发性房颤，但随着冷冻球囊和射频杂交技术的发展，其适应证逐渐扩展到短程和长程持续性房颤。

【房颤的外科消融】

传统外科迷宫手术成功率较高，但相对创伤也较大。近年来许多中心倾向于采用微创射频手术（Wolf Mini-maze手术），其损伤显著减小，治愈率较高，Cleveland报道3年随访房颤患者治愈率为90%，围手术期起搏器植入率为6%。该术式主要适应证为孤立性房颤和阵发性房颤。手术主要包括双侧肺静脉广泛隔离、左心房线性消融、心外膜部分去神经化及左心耳的切除操作。相对于导管消融，Wolf Mini-maze手术临床证据相对较少。

（秦　瑾　王　炎）

第四节　室性期前收缩与室性心动过速的射频消融

临床适合进行导管射频消融的室性期前收缩（室早）和室性心动过速（室速）的存在形式有3种：①只有频发室性期前收缩，没有室速；②既有频发室性期前收缩，也存在同种形态的室速；③只有室速，同种形态的室性期前收缩很少或没有。

第一种和第二种情况相同，都是针对室性期前收缩进行标测和消融，室性期前收缩消融成功，室速通常也不会再发生；第三种情况比较复杂。几乎所有部位来源的室性期前收缩和室速都可以进行导管消融，常见部位包括右心室流出道、右心室流入道、左心室流出道[包括升主动脉根部和主动脉窦-二尖瓣连接处（aortomitral continuity，AMC）]、左后分支及左前分支区域，少见部位包括右心室乳头肌和左心室乳头肌。其中右心室流出道来源的室性期前收缩最为多见，消融成功率也最高。临床上进行导管射频消融的室性期前收缩多数为功能性，室速既有特发性，也有器质性心脏病基础。各种器质性心脏病引起的瘢痕相关性室速可以表现为多种形态，在ICD和药物治疗的基础上辅以导管消融，可以减少ICD放电，提高患者的生活质量。心脏离子通道疾病导致的室速一般不适合导管消融，首选ICD加药物治疗。

如果室性期前收缩的数量超过总心搏数的5%，将有可能发生室性期前收缩诱导性心肌病；如果室性期前收缩的数量超过总心搏数的25%，将发生室性期前收缩诱导性心肌病的可能性较大。具体室性期前收缩负荷多少为导管射频消融的最强适应证尚无定论，实践中大多以24h室性期前收缩数量超过10 000个作为导管射频消融的标准。室性期前收缩数量越多、越稳定，消融相对越容易，疗效也越确切。

【定位】

1. 右心室流出道室性期前收缩和室性心动过速：胸前导联呈完全性左束支传导阻滞图形，即V_6导联以R波为主，V_1导联以S波为主，Ⅱ、Ⅲ、aVF导联主波向上。

2. 左心室流出道室性期前收缩和室性心动过速：胸前导联呈完全性右束支传导阻滞图形，即V_1导联以R波为主，Ⅱ、Ⅲ、aVF导联主波向上。如果V_1导联以S波为主，V_2导联呈Rs型，室性期前收缩和室性心动过速则来源于左心室流出道；如果V_1和V_2导联呈rS型，V_3导联呈Rs型，少数患者室性期前收缩和室性心动过速来源于左心室流出道。

3. 右心室流入道室性期前收缩和室性心动过速：胸前导联呈完全性左束支传导阻滞图形，即V_6导联以R波为主，V_1导联以S波为主，Ⅱ、Ⅲ、aVF导联主波向下或不一致。

4. 左后分支区域室性期前收缩和室性心动过速：胸前导联呈完全性右束支传导阻滞图形，即V_1导联以R波为主，Ⅲ导联主波向下。

【标测方法】

室性期前收缩的标测方法包括激动标测、起搏标测和记录单极电图。室性期前收缩时比体表心电图QRS波提前30ms

以上，起搏时心电图与自发室性期前收缩相似度超过90%，单极电图起始部分为负向波，提示靶点比较理想。术中如果室性期前收缩数量很少或无室性期前收缩，可静脉滴注异丙肾上腺素或静脉推注艾司洛尔，用药后如果室性期前收缩较多，可继续行导管消融术；如果室性期前收缩很少或仍然无室性期前收缩，则很难判断消融效果，手术难以进行。

室性心动过速的标测方法包括激动标测、起搏标测、拖带标测、基质标测、记录单极电图和特殊电位。特发性室性心动过速标测方法与室性期前收缩类似，通常以激动标测、起搏标测和记录单极电图为主；左后分支型室性心动过速和左前分支型室性心动过速属特发性室性心动过速，通常在左后分支和左前分支区域标测到较为提前的P电位，再辅以起搏标测，进行较为广泛的线性或片状消融，一般不进行激动标测；各种器质性心脏病导致的瘢痕相关性室性心动过速一般先在窦性心律时进行基质（电压）标测，并在低电压区记录特殊电位（LAVA电位等）、起搏标测，然后诱发室性心动过速，进行激动标测和拖带标测，寻找室性心动过速的关键区域并进行消融。

【消融有效标准】

1. 激惹现象　放电消融时室性期前收缩开始增多，甚至出现短阵室性心动过速，然后室性期前收缩逐渐减少，最后消失或基本消失。

2. 必要时静脉应用异丙肾上腺素或艾司洛尔后室性期前收缩仍然很少见或无室性期前收缩。

3. Summit室性期前收缩（包括AMC室性期前收缩）较为特殊，部分患者在主动脉瓣下消融无效，可在主动脉瓣上、心大静脉远端、心外膜相应靶点尝试消融，包括单极和双极消融，甚至尝试在心大静脉远端逆行注射无水乙醇。

4. 特发性室性心动过速通常只需要在心内膜面进行标测和消融即可。各种器质性心脏病导致的瘢痕相关性室性心动过速，可能在心内膜面消融疗效不佳或无效，需要同时进行心外膜标测和消融，一般在室性心动过速发作时放电消融，室性心动过速终止后进一步进行基质改良，通常需要在瘢痕和瘢痕区之间或瘢痕区和解剖学障碍进行线性消融或片状消融，最后反复刺激不能诱发室性心动过速。对于心脏扩大、心功能较差的患者，如果室性心动过速频率较快，容易出现血流动力学不稳定，建议在ECMO支持下进行导管消融。

5. 术后复查动态心电图，同一类型室性期前收缩较消融术前减少80%以上，无室性心动过速。

（刘启功　吕家高）

第五节　心室颤动的射频消融

【概述】

心室颤动（室颤）是导致心源性猝死最常见也是最严重的心律失常。大量的临床试验结果显示，植入性复律除颤器（ICD）可显著降低心源性猝死发生率，但ICD并不能预防室颤发作，如果室性心动过速和室颤反复发作，ICD频繁放电治疗，将严重影响患者的生活质量，同时显著缩短ICD的工作时间。近几年来随着对室颤机制认识的深入和电生理标测技术的进步，对部分频繁发作的患者，采用导管消融可以预防和减少室颤的发作。

【室颤发生与导管消融治疗的机制】

尽管室颤的发生和维持机制尚未完全阐明，但确有部分室颤/"电风暴"病例存在明确、固定的触发灶（trigger），其恶性室性心律失常多由单源的室性期前收缩诱发。如果用导管消融的方法去除这些触发灶，就能实现控制室颤/"电风暴"发生的目标。室颤/"电风暴"导管消融的核心理论基础是"局灶假说"和"多子波假说"，前者是指由一个单独、快速的触发电活动作为室颤的始动因素，这也是导管消融治疗室颤/"电风暴"的靶点；后者指在上述基质存在的前提下由触发电活动产生新的子波或转子，使室颤得以播散和维持，破坏或阻止这一进程也能预防室颤的发生，但以此为目的的干预策略大都还处于临床前研究阶段。因此，所谓室颤/"电风暴"的导管消融治疗从严格意义上说应该是指针对其触发灶或基质改良的导管消融治疗。

【非器质性心脏病的室颤消融】

（一）特发性室颤

特发性室颤是指经临床详细检查未能发现心脏有结构性异常的自发性心室颤动。Haissaguerre课题组首先报道了消融室性期前收缩（PVC）治疗特发性室颤，这些PVC好发于浦肯野传导系统、左心室间隔和右心室前壁。随访观察24个月，消融这些PVC可抑制临床室颤发作，并且效果一直持续到术后63个月。近年来，Van Herendael课题组报道了消融起源于乳头肌和左心室流出道的室性期前收缩，亦可治疗室颤。对于非单源性室性期前收缩患者行导管消融治疗效果并不确切，需要更深入地研究以明确个体化的最佳消融策略。目前认为，通过射频导管消融室性期前收缩来预防室颤再发的病例选择指征：①患者无心脏病基础，无引发室颤的一过性因素的心搏骤停幸存者；②心电图和（或）动态心电图发现频发室性期前收缩、短阵室性心动过速及由一种室性期前收缩反复引发出来的阵发性自限性室颤。消融目标一般选择配对间期最短的，即出现R-on-T现象的室性期前收缩。

（二）长QT间期综合征

研究表明，来自浦肯野纤维分支、右心室流出道及右心室间隔下部的触发电位与长QT间期综合征（long QT syndrome，LQTS）和Brugada综合征的室颤有密切关联，消融这些触发电位可有效阻止室颤的发生。Haissaguerre等报道的4例LQTS患者的消融，2例的触发源为单形性室性期前收缩，另2例为多形性室性期前收缩；3例患者的室性期前收缩起源于浦肯野纤维远端，1例来起源于右心室流出道，所有病例随访24个月未再发生室颤。图32-3是一名16岁LQTS患儿的12导联心电图和ICD记录心内电图，该患者接受了最大可耐受剂量的β受体阻滞剂后仍有室颤发生，其触发灶是单源性室性期前收缩，心内电生理检查标测出室性期前收缩起源于左心室流出道靠近主动脉瓣下区域（图32-4），在该部位放电成功消融室性期前收缩，患者恢复良好，随访18个月无室颤和"电风暴"发生。

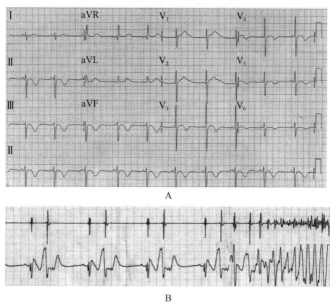

图32-3 一名LQTS患者的体表心电图（A）和ICD记录的心内
电图（B），可见由室性期前收缩诱发的心室颤动

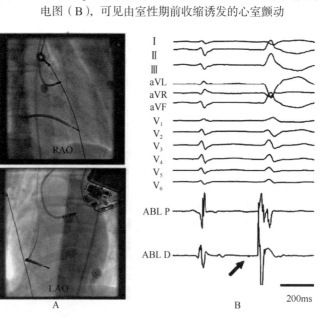

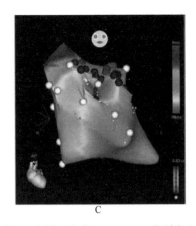

图32-4 与图32-3为同一患者。A、B、C分别为心内电生理检查和消融时导管的位置图、心内电图和CARTO标测图。B图上可见诱发室颤的室性期前收缩前记录到的一个提前的电位，可能代表局部的触发活动

（三）Brugada综合征

Brugada综合征患者的室颤消融策略如下所述。

1. 消融室性期前收缩 由于室颤常由起源于右心室流出道的室性期前收缩诱发，已经有很多针对右心室流出道起源室性期前收缩触发灶消融的个案病例报道。Haissaguerre等报道了3例Brugada综合征的电生理检查和射频消融治疗，其中2例起源于右心室流出道，1例起源于右心室浦肯野纤维，消融后室性期前收缩均消失，随访（7±6）个月，未见室颤。

2. 改良基质 Nademannee等对Brugada综合征患者行右心室心内膜和左心室心外膜标测，发现在右心室流出道前方心外膜处有异常迟发碎裂电位，在此区域尝试消融可使绝大部分患者心电图恢复正常，能有效预防室颤的发生。这提示右心室流出道前方心外膜可能是Brugada综合征患者致心律失常靶点区域，对其进行基质改良可能会改善Brugada综合征的预后。这项研究为仅有右心室流出道区域轻度结构异常的Brugada综合征患者可能从导管消融中获益的观点提供了重要证据，并开创了基质改良治疗室颤的新思路。

【器质性心脏病的室颤消融】

（一）缺血性心脏病

缺血性心脏病的病理基础是长期缺血导致心肌局限性或弥漫性心肌纤维化，其所导致的室颤多由频发的 PVC 触发。这类 PVC 多源于心肌梗死后瘢痕区域的浦肯野纤维电位，消融浦肯野纤维电位可阻止室颤的发生。若无 PVC 发作，通过电压标测到瘢痕区的高频低幅电位，沿瘢痕区消融，亦可预防室颤再发。

Bansch 等报道了 4 例心肌梗死后"电风暴"的病例，单形性室性期前收缩诱发无休止的室性心动过速和室颤，血运重建、静脉应用胺碘酮和 β 受体阻滞剂均无效，对室性期前收缩触发灶进行导管消融后成功控制了"电风暴"发作，随访 5～33 个月无一例室颤再发。Enjoji 等报道了类似的 4 例急性冠脉综合征合并低射血分数的病例，患者在血运重建后仍有反复室性心动过速、室颤的发作，心内电生理标测显示室性期前收缩触发灶位于左心室下后壁区域，可能与浦肯野纤维自律性增高/触发活动相关，消融后室性期前收缩消失，随访期间室性心动过速、室颤未再发。Marrouche 等研究了心肌梗死超过 6 个月的患者的室颤"电风暴"发作模式，他们应用三维标测系统证实大多数诱发室颤的室性期前收缩起源于心肌梗死后瘢痕边缘区域并由浦肯野纤维电位所触发，他们的治疗策略是沿瘢痕边缘区消融以消除全部可检测到的电位，8 例患者中在消融术后（10±6）个月内仅有 1 例室颤复发。

（二）非缺血性（扩张型）心肌病

扩张型心肌病最主要的死亡原因为进行性心力衰竭及恶性心律失常所导致的猝死。Kirubakaran 等报道了在 1 例非缺血性扩张型心肌病患者成功消融局灶触发的室颤的经验。在另一系列 5 例扩张型心肌病患者中，尽管给予了最佳的抗心力衰竭和抗心律失常药物治疗，患者仍有室颤反复发作，其中 4 例在窦性心律下记录到了瘢痕边缘区（左心室后壁靠近二尖瓣环部位）的浦肯野纤维电位，以此为靶点进行消融，随访（12±5）个月无一例再发室颤。

【其他需要实施导管消融的室颤/"电风暴"】

心肌淀粉样变是临床导致室颤相对少见而对其认识不足的一个重要病因，目前仅有为数不多的心肌淀粉样变患者成功实施室颤/"电风暴"消融的报道。心脏外科手术，尤其是冠状动脉旁路移植术后的室颤/"电风暴"也可能由起源于浦肯野纤维系统的室性期前收缩诱发，导管消融或许能控制恶性心律失常的发生。

【室颤导管消融技术】

从前面的部分可以看出，无论在器质性心脏病还是非器质性心脏病患者，室颤导管消融技术的主要靶点是针对诱发室颤的、适时发生的室性期前收缩触发灶。绝大多数情况下，这些室性期前收缩触发灶起源于浦肯野纤维系统，用导管消融的方法消除这些"肇事"室性期前收缩可以减少、预防室颤/"电风暴"的发生，挽救患者的生命。靶向室性期前收缩的标测过程可以联合应用传统的心内电生理检查方法和先进的三维电解剖标测技术，前者可通过2～4根心内电极记录室性期前收缩发生时心肌的最早激动点和识别小而尖的浦肯野纤维电位；后者可以指示出心肌低电压区和瘢痕区，有助于在器质性心脏病患者中明确室性期前收缩触发灶的起源位置。

由于室性期前收缩发生的不可预测性，导管消融的最佳时机应该是室性期前收缩发生最频繁的时期，此时心电生理检查易于捕获并实施消融，也能更准确地判断消融的疗效。当室性期前收缩为多形性或反复诱发室颤时，直接标测室性期前收缩可能很困难，此时应着重在窦性节律下标测靶向区域的浦肯野纤维电位。

【结论】

导管消融治疗室颤已取得了一定的疗效，但目前有关导管消融治疗室颤尚缺乏大规模循证医学数据支持，随访时间较短，远期疗效并不十分肯定。因此，目前导管消融治疗室颤并不能取代ICD植入。随着对室颤机制研究的深入、新导管推陈出新、标测技术的不断发展和更多操作经验的积累，导管消融治疗室颤将有更加广阔的临床应用前景。

（秦 瑾 王 炎）

第三十三章　人工心脏起搏器

第一节　心脏电子器械植入

人工心脏起搏器是生物医学工程在临床应用中最成功的范例之一。自1958年第一台人工心脏起搏器植入人体以来，心脏起搏器已从简单的电脉冲发生器发展到以计算机技术为基础的智能系统，操作技术也有了很大发展。心脏起搏器对很多心律失常的治疗具有其他药物和手术治疗所不能达到的独特疗效，故而在临床应用越来越广泛，前景广阔。我国自1961年将起搏技术应用于临床后，全国各大城市陆续开展了心脏起搏器治疗。至今，很多中小城市甚至乡镇医院已经开始运用起搏技术，许多大型医疗机构的医疗实践则侧重于生理性起搏、多功能智能化起搏复律器的临床应用。随着医学生物工程和微电子技术的迅猛发展及适应证的扩宽，心脏起搏器与植入性除颤器治疗学的临床地位将进一步得到提高。

【心脏起搏器植入指征】

（一）永久性起搏器植入适应证

对于不可逆的严重缓慢性心律失常，心脏起搏器是唯一有效而可靠的治疗方法，安置永久性心脏起搏器的具体指征包括以下几类。

1.传统永久起搏器的植入适应证见表33-1。

表33-1　传统永久起搏器的植入适应证

适应证	等级
病态窦房结综合征	
明确症状是由病态窦房结综合征导致的，推荐永久起搏提高心率并改善症状	I

续表

适应证	等级
由于某些疾病必须使用某些类型和剂量的药物治疗，而这些药物又可引起或加重窦性心动过缓并产生临床症状，推荐永久起搏提高心率并改善症状	I
对于慢快综合征患者，如果症状是由心动过缓导致的，应接受永久起搏，可以提高心率和改善灌注不足的症状	IIa
对于因窦房结变时功能不全引起症状的患者，应选择带有频率应答功能的起搏器，可以增加活动耐量、改善症状	IIa
当症状很可能是由心动过缓导致，但未完全明确时，可以考虑口服茶碱类药物提高心率，改善症状并帮助确定永久起搏的潜在获益	IIb
无症状的窦性心动过缓，不建议永久起搏	III
虽有类似心动过缓的症状，但证实该症状并非由窦性心动过缓引起，不建议永久起搏	III
非必需应用的药物引起的症状性窦性心动过缓，不建议永久起搏	III
成人获得性房室传导阻滞	
非可逆性二度 II 型、高度及三度房室传导阻滞，不论有无症状，均推荐永久起搏	I
对于神经肌肉疾病[包括肌营养不良、卡恩斯-塞尔（Kearns-Sayre）综合征等]所致二度、三度房室传导阻滞或 HV（His-ventricular）间期＞70ms 患者，不论有无症状，均推荐永久起搏	I
持续性心房颤动合并症状性心动过缓患者，推荐永久起搏	I
对于需药物治疗心律失常或其他疾病所致症状性房室传导阻滞患者，若无可替代治疗方案，推荐永久起搏	I
炎症性心肌病（如心脏结节病或淀粉样变）所致二度 II 型、高度及三度房室传导阻滞，建议永久起搏	IIa
层黏连蛋白 A/C 基因突变患者（包括肢带型肌营养不良和 Emery-Dreifuss 肌营养不良患者），若 PR 间期＞240ms 合并左束支传导阻滞（LBBB），建议永久起搏	IIa
一度或二度 I 型房室传导阻滞合并相关心动过缓症状，建议永久起搏	IIa
对于神经肌肉疾病患者，若 PR 间期＞240ms，QRS 间期＞120ms 或存在分支传导阻滞，可考虑永久性起搏	IIb
对于一度、二度 I 型及 2∶1 房室传导阻滞患者，若无相关心动过缓症状或阻滞部位在房室结，不建议永久起搏	III

续表

适应证	等级
慢性室内双束支和三束支传导阻滞	
双分支或三分支传导阻滞伴高度房室传导阻滞或间歇性三度房室传导阻滞的患者，推荐永久起搏	I
双分支或三分支传导阻滞伴二度Ⅱ型房室传导阻滞的患者，推荐永久起搏	I
伴有晕厥的束支传导阻滞患者，如果HV间期≥70ms或在电生理检查中发现房室结下传导阻滞的证据，推荐永久起搏	I
交替性束支传导阻滞的患者，推荐永久起搏	I
虽未证实晕厥由房室传导阻滞引起，但可排除由于其他原因（尤其是室性心动过速）引起晕厥的双分支或三分支传导阻滞患者，建议永久起搏	Ⅱa
虽无临床症状，但电生理检查发现HV间期≥100ms的双分支或三分支传导阻滞患者，建议永久起搏	Ⅱa
电生理检查时，心房起搏能诱发希氏束以下非生理性传导阻滞的双分支或三分支传导阻滞患者，建议永久起搏	Ⅱa
预期生存期＞1年的卡恩斯-塞尔综合征伴传导障碍的患者，应植入带除颤功能的起搏器	Ⅱa
预期生存期＞1年的安德森-法布里（Anderson-Fabry）病，且QRS时限＞110ms的患者，可考虑植入带除颤功能的永久起搏器	Ⅱb
神经肌肉性疾病（肌营养不良、卡恩斯-塞尔综合征等）伴发的任何程度的分支传导阻滞，无论是否有症状，可考虑永久起搏，因为传导阻滞随时会加重	Ⅱb
心力衰竭、LVEF轻中度降低（36%～50%）且LBBB（QRS时限≥150ms）的患者，可以考虑CRT	Ⅱb
1∶1房室传导的单纯传导异常的无症状患者，如没有其他起搏植入适应证，不建议永久起搏	Ⅲ
与急性心肌梗死相关的心动过缓	
急性心肌梗死患者出现药物难治的症状性或显著影响血流动力学的窦房结功能不全或房室传导阻滞时，推荐临时起搏治疗	I
出现窦房结功能不全或房室传导阻滞的急性心肌梗死患者，在决定是否需植入永久起搏器前应观察一段时间	I
急性心肌梗死患者合并二度Ⅱ型房室传导阻滞、高度房室传导阻滞、交替性束支传导阻滞或三度房室传导阻滞时（持续的或房室结以下传导阻滞），推荐在观察期后行永久起搏	I

续表

适应证	等级
急性心肌梗死患者出现一过性房室传导阻滞是能恢复的，不应植入永久起搏器	Ⅲ
急性心肌梗死患者出现新发的束支传导阻滞或单纯的分支传导阻滞，无二度或三度房室传导阻滞，不应植入永久起搏器	Ⅲ
儿童、青少年和先天性心脏病患者的起搏治疗	
二度或三度房室传导阻滞合并有症状的心动过缓、心功能不全或低心排血量，推荐永久起搏	Ⅰ
有窦房结功能不全症状，窦房结功能不全表现为与年龄不相称的窦性心动过缓，推荐永久起搏	Ⅰ
术后二度或三度房室传导阻滞持续＞7天，预计不能恢复，推荐永久起搏	Ⅰ
先天性三度房室传导阻滞合并宽QRS波逸搏心律、复杂室性期前收缩及心功能不全，推荐永久起搏	Ⅰ
婴儿先天性Ⅲ度房室传导阻滞，心室率＜50～55次/分，或合并先天性心脏病，心室率＜70次/分，推荐永久起搏	Ⅰ
心动过缓依赖性持续性室性心动过速，可合并或无长QT间期，起搏治疗证明有效	Ⅰ
慢快综合征，需长期药物治疗（地高辛除外），建议永久起搏	Ⅱa
先天性三度房室传导阻滞，1岁以上，平均心率＜50次/分或有2～3s的长间隙，或因变时功能不全出现症状，建议永久起搏	Ⅱa
长QT间期综合征合并2∶1二度房室传导阻滞或三度房室传导阻滞，建议永久起搏	Ⅱa
无症状窦性心动过缓合并复杂器质性心脏病，静息心率＜40次/分或有＞3s的长间隙，建议永久起搏	Ⅱa
先天性心脏病患者，其血流动力学改变由于心动过缓和房室不同步受损引起，建议永久起搏	Ⅱa
暂时性术后三度房室传导阻滞，恢复窦性心律后残留室内双束支传导阻滞，可考虑永久起搏	Ⅱb
先天性三度房室传导阻滞，心率在可接受范围，窄QRS波，心功能正常，可考虑永久起搏	Ⅱb
青少年合并先天性心脏病，静息心率＜40次/分或有＞3s的长间隙但患者无症状，可考虑永久起搏	Ⅱb
神经肌源性疾病伴发的任何程度（包括一度）的房室传导阻滞，无论是否有症状，因为传导阻滞随时会加重，可考虑永久起搏	Ⅱb

续表

适应证	等级
术后暂时性房室传导阻滞，其传导已恢复，不应植入永久起搏器	Ⅲ
无症状的术后室内双束支传导阻滞，伴或不伴一度房室传导阻滞，不应植入永久起搏器	Ⅲ
无症状的二度Ⅰ型房室传导阻滞，不应植入永久起搏器	Ⅲ
青少年无症状的窦性心动过缓，心率＞40次/分，或最长间隙＜3s，不应植入永久起搏器	Ⅲ
颈动脉窦性晕厥及神经介导性晕厥	
反复发作的颈动脉窦刺激导致的晕厥，或在未用任何可能抑制窦房结或房室传导药物的前提下，轻微按压颈动脉窦即可导致超过3s的心室停搏者推荐永久起搏	Ⅰ
反复发作晕厥，虽诱因不明但证实有颈动脉窦高敏性心脏抑制反射者，建议永久起搏	Ⅱa
明显的有症状的神经心源性晕厥，合并自发或倾斜试验诱发的心动过缓者，建议永久起搏	Ⅱa
颈动脉窦刺激引起的高敏性心脏抑制反射，但无明显症状或仅有迷走神经刺激症状，不应植入永久起搏器	Ⅲ
反复发作昏厥、头昏或眩晕，而缺乏颈动脉窦刺激引起的心脏抑制反射，不应植入永久起搏器	Ⅲ
场景性血管迷走性晕厥，回避场景刺激晕厥不再发生，不应植入永久起搏器	Ⅲ

2. 希浦系统起搏的适应证

（1）心动过缓患者中：①对有心动过缓起搏适应证的患者（包括心房颤动患者），预计心室起搏比例≥40%，LVEF＜50%，应该考虑希氏-浦肯野系统（希浦系统）起搏；②对有心动过缓起搏适应证的患者（包括心房颤动患者），预计心室起搏比例≥40%，LVEF≥50%，可以考虑希浦系统起搏；③心房颤动须行房室结消融患者，应该考虑希浦系统起搏；④已植入起搏器或ICD的低射血分数患者，心功能恶化伴高比例右心室起搏，可以考虑改为希浦系统起搏。

（2）慢性心力衰竭伴心脏收缩不同步患者：①符合CRT适应证的患者，由于各种原因导致左心室导线植入失败的患者，应考虑希浦系统起搏；②窦性心律或心房颤动患者，经标准抗心力衰竭药物优化治疗后，仍然心功能≥Ⅱ级，合并

LBBB、QRS时限≥130ms、LVEF≤35%，可以考虑希浦系统起搏；③常规双心室起搏后CRT无反应患者，可以考虑希浦系统起搏。

以上指征应结合患者的经济情况和可供使用的起搏器性能等综合考虑。经济条件许可、起搏器质量和功能良好时，适应证条件可以适当放宽。

（二）临时性起搏器适应证

临床上有时在一些突发情况下或者患者病情危急，需要紧急心脏起搏治疗，可以安置临时心脏起搏系统。主要用于以下几种情况。

1. 治疗性起搏

（1）缓慢性心律失常：各种原因引起的房室传导阻滞、严重窦性心动过缓、窦性停搏伴阿-斯综合征发作或近乎晕厥者。

（2）各种原因引起QT间期延长，并发尖端扭转型室性心动过速。

（3）阵发性室上性心动过速需行超速抑制治疗终止时。

2. 保护性起搏

（1）有慢性心脏传导系统功能障碍者进行外科手术、妊娠分娩、心导管检查时。

（2）冠心病者行PTCA或心脏瓣膜病患者行球囊扩张瓣膜成形术时。

（3）心肌病或疑有窦房结功能不全的心脏病患者行心房颤动、心房扑动或室上性心动过速电复律时。

（4）心律不稳定者在安置永久性心脏起搏或起搏器依赖需更换起搏器时。

3. 诊断性起搏　主要用于临床电生理检查，如阵发性室上性心动过速的诊断与鉴别诊断等。

【永久性心脏起搏系统类型及选择】

20世纪70年代以来，体内埋藏式的永久性心脏起搏器采用了集成电路和锂电池供电，体积不断缩小，功能不断增强，大部分起搏器均能遥控改变多种工作参数及遥测工作情况，使用寿命也显著延长。现在新型的心脏起搏器已经接近生理起搏的要求，频率应答自适应心脏起搏器能够根据人体活动及代谢的变化，随时按生理要求调节心脏起搏器的频率。快速性心律失常以往一直依靠药物治疗，然而很多患者恶性室性心律失常发作突然，医疗抢救常无法及时进行而危及生命。十多年来，随着电生理和微电子技术的发展，由埋藏式自动心脏除颤器（AICD）到具有多种功能的起搏-复律-除颤器（ICD）已经在临床应用，它可以在心动过缓时起搏心脏，发生室性心动过速或心室颤动时自动识别并进行程序快速起搏转复或电击除颤。

为了标明各种类型起搏器的特点和功能，国际上采用通用编码方式表示起搏器的工作方式，最初采用三位编码，1987年北美起搏与电生理协会和英国起搏与电生理学组提出了NBG 5位编码，已为起搏器制造业和医界所接受，其代表意义见表33-2。

第三位字母代表起搏器对感知到心脏内信号后的反应，按需抑制型（I）是指起搏器感知到自身心律出现后，能自动停止下一次起搏电脉冲的发放。触发功能（T）是起搏器感知到自身心律后，即触发起搏器发放一次电脉冲，如某些起搏器感知到心房自身心律P波后，就发放一次心室的刺激电脉冲（VAT模式）。

（一）类型

目前最常用的心脏起搏系统有以下几种类型。

1. VVI型　使用一根电极导线的单腔起搏器，起搏心室、感知心室活动，是R波抑制型按需起搏器。其价格低、安置较简单。由于为非生理性起搏，有些病窦综合征患者可能发生起搏器综合征。

2. AAI型　单腔起搏器，起搏心房、感知心房活动，是P波抑制型按需起搏器。AAI型是价格较低的生理性起搏器，适用于房室传导功能正常的窦性心动过缓的患者。若有心房颤动、房性心动过速等房性心律失常，或潜在房室传导阻滞者则不能使用。

3. DDD型　是心房与心室各置一根电极的双腔起搏器。其能够顺序起搏心房和心室，又能感知心房和心室的自身心律按需工作，使心脏的活动接近生理状态。其功能程控调整后也可以DVI、VDD、VAT及VVI模式工作。

4. VDD型　使用一根电极的双腔起搏器，电极置于右心室，在心房部位电极可以感知心房的自身心律，然后按需发放电脉冲刺激心室。其可用于窦性心律正常的房室传导阻滞患者，属生理性起搏器，目前临床已较少使用。

表 33-2 NBG 起搏器 5 位编码

序号编码	I	II	III	IV	V
编码次序	起搏心腔	感知心腔	对感知的反应	程序功能 频率调整	抗快速性心律失常功能
编码字母	Q: 无此功能 A: 心房 V: 心室 D: A+V	Q: 无此功能 A: 心房 V: 心室 D: A+V	Q: 无此功能 T: 触发起搏 I: 抑制起搏 D: T+I	Q: 无此功能 P: 简单参数程控 M: 多项参数程控 C: 遥测功能 R: 频率应答自适	O: 无此功能 P: 抗快速心律失常起搏 S: 电击复律 D: P+S
生产商编码	S: 单腔 （心房或心室）	S: 单腔 （心房或心室）			

5. 频率应答型起搏器 以上4种心脏起搏器的起搏频率一经设定，即不再改变。频率应答型起搏器的起搏率可以根据人体活动情况、中心静脉血液温度、呼吸频率或心电图QT间期等变化自动进行调整，以适应人体在各种生理情况下的需要。此类起搏器适用于变时性功能不良的患者，即窦性心律不能根据人体活动等情况而明显变化者。频率应答自适应起搏器可有单腔起搏，如VVIR、AAIR模式，也可有双腔起搏，如DDDR模式。

（二）可程控参数

现在常用的起搏器均具有多项参数的程控功能，可以使起搏器的工作尽量适应患者的具体情况，这些参数的改变只需要用指定的程控仪在患者体表进行简单遥控即可实现。常用的起搏器可程控参数有以下几种。

1. 起搏频率 指起搏器的工作频率，也就是心脏活动的下限频率，当心脏自身心律低于此频率时，起搏器即开始工作。一般起搏器出厂时设定为60次/分。对于双腔起搏器或频率应答起搏器，还需要设定上限频率，避免在心房率过快或剧烈运动时起搏心率过快。

2. 起搏脉宽 一般起搏器设定在0.5ms，增加脉宽即增加起搏能量的输出。

3. 起搏电压 与脉宽二者代表起搏器输出电能的强度，一般设定为3～5V。

4. 感知灵敏度 按需起搏器需要感知所在心腔的自身心律心电除极波，以做出响应。心脏起搏器的心室感知灵敏度一般取2.5mV，心房取1.2mV。

5. 不应期 起搏器感知到自身心律或发放了电脉冲之后，有一段时间不再感知任何信号，此段时间即为起搏器不应期，心室感知不应期为300ms左右，心房感知不应期一般为400ms。

6. 滞后功能 指起搏器感知到自身心律后，在原起搏周期后延长一段时间再发放下一个电脉冲，目的是尽量让自身心律更多地出现。

7. AV间期 对于双腔起搏器，感知到心房自身心律或者起搏了心房后，需要延迟一段时间再按需刺激心室，这段房室延迟时间即为AV间期，可程控调整，一般为150ms。

（三）心脏起搏器类型选择原则

窦房结功能异常患者的起搏模式选择流程见图33-1。

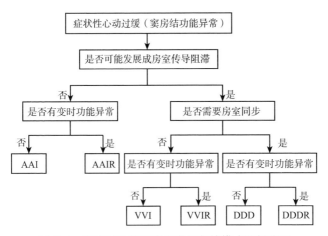

图 33-1 窦房结功能异常患者的起搏模式选择流程
引自：马长生，霍勇，方唯一，等.2012.介入心脏病学.2版.北京：人民卫生出版社

房室传导阻滞患者的起搏模式选择流程见图 33-2。

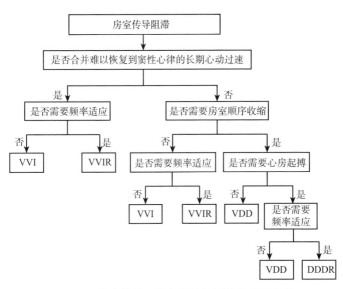

图 33-2 房室传导阻滞患者的起搏模式选择流程
引自：马长生，霍勇，方唯一，等.2012.介入心脏病学.2版.北京：人民卫生出版社

【心脏起搏器植入手术】

心脏起搏系统和埋藏式永久心脏起搏器由脉冲发生器（即起搏/除颤器）和电极导线两部分组成。临时起搏器电极导线多为双极，脉冲发生器体积较大，置于体外。安置永久心脏起搏器电极导线常用静脉切开法与静脉穿刺法两种。静脉切开法首选头静脉，此静脉较易引入电极导线，固定较方便，目前仅有少数中心使用。静脉穿刺方法是用一套特制的带有可撕导管鞘的导管穿刺套针，经锁骨下或腋静脉穿刺引入导管电极。静脉穿刺法操作较简单，速度快，而且可以引入多根电极导线，是目前最常采用的方法，但是如操作不当可发生多种较严重的并发症，如气胸、血胸及血管破裂出血等。

（一）术前准备

1. 药品　消毒用聚维酮碘或碘酊、70%乙醇溶液，局部麻醉用1%利多卡因或1%普鲁卡因。

2. 起搏器及起搏电极导线，备用与起搏导线相匹配的可撕开静脉穿刺鞘。

3. 准备心脏监护仪、心脏电复律除颤器、氧气、气管插管相关设备等。

4. 向患者及家属说明手术中需与医师配合的事项，签署知情同意书。

5. 备皮，建立静脉通路。

（二）植入方法

1. 局部麻醉　1%利多卡因或1%普鲁卡因。

2. 静脉选择　可采用左或右锁骨下静脉/腋静脉穿刺法或用头静脉切开法，送入导引钢丝，并在透视下确认钢丝进入右心系统。

3. 囊袋制作　切开皮肤，分离皮下组织至胸大肌筋膜，并在切口下方制作与起搏器大小相适应的囊袋，注意彻底止血，避免术后血肿形成而增加起搏器囊袋感染的机会。

4. 起搏导线置入及固定　沿导引钢丝送入可撕开鞘管，拔除鞘芯，沿外鞘管送入起搏导线进入右心房。然后分别将心房、心室起搏导线放置在合适位置。

5. 起搏参数测试　在脉宽0.5ms下心房起搏阈值≤1.5V，心室≤1.0V；心房内P波振幅≥2mV，心室R波振幅≥5mV；

阻抗一般在300~1000Ω，高阻抗导线可在1000~2000Ω。

6. 脉冲发生器的埋植 测试参数合适，固定心房、心室起搏导线后，将导线与脉冲发生器连接，并埋于预先制作的囊袋中，要把导线放在脉冲发生器的下方，逐层缝合。注意观察心电图中有无起搏信号，并观察起搏、感知功能是否正常。

（三）心室电极定位标准

1. X线影像定位 被动心室电极顶端应置于右心室的心尖部。主动电极一般应固定于中、低位间隔部。在正位X线透视下，电极导线走行方向是由右上方指向左下方，头部应过脊柱一定的距离。侧位透视下电极导线头端指向前下方，操作电极过程中可见激惹的室性期前收缩或室性心动过速。注意避免误入冠状窦。

2. 电极参数测定 用起搏分析仪负极接起搏电极导管尾端，正极夹住患者皮下组织，以所要安置的起搏器预定脉宽值（一般为0.5ms）起搏心脏，起搏频率取高于患者心率10次，以完全起搏心脏。将起搏电压逐渐由高调低，直至满足刚能起搏心脏为止，即为阈值电压，应在1.0V以下，再测电极阻抗，应在500~1000Ω，心腔内QRS波值应大于4mV。否则需要更换电极的位置，直至满足要求为止。

3. 希氏束起搏电极定位 ①电位标测：移动鞘管将导线头端靠近三尖瓣环，同步观察腔内电图上的心房波和心室波大小，电位标测到明确的希氏束电位可立即行起搏测试以确认参数是否满意。②起搏标测：根据影像学初步判断起搏导线在希氏束区域，使用高于自身频率、高电压输出下连续单极起搏，通过起搏的QRS波形态判断是否夺获希氏束。③双导线法指导定位：通过双导线靠近希氏束区域进行交替定位标测，优选参数更佳的一根作为最终保留导线，另一根导线可移做心房起搏。第1根导线如果参数不满意，先保留为路标，根据具体解剖特征选择适合的鞘管送入第2根导线，在周边区域寻找更好的起搏位点。

4. 左束支起搏电极定位 在右前斜位，左束支起搏（LBBP）右心室间隔面的初始位置在希氏束远端与心尖部连线上，距希氏束1~2cm范围内。对于正常大小的心脏，在X线影像下粗略定位可判断LBBP植入区域，但对于心脏转位或心脏明显扩大者，仍建议根据希氏束的位置精准定位。LBBP 导线初始旋入部位起搏通常 V_1 导联呈 "W" 形，顿挫在 QRS 底部。对于复杂的病例，可使用双导线法提高成功率或者获得左束支夺获的直接证据。亦可根据鞘内造影或使用心腔内超声心动图或三维标测等方法来帮助定位。

（四）心房电极定位标准

心房电极多采用 "J" 形电极导线，电极头端置于右心耳内。

1. X 线影像定位　在正位透视下，"J" 形电极的头端指向左上方。随着心脏搏动头端呈左右摆动。当患者深吸气时，电极头部下移，由 "J" 形变成 "L" 形。左侧位透视下电极指向前上方，顶端接近前胸壁。

2. 心腔内心电图　可见振幅高大的双向 P 波，如果 PR 段明显上抬，说明电极顶端与心房接触较紧密。

3. 电极参数测定　心房电极阈值电压应小于 1.5V，心腔内 P 波幅值应大于 2.5mV。

（五）起搏心电图

起搏电脉冲信号占时极短，在心电图上仅呈一振幅较小的钉样垂线。单电极起搏信号的振幅较双电极者为大。

1. VVI 起搏心电图　起搏信号后紧接着宽大畸形的 QRS 波群，由于右心室先除极，体表心电图呈左束支传导阻滞图形，心电轴明显左偏。如心电图出现自身心律，起搏信号即被抑制不再发放。当自身心律频率超过起搏器脉冲的频率，心电图上可无起搏心律出现。起搏脉冲的频率，应严格按起搏器预定频率发放，如无滞后功能，自身心律后的起搏信号，至前一心动的 R 波之间应恰为一个起搏心动周期。如果心脏自身激动与起搏电刺激同时兴奋了心脏，可出现一个形态不同于自身与起搏 QRS 波群的心室除极波，称为真性融合波。有时起搏信号可落在自身心律的 R 波之上或稍后，此时电极周围心肌已处于不应期而不引起心室反应，起搏信号仅重叠于自身心律 QRS 波之内，属假性融合波。原因在于这些患者起搏电极心腔内心电图主波为负向 S 波，起搏器仅能感知自身 QRS 波后半部分，因此 R 波出现后起搏器未感知，仍发放起搏脉冲，但是起搏信号不能出现在 S 波之后，否则应属感知功能障碍。

2. AAI起搏心电图　在心房起搏心电图中，起搏脉冲信号后应紧接着一个P′波，振幅较小，形态与窦性P波不同。其后一段延迟时间有正常下传的QRS波群。由于起搏电极位于右胸前方的右心耳内，故距此最近的心电图V₁导联起搏P′波应为完全向下的负向波。当自身心律P波出现时，起搏脉冲信号即被抑制不出现。

3. DDD起搏心电图　此起搏心电图可有几种情况：①当无自身心律时，心房刺激脉冲信号后有P′波，经一段时间延迟出现心室刺激信号及起搏的QRS波群（图33-3）；②有自身P波出现后，心房刺激脉冲即被抑制，有自身P波后一段时间出现心室刺激脉冲及起搏QRS波，以VAT方式工作；③如有心室自身心律出现或房室下传的激动提前兴奋了心室，心室刺激脉冲即被抑制不出现。

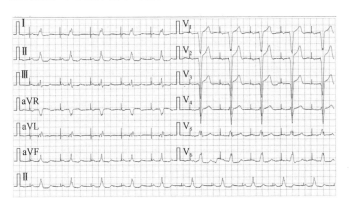

图33-3　DDD起搏心电图图例

（六）经静脉心内膜临时起搏器植入技术

临时起搏方式包括胸壁起搏、胸壁皮下起搏、心肌起搏、经食管左心房起搏、经静脉心内膜起搏等，目前以经静脉心内膜起搏应用最为广泛。但因其起搏电极置于体外，放置时间建议不超过4周。

1. 术前准备

（1）知情同意：向患者说明手术中需与医师配合的事项，签署知情同意书。

（2）药品：消毒用聚维酮碘或碘酊、70%乙醇溶液，局部麻醉药用1%利多卡因或1%普鲁卡因。

（3）器械：穿刺针及静脉穿刺鞘、双极临时起搏导管、临时起搏器。

（4）监护及急救设备：心电监护仪、心脏电复律除颤器、氧气、气管插管等。

（5）其他：备皮，建立静脉通路。

2. 植入技术

（1）采用经皮股静脉、锁骨下静脉或颈内静脉穿刺方法，在X线透视下，将起搏导线置入右心室，以心尖部较为可靠，建议多体位投照。

（2）确认电极导线接触右心室满意后，测定起搏阈值＜1V，将导管的尾部与临时起搏器连接，以增加3倍阈值电压按需起搏。

（3）将静脉鞘退出皮肤外，穿刺处缝针固定或以消毒胶布固定电极导管，局部适当加压包扎。

3. 术后处理

（1）患肢尽量制动，平卧位或左侧卧位。

（2）持续心电监测起搏和感知功能。

（3）多不必预防性应用抗生素。

（4）每日检查临时起搏器的电池状态，及时更换电池。

（5）临时起搏导线插入部位定期换药，并检查穿刺局部及患肢情况，以防止局部感染、出血及静脉血栓形成。血栓栓塞高危风险患者酌情考虑抗栓治疗。

4. 注意事项

（1）术中注意心影大小、搏动的强弱、有无心包积液。

（2）术后观察有无胸痛、腹痛，警惕心肌穿孔、心脏压塞等症状。

（3）穿刺局部有无血肿和出血，患肢有无红、肿、热、痛。

（4）持续心电监测，观察有无起搏、感知功能异常，及时发现并处理。

（陈光志　赵春霞）

第二节　心脏起搏器植入术后处理和随访

1. 术后平卧12～24h；囊袋局部沙袋压迫止血6～8h。

2. 规范化预防性应用抗生素，应在术前 0.5～2h 开始，使手术部位暴露时局部组织中已达到足以杀灭或抑制手术过程中入侵切口细菌的药物浓度。原则上，静脉使用抗菌药物的有效覆盖时间应包括整个手术过程和手术结束后 48h。

3. 术后应密切观察伤口出血及感染情况，1～3 天换药 1 次，行皮内可吸收缝线缝合者无须拆线，丝线缝合者 7 天左右拆线。

4. 起搏器植入术后 12～24h 应进行连续性心电监测，以观察起搏器的功能及患者对起搏心律的反应。

5. 患者出院时填写植入起搏器卡片并将其交给患者，写好诊断、起搏器植入时间、类型、术中情况、术后有无并发症、拆线日期等。

6. 安置了心脏起搏器后，应告知患者避免接触强电磁场，但一般家用电器及手机可以正常使用。

7. 起搏器植入后，1 个月和 3 个月随访，其后如病情稳定可每 6 个月到 1 年随访 1 次；起搏器更换前 1 年，每月随访 1 次。

8. 起搏器植入后定期随访是起搏治疗的重要内容，随访检查包括以下几方面内容。

（1）详细了解病史：了解起搏器安装前、后症状的变化，区别由于原发病或起搏器本身引起的症状。

（2）仔细体格检查：除一般查体外，重视与起搏系统有关的特殊检查。在植入初期，应注意检查切口和起搏器囊袋局部皮色、温度、皮肤张力及有无触痛。

（3）体表心电图及动态心电图：每次门诊随访都应做心电图，以了解起搏及感知功能。如患者完全是自主心律，应放置磁铁后记录心电图，这是判断起搏功能的重要方法。

（4）动态心电图：比常规心电图更敏感，它可检查出常规心电图不能发现的心律失常、起搏及感知功能障碍，尤其对发现间歇性或短阵性起搏系统功能失调具有重要意义。

（5）胸部 X 线检查：患者安装起搏器后应常规行后前位及侧位胸部 X 线检查，观察起搏器的位置、电极的位置及电极有无移位和断裂。

（6）起搏器测试及程控：主要包括起搏功能测试、感知功能测试、导线阻抗测试、电池消耗情况检测；其他检测包括起搏器型号、工作方式、起搏频率、输出能量、感知灵敏度、不应期、起搏与自主心率比例、起搏器模式转化、心律失常的发生及类型等。

第三节 心脏起搏器常见并发症及处理

心脏起搏器手术可能发生的并发症包括与手术操作相关的并发症及与起搏系统相关的并发症。

【手术和操作相关并发症及处理】

1. 局部出血或血肿 局部压迫或切开止血。预防的方法：术前评价凝血功能，酌情停用抗血小板或抗凝治疗，服用华法林者调整INR在2.0以内；术中注意止血；术后局部加压包扎。

2. 导线移位 应在X线透视下重新调整导管位置。预防导线脱位的方法是术中定位可靠、张力合适、固定牢靠，必要时选用主动固定电极导线。

3. 血胸、气胸或血气胸 轻者可不做特殊处理，必要时行穿刺引流或外科手术处理。

4. 心肌穿孔 临床表现为胸痛、胸闷，起搏心电图由左束支传导阻滞图形变为右束支传导阻滞图形，X线下或者心脏彩超下可能出现心包积液征象。发生此并发症时，应将起搏导线撤入心腔，重新放置，以免引起心脏压塞。

5. 心脏压塞 可由心肌穿孔或冠状静脉窦损伤、穿孔所致。须进行心包穿刺引流，必要时须外科开胸引流。对于上述并发症的预防，手术医师应该熟悉患者的心脏结构、导线应无阻力或障碍操作，术中随时观察患者反应及生命体征监测，备好除颤器。

6. 导线损伤 包括导线断裂和绝缘层破裂。一旦发现，应及时更换导线，改为头静脉路径或在原穿刺点外侧穿刺，也可以换至对侧腋静脉穿刺。若为双腔起搏器的心房导线问题，且患者不愿意立即更换，也可以将起搏方式由DDD方式程控为VVI方式，待更换起搏器时，再同时行导线更换术。预防的方法主要是采取腋静脉穿刺，合适的缝扎。

7. 感染 为起搏器植入后的严重并发症，可表现为囊袋局部红、肿、热、痛及局部破溃，可静脉应用抗生素，必要时做清创处理。清创无效时，可考虑拔除电极导线。感染严重时可有脓毒症甚至感染性心内膜炎，须取出起搏系统，全身使用抗生素，局部清创。

8. 静脉血栓形成　其发生率和严重程度与所选的血管途径无关，多根导线植入及充血性心力衰竭患者更易发生。一旦诊断为静脉血栓形成，若无禁忌证，应及早进行溶栓治疗，可用尿激酶或重组组织型纤溶酶原激活物（rt-PA），也可以给予肝素抗凝治疗。长期治疗可给予新型口服抗凝药及华法林抗凝治疗。

【起搏系统相关并发症及处理】

起搏系统相关并发症包括与起搏电极导线、脉冲发生器系统故障和调整不当有关的并发症，主要有以下几点。

1. 起搏障碍

（1）电极脱位：在起搏器安置术后短时间发生起搏故障，即起搏脉冲信号后全部或部分无QRS波群，常为电极脱位。复查胸部X线片有时可见电极头端移位。十二导联常规心电图检查可见起搏脉冲后QRS波形态与原起搏心电图有所改变，即应考虑。

（2）起搏阈值增加：起搏电极安置后2周至3个月内，为亚急性阈值期。此期间由于电极头端周围心内膜组织水肿、炎症反应等可以使起搏阈值电压升高3～4倍，如阈值电压接近或超过了起搏器脉冲电压输出值，即可能造成起搏障碍；亚急性阈值期如不恰当地将起搏电压或脉宽控调节过低也可造成起搏障碍。3个月后为慢性阈值期，阈值电压一般为安置术中的2倍左右。

（3）起搏系统质量故障：起搏脉冲发生器发生故障时，除了起搏电压下降不能起搏心脏外，起搏频率也明显减慢，此情况常见于电池提前耗竭。电极断裂也是常见起搏障碍原因之一，初期心电图上起搏信号时有时无，最后完全缺失，而起搏时起搏频率可无明显变化。

2. 感知功能障碍　感知功能是起搏器主要功能之一，感知功能正常与否取决于心腔内自身心律的振幅大小和起搏器感知系统的功能。

（1）感知不良：当自身心律出现后，起搏器仍按原频率发放脉冲即为感知不良。感知不良若同时伴有起搏障碍，最常见的原因是电极头端移位或电极导线断裂发生。此外，起搏器感知灵敏度太低（即感知度值太高）、心肌缺血及起搏器不应期设置过长等也可能引起感知不良。

（2）感知过度：起搏器感知到不应该感知的信号，如前一心搏的T波、心室后电位及外界环境干扰等，使起搏器受抑制而停止发放起搏脉冲即为感知过度。发生原因可能为起搏器感知灵敏度设置过度、T波高大而起搏器对波形的斜率判断能力差，以及感知不应期调控过短。一般可以通过程控降低感知灵敏度、延长不应期等方法解决。

3. 起搏器综合征　有些病窦综合征患者植入VVI起搏器以后，出现精神不振、头晕、疲乏、胸闷及血压降低等表现，这是由于VVI以心室起搏为主，心室起搏后心房、心室收缩不协调，导致心搏量下降所致。改用生理性起搏方式，如改用双腔起搏器、左束支起搏或者主动电极固定在右心室前中间隔处；增加滞后功能、减慢起搏频率等，在尽可能增加自身心律后，均可减少此综合征的发生。

4. 起搏器介导性心动过速（PMT）　主要见于双腔起搏器（DDD）。当心室起搏心律发生室房逆传时，逆行P′波被心房电极感知，经AV时间延迟后触发心室起搏，心室兴奋再次逆传心房产生逆传P′波而形成折返性心动过速。心电图特征是PR间期等于起搏器程控房室延迟间期，每个QRS波前均有起搏信号，磁铁频率试验可终止。若患者发生快速性房性心律失常，由起搏器介导下传心室，也可引起PMT，但这种PMT在磁铁试验时，心房自身快速性心律失常频率不变，而心室率转为磁铁频率，若移去磁铁则PMT复发。一旦确诊PMT，可以通过延长心房不应期、缩短AV间期使起搏器不能感知逆行P′波，以及降低心室上限跟踪频率等方法解决。若无效可将DDD方式程控为DDI或DVI方式。

（汪璐芸　赵春霞）

第四节　植入型心律转复除颤器

植入型心律转复除颤器（implantable cardioverter defibrillator, ICD）主要用于预防高危患者因为恶性室性心律失常而引发的心源性猝死（sudden cardiac death, SCD）。ICD预防SCD包括1级预防、2级预防和1.5级预防。2级预防是指曾经发生过恶性室性心律失常而幸存者；1级预防是指各种原因导致的心力衰竭且左心室射血分数（left ventricular ejection fraction，LVEF）≤30%～35%的患者；1.5级预防是在1级预防的基础上加上四大危险因素之一：LVEF更低≤30%、晕厥先兆或晕厥、非持续性室性心动过速和频发室性期前收缩。

根据患者是否存在窦房结病变、房室结病变、心功能不全而选择单腔ICD、双腔ICD，或者具有心室同步化治疗功能的心脏再同步治疗（cardiac resynchronization therapy，CRT）。

目前临床应用的ICD分为经静脉植入型ICD（TV-ICD）和全皮下植入型ICD（S-ICD）。TV-ICD现已具有抗心动过速起搏（anti-tachycardia pacing，ATP）、低能量复律、高能量除颤和心动过缓心脏起搏多种功能。

【适应证】

1. I类适应证

（1）心肌梗死48h后发生的非可逆性原因导致的心室颤动或血流动力学不稳定的室性心动过速患者（证据级别A），以及血流动力学稳定的持续单形性室性心动过速患者（证据级别B）。

（2）心肌梗死48h后不明原因的晕厥，电生理检查能够诱发出持续单形性室性心动过速的患者（证据级别B）。

（3）非缺血性心脏病，出现非可逆原因的室性心动过速/心室颤动导致心搏骤停或血流动力学不稳定的持续性室性心动过速患者（证据级别A），以及血流动力学稳定的持续单形性室性心动过速患者（证据级别B）。

（4）伴有器质性心脏病的自发持续性室性心动过速或心室颤动患者，无论血流动力学是否稳定（证据级别B）。

（5）非可逆原因导致的特发性心室颤动或血流动力学不稳定的持续性室性心动过速，引起心搏骤停后存活者（证据级别A）。

（6）各种离子通道疾病，如出现过心搏骤停或持续性室性心动过速，药物（如β受体阻滞剂）治疗无效或无法耐受者（证据级别B）。

（7）不明原因的晕厥患者，电生理检查诱发出血流动力学不稳定的持续性室性心动过速或心室颤动（证据级别B）。

（8）心肌梗死40天后及血运重建90天后，经优化药物治疗后心功能Ⅱ级或Ⅲ级，LVEF≤35%；或心功能Ⅰ级，LVEF≤30%（证据级别A）。

（9）既往心肌梗死导致的非持续性室性心动过速，LVEF≤30%，电生理检查能够诱发出持续性室性心动过速、心室颤动的患者（证据级别B）。

（10）非缺血性心脏病患者，经优化药物治疗3～6个月后心功能Ⅱ级或Ⅲ级，LVEF≤35%（证据级别B）。

2. Ⅱa类适应证

（1）心功能Ⅳ级，院外等待心脏移植或者左心室辅助装置的患者。

（2）因冠状动脉痉挛导致心搏骤停复苏后，药物治疗无效或不能耐受者。

（3）各种器质性心脏病及离子通道疾病出现不明原因晕厥，考虑晕厥可能为室性心律失常所致者。

（4）Lamin A/C基因突变导致的非缺血性心脏病，至少存在以下两个危险因素（非持续性室性心动过速、LVEF＜45%、非错义变异、男性）。

（5）肥厚型心肌病患者，年龄≥16岁，应用风险-猝死计算器评估5年SCD风险≥6%者。

（6）心肌炎急性期出现持续性室性心动过速，控制急性期症状后可行ICD植入。

（7）心脏结节病患者，LVEF＞35%，有晕厥，或电生理检查能够诱发出持续性室性心律失常，或存在永久起搏适应证，或心脏MRI/PET显示存在心肌瘢痕。

3. Ⅲ类适应证

（1）满足ICD适应证，但患者预期寿命不超过1年者。

（2）无休止的室性心动过速或心室颤动，须待室性心动过速、心室颤动控制且病情稳定后再计划植入ICD。

（3）存在明显的精神疾病，可能由于ICD植入而加重，或不能进行系统随访者。

（4）不合并器质性心脏病及离子通道疾病的不明原因晕厥，且未能诱发室性心律失常。

（5）手术或导管消融可治愈的室性心动过速或心室颤动，主要是指无器质性心脏病患者。

（6）由完全可逆因素（如电解质紊乱、药物、创伤、急性心肌缺血）引起的室性心律失常。

（7）难治性心力衰竭，不计划进行心脏移植、左心室辅助装置、CRT的患者。

【手术】

ICD根据电极的植入途径分为TV-ICD和S-ICD，另外还有一种尚未上市的血管外ICD（EV-ICD），它通过剑突下穿刺建立隧道，将远端电极置于胸骨后左缘、心包表面，除颤器囊袋位于左腋下，近端电极经过皮下隧道与除颤器连接。EV-ICD除具有除颤功能外，还可以进行心外膜起搏和ATP治疗，为ICD的植入提供了更多的选择。

S-ICD不具备心脏起搏功能，适合无合适静脉入路且无须心脏起搏来治疗心动过缓或者终止心动过速或者治疗心力衰竭的患者。S-ICD推荐级别如下：① 符合ICD植入标准，但缺乏合适的血管入路或预计感染风险高；目前不需要、预计将来也不需要起搏来治疗心动过缓/终止心动过速；目前无CRT适应证、预计将来也不需要植入CRT的患者（Ⅰ类推荐）。② 符合ICD植入标准，目前不需要、预计将来也不需要起搏来治疗心动过缓/终止心动过速；目前无CRT适应证、预计将来也不需要植入CRT的患者（Ⅱa类推荐）。③ 虽然符合ICD植入标准，但合并心动过缓需要起搏器治疗，或者合并心力衰竭需要CRT治疗，或者需要ATP终止室性心动过速的患者（Ⅲ类推荐）。

1. TV-ICD的术前准备、植入方法、围手术期处理与普通心脏起搏器植入情况类似，但也存在特殊之处　①左、右侧静脉入路均可，但首选左锁骨下静脉或腋静脉穿刺。②囊袋制备更大、更深，位于胸大肌表面或深部，且要用缝线固定除颤器。③ICD电极多为主动电极、更粗大，撕开鞘更粗（通常超过8F）。④除颤器对感知要求更高，所以ICD电极测试时QRS振幅应该更高大些。⑤针对1级预防的患者，推荐不常规进行除颤阈值（DFT）测试；而对于2级预防的患者，根据患者基础心脏疾病、心功能状况及室性心律失常类型，由植入医师决定是否进行DFT测试。⑥手术结束后离开导管室前对除颤器进行基本参数测试并根据患者室性心律失常情况设置诊断和治疗相关参数。

2. S-ICD的植入流程　术前利用S-ICD筛选工具进行患者筛选（体表心电图筛查），确保植入后装置能感知到合适的心源性信号，以便获得最佳的节律鉴别和治疗的敏感度和特异度，使得感知风险最小化。S-ICD的囊袋位于左侧第5～6肋间隙、腋前线和腋后线范围、前锯肌和背阔肌之间，近端电极与胸骨几乎垂直、远端电极与胸骨中线平行。

（1）使用DEMO和X线定位电极和除颤器位置，并做出标记：远端电极与胸骨中线平行并位于胸骨中线左侧1～2cm处，除颤器位于腋中线。确保心脏位于远端电极和除颤器之间。

（2）左侧手臂外展超过60°，并固定左上肢，消毒，铺巾，镇静药加局麻。

（3）囊袋制作：沿左乳下皮肤折痕切开，深达深筋膜，在前锯肌和背阔肌之间钝性分离。

（4）制作横向隧道：在剑突旁做一个2～3cm的水平切口至深筋膜（剑突切口），在切口筋膜层预先固定2根不能吸收的缝线，以固定电极袖套。利用隧道工具和相应鞘管由剑突切口沿深筋膜表面向囊袋切口方向制作隧道，并将电极远端由囊袋穿过横向隧道到剑突切口，在剑突切口内固定电极。

（5）制作纵向隧道：根据远端电极的长度在胸骨上相应位置做一与胸骨中线平行，长2～3cm的切口（胸骨上切口），深至深筋膜，并在胸骨上切口筋膜层预留1～2根不能吸收的缝线。利用隧道工具和相应鞘管由剑突切口沿深筋膜表面向胸骨上切口方向制作隧道，并将电极远端由剑突切口穿过纵向隧道到胸骨上切口，在胸骨上切口内固定电极远端。纵向隧道确保与胸骨中线平行，距离胸骨中线1～2cm，位于深筋膜表面、结缔组织深部。

（6）将除颤器和电极连接，埋置于囊袋内，并固定除颤器，逐层缝合囊袋、剑突及胸骨上切口，关闭切口前，按摩隧道和囊袋，以排出残余空气。

（7）测试除颤阈值（defibrillation threshold，DFT）：推荐常规进行DFT测试，但临床工作中也可据实际情况由植入医师决定是否进行。

【诊断和治疗功能】

ICD植入后经过合适的参数设置后具有记录、储存、诊断和治疗功能。ICD可以储存心腔内心电图，包括各种心律失常发生的时间、周长、联律间期、治疗时间、治疗方式和对治疗的反应等信息，并在ICD程控仪中显示。ICD还能对心律失常的发作进行报警，记录和统计心律失常事件，并以数字及图表形式提供给医师，为调整治疗提供依据。因此，应该重视ICD术后定期随访，尤其是ICD放电后应紧急随访。随访的主要目的：了解患者情况、评价器械状况、关注疾病变化及相关沟通。具体包括评估和优化ICD系统的性能和疗效、安全性、识别和校正ICD系统的异常情况、预测电池寿命并确定择期更换时机、保存患者及ICD程控参数变化的记录并建立数据库，以及对患者和家属进行宣传教育。重点了解ICD电极基本参数、上次随访以来心律失常特别是室性心动过速、心室颤动的发生情况和ICD干预是否正确、及时和有效，并根据具体情况调整ICD参数。

ICD对于室性心律失常的识别、诊断和干预模式设置包括以下几方面。

（1）慢室速区：室性心动过速频率不是很快时，只进行ATP干预。

（2）快室速（FVT）区：室性心动过速频率较快时，先进行ATP干预，数次无效后，改为低能量同步电复律，仍然无效再进行高能量非同步电除颤。

（3）室颤区：室性心动过速频率特别快或心室颤动时，直接给予高能量非同步电除颤。

室性心动过速频率范围主要是根据患者自发室性心动过速的心率、持续时间、症状、抗心律失常药物使用情况等来设置，并在随访、程控中根据室性心动过速/心室颤动的发作及ICD的干预情况适当调整。另外，通过延长诊断窗口、提高诊断频率、对于FVT给予经验性ATP等程控策略，可减少不必要电击，安全有效，提高患者生活质量，并能降低总死亡率。

（林 立 刘启功）

第三十四章 心力衰竭的介入治疗

第一节 心脏再同步化治疗

在正常情况下，心脏电活动经房室结、希氏束和左、右束支下传使左、右心室同时激动和同步收缩，如果存在QRS波增宽特别是完全性左束支传导阻滞时，左、右心室激动和收缩出现不同步，称为心脏失同步。此时可通过双心室起搏使左、右心室激动和收缩再次达到同步化，称为心脏再同步化治疗（cardiac resynchronization therapy，CRT），具有除颤功能者为心脏再同步治疗心律转复除颤器（CRTD）。

【适应证】

心脏再同步化治疗的适应证见表34-1。

表34-1 心脏再同步化治疗的适应证

适应证	等级	证据
窦性心律，左束支传导阻滞（LBBB），EF≤35%，QRS≥150ms，药物优化后的症状性心力衰竭患者推荐使用CRT改善症状，降低发病率和死亡率	I	A
射血分数降低的心力衰竭（HFrEF）（EF<40%）患者，无论NYHA分级，若存在心室起搏适应证及高度房室传导阻滞，推荐使用CRT而不是右心室起搏。该适应证包括心房颤动患者	I	A
对ICD合并CRT适应证的患者，推荐使用CRTD	I	A
HFrEF（射血分数减低型）症状性心房颤动心室率控制不良患者，拟行房室结消融（不考虑QRS时限），推荐使用CRT	I	B
窦性心律、LBBB，EF≤35%，QRS为130～149ms，药物优化后的症状性心力衰竭患者应考虑使用CRT改善症状，降低发病率和死亡率	Ⅱa	B
窦性心律、非LBBB，EF≤35%，QRS≥150ms，药物优化后的症状性心力衰竭患者应考虑使用CRT改善症状，降低发病率和死亡率	Ⅱa	B

续表

适应证	等级	证据
已植入传统起搏器或ICD后发展恶化为症状性心力衰竭，LVEF≤35%（尽管使用药物优化），并存在右心室起搏比例较高的患者，应考虑升级为CRT	Ⅱa	B
对CRT适应证患者，在个体化风险评估且结合患者意愿共同决策后，应该考虑使用CRTD	Ⅱa	B
对由于永久性心房颤动伴下传而不能完全双室起搏（<90%～95%）的患者应该进行房室结消融	Ⅱa	B
永久性心房颤动，EF≤35%，NYHA分级Ⅲ～Ⅳ级，QRS≥130ms，药物优化后的心力衰竭患者，使用适当的方法确保双室起搏比例，应考虑CRT改善症状，降低发病率和死亡率	Ⅱa	C
HFmrEF（射血分数轻度减低型）症状性心房颤动心室率控制不良的患者，拟行房室结消融（不考虑QRS时限），应该考虑CRT而不是右心室起搏	Ⅱa	C
窦性心律、非LBBB，EF≤35%，QRS为130～149ms，药物优化后的症状性心力衰竭患者可以考虑使用CRT改善症状，降低发病率和死亡率	Ⅱb	B
HFpEF（射血分数正常型）症状性心房颤动心室率控制不良的患者，拟行房室结消融（不考虑QRS时限），可以考虑CRT	Ⅱb	C
对于QRS<130ms且没有右心室起搏适应证的患者，不推荐使用CRT	Ⅲ	A

【机制】

1. PR间期延长时，左心室收缩延迟，出现舒张期二尖瓣反流，导致左心室充盈不足，心脏每搏输出量下降。

2. QRS波增宽时，左右心室和左心室内收缩不同步，室间隔矛盾运动，心脏每搏输出量下降。

3. 心脏再同步治疗通过调整合适的AV间期和VV间期使二尖瓣舒张期反流减少，纠正心房心室、左右心室、左心室内收缩不同步，使心脏每搏输出量增加。

【术前准备】

1. 术前完善心脏超声，了解左心室最晚收缩区域，以指导左心室起搏电极的放置。

2. 尽可能停用所有抗栓药物。

3. 常规药物治疗，尽量改善心功能，确保患者能够耐受手术。

4. 充分地沟通，完成术前谈话。

【手术经过】

1. 穿刺左侧腋静脉或锁骨下静脉3次，先后放入3根导丝到右心系统。

2. 准备起搏器囊袋，充分止血。

3. 沿一根导丝放入冠状静脉窦长鞘，经长鞘先将冠状窦电极放入冠状静脉窦，然后在电极支撑下将长鞘放入冠状静脉窦，撤出冠状窦电极，经长鞘行冠状静脉窦逆行造影（直接造影或使用球囊），选择适合左心室起搏电极放置的血管（图34-1中的2号血管，其次为1号血管）。在细导丝引导下放置左心室起搏电极到目标位置，测试各项参数。左心室电极的放置是CRT植入的难点，尤其是冠状静脉窦口的寻找，这也是部分病例CRT植入失败的主要原因，目前没有统一的方法，根据笔者植入的经验，对左心室中等扩大（LV6.5cm以内），常规冠状窦电极或李氏球囊可以帮助引导长鞘进入冠状窦并行造影。对左心室显著扩大，冠状静脉窦口较难到位，可以在Carto三维系统导航下，使用Deca Navy冠状窦电极建模，在三维下将该电极放入冠状窦，再引导左心室电极递送系统进入冠状窦口，可以显著减少X线量和操作时间，显著提高植入成功率，笔者采用该方法曾为左心室显著扩大达10.7cm的患者成功植入CRTD。

4. 分别放置右心室电极和右心房电极（窦性心律下），并测量各项参数，参数符合要求后，皮内固定右心室和右心房电极。

5. 撤出冠状静脉窦长鞘，此过程有导致左心室电极脱位的风险，应严格按规范操作，在X线下小心进行。

6. 固定电极，并与起搏器脉冲发生器连接，将导线和脉冲发生器放入囊袋，逐层缝合皮下组织和皮肤，消毒包扎。

7. 如果为快速心房颤动，且药物难以控制心室率，目前建议行心房颤动射频消融治疗，如射频消融无效或患者不接受或有消融禁忌情况可行房室结消融，以确保双心室起搏。

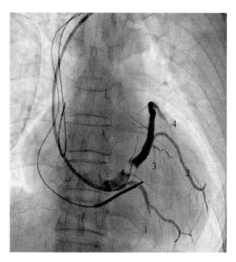

图 34-1 冠状静脉窦逆行造影显示的分支

【术后随访】

1. 术后复查心电图,观察 QRS 波宽度是否变窄。

2. 术后程控起搏器参数,重点调整 AV 间期和 VV 间期,复查心脏超声,确保左、右心室同步起搏,左心室内部达到最大同步化。

3. 之后按起搏器常规随访,定期监测心功能分级改善情况和 6 分钟步行距离,定期监测心脏超声了解 LVEDD 和 LVEF 的动态变化。

4. 继续使用指南推荐的药物治疗心力衰竭。

(赵春霞)

第二节 心脏收缩力调节器植入

心脏收缩力调节器(cardiac contractility modulation,CCM)是被近年研究证实可以改善心功能的一种正性肌力非药物治疗,又被称为绝对不应期电刺激(absolute refractory period electrical stimulation)或非兴奋性电刺激(non-excitatory electrical stimulation)。

【工作机制】

CCM的工作原理是在心肌的绝对不应期（感知到室间隔动作电位后30ms）发放一双向强刺激（振幅±7.5V，脉宽20.56ms），以加强心肌收缩力，从而达到治疗作用。目前研究表明，其主要从以下几方面发挥作用：①正常化心肌的钙离子调节能力，改善心脏细胞内的受磷蛋白磷酸化，在不增加心肌氧耗量的情况下达到增强心肌收缩力的作用；②逆转衰竭心脏的胚胎基因，降低心肌纤维化；③长期使用能逆转心肌重构，改善心功能。

【循证医学证据】

从2001年第一个临床观察开始，CCM有关的临床研究至今已开展超过20年，其中包括多项随机对照试验（包括Pilot、FIX-HF-4、FIX-HF-5C、FIX-HF-5等研究），从多方面肯定了CCM的临床有效性和安全性。目前已获得美国、欧盟及中国等批准使用。

【适应证】

1. QRS＜130ms。
2. 25%≤LVEF≤45%。
3. NYHA分级Ⅲ级左右。

如果室间隔心肌纤维化面积＜70%、心尖部没有纤维化、3个月内无心肌梗死发作、1个月内无心绞痛发作，则可能效果较佳。

【禁忌证】

1. 曾经接受过机械瓣膜三尖瓣置换术的患者。
2. 不能从锁骨下静脉或头静脉植入导线的患者。

【操作方法】

CCM包括电脉冲发生器和电极导管两部分组成。安置方法与起搏器植入术类似，经静脉切开与静脉穿刺均可。

（一）术前准备

1. 药品　常规消毒剂和局麻药。
2. 电脉冲发生器及起搏电极导线、可撕开静脉穿刺鞘。如已植入ICD，程控关闭抗心动过速治疗功能，保持起搏功能开启。

3. 心脏监护仪、心脏电复律除颤器和氧气、气管插管等，其余准备事项与起搏器植入等手术相同。

（二）植入方法

1. 常规消毒、铺巾和局部麻醉。

2. 静脉选择　可采用左或右锁骨下静脉穿刺法或用头静脉切开法，送入导引钢丝，并在透视下确认钢丝进入右心系统。

3. 囊袋制作　与起搏器相同。

4. 起搏电极置入及固定　沿扩张管送入起搏电极，经右心房进入右心室，固定于室间隔，两电极间隔1个椎体的距离。

5. 起搏参数测试　在脉宽0.5ms下心房起搏阈值≤1.5V，心室≤1.0V；心房内P波振幅≥2mV，心室R波振幅≥5mV；阻抗一般在300～1000Ω，高阻抗导线可在1000～2000Ω。

6. 脉冲发生器的埋植　与一般起搏器手术相同。

（三）心室电极定位标准

采取X线下影像定位。

1. 植入右心室中位间隔，导线之间距离2～6cm（至少距离1个椎体以上）。

2. 如已植入心律转复除颤器的导线，CCM导线与除颤器导线间隔需≥3cm。

3. 可在左前斜（≥40°）等多角度验证电极头端植入在右心室间隔。

4. 依据右心室电极位置标记右心室导线序列号。

5. 使用起搏系统分析仪测试每根电极参数。

6. 心房电极可选择不植入。

【注意事项】

1. CCM初始振幅设置为7.5V。

2. CCM工作时询问患者是否有体感疼痛。如有体感则降低0.5V再次测试；如果5.5V及以下仍有体感，则需验证电极位置，重新放置（注：电极位置靠近基部/后部通常不易造成疼痛）。

3. 程控仪存储最终测试数据，并制订稳定的治疗发放方案。

4. 如果患者已植入ICD、起搏器、心脏再同步治疗仪，应注意以下事项。

（1）同时使用相应厂家程控仪程控。

（2）术前检查并确认关闭抗心动过速治疗。

（3）进行干扰测试。

（4）术后重启抗心动过速治疗。

5. 教育患者正确使用充电器和定期随访程控。

【总结及展望】

CRT治疗能提高心脏泵血功能，改善生活质量和运动耐量，降低住院率和死亡率，但QRS波不增宽、不符合CRT指征，且接受CRT的患者约 30% 对治疗无反应。CCM 发挥作用不依赖QRS波宽度，而且可用于对CRT无反应的患者。CCM可增加心肌收缩力，但不增加心肌氧耗量，无导致心律失常的作用，可能成为慢性心力衰竭器械治疗的新选择。作为一种新的器械治疗手段，CCM 相关的病例数量有限，随访时间较短，有效性及安全性仍需临床上进一步检验；同时，其高昂的治疗费用仍是限制其广泛应用的阻碍因素。此外，CCM不具备起搏及除颤功能，对有此类需求的患者，需再植入相关设备，增加了患者费用及创伤，能否扩展兼具上述功能需进一步研究。

（白　杨　王　炎）

第三节　经皮房间隔造瘘或分流术

尽管药物治疗可以显著降低慢性心力衰竭患者的死亡率，但仍不能完全遏制心力衰竭的恶化。近年来，在器械治疗方面，除心力衰竭再同步化、心脏收缩力调节器治疗外，房间隔分流已逐渐应用于治疗晚期慢性心力衰竭且取得了初步成功。

【起源及机制】

1916年，Lutembacher等对二尖瓣狭窄合并房间隔缺损患者进行了分析，与单纯二尖瓣狭窄患者相比，二尖瓣狭窄伴房间隔缺损患者的症状较轻，预后较好，而针对这类患者行房间隔缺损的闭合治疗反而可引起肺动脉压升高和肺水肿。其机制可能在于，房间隔缺损的患者存在心房内左向右分流，从而导致左心房前负荷降低，压力降低，掩盖了左心舒张功能不全的表现。房间隔闭合治疗后，患者心房内左向右分流通道被关闭，左心房前负荷增加，压力升高，致肺动脉压升高，可出现心力衰竭的表现。

【相关参数】

基于目前人体血流动力学数据，用数学-计算机建模的方法研究发现，直径8mm可能是房间隔分流减压的最佳值，可使静息时左心房压降低30%，运动时降低40%，同时不明显增加右心房压和肺动脉压，体肺分流量比值为1.2～1.4，生理性心房压力梯度为2～5mmHg。

【临床研究】

2014年Søndergaard等率先发表了11例HFpEF患者置入房间隔分流器械（IASD）的First-In-Man研究。IASD装置外径为19mm，中央通道是8mm，经皮股静脉路径置入16F鞘管，在X线和经心内或经食管超声心动图引导下于卵圆窝穿刺后，将装置的前、后盘先后释放使其双盘面夹持于房间隔两侧。术后随访1个月，患者临床症状、NYHA心功能分级、6min步行距离及活动耐量、NT-BNP、肺毛细血管楔压、心排血量等各项指标均有明显改善，无严重并发症及死亡。上述及后续的一系列临床试验证明了其具有的良好效果及安全性，Corvia公司的IASD于2016年被批准用于心力衰竭的治疗。以色列V-Wave公司开发了V-Wave房间隔分流装置，为漏斗状镍钛框架，表面附以猪三尖瓣组织，中间孔径为5mm，装置的左心房侧口涂以聚四氟乙烯以抑制结缔组织增生。2016年Lancet发表了关于V-Wave的初期研究结果，证实了V-Wave装置可明显改善NYHA心功能分级、6 min步行距离、生活质量评分、肺动脉楔压，未出现并发症。全球多中心、随机、对照、双盲、拟纳入500例心功能分级Ⅲ级和Ⅳ级症状性心力衰竭患者的RELIEVE-HF研究已经启动，研究结果值得关注。Occlutech公司的心房流量调节器（atrial flow regulator，AFR）是一种镍钛合金网状装置，由两个扁平圆盘和一个带有中心开窗1～2mm的连接颈组成，中心开窗可实现双向流动，开窗尺寸为4～10mm，在房间隔造口术后经股静脉路径送入10～12F输送系统，其最早设计是用于肺动脉高压晚期右心衰竭患者。这一领域目前国内已有包括杭州德诺和武汉唯柯两家公司开发出了同类产品，并先后进入了临床研究阶段，后续研究结果有待公布，前者通过直径可调式支架进行射频消融打孔的方式，房间隔没有置入物；后者则通过改进器械的可回收、可更换性能进一步改善了这项技术的安全性和可靠性。

由于当前房间隔分流器应用病例较少，相关研究证据尚不充分，仍处于起步探索阶段，建议对患者适应证进行严格把控。2020年中国专家认识和建议，推荐按规范流程进行房间隔分流器植入手术治疗心力衰竭。

（刘　磊　王　炎）

附录一　病史采集

一、病史采集要点

【一般项目】

一般项目包括姓名、性别、年龄、婚姻、民族、籍贯、出生地、职业、住址、联系人、入院日期、病史书写日期、病史陈述者（应注明与患者关系）及可靠程度。年龄对心血管疾病的鉴别诊断有参考意义，应写周岁。民族、籍贯和出生地有心血管疾病的流行病学意义，应如实填写。职业，特别是工种与某些疾病的发病有一定关系，要仔细询问。此外，心脏疾病病情变化快，必须认真填写详细家庭地址与联系人姓名、电话，便于及时将病情通知家属。

【主诉】

主诉应包括患者本次住院最明显、最重要的症状或体征，以及该症状发生的时间。文字力求准确、精练，一般不超过20字。

【现病史】

现病史是指患者从出现症状（或体征）到入院时病情发展演变的全部过程。现病史的定义是"按照症状出现的时间顺序书写，重点突出，层次分明"。包括以下各项内容。

1. 起病情况和发病时间。

2. 主要症状的特点　包括症状发生的部位、性质、持续时间、程度，以及缓解或加剧的因素等。

3. 发病的病因与诱因　应尽可能了解本次发病有关的病因和诱因，如感染、劳累、气候变化、情绪波动等。

4. 病情发展和演变　包括主要症状的变化和新症状的出现，依次记录各症状出现的时间和程度的变化。

5. 伴随症状　指该疾病可能出现的一系列症状，或该疾病不应发生但此患者已出现的症状，以便进行疾病的鉴别诊断和明确诊断。

6. 诊治经过　在入院前的院外诊疗经过，如诊治的日期、检查结果、诊断和治疗方法、疗程，以及治疗的效果等。

7. 疾病过程中的一般情况　如精神、睡眠、食欲、体力状态、体重变化，以及排尿、排便情况。

现病史是疾病诊断最重要的依据之一，对患者陈述的病情要加以归纳、整理、综合，做到条理清晰、细致全面。现病史写的是一个个与第一诊断相关联的"事件"，每个事件都有发生、发展、高潮和结局，是对过程和特点的描述，要用"过去时"或"过去进行时"描述，而不能用"完成时"形式。

【既往史】

既往史包括患者过去健康状况和患过何种疾病，特别是传染病史，与本病有关的疾病史及外伤手术、预防接种史、药物过敏史等。

【系统回顾】

按全身各系统进行详细的疾病询问，是完整病史不可缺少的部分，应对各系统疾病可能出现的症状和体征进行逐条询问，避免遗漏。

【个人史】

重点是与现患疾病有关的各项个人史，包括社会经历，如出生地、居住地，特别是疫区和地方病流行区的经历；职业、工作环境和居住条件、生活习惯与嗜好，特别是烟、酒嗜好；冶游、性病史等。

【预防接种及食物药物过敏史】

记载患者预防接种情况、食物及药物过敏的名称和临床表现。

【婚姻史】

本项需记载未婚或已婚、结婚年龄、对方健康状况、夫妻关系等。

【月经婚育史】

女性患者月经初潮年龄、月经周期和周期天数；末次月经日期、闭经日期或绝经年龄；异常者的经期症状、经血量等。

已生育妇女的妊娠情况、生育次数和年龄、人工或自然流产次数，以及分娩和计划生育情况等。

【家族史】

直系亲属（如父母、兄弟、姐妹）的健康与疾病情况，特别是与本病有关的疾病及遗传病、已死亡病因与死亡年龄。

二、心血管专科病史采集要点

【主诉】

心血管疾病最常见、最重要的主诉是：呼吸困难、胸痛、心悸、黑矇和晕厥，应详细询问其性质和发病时间。

【现病史】

现病史中的起病情况对心血管疾病的病因诊断有较重要的意义，如缓慢起病或急性发病，以及呈突发、突止的阵发性发病或是逐渐加剧持续发病等。

主要症状的特点，如胸痛发生部位、性质等，对诊断心血管疾病及确定心脏病的性质有重要鉴别意义。

导致本病发生的有关病因和诱因也有助于心血管疾病的诊断，如呼吸道感染、妊娠、分娩，以及活动过度、劳累、气候变化和饮食过量等。在病程中主要症状的变化和其他一系列相关症状的出现，可帮助了解病情的发展和演变过程，如心力衰竭发生时，最初可能出现夜间阵发性呼吸困难，以后出现活动后气促，最后发生端坐呼吸等，应详细记录各症状出现的时间。

某些与主要疾病无关的伴随症状的发生，对于主要疾病鉴别诊断和伴发疾病的诊断具有一定的意义。

患者以往的诊治经过可作为诊疗的参考，但不能代替病情的分析和诊断，重要的是全面了解疾病的过程。

患者自发病以来的一般情况，可协助了解本疾病对全身情况的影响，间接提示疾病的严重程度。

【既往史】

与心血管疾病密切相关的既往史，如高血压、高脂血症、糖尿病、甲状腺功能亢进、风湿热等，应详细问诊并记录。个人史中较重要的烟酒史，应包括吸烟年限、每天支数、戒烟时间；饮酒量及酒的种类等。

女性患者妊娠期的高血压及围生期心功能不全等对心血管疾病的诊断十分重要，应当详细询问并记录。

三、病史记录要点

【入院记录】

其内容同住院病历，按主诉、现病史、既往史等顺序书写，要求简明扼要、重点突出，最后是初步诊断和医师签名。诊断应当写完整诊断，包括病因诊断、病理解剖诊断、病理生理诊断、心功能诊断及并发症等。

【病程记录】

病程记录包括患者住院期间全部病情的经过，记录应及时，内容要与实际相符，应重点突出。要有综合、分析和计划总结，具体内容如下。

1. 当时病情及变化情况，包括主要症状、有重要意义的体征等，重症患者尤其应关注出入量，机械生命支持的患者应记录机械生命支持的重要参数和监测指标。

2. 已完成的检查结果及其分析、各种诊疗操作的经过、目前治疗的效果和反应等。

3. 上级医师对病情的诊断、治疗意见。

4. 其他各科室会诊意见。

5. 根据目前资料对原诊断的修改、补充或确定等。

【会诊记录】

患者在住院期间出现其他科的疾病情况，应请有关科室医师会诊，书写会诊记录。记录内容为会诊医师对病史、体征等新的补充，对病情的分析、诊断和进一步检查、治疗的意见。

【阶段小结】

患者住院达30天应做阶段小结，内容如下。

1. 重要的一般项目。

2. 简明综合病史要点。

3. 重要的生命体征、阳性或阴性体征。

4. 重要的检查资料。

5. 治疗情况及病情变化。

6. 诊断。

7. 诊断及治疗方面存在问题，下一步诊治计划。

【转科记录】

患者在住院期间出现其他科室疾病情况，经会诊后同意转科，应书写转科记录，内容如下。

1. 主要病情。

2. 诊治经过。

3. 转科理由及注意事项。

患者由其他科室转入本科时，应书写转入记录，须将患者转入原因、转科前情况及来本科时的问诊和检查结果做简要记录。

【出院记录】

1. 入、出院时间。

2. 住院期间病情变化。

3. 检查结果与治疗经过、出院情况。

4. 出院诊断。

5. 出院注意事项及出院带药和用药方法等。

【死亡记录】

患者住院期间因病重救治无效死亡，死亡后应立即书写死亡记录，其内容如下。

1. 病史摘要。

2. 入院时情况（病史、症状和体征、检查结果等）。

3. 病情危重原因。

4. 抢救过程。

5. 死亡时间。

6. 死亡原因及最后诊断。

四、心血管专科症状及体征

【常见症状】

（一）胸痛

1. 心绞痛　见于冠心病、主动脉瓣狭窄及关闭不全、肥厚型心肌病、梅毒性心脏病等。典型疼痛部位在胸骨上、中段后方，可波及心前区，常放射至左肩及左臂内侧达环指和小指，或至颈、咽或下颌。胸痛性质为压迫、发闷或紧缩性。发作多为体力劳动或情绪激动所诱发。冠心病心绞痛经休息或含服速效硝酸酯类药物后3～5min可缓解，主动脉瓣病变及梅毒性心脏病心绞痛时间较长，含硝酸效果差。

2. 急性心肌梗死　胸痛部位及性质同心绞痛，程度更剧烈，诱因常不明显，持续时间长，可达数小时至数天，含服硝酸甘油效果差。

3. 心包炎　胸痛多为纤维蛋白性心包炎导致。疼痛部位常在心前区或胸骨后，可放射至左肩和左臂。性质为闷痛或尖锐疼痛，吸气、咳嗽、吞咽及变换体位时疼痛加剧。

4. 肺栓塞　胸痛为突发、剧烈，类似心绞痛，常伴心悸及窒息感。

5. 主动脉夹层　疼痛开始即为撕裂性或搏动性，伴有濒死感，部位起始于前胸紧靠胸骨或后背肩胛间，向头颈、腰部和下肢扩展。

6. 二尖瓣脱垂综合征　可发生于前胸任何部位，疼痛轻重不一，重者如刀割，与紧张及劳累无关，硝酸酯不能缓解，发作可瞬间即逝或持续数小时。

7. 心脏神经症　疼痛部位多局限于心尖部附近或经常变动。疼痛常为刺痛或隐痛，持续数小时或数天无大变化，疼痛常于劳力后发生，而不在劳力活动当时。常伴有其他神经衰弱的症状。

（二）呼吸困难

心源性呼吸困难可分为以下几类。

1. 劳力性呼吸困难　发生于体力活动时，休息可缓解，见于左心衰竭。

2. 夜间阵发性呼吸困难　患者夜间入睡后1～2h突感胸闷、气急而被迫坐起，见于左心衰竭。

3. 端坐呼吸　患者为减轻呼吸困难常采取坐位或半卧位呼吸，见于左心衰竭。

4. 心源性哮喘　突发呼吸困难，强迫坐位，重症者肺部有干、湿啰音，甚至咳粉红色泡沫痰，见于急性左心衰竭。

5. 心脏神经症　患者自述呼吸困难，但无呼吸困难的客观表现，有时感觉吸入空气不够而来一次深大吸气，伴叹息样呼气，在叹息之后自觉轻快。有些患者呼吸频率与深度都增加，因过度换气而引起呼吸性碱中毒。

（三）发绀

心血管疾病可有中央性、周围性或混合性发绀。先天性心脏病右向左分流及肺淤血可出现中央性发绀。充血性心力衰竭可出现周围性发绀及混合性发绀。

（四）心悸

心悸包括以下几种情况。

1. 心脏搏动增强　见于左心室肥大、心肌收缩力增强，以及药物（肾上腺素等）、焦虑等情况；缓慢性心律失常时心率缓慢，心室舒张期延长，心室充盈度增加，心搏较强，也可有心脏搏动增强的心悸感。

2. 心率过速、过缓　常见于窦性心动过速、阵发性室上性心动过速和室性心动过速，以及窦性心动过缓、房室传导阻滞、病窦综合征等。

3. 心律不规则、停顿　见于期前收缩、心房颤动、房室传导阻滞、病窦综合征等。

（五）头晕、黑矇、晕厥先兆及晕厥

1. 头晕　可导致头晕的心血管疾病常见于高血压、低血压，以及心动过速或心动过缓。

2. 黑矇、先兆晕厥及晕厥　常见于严重心动过缓、长时间心搏骤停等情况，心源性晕厥又称阿-斯综合征。黑矇与晕厥的区别在于脑缺血的程度及时间不同。一般心脏暂停供血3s以上可发生眩晕、黑矇，大于5s可发生晕厥，超过10s则发生抽搐及阿-斯综合征发作。

（1）心动过缓所致晕厥：常见于严重窦性心动过缓、窦房传导阻滞和窦性停搏；二度Ⅱ型、高度或完全性房室传导阻滞、三束支传导阻滞；短阵心室颤动、心室扑动导致心搏骤停也是发生晕厥的常见原因。

（2）血管迷走性晕厥：直立性低血压、各种强烈刺激（如剧痛、恐惧、精神过度紧张等），使周围血管扩张，导致血压显著下降、心动过缓等，引起血管抑制性晕厥；颈动脉窦过敏者在按压或刺激颈动脉窦时，可引起心率显著减慢、周围血管扩张，导致血压暂时性减低，造成晕厥。

（3）心动过速所致晕厥：常见于原有心功能不全的患者，

出现心率过快，如阵发性室性心动过速、尖端扭转型室性心动过速、阵发性室上性心动过速等快速性心律失常时，可引起血压降低、脑供血不足而发生晕厥。

（4）急性心脏排血障碍：严重二尖瓣狭窄、左心房黏液瘤使二尖瓣口阻塞；严重主动脉瓣狭窄时主脉瓣口梗阻；梗阻性肥厚型心肌病导致左心室流出道梗阻；主动脉夹层扩展时主动脉管腔严重狭窄使左心室排血障碍等；法洛四联症、右心室漏斗部（肺动脉瓣下）狭窄及肺动脉瓣狭窄、原发性肺动脉高压、急性肺栓塞、急性心脏压塞等均可导致晕厥。急性心脏排血障碍发生时，晕厥的原因除了血流动力学变化外，通常还伴随严重的室性心律失常。

（六）咳嗽、咯血

刺激性干咳见于急性心包炎；咳白色或粉红色泡沫痰见于急性左心衰竭、肺水肿；咳暗红色血痰可见于肺淤血及肺梗死。

（七）水肿

水肿见于右心衰竭，可见下肢，特别是踝关节周围水肿及身体下垂部位、腰骶部水肿等，严重者可发生大腿甚至会阴部水肿，并出现腹水。

（八）疲劳、乏力、消瘦等

在左心功能不全、主动脉瓣狭窄等情况下，心排血量减少，患者可表现为疲劳、体力下降；右心功能不全时可发生消瘦、体重下降，甚至出现心源性恶病质。

（九）上腹部疼痛

主要为右上腹及上中腹疼痛，为右心功能不全致肝淤血、肝大所致。

（十）夜尿增多

右心衰竭的患者卧位时肾血流量相对增加而尿量增多。

【常见体征】

（一）心脏体征

1.视诊

（1）心前区隆起：见于先天性心脏病、梅毒性心脏病等。

（2）心尖搏动异常：搏动弥散提示左心室扩大；搏动增强提示左心室肥大；搏动减弱提示心肌疾病、心包积液、肺气肿及气胸等。心尖搏动向左下移位见于左心室增大，向左移位提示右心室增大。

（3）其他部位异常搏动，如剑突下、胸骨右缘第2肋间隙等部位的异常搏动，可见于右心室增大、腹主动脉瘤等。

（4）颈静脉搏动：见于右心衰竭、心包炎、心脏压塞、严重肺动脉瓣狭窄、三尖瓣狭窄、肺动脉高压等。

2. 触诊

（1）心尖部搏动异常：搏动减弱见于心肌疾病、心包积液、肺气肿及气胸等；抬举样搏动见于心室肥大。

（2）心前区触诊：分为收缩期、舒张期及连续性震颤，部位常为心尖部、心底部、胸骨左缘等。心前区震颤的临床意义见附表1。

附表1 心前区震颤的临床意义

时期	部位	常见病
收缩期	胸骨右缘第2肋间隙	主动脉瓣狭窄
	胸骨左缘第3、4肋间隙	室间隔缺损、主动脉瓣下狭窄
	胸骨左缘第2肋间隙	肺动脉瓣狭窄
舒张期	心尖部	二尖瓣狭窄
连续性	胸骨右缘第2肋间隙	动脉导管未闭

（3）心包摩擦感：见于纤维蛋白性心包炎，部位在胸骨左缘第4肋间隙及心尖部，前倾位触诊较明显。

3. 叩诊

（1）心浊音界扩大：右心室增大时向左扩大，左心室增大时向左下扩大，全心增大时向两侧扩大。

（2）心浊音界形态改变：靴形提示左心室增大，又称主动脉型心；梨形提示左心房及肺动脉扩大，又称二尖瓣型心；球形提示全心增大；坐位烧瓶形（三角形）而卧位时呈球形，提示心包积液。

4. 听诊

（1）心率：增快、减慢超过正常范围即为心动过速或心动过缓。如成年人心率超过100次/分，婴幼儿心率超过150

次/分，称为心动过速。心率低于60次/分称为心动过缓。

（2）心律：整齐的心律多见于窦性心律或室上性心动过速、心房扑动。心律不整齐，不时出现短、长间歇多为期前收缩或停搏。绝对不齐则多见于心房颤动。

（3）心音：第一心音增强见于二尖瓣狭窄、甲状腺功能亢进、短PR间期、干扰性房室脱节或三度房室传导阻滞等。干扰性房室脱节及完全性房室传导阻滞患者当心房与心室同时收缩时，第一心音极为响亮，称为"大炮音"，此时颈静脉还可见巨大α波。在心动过速、心房颤动或频发期前收缩，两次心搏十分接近时，也出现第一心音增强。第一心音减弱见于二尖瓣关闭不全、心肌炎、PR间期延长和完全性左束支传导阻滞时。第二心音增强见于高血压或肺动脉高压；第二心音减弱见于主动脉瓣狭窄或关闭不全，以及肺动脉瓣狭窄或关闭不全。第二心音分裂常发生在肺动脉瓣关闭明显迟于主动脉瓣关闭时，见于肺动脉瓣狭窄、完全性右束支传导阻滞、二尖瓣狭窄或关闭不全时（通常分裂），以吸气时更明显。主动脉瓣关闭迟于肺动脉瓣关闭时则发生第二心音反常分裂（逆分裂），见于完全性左束支传导阻滞和主动脉瓣狭窄，吸气时第二心音分裂减弱或消失，呼气时分裂加重。房间隔缺损时也可发生呼气和吸气均存在的第二心音分裂（固定分裂）。

（4）额外心音：奔马律可分为舒张早期奔马律、收缩前期奔马律和重叠奔马律（火车头奔马律），提示心肌严重病损、心功能不全。收缩早期喷射音又称收缩早期喀喇音，出现在心底部，提示高血压、肺动脉高压或主动脉瓣、肺动脉瓣狭窄。收缩中、晚期喀喇音常位于心尖部，提示二尖瓣脱垂。二尖瓣开放拍击音见于二尖瓣狭窄。心包叩击音见于心包疾病。肿瘤扑落音见于心房黏液瘤。置换人工金属瓣膜者可闻及人工瓣膜音。心脏起搏音可见于人工心脏起搏植入者。

（5）心脏杂音（附表2）

1）听诊部位：为各心瓣膜听诊区。

2）时期：收缩期、舒张期、连续性等。

3）性质：吹风样、隆隆样、叹息样、机器样、鸥鸣样。

4）传导：杂音常向左腋下、心尖部、颈部等方向传导。

5）强度：收缩期杂音常用Levine分级，共分6级，1级最弱，6级最强。

6）与体位、呼吸、运动等关系：可使杂音减弱或增强。

（6）心包摩擦音：见于纤维蛋白性心包炎，听诊最响部位在胸骨左缘3、4肋间隙或整个心前区，前倾位听诊较明显。

附表2　常见心脏疾病杂音听诊特点

杂音部位	时期	性质	传导方向	增强因素	病因
心尖部	收缩期	吹风样	左腋下	呼气时	二尖瓣关闭不全
	舒张期	隆隆样	无	左侧卧位	二尖瓣狭窄
主动脉	收缩期	吹风样	颈部	呼气时	主动脉狭窄
	舒张期	吹风样	心尖部	坐位	主动脉瓣关闭不全
肺动脉瓣区	收缩期	吹风样	左锁骨下	吸气时	肺动脉瓣狭窄
	舒张期	叹息样	下一肋间隙	吸气时	肺动脉瓣关闭不全
胸骨左缘第3肋间	收缩期	吹风样	心尖部	Valsalva动作	主动脉下狭窄
	舒张期	叹息样	心尖部	坐位	主动脉瓣关闭不全
胸骨左缘第2肋间	连续性	机器样	无	无	动脉导管未闭

（二）全身体征

1. 二尖瓣面容　见于二尖瓣狭窄。

2. 强迫体位　端坐呼吸见于左心衰竭，强迫蹲位见于先天性发绀型心脏病，强迫停立位见于心绞痛发作时。

3. 皮肤改变　黄疸见于右心衰竭肝淤血患者，苍白见于休克、心力衰竭和亚急性感染性心内膜炎时，后者还常见到瘀点和瘀斑。

4. 皮下结节　风湿小结见于风湿热，Osler小结、Janeways小结见于亚急性感染性心内膜炎等。

5. 心源性恶病质　见于右心衰竭及全心衰竭患者。

6. 杵状指、趾　见于先天性发绀型心脏病、亚急性感染性感染心内膜炎等。

（三）周围血管体征

1. 颈静脉怒张、肝颈静脉反流征阳性 见于右心功能不全、心包疾病等，吸气时颈静脉怒张加重见于心包疾病（库斯莫尔征），颈静脉怒张还可见于上腔静脉综合征。

2. 颈静脉搏动 扩张性波动并与第一心音同步见于三尖瓣关闭不全。

3. 颈动脉异常搏动和点头运动（Musset征） 见于主动脉瓣关闭不全、动脉导管未闭、甲状腺功能亢进、严重贫血等脉压增大的患者。

4. 毛细血管搏动 见于主动脉瓣关闭不全、动脉导管未闭、甲状腺功能亢进、严重贫血等脉压增大的患者。

5. 脉搏异常

（1）水冲脉：见于主动脉瓣关闭不全、动脉导管未闭、甲状腺功能亢进、严重贫血等脉压增大的患者。

（2）奇脉：见于心包疾病。

（3）交替脉：见于左心功能不全。

（4）洪脉：见于主动脉瓣关闭不全、甲状腺功能亢进等。

（5）细脉：见于左心衰竭、主动脉瓣狭窄、休克等。

（6）脉搏短绌：脉律绝对不整齐、完全无规则，多为心房颤动。

（7）四肢脉搏不对称：见于多发性大动脉炎等。

6. 血管枪击音 见于主动脉瓣关闭不全、动脉导管未闭、甲状腺功能亢进、严重贫血等脉压增大的患者。

7. Druoziez双重杂音 见于上述脉压增大，如主动脉瓣关闭不全的患者。

（赖金胜 汪道文）

附录二　国际疾病分类标准编码

[ICD-10]-循环系统疾病

代码	中文名称	简码
I00-I99	循环系统疾病	XHXTJ
I00-I02	急性风湿热	JXFSR
I00	风湿热，未提及心脏受累	FSR，W
I00.X01	风湿活动	FSHD
I00.X02	风湿热	FSR
I00.X03	风湿性关节炎	FSXGJ
I00.X05	急性（亚急性）风湿性关节炎	JXYJX
I00.X06	风湿性脊柱炎	FSXJZ
I01	风湿热伴心脏受累	FSRBY
I01.001	急性风湿性心包炎	JXFSX
I01.002	风湿性心包炎	FSXXB
I01.003	急性活动性风湿性心包炎伴肺炎	JXHDX
I01.101	急性风湿性心内膜炎	JXFSX
I01.102	急性风湿性瓣膜炎	JXFSX
I01.201	急性风湿性心肌炎	JXFSX
I01.801	急性风湿性全心炎	JXFSX
I01.901	急性风湿性心脏病	JXFSX
I02.001	风湿性舞蹈病伴心脏受累	FSXWD
I02.002	风湿性舞蹈病伴二尖瓣和主动脉瓣及三尖瓣的心内膜炎	FSXWD
I02.003	风湿性舞蹈症伴病毒性心肌炎（西德纳姆）	FSXWD
I02.004	风湿性舞蹈症（西德纳姆）伴二尖瓣的心内膜炎	FSXWD
I02.005	风湿性舞蹈症（西德纳姆）伴肺瓣膜心内膜炎	FSXWD
I02.006	风湿性舞蹈症（西德纳姆）伴三尖瓣心内膜炎	FSXWD
I02.007	风湿性舞蹈症（西德纳姆）伴心包炎	FSXWD
I02.008	风湿性舞蹈症（西德纳姆）伴心肌炎	FSXWD
I02.009	风湿性舞蹈症（西德纳姆）伴心内膜炎	FSXWD

代码	中文名称	简码
I02.010	风湿性舞蹈症（西德纳姆）伴主动脉瓣心内膜炎	FSXWD
I02.901	风湿性舞蹈症	FSXWD
I02.902	急性风湿性舞蹈症	JXFSX
I02.903	慢性风湿性舞蹈症	MXFSX
I02.904	西德纳姆舞蹈症（重症）（小）（痉挛性）	XDNMW
I05	风湿性二尖瓣疾病	FSXEJ
I05.001	风湿性二尖瓣狭窄	FSXEJ
I05.101	风湿性二尖瓣关闭不全	FSXEJ
I05.102	风湿性二尖瓣回流	FSXEJ
I05.201	风湿性二尖瓣狭窄伴关闭不全	FSXEJ
I05.202	二尖瓣狭窄关闭不全	EJBXZ
I05.801	二尖瓣钙化	EJBGH
I05.802	二尖瓣衰竭	EJBSJ
I05.901	二尖瓣疾病 NOS	EJBBN
I06	风湿性主动脉瓣疾病	FSXZD
I06.001	风湿性主动脉瓣狭窄	FSXZD
I06.002	风湿性主动脉（瓣）梗阻	FSXZD
I06.101	风湿性主动脉瓣关闭不全	FSXZD
I06.102	风湿性主动脉瓣反流	FSXZD
I06.201	风湿性主动脉瓣狭窄伴关闭不全	FSXZD
I06.801	其他风湿性主动脉（瓣）疾病	QTFSX
I06.901	风湿性主动脉（瓣）疾病 NOS	FSXZD
I07	风湿性三尖瓣疾病	FSXSJ
I07.001	风湿性三尖瓣狭窄	FSXSJ
I07.002	三尖瓣狭窄	SJBXZ
I07.101	三尖瓣关闭不全	SJBBS
I07.102	风湿性三尖瓣关闭不全	FSXSJ
I07.103	三尖瓣反流	SJBFL
I07.201	三尖瓣狭窄伴关闭不全	SJBXZ
I07.801	其他三尖瓣疾病	QTSJB
I07.901	三尖瓣疾病 NOS	SJBJB
I08	多个心瓣膜疾病	DGXBM
I08.001	二尖瓣关闭不全伴主动脉瓣狭窄	EJBBS

续表

代码	中文名称	简码
I08.002	二尖瓣关闭不全伴主动脉瓣狭窄和主动脉瘘	EJBBS
I08.003	二尖瓣关闭不全及主动脉瓣狭窄关闭不全	EJBBS
I08.004	二尖瓣及主动脉瓣关闭不全	EJBJZ
I08.005	二尖瓣及主动脉瓣畸形	EJBJZ
I08.006	二尖瓣狭窄伴主动脉瓣反流	EJBXZ
I08.007	二尖瓣及主动脉瓣狭窄	EJBJZ
I08.008	二尖瓣狭窄伴主动脉瓣狭窄	EJBXZ
I08.009	二尖瓣及主动脉瓣狭窄关闭不全	EJBJZ
I08.010	二尖瓣狭窄伴主动脉瓣狭窄关闭不全	EJBXZ
I08.011	二尖瓣狭窄关闭不全伴主动脉狭窄	EJBXZ
I08.012	二尖瓣狭窄关闭不全及主动脉关闭不全	EJBXZ
I08.013	风湿性二尖瓣及主动脉瓣关闭不全	FSXEJ
I08.014	风湿性二尖瓣关闭不全伴主动脉瓣狭窄	FSXEJ
I08.015	风湿性二尖瓣关闭不全伴主动脉瓣狭窄和瘘	FSXEJ
I08.016	心内膜炎并主动脉瓣二尖瓣穿孔	XNMYB
I08.017	风湿性二尖瓣关闭不全伴主动脉狭窄、关闭不全	FSXEJ
I08.018	风湿性二尖瓣狭窄、关闭不全伴主动脉瓣关闭不全	FSXEJ
I08.019	风湿性二尖瓣狭窄伴主动脉瓣关闭不全	FSXEJ
I08.020	风湿性二尖瓣狭窄伴主动脉瓣狭窄、关闭不全	FSXEJ
I08.101	二尖瓣和三尖瓣的疾病	EJBHS
I08.201	主动脉瓣和三尖瓣的疾病	ZDMBH
I08.301	二尖瓣、主动脉瓣、三尖瓣合并疾病	EJB、Z
I08.801	联合瓣膜病	LHBMB
I08.901	多个心瓣膜疾病 NOS	DGXBM
I09	其他风湿性心脏病	QTFSX
I09.001	风湿性心肌（阿绍夫小体）	FSXXJ
I09.002	慢性风湿性心脏病	MXFSX
I09.101	慢性风湿性心内膜炎	MXFSX
I09.102	慢性风湿性心瓣膜炎	MXFSX
I09.201	风湿性粘连性心包炎	FSXZL
I09.202	慢性风湿性心包炎	MXFSX
I09.203	慢性风湿性心肌心包炎	MXFSX
I09.204	慢性风湿性纵隔心包炎	MXFSX

代码	中文名称	简码
I09.205	慢性风湿性心肌炎	MXFSX
I09.801	风湿性肺动脉瓣关闭不全	FSXFD
I09.802	风湿性肺动脉瓣狭窄	FSXFD
I09.803	风湿性全心炎	FSXQX
I09.804	风湿性心脏肥大	FSXXZ
I09.901	风湿性心脏病（RHD）	FSXXZ
I10	特发性（原发性）高血压	TFXYF
I10.X01	恶性高血压（急进型高血压病）	EXGXY
I10.X02	高血压	GXY
I10.X03	高血压 I	GXYI
I10.X04	高血压 II	GXY II
I10.X05	高血压 III	GXY III
I10.X06	高血压危象	GXYWX
I10.X07	老年收缩期高血压	LNSSQ
I10.X08	良性高血压	LXGXY
I10.X09	临界性高血压	LJXGX
I10.X10	特发性高血压	TFXGX
I10.X11	原发性高血压	YFXGX
I11	高血压心脏病	GXYXZ
I11.001	高血压心脏病，伴（充血性）心力衰竭	GXYXX
I11.002	高血压性心力衰竭	GXYXX
I11.901	高血压心脏病 NOS	GXYXX
I11.902	高血压心脏病，不伴（充血性）心力衰竭	GXYXX
I12	高血压肾病	GXYSZ
I12.001	高血压性肾衰竭	GXYXS
I12.901	动脉硬化性肾病	DMYHX
I12.902	动脉硬化性肾炎	DMYHX
I12.904	肾动脉硬化	SDMYH
I12.906	肾萎缩伴高血压	SWSBY
I12.908	小动脉性肾炎	XDMXS
I12.910	小动脉性肾硬化	XDMXS
I12.912	高血压性肾炎	GXYXS
I13	高血压心脏病和肾病	GXYXZ
I13.101	高血压心脏病和肾病伴肾衰竭	GXYXX

续表

代码	中文名称	简码
I13.201	高血压心脏病和肾病同时伴（充血性）心力衰竭和肾衰竭	GXYXX
I13.901	高血压心脏病及肾病NOS	GXYXX
I13.902	肾性高血压伴高血压心脏病	SXGXY
I13.903	心肾综合征	XSZHZ
I15.001	肾血管性高血压	SXGXG
I15.101	肾实质性高血压病	SSZXG
I15.102	肾性高血压	SXGXY
I15.103	继发于其他肾疾病的高血压	JFYQT
I15.201	继发于内分泌疾病的高血压	JFYNF
I15.801	口服避孕药高血压	KFBYY
I15.802	其他继发性高血压	QTJFX
I15.901	继发性高血压	JFGX
I20	心绞痛	XJT
I20.001	不稳定型心绞痛	BWDXX
I20.002	梗死前综合征	GSQZH
I20.003	增强型心绞痛	ZQXXJ
I20.004	心肌梗死前综合征	XJGSQ
I20.005	中间型冠状动脉综合征	ZJXGZ
I20.006	劳力恶化型心绞痛	LLEHX
I20.007	劳力再次型心绞痛	LLZCX
I20.008	梗死前心绞痛	GSQXJ
I20.101	冠状动脉痉挛	GZDMJ
I20.102	普林兹梅特尔	PLZMT
I20.103	心绞痛X综合征（微血管型心绞痛）	XJT X Z
I20.104	变异型心绞痛	BYXXJ
I20.801	X综合征	X ZHZ
I20.802	梗死后心绞痛	GSHXJ
I20.803	混合型心绞痛	HHXXJ
I20.804	劳力型心绞痛	LLXXJ
I20.805	稳定型心绞痛	WDXXJ
I20.806	狭心症	XXZ
I20.901	心绞痛NOS	XJTNO

代码	中文名称	简码
I20.902	缺血性胸痛	QXXXT
I20.903	心绞痛综合征（血管运动型）	XJTZH
I21	急性心肌梗死	JXXJG
I21.001	急性前壁侧壁心肌梗死	JXQBC
I21.002	急性前壁心肌梗死	JXQBX
I21.003	急性前隔心肌梗死	JXQGX
I21.004	急性前间壁心肌梗死	JXQJB
I21.005	前壁尖部急性透壁心肌梗死	QBJBJ
I21.101	急性膈面（下壁）心肌梗死	JXGMX
I21.102	急性膈面心肌梗死	JXGMX
I21.103	急性下壁心肌梗死	JXXBX
I21.104	膈壁急性透壁心肌梗死	GBJXT
I21.105	下侧壁急性透壁心肌梗死	XCBJX
I21.106	下后壁急性透壁心肌梗死	XHBJX
I21.201	急性侧壁心肌梗死	JXCBX
I21.202	急性高侧壁心肌梗死	JXGCB
I21.203	急性后壁心肌梗死	JXHBX
I21.204	急性前壁下壁心肌梗死	JXQBX
I21.205	急性室间隔下段心肌梗死	JXSJG
I21.206	急性下壁侧壁正后壁心肌梗死	JXXBC
I21.207	急性下壁右心室心肌梗死	JXXBY
I21.208	急性下壁正后壁心肌梗死	JXXBZ
I21.209	急性心房心肌梗死	JXXFX
I21.210	急性心尖部心肌梗死	JXXJB
I21.211	急性正后壁心肌梗死	JXZHB
I21.212	右心肌梗死	YXJGS
I21.213	尖-侧壁急性透壁心肌梗死	JCBJX
I21.214	基底-侧壁急性透壁心肌梗死	JDCBJ
I21.215	高侧壁急性透壁心肌梗死	GCBJX
I21.216	侧（壁）急性透壁心肌梗死	CBJXT
I21.217	后壁急性透壁心肌梗死	HBJXT
I21.218	后基底壁急性透壁心肌梗死	HJDBJ
I21.219	后侧壁急性透壁心肌梗死	HCBJX

续表

代码	中文名称	简码
I21.220	后间壁急性透壁性心肌梗死	HJBJX
I21.221	间壁急性透壁心肌梗死	JBJXT
I21.301	急性右心室心肌梗死	JXYXS
I21.302	急性室壁心肌梗死	JXSBX
I21.303	手术后心肌梗死	SSHXJ
I21.304	透壁性心肌梗死	TBXXJ
I21.401	急性小灶心肌梗死	JXXZX
I21.402	急性心内膜下心肌梗死	JXXNM
I21.403	心内膜下心肌梗死综合征	XNMXX
I21.404	非透壁性心肌梗死	FTBXX
I21.901	非冠心病心肌梗死	FGXBX
I21.904	冠状动脉栓塞伴心肌梗死	GZDMS
I21.905	冠状动脉血栓形成伴心肌梗死	GZDMX
I21.906	急性多壁心肌梗死	JXDBX
I21.907	室间隔穿孔	SJGCK
I21.908	心脏破裂	XZPL
I21.909	心脏卒中	XZZZ
I21.910	亚急性心肌梗死	YJXXJ
I21.911	心肌梗死（急性）NOS	XJGSJ
I21.912	心脏梗死	XZGS
I22.001	前壁的随后性心肌梗死	QBDSH
I22.002	前间壁的随后性心肌梗死	QJBDS
I22.003	前侧壁的随后性心肌梗死	QCBDS
I22.004	前壁尖部的随后性心肌梗死	QBJBD
I22.101	下壁的随后性心肌梗死	XBDSH
I22.102	膈壁的随后性心肌梗死	GBDSH
I22.103	下侧壁的随后性心肌梗死	XCBDS
I22.104	下后壁的随后性心肌梗死	XHBDS
I22.801	尖-侧壁的随后性心肌梗死	JCBDS
I22.802	基底-侧壁的随后性心肌梗死	JDCBD
I22.803	高侧壁的随后性心肌梗死	GCBDS
I22.804	侧（壁）的随后性心肌梗死	CBDSH
I22.805	后（真性）壁的随后性心肌梗死	HZXBD

代码	中文名称	简码
I22.806	后侧壁的随后性心肌梗死	HCBDS
I22.807	后间壁的随后性心肌梗死	HJBDS
I22.808	间壁的随后性心肌梗死	JBDSH
I22.901	急性再发心肌梗死	JXZFX
I22.902	随后性心肌梗死	SHXXJ
I23	急性心肌梗死后的某些近期并发症	JXXJG
I23.001	急性心肌梗死后的近期并发症心包积血	JXXJG
I23.101	急性心肌梗死后的近期并发症房间隔缺损	JXXJG
I23.201	急性心肌梗死后的近期并发症室间隔缺损	JXXJG
I23.301	急性心肌梗死后的近期并发症心壁破裂	JXXJG
I23.401	急性心肌梗死后的近期并发症腱索断裂	JXXJG
I23.501	急性心肌梗死后的近期并发症乳头肌断裂	JXXJG
I23.601	急性心肌梗死后的近期并发症心房、心耳和心室的血栓形成	JXXJG
I23.801	急性心肌梗死后的其他近期并发症	JXXJG
I24	其他急性缺血性心脏病	QTJXQ
I24.001	心肌梗死后综合征	XJGSH
I24.002	冠状动脉（静）脉栓（闭）塞	GZDMJ
I24.003	冠状动脉血栓形成，未造成心肌梗死	GZDMX
I24.101	心肌梗死后综合征	XJGSH
I24.102	德雷斯勒综合征	DLSLZ
I24.801	冠状动脉供血不足	GZDMG
I24.802	急性冠状动脉供血不足	JXGZD
I24.803	冠状动脉衰竭	GZDMS
I24.901	急性及亚急性缺血性心脏病 NOS	JXJYJ
I25	慢性缺血性心脏病	MXQXX
I25.001	动脉硬化性心血管病	DMYHX
I25.101	冠心病	GXB
I25.102	心肌缺血	XJQX
I25.103	冠状动脉狭窄	GZDMX
I25.104	冠状动脉粥样硬化（狭窄）	GZDMZ
I25.105	冠状动脉粥样硬化性心脏病	GZDMZ
I25.106	心肌硬化	XJYH

续表

代码	中文名称	简码
I25.107	冠状动脉病	GZDMB
I25.201	陈旧性高侧壁心肌梗死	CJXGC
I25.202	陈旧性后壁心肌梗死	CJXHB
I25.203	陈旧性前壁心肌梗死	CJXQB
I25.204	陈旧性前间壁心肌梗死	CJXQJ
I25.205	陈旧性下壁后壁心肌梗死	CJXXB
I25.206	陈旧性下壁前壁心肌梗死	CJXXB
I25.207	陈旧性下壁心肌梗死	CJXXB
I25.208	陈旧性下壁正后壁心肌梗死	CJXXB
I25.209	陈旧性小灶性心肌梗死	CJXXZ
I25.210	陈旧性心肌梗死	CJXXJ
I25.211	陈旧性心内膜下心肌梗死	CJXXN
I25.212	陈旧性正后壁心肌梗死	CJXZH
I25.213	心肌梗死恢复期	XJGSH
I25.214	治愈的心肌梗死	ZYDXJ
I25.301	房壁瘤（心壁动脉瘤）	FBLXB
I25.302	室壁瘤（心室壁动脉瘤）	SBLXS
I25.303	心脏动脉瘤	XZDML
I25.401	冠状动脉窦动脉瘤	GZDMD
I25.402	冠状动脉扩张	GZDMK
I25.403	后天性冠状动脉动静脉瘘	HTXGZ
I25.501	缺血性心肌病	QXXXJ
I25.502	慢性心肌缺血	MXXJQ
I25.601	无症状的心肌缺血	WZZDX
I25.602	隐性冠心病（无症状性冠心病）	YXGXB
I25.603	无症状的缺血性心脏病	WZZDQ
I25.801	冠状动脉炎	GZDMY
I25.802	冠状动脉左心房瘘	GZDMZ
I25.803	慢性冠状动脉供血不足	MXGZD
I25.901	冠状动脉缺血	GZDMQ
I25.902	缺血性心脏病	QXXXZ
I26	肺栓塞	FSS
I26.001	急性肺源性心脏病	JXFYX

代码	中文名称	简码
I26.002	肺栓塞，伴急性肺源性心脏病	FSS，B
I26.901	肺栓塞	FSS
I26.902	肺血栓形成	FXSXC
I26.903	出血性肺动（静）脉栓塞	CXXFD
I26.904	肺栓塞，不伴急性肺源性心脏病	FSS，B
I27	其他肺源性心脏病	QTFYX
I27.001	肺动脉高压	FDMGY
I27.002	肺动脉高压危象	FDMGY
I27.003	原发性肺动脉高压（特发性）	YFXFD
I27.004	肺动脉硬化	FDMYH
I27.005	肺动脉硬化伴肺动脉高血压	FDMYH
I27.006	肺细动脉狭窄引起的心脏病（阿-斯综合征）	FXDMX
I27.101	脊柱后侧凸性心脏病	JZHCT
I27.801	继发性肺动脉高压	JFXFD
I27.802	其他特指肺源性心脏病	QTTZF
I27.901	肺源性心脏病	FYXXZ
I27.902	慢性肺源性心脏病	MXFYX
I28	肺血管的其他疾病	FXGDQ
I28.001	肺动静脉瘘	FDJML
I28.101	肺动脉动脉瘤	FDMDM
I28.801	肺动脉扩张	FDMKZ
I28.802	肺静脉狭窄	FJMXZ
I28.803	肺小动脉炎	FXDMY
I28.804	肺血管破裂	FXGPL
I28.805	肺血管狭窄	FXGXZ
I28.901	肺血管病 NOS	FXGBN
I30.001	急性非特异性心包炎	JXFTY
I30.002	特发性心包炎	TFXXB
I30.101	病毒性心包炎	BDXXB
I30.102	细菌性心包炎	XJXXB
I30.103	病毒性心肌心包炎	BDXXJ
I30.104	化脓性心包炎	HNXXB
I30.105	感染性心包炎	GRXXB

续表

代码	中文名称	简码
I30.106	急性感染心包积液	JXGRX
I30.107	链球菌性心包炎	LQJXX
I30.108	葡萄球菌性心包炎	PTQJX
I30.109	心包积脓	XBJN
I30.801	其他类型的急性心包炎	QTLXD
I30.901	急性心包积液	JXXBJ
I30.902	急性心包炎	JXXBY
I30.903	急性心肌心包炎	JXXJX
I31	心包的其他疾病	XBDQT
I31.001	慢性粘连性心包炎	MXZLX
I31.002	心包粘连	XBZL
I31.003	纤维性心包炎	XWXXB
I31.004	粘连性纵隔心包炎	ZLXZG
I31.101	慢性化脓性缩窄性心包炎	MXHNX
I31.102	缩窄性心包炎	SZXXB
I31.103	心包钙化	XBGH
I31.104	钙化性心包炎	GHXXB
I31.201	心包积血	XBJX
I31.301	癌性心包积液	AXXBJ
I31.302	乳糜性心包积液	RMXXB
I31.801	心包破裂	XBPL
I31.802	心外膜斑	XWMB
I31.803	局部心包粘连	JBXBZ
I31.901	包裹性心包积液	BGXXB
I31.902	非特异性心包炎	FTYXX
I31.903	慢性心包炎	MXXBY
I31.904	心包积气	XBJQ
I31.905	心包积液	XBJY
I31.906	心脏压塞（心包填塞）	XBYST
I31.907	心包炎	XBY
I31.908	纵隔心包炎	ZGXBY
I33	急性和亚急性心内膜炎	JXHYJ
I33.001	恶性心内膜炎	EXXNM

代码	中文名称	简码
I33.002	二尖瓣赘生物	EJBZS
I33.003	肺动脉瓣赘生物	FDMBZ
I33.004	感染性心内膜炎	GRXXN
I33.005	感染性心内膜炎性赘生物	GRXXN
I33.006	革兰氏阳性杆菌性心内膜炎	GLSYX
I33.007	急性细菌性心内膜炎	JXXJX
I33.008	假单胞菌性心内膜炎	JDBJX
I33.009	链球菌性心内膜炎	LQJXX
I33.010	霉菌性心内膜炎	MJXXN
I33.011	葡萄球菌性心内膜炎	PTQJX
I33.012	三尖瓣赘生物	SJBZS
I33.013	细菌性心内膜炎	XJXXN
I33.014	亚急性细菌性心内膜炎	YJXXJ
I33.015	真菌性心内膜炎	ZJXXN
I33.016	主动脉瓣赘生物	ZDMBZ
I33.017	奥斯勒结节（指尖痛性小结）	ASLJJ
I33.018	溃疡性心内膜炎	KYXXN
I33.019	脓毒性心内膜炎	NDXXN
I33.020	增殖性心内膜炎	ZZXXN
I33.901	急性心内膜炎	JXXNM
I33.902	中毒性心内膜炎	ZDXXN
I34	非风湿性二尖瓣疾病	FFSXE
I34.001	二尖瓣关闭不全	EJBBS
I34.002	非风湿性二尖瓣伴主动脉瓣关闭不全	FFSXE
I34.003	二尖瓣退行性变	EJBTX
I34.004	非风湿性二尖瓣瘘伴主动脉瓣狭窄和瘘	FFSXE
I34.005	非风湿性二尖瓣反流	FFSXE
I34.101	二尖瓣后叶脱垂	EJBHY
I34.102	二尖瓣脱垂	EJBTC
I34.103	二尖瓣脱垂综合征	EJBTC
I34.201	二尖瓣术后狭窄	EJBSH
I34.202	老年钙化性二尖瓣狭窄	LNGHX
I34.203	非风湿性二尖（瓣）狭窄	FFSXE

代码	中文名称	简码
I34.801	二尖瓣腱索断裂	EJBJS
I34.802	二尖瓣裂	EJBL
I34.803	手术后二尖瓣狭窄关闭不全	SSHEJ
I34.804	非风湿性二尖瓣狭窄伴关闭不全	FFSXE
I34.805	心内膜炎并二尖瓣穿孔	XNMYB
I34.806	非风湿性二尖瓣钙化	FFSXE
I34.901	非风湿性二尖瓣退行性改变	FFSXE
I35	非风湿性主动脉瓣疾病	FFSXZ
I35.001	主动脉瓣狭窄	ZDMBX
I35.101	心内膜炎伴主动脉瓣关闭不全	XNMYB
I35.102	主动脉瓣关闭不全	ZDMBB
I35.103	非风湿性主动脉瓣回流（反流）	FFSXZ
I35.201	老年钙化性主动脉瓣狭窄关闭不全	LNGHX
I35.202	主动脉瓣狭窄伴关闭不全	ZDMBX
I35.801	退行性主动脉瓣疾病	TXXZD
I35.802	心内膜炎伴主动脉瓣穿孔	XNMYB
I35.803	心内膜炎伴主动脉瓣脱垂	XNMYB
I35.804	主动脉瓣肥厚	ZDMBF
I35.805	主动脉瓣钙化	ZDMBG
I35.806	主动脉瓣松软综合征	ZDMBS
I35.807	主动脉瓣下垂	ZDMBX
I35.808	主动脉瓣硬化	ZDMBY
I35.809	主动脉瓣周脓肿	ZDMBZ
I35.901	非风湿性主动脉瓣退行性改变	FFSXZ
I36	非风湿性三尖瓣疾病	FFSXS
I36.001	非风湿性三尖瓣狭窄	FFSXS
I36.101	非风湿性三尖瓣关闭不全	FFSXS
I36.102	非风湿性三尖瓣回流	FFSXS
I36.201	非风湿性三尖（瓣）狭窄、关闭不全	FFSXS
I36.801	非风湿性三尖瓣脱垂	FFSXS
I36.802	三尖瓣脱垂	SJBTC
I36.803	三尖瓣下移	SJBXY
I37	肺动脉瓣疾病	FDMBJ
I37.001	肺动脉瓣狭窄	FDMBX

代码	中文名称	简码
I37.101	肺动脉瓣关闭不全	FDMBB
I37.102	非风湿性肺动脉瓣回流	FFSXF
I37.201	肺动脉瓣狭窄伴关闭不全	FDMBX
I37.801	肺动脉硬化性心内膜炎	FDMYH
I38	瓣膜未特指的心内膜炎	BMWTZ
I38.X01	心脏瓣膜病	XZBMB
I38.X02	老年性心脏瓣膜病	LNXXZ
I38.X03	心瓣膜穿孔	XBMCK
I38.X04	心瓣膜钙化	XBMGH
I38.X05	心瓣膜破裂	XBMPL
I38.X06	心内膜炎	XNMY
I38.X07	心瓣膜疾病	XBMJH
I38.X08	心瓣膜炎	XBMY
I38.X09	动脉硬化性心内膜炎	DMYHX
I38.X10	非细菌性血栓性心内膜炎	FXJXX
I40.001	病毒性心肌炎	BDXXJ
I40.002	感染性心肌炎	GRXXJ
I40.003	细菌性心肌炎	XJXXJ
I40.004	心肌脓肿	XJNZ
I40.101	孤立性心肌炎	GLXXJ
I40.102	特发性心肌炎	TFXXJ
I40.103	菲尔德病毒性心肌炎	FEDBD
I40.801	中毒性心肌炎	ZDXXJ
I40.901	急性心肌炎	JXXJY
I40.902	活动性心肌炎	HDXXJ
I42.001	家族性扩张型心肌病	JZXKZ
I42.002	充血性心肌病（扩张型心肌病）	CXXXJ
I42.101	梗阻性肥厚型心肌病	FHXGZ
I42.102	肥大性主动脉瓣下狭窄	FDXZD
I42.201	非梗阻性肥厚型心肌病	FHXFG
I42.202	肥厚型心肌病	FHXXJ
I42.203	心尖肥厚型心肌病	XJFHX
I42.204	特发性肥大性心肌病	TFXFD
I42.301	心内膜心肌纤维化	XNMXJ

代码	中文名称	简码
I42.302	勒夫勒心内膜炎	LFLXN
I42.303	心内膜心肌病（嗜曙红性）	XNMXJ
I42.401	心内膜纤维弹性组织增生	XNMXW
I42.402	先天性心肌病	XTXXJ
I42.501	限制型心肌病	XZXXJ
I42.601	酒精性中毒性心肌病	JJXZD
I42.701	药物性心肌病	YWXXJ
I42.801	心肌囊肿	XJNZ
I42.802	其他心肌病	QTXJB
I42.901	充血性心肌病	CXXXJ
I42.902	继发性心肌病	JFXXJ
I42.903	特发性心肌病	TFXXJ
I42.904	心动过速性心肌病	XDGSX
I42.905	心肌病	XJB
I42.906	心肌炎后心肌病	XJYHX
I42.907	右心心肌病	YXXJB
I42.908	家族性心肌病（家族性心肌肥大症）	JZXXJ
I42.909	缩窄性心肌病	SZXXJ
I43*	分类于他处的疾病引起的心肌病	FLYTC
I44	房室传导阻滞和左束支传导阻滞	FSCDZ
I44.001	一度房室传导阻滞	ⅠDFSC
I44.101	二度房室传导阻滞，Ⅰ型和Ⅱ型	ⅡDFSC
I44.102	二度默比茨传导阻滞，Ⅰ型和Ⅱ型	ⅡDMBC
I44.103	文克巴赫传导阻滞	WKBHC
I44.201	三度房室传导阻滞（完全房室阻滞）	ⅢDFSC
I44.301	部分房室传导阻滞	BFFSC
I44.302	房室传导阻滞	FSCDZ
I44.303	特发性房室束支退化症（Lenegre病）	TFXFS
I44.304	隐匿型房室传导阻滞	YNXFS
I44.305	希氏束硬化	XSSYH
I44.401	左前分支传导阻滞	ZQFZC
I44.501	左后束支传导阻滞	ZHSCD
I44.601	完全性左束支传导阻滞（CLBBB）	WQXZS

代码	中文名称	简码
I44.602	左束支半传导阻滞	ZSZBC
I44.701	左束支传导阻滞（LBBB）	ZSZCD
I45	其他传导疾病	QTCDJ
I45.001	右束传导阻滞（RBBB）	YSCDZ
I45.101	不完全性右束支传导阻滞	BWQXY
I45.102	完全性右束支传导阻滞	WQXYS
I45.103	右束支传导阻滞 NOS	YSZCD
I45.201	二束支传导阻滞	ESCDZ
I45.301	三束支传导阻滞	SSZCD
I45.401	室内传导阻滞	SNCDZ
I45.402	束支传导阻滞	SZCDZ
I45.403	中隔支传导阻滞	ZGZCD
I45.404	非特异性室内传导阻滞	FTYXS
I45.501	窦房传导阻滞（SAB）	DFCDZ
I45.502	窦房结功能低下	DFJGN
I45.503	窦性停搏	DXTB
I45.504	房内传导阻滞	FNCDZ
I45.505	中隔束传导阻滞	ZGSCD
I45.506	树状分支性（心脏）传导阻滞	SZFZX
I45.601	劳恩 - 加农 - 莱文综合征	LEJNL
I45.602	预激综合征（沃 - 帕 - 怀氏综合征）	YJZHZ
I45.603	隐性预激综合征	YXYJZ
I45.604	沃尔夫 - 帕金森 - 怀特综合征	WEFPJ
I45.605	附属的房室传导	FSDFS
I45.606	加速的房室传导	JSDFS
I45.607	预激的房室传导	YJDFS
I45.801	房室节内双径	FSJNS
I45.802	干扰性房室分离	GRXFS
I45.901	阿 - 斯综合征（心脏传导阻滞引起晕厥）	STKSY
I45.902	家族性传导系统障碍	JZXCD
I45.903	心脏传导系统退行性变	XZCDX
I45.904	心脏传导阻滞	XZCDZ
I46	心脏停搏	XZTB

续表

代码	中文名称	简码
I46.001	心脏停搏复苏成功	XZTBF
I46.101	心源性猝死	XYXCS
I46.901	心搏骤停	XZZT
I46.902	呼吸心搏骤停	HXXTZ
I47	阵发性心动过速	ZFXXD
I47.001	室性异行心律	SXYXX
I47.101	窦房折返性心动过速	DFZFX
I47.102	窦性心动过速	DXXDG
I47.103	房内折返性心动过速	FNZFX
I47.104	房室结内折返性心动过速	FSJZF
I47.105	房室折返性心动过速	FSZFX
I47.106	房性心动过速	FXXDG
I47.107	结性心动过速（交界性心动过速）	JXXDG
I47.108	室上性心动过速	SSXXD
I47.109	阵发性房室性心动过速	ZFXFS
I47.110	阵发性房性心动过速	ZFXFX
I47.111	阵发性交界性心动过速	ZFXJJ
I47.112	阵发性室上性心动过速	ZFXSS
I47.113	自律性增高性房性心动过速	ZLXZG
I47.201	尖端扭转型室性心动过速	JDNZX
I47.202	室性心动过速	SXXDG
I47.203	右心室室性心动过速	YSSXX
I47.204	阵发性室性心动过速	ZFXSX
I47.205	左心室室性心动过速	ZSSXX
I47.901	阵发性心动过速（霍夫曼-布佛雷氏综合征）	ZFXXD
I48	心房颤动和扑动	XFXCH
I48.X01	不纯性心房扑动	BCXXF
I48.X02	特发性房颤	TFXFC
I48.X03	心房扑动	XFPD
I48.X04	心房纤维性颤动（心房颤动）	XFXWX
I48.X05	阵发性心房扑动	ZFXXF
I48.X06	阵发性心房颤动	ZFXXF
I49	其他心律失常	QTXLS
I49.001	心室扑动	XSPD

代码	中文名称	简码
I49.002	心室纤维性颤动（心室颤动）	XSXWX
I49.101	房性期前收缩（房性早搏）	FXQWS
I49.102	频发性房性期前收缩	PFXFX
I49.103	房性期前收缩	FXGZS
I49.201	结性期前收缩（房室交界性期前收缩）	JXGZB
I49.301	频发性室性期前收缩	PFXSX
I49.302	室性期前收缩	SXGZB
I49.303	室性自搏	SXZB
I49.304	阵发性室性期前收缩	ZFXSX
I49.401	期前收缩（过早搏动）	QWSSG
I49.402	偶发房室性期前收缩	OFFSX
I49.403	频发性期前收缩	PFXQW
I49.404	多灶性期前收缩	DZXGZ
I49.405	移动性起搏点（过早复极）	YDXQB
I49.406	异位搏动	YWBD
I49.407	期外收缩性心律不齐	QWSSX
I49.501	病窦综合征（慢快综合征）	BDZHZ
I49.801	窦房结-房室结游走节律	DFJFS
I49.802	窦房结游走性心律	DFJYZ
I49.803	窦性心律失常	DXXLS
I49.804	反复心律（逆节律）	FFXLN
I49.805	房性心律	FXXL
I49.806	结性心律	JXXL
I49.807	结性逸搏	JXYB
I49.808	特指多种心律失常	TZDZX
I49.809	紊乱性房性心率	WLXFX
I49.901	β受体过敏综合征	β STGM
I49.902	冠心病心律失常型	GXBXL
I49.903	室性心律失常	SXXLS
I49.904	心律失常（心律不齐；心律紊乱）	XLSCX
I50	心力衰竭	XLSJ
I50.001	充血性心力衰竭	CXXXL
I50.002	充血性心脏病	CXXXZ
I50.003	全心衰竭	QXSJ

续表

代码	中文名称	简码
I50.004	右心衰竭	YXSJ
I50.005	心源性水肿	XYXSZ
I50.101	急性肺水肿伴心力衰竭	JXFSZ
I50.102	急性左心衰竭	JXZXS
I50.103	慢性左心功能不全	MXZXG
I50.104	心源性哮喘	XYXXC
I50.105	左心房衰竭	ZXFSJ
I50.106	左心衰竭	ZXSJ
I50.107	左心衰竭合并急性肺水肿	ZXSJH
I50.108	急性肺水肿提及心脏病（心力衰竭）	JXFSZ
I50.901	低心排血量综合征	DXPZH
I50.902	心功能不全	XGNBQ
I50.903	急性心功能衰竭	JXXGN
I50.904	急性心力衰竭	JXXLS
I50.905	慢性心力衰竭	MXXLS
I50.906	心房功能不全	XFGNB
I50.907	心功能Ⅱ级	XGNⅡJ
I50.908	心功能Ⅲ级	XGNⅢJ
I50.909	心功能Ⅱ～Ⅲ级	XGNⅡⅢ
I50.910	心功能Ⅳ级	XGNⅣJ
I50.911	心力衰竭NOS	XLSJN
I50.912	心肾衰竭	XSSJ
I50.913	循环衰竭	XHSJ
I50.914	低输出量性心（力）衰竭	DSCLX
I50.915	心肌功能不全（心肌衰竭）	XJGNB
I50.916	顽固性心力衰竭	WGXXL
I51	心脏病的并发症和不明确表述	XZBDB
I51.001	后天性心间隔缺损	HTXXJ
I51.002	后天性（陈旧性）心房的间隔缺损	HTXCJ
I51.003	后天性（陈旧性）心室的间隔缺损	HTXCJ
I51.004	后天性（陈旧性）心耳的间隔缺损	HTXCJ
I51.101	心腱索断裂	XJSDL
I51.201	心脏乳头肌破裂	XZRTJ

代码	中文名称	简码
I51.301	心房血栓	XFXS
I51.302	心耳血栓	XEXS
I51.303	心室血栓	XSXS
I51.304	心尖部血栓形成	XJBXS
I51.401	老年性心脏病	LNXXZ
I51.402	心肌炎	XJY
I51.403	心肌炎后遗症	XJYHY
I51.404	间质性心肌炎	JZXXJ
I51.405	老年性心肌炎	LNXXJ
I51.501	心肌变性	XJBX
I51.502	心肌劳损	XJLS
I51.503	心肌损害	XJSH
I51.504	心肌脂肪变性	XJZFB
I51.505	老年性心肌变性	LNXXJ
I51.601	心血管变性	XXGBX
I51.602	心血管意外	XXGYW
I51.603	心血管硬化	XXGYH
I51.701	室间隔肥大	SJGFD
I51.702	心房肥大	XFFD
I51.703	心房扩大	XFKD
I51.704	心肌肥大	XJFD
I51.705	心室肥大	XSFD
I51.706	心室肥厚	XSFH
I51.707	心室扩大	XSKD
I51.708	心脏肥大	XZFD
I51.709	心脏扩大	XZKD
I51.710	运动员心脏（无瓣膜疾病的心脏肥大）	YDYXZ
I51.711	房室肥厚	FSFH
I51.801	全心炎	QXY
I51.802	乳头肌功能不全	RTJGN
I51.803	心房肿物	XFZW
I51.804	扁桃心脏综合征	BTXZZ
I51.805	心脏运动过度（综合征）	XZYDG

代码	中文名称	简码
I51.806	肾源性心脏病	SYXXZ
I51.807	原因不明心脏病	YYBMX
I51.901	肝源性心脏病	GYXXZ
I51.902	贫血性心脏病	PXXXZ
I51.903	心功能 I 级	XGN I J
I51.904	心脏病NOS	XZBNO
I67.201	动脉硬化性脑病	DMYHX
I67.202	脑动脉硬化	NDMYH
I67.203	皮层下动脉硬化性脑病	PCXDM
I67.204	脑（动脉）血管硬化	NDMXG
I67.205	大脑动脉粥样硬化症	DNDMZ
I67.206	肾动脉粥样硬化症	SDMZY
I67.207	椎基底动脉硬化	ZJDDM
I67.301	宾斯旺格病（早老性痴呆的一种）	BSWGS
I67.302	进行性白质脑病（宾斯旺格病）	JXXBZ
I67.401	高血压脑病	GXYXN
I67.501	脑底异常血管网病（云雾病）	NDYCX
I67.601	非化脓性大脑静脉血栓形成	FHNXD
I67.602	非化脓性颅内静脉窦血栓形成	FHNXL
I67.701	脑动脉炎	NDMY
I67.801	急性脑血管疾病	JXNXG
I67.802	脑动脉供血不足	NDMGX
I67.803	脑坏死	NHS
I67.804	脑血管供血不足	NXGGX
I67.805	缺血性脑血管疾病	QXXNX
I67.806	一过性脑缺血	YGXNQ
I67.807	一过性脑缺氧	YGXNQ
I67.808	脑桥内侧部综合征（福维耳氏综合征；展-面神经交叉性偏瘫）	NQNCB
I67.901	复发性脑血管疾病	FFXNX
I67.902	海绵窦受压综合征	HMDSY
I67.903	脑血管疾病	NXGB
I67.904	中脑腹侧部综合征（韦伯氏综合征；大脑脚综合征）	ZNFBC

代码	中文名称	简码
I67.905	海绵窦受压综合征	HMDSY
I67.906	脑干卒中发作综合征	NGZFF
I67.907	脑桥腹外侧综合征（米-古二氏综合征；交叉性偏瘫）	NQFWC
I67.908	小脑卒中发作综合征	XNZFF
I67.909	单纯运动性腔隙综合征	DCYDX
I67.910	单纯性感觉性腔隙综合征	DCXGJ
I67.911	其他腔隙综合征	QTQXZ
I68*	分类于他处的疾病引起的脑血管疾病	FLYTC
I69.001	蛛网膜下出血后遗症	ZWMXC
I69.101	脑出血后遗症	NCXHY
I69.301	脑梗死后遗症	NGSHY
I69.401	出血或梗死卒中后遗症 NOS	CXHGS
I69.402	脑卒中后遗症	NZZHY
I69.801	脑血管疾病后遗症	NXGBH
I69.802	脑血管疾病恢复期	NXGBH
I69.803	缺血缺氧性脑病后遗症	QXQYX
I69.804	脑血栓后遗症	NXSHY
I70.001	主动脉钙化	ZDMGH
I70.002	主动脉硬化	ZDMYH
I70.003	钙化性升主动脉狭窄	GHXSZ
I70.004	主动脉粥样硬化症	ZDMZY
I70.005	升主动脉弓狭窄	SZDMG
I70.006	动脉硬化性升主动脉狭窄	DMYHX
I70.102	戈德布拉特肾	GDBLT
I70.201	闭塞性髂动脉硬化	BSXQD
I70.202	肢体动脉硬化	ZTDMY
I70.203	下肢动脉粥样硬化闭塞症	XZDMZ
I70.204	肢体闭塞性动脉硬化	ZTBSX
I70.205	蒙门克伯格氏硬化症	MMKBG
I70.206	闭塞性肢体动脉硬化	BSXZT
I70.801	视网膜动脉硬化	SWMDM
I70.802	腹主动脉硬化	FZDMY
I70.803	闭塞性视网膜动脉炎	BSXSW

续表

代码	中文名称	简码
I70.804	高血压性视网膜动脉硬化	GXYXS
I70.805	眼底动脉硬化	YDDMY
I70.901	闭塞性动脉炎	BSXDM
I70.902	闭塞性动脉硬化	BSXDM
I70.903	动脉硬化	DMYH
I70.904	动脉粥样硬化	DMZYY
I70.905	周身性动脉硬化	ZSXDM
I70.906	老年性动脉炎	LNXDM
I70.907	血栓性闭塞性（无脉病）动脉炎	XSXBS
I95	低血压	DXY
I95.001	特发性低血压	TFXDX
I95.101	直立性低血压	TWXDX
I95.102	原发性直立性低血压	YFXZL
I95.201	药物性低血压	YWXDX
I95.801	慢性低血压	MXDXY
I95.901	低血压 NOS	DXYNO
I95.902	血压下降	XYXJ
I97	循环系统的操作后疾病，不可归类在他处者	XHXTD
I97.001	心包切开术后综合征	XBQKS
I97.002	心脏术后低心排血量综合征	XZSHD
I97.003	心脏术后综合征	XZSHZ
I97.004	瓣膜切开术后综合征	BMQKS
I97.101	瓣膜置换术后心脏瓣膜衰竭	BMZHS
I97.102	机械瓣置换术后瓣周漏	JXBZH
I97.103	生物瓣膜失功能	SWBMS
I97.104	手术后心力衰竭伴肺水肿	SSHXL
I97.105	心脏手术后功能障碍	XZSSH
I97.106	心脏手术后心力衰竭	XZSSH
I97.107	起搏器综合征	QBQZH
I97.201	乳房切除术后淋巴水肿综合征	RFQCS
I97.801	动脉导管结扎术后复通	DMDGJ
I97.805	经皮导管治疗动脉导管未闭术后残余分流	JPDGZ
I97.808	室间隔缺损残余漏	SQCYL

续表

代码	中文名称	简码
I97.901	经皮动脉导管矫治术后并发症	JPDMD
I97.903	经皮房缺-室缺矫治术后并发症	JPFQ
I97.904	经皮冠状动脉狭窄矫治术后并发症	JPGZD
I97.905	经皮球囊扩瓣术后并发症	JPQNK
I97.906	经皮射频消融术后并发症	JPSPX
I97.907	射频消融术后	SPXRS
I97.908	心导管检查术后	XDGJC
I97.909	心导管造影术后并发症	XDGZY
I97.910	心导管治疗术后	XDGZL
I97.911	心脏瓣膜置换术后	XZBMZ
I97.912	心脏术后	XZSH
I97.913	操作后循环系统疾病NOS	CZHXH
I99	循环系统的其他和未特指的疾病	XHXTD
I99.X01	急性循环充血	JXXHC
I99.X03	心室残留异物	XSCLY
I99.X05	周围血管并发症	ZWXGB

（倪　黎　刘启功）

附录三　心脏内科常规检查正常参考值

一、血　液　学

比重

　　全血　男　1.054～1.062

　　　　　女　1.048～1.059

　　血浆　1.024～1.059

渗透压

　　胶体　（2.8±0.4）kPa[（21±3）mmHg]

　　晶体　（295±15）mmol/L（mOsm/kg）

红细胞沉降率　Westergren法

　　男　0～15mm/h

　　女　0～20mm/h

红细胞计数

　　男　（4.3～5.8）×10^{12}/L

　　女　（3.8～5.1）×10^{12}/L

血红蛋白

　　男　130～175g/L

　　女　115～150g/L

血细胞比容

　　男　0.40～0.50（40%～50%）

　　女　0.37～0.48（37%～48%）

红细胞平均指数

　　红细胞平均指数　（7.33±0.29）µm

　　红细胞平均体积（MVC）　82～100fl（82～100µm^3）

　　红细胞平均血红蛋白含量（MCH）　27～31pg

　　红细胞平均血红蛋白浓度（MCHC）　320～360g/L

　　（32%～36%）

网织红细胞计数

　　百分比　0.005～0.015（0.5%～1.5%）

　　绝对值　24～84

白细胞计数　（4.0～10.0）×10^9/L

白细胞分类计数

　　中性杆状核粒细胞　0.01～0.05（1%～5%）

　　中性分叶核粒细胞　0.50～0.70（50%～70%）

　　嗜酸性粒细胞　0.005～0.05（0.5%～5%）

　　嗜碱性粒细胞　0～0.01（0～1%）

　　淋巴细胞　0.20～0.40（20%～40%）

　　单核细胞　0.03～0.08（3%～8%）

二、血液生化

1. 止血与凝血检验

血小板计数　（125～350）×10^9/L

血小板黏附实验

　　男　0.349±0.059（34.9%±5.9%）

　　女　0.394±0.0519（39.4±5.19%）

血小板聚集实验

　　最大聚集率　0.627±0.161（62.7%±16.1%）

出血时间

　　Duke法　1～3min

　　Ivy法　2～6min

凝血时间

　　试管法　4～12min

血浆凝血酶酶原时间

　　11.5～14.5s（或较对照延长＜3s）

活化部分凝血活酶时间

　　29～42s（或较对照延长＜5s）

简易凝血活酶生成实验

　　＜13s（孵育1min）

血清凝血酶原时间（凝血酶原消耗时间）

　　＞20s，多数25～50s（较对照缩短＜3s）

凝血酶凝固时间

　　14～19s（或较对照延长＜3s）

血块退缩时间

　　0.5～1h开始退缩，24h完全退缩

硫酸鱼精蛋白（3P）试验　阴性

优球蛋白溶解试验　＞120min

纤维蛋白原　2.0～4.0g/L（5.88～11.76μmol/L）

血清纤维蛋白（原）降解产物（总FDP）　0～8mg/L

纤维蛋白肽A（RIA法）　＜2μg/L

组织型纤溶酶原激活物

　　抗原量　（4.0±1.8）μg/L

　　酶活性　（170±1.0）U/L

血栓调节素抗原量

　　血浆　（19.6±6.05）μg/L

　　尿液　（126±37）mg/24h

2. 血液流变学检查（血液黏度参考值）

全血比黏度

　　男　3.43～5.07

　　女　3.01～4.29

血浆比黏度　1.46～1.82

血清比黏度　1.38～1.66

全血还原比黏度　5.9～8.9

（左后娟　唐家荣）

三、细胞因子检测

IL-1β＜5pg/ml

IL-2R＜223～710U/ml

IL-6＜7pg/ml

IL-8＜62pg/ml

IL-10＜9.1pg/ml

TNF-α＜8.1pg/ml

sST2＜35ng/ml（免疫荧光干式定量法）

（陈　琛　吴俊芳）

四、内分泌及代谢检查

1. 甲状腺功能检测

血 TSH　2～10mU/L

血 TT4（放免法）　65～156nmol/L（5～12μg/dl）

血 TT3　1.7～3.0nmol/L（110～150ng/dl）

血 FT4　10～30pmol/L（2.0～3.0ng/dl）

血 FT3　4～10pmol/L（3.9～7.4pg/ml）

血反 T3　0.2～0.8nmol/L（13～53ng/dl）

2. 血浆游离儿茶酚胺

血甲氧基去甲肾上腺素（NMN）（质谱法）　＜0.59nmol/L

血甲氧基肾上腺素（MN）（质谱法）　＜0.21nmol/L

注意事项：

（1）患者最好空腹、卧位休息30min后采血；

（2）因血浆游离 MN 易受体位和应激状态影响，一般 MN 高于1.5～2倍以上对 PPGL 具有诊断价值；

（3）对 MN 轻度升高患者应排除影响因素后进行重复测定；

（4）血浆 MN 的敏感度和特异度优于尿液 MN。

3. 尿儿茶酚胺

定性试验阴性：可进行辅助诊断。

尿甲氧基去甲肾上腺素（NMN）（质谱法）　＜3.0mol/（L·24h）

尿甲氧基肾上腺素（MN）（质谱法）　＜1.2mol/（L·24h）

其他儿茶酚胺代谢产物的测定：可进行辅助诊断。

尿多巴胺（DA）（色谱法）　120.93～330.59μg/d

尿肾上腺素（E）（色谱法）　1.74～6.42μg/d

尿去甲肾上腺素（NE）（色谱法）　16.69～40.65μg/d

尿香草扁桃酸（VMA）（色谱法）　5～45μmol/24h

尿高香草酸（HVA）（色谱法）　＜7mg/d（45nmol/d）

注意事项：

（1）需收集24h尿样进行检测。尿样采集中需加入 $Na_2EDTA/Na_2S_2O_5$，收集尿样后需用盐酸酸化至 pH 4.0。

（2）尿样儿茶酚胺代谢物浓度易受利尿药、β 受体阻滞剂、血管扩张药或钙通道阻滞药影响，检测前应停用。

4. 血浆肾素 - 血管紧张素 - 醛固酮系统活性检测

（1）血浆肾素活性（PRA）

　　普通饮食（早上8时）　卧位：0.05～0.79ng/（ml·h）

　　　　　　　　　　　立位：1.95～3.99ng/（ml·h）

　　低盐饮食　卧位：0.70～5.86ng/（ml·h）

　　　　　　　立位：1.13～8.11ng/（ml·h）

（2）血浆血管紧张素Ⅱ（AⅡ）

　　普通饮食　卧位：28.2～52.2pg/ml

　　　　　　　立位：55.3～115.3pg/ml

　　低盐饮食　卧位：40.6～91.0pg/ml

　　　　　　　立位：64.3～120.7pg/ml

（3）血浆醛固酮（ALd）

　　普通饮食　卧位：5.9～17.4ng/dl

　　　　　　　立位：6.5～29.6ng/dl

　　低盐饮食　卧位：12.2～36.9ng/dl

　　　　　　　立位：13.9～63.5ng/dl

（4）ALd/PRA比值：≥50（阳性）；＜25（阴性）；25～50为可疑阳性。

　　尿醛固酮（普通饮食）　9.4～35.2nmol/24h

　　血抗利尿激素（放免法）　1.4～5.6pmol/L

5. 血胰岛素检测

（1）空腹胰岛素：10～20mU/L。

（2）释放试验：口服葡萄糖后胰岛素高峰在30min至1h，峰值为空腹胰岛素的5～10倍。2h胰岛素＜30mU/L，3h后达到空腹水平。

（左后娟　陈　琛　吴俊芳）

参考文献

蔡军，孙英贤，李玉明，等，2022. 中国高血压临床实践指南. 中华心血管病杂志，50（11）：1050-1095.

葛均波，葛雷，霍勇，等，2021. 中国冠状动脉慢性完全闭塞病变介入治疗推荐路径更新. 中国介入心脏病学杂志，29（6）：302-305.

葛均波，徐永健，王辰，2018. 内科学. 9版. 北京：人民卫生出版社.

李宜富，黄卫斌，王炎，2018. 心电生理知识入门. 北京：科学技术文献出版社，102-104.

李治安，2003. 临床超声影像学. 北京：人民卫生出版社.

李治安，杨娅，2007. 超声心动图临床疑难病例解析. 北京：科学技术文献出版社.

刘力生，2019. 中国高血压防治指南（2018年修订版）. 中国心血管杂志，24（1）：24-56.

马长生，霍勇，方唯一，2012. 介入心脏病学. 2版. 北京：人民卫生出版社.

聂绍平，荆志成，黄岚，2022. 急性肺栓塞多学科团队救治中国专家共识. 中华心血管病杂志，50（1）：25-35.

汪道文，2021. 暴发性心肌炎诊断与治疗. 北京：科学出版社.

王伟民，霍勇，葛均波，2021. 冠状动脉钙化病变诊治中国专家共识（2021版）. 中国介入心脏病学杂志，29（5）：251-259.

王炎，陈光志，姚焰，等，2016. 零X线透视三维电场导航植入单腔及双腔起搏器的临床研究. 临床内科杂志，33（6）：381-384.

王炎，邱接，汪道文，2021. 脉冲电场消融多源性房性心动过速合并心房颤动一例. 临床内科杂志，38（11）：776-778.

杨峰，王粮山，2018 成人体外膜氧合循环辅助专家共识. 中华重症医学电子杂志（网络版），4（2）：114-122.

喻荣辉，乔青，李嘉，2020. 房间隔穿刺技术：解剖、器械和方法. 中华心血管病杂志，48（9）：794-798.

中国成人血脂异常防治指南修订联合委员会，2016. 中国成人血脂异常防治指南（2016年修订版）. 中国循环杂志，31（10）：937-953.

中国医师协会心血管内科医师分会结构性心脏病专业委员会，2022. 中国经导管主动脉瓣置换术临床路径专家共识（2021）. 中国循环杂志，37（1）：12-23.

中国医师协会血管外科医师分会静脉学组，史振宇，2022. 常见静脉疾病诊治规范（2022年版）. 中华普通外科学文献（电子版），16（4）：255-272.

中华心血管病杂志编辑委员会，中国生物医学工程学会心律分会，中国老年学和老年医学学会心血管病专业委员会，等，2019. 晕厥的诊断与治疗中国专家共识（2018）. 中华心血管病杂志，47：96-107.

中华医学会呼吸病学分会肺栓塞与肺血管病学组，2018. 肺血栓栓塞症诊治与预防指南. 中华医学杂志，98（14）：1060-1087.

中华医学会呼吸病学分会肺栓塞与肺血管病学组，中国医师协会呼吸医师分会，肺栓塞与肺血管病工作委员会全国肺栓塞与肺血管病防治协作组，等，2021. 中国肺动脉高压诊断与治疗指南（2021版）. 中华医学杂志：101（1）：11-51.

中华医学会心电生理和起搏分会，中国医师协会心律学专业委员会，2021. 室上性心动过速诊断及治疗中国专家共识（2021）. 中华心律失常学杂志，26（3）：202-262.

中华医学会心电生理和起搏分会，中国医师协会心律学专业委员会，2021. 心动过缓和传导异常患者的评估与管理中国专家共识2020. 中华心律失常学杂志，25（3）：185-211.

中华医学会心电生理和起搏分会，中国医师协会心律学专业委员会，2021. 植入型心律转复除颤器临床应用中国专家共识（2021）. 中华心律失常学杂志，25（4）：280-299.

中华医学会心血管病学分会，中华心血管病杂志编辑委员会，2017. 非ST段抬高型急性冠状动脉综合征诊断和治疗指南（2016）. 中华心血管病杂志，45（5）：359-376.

中华医学会心血管病学分会，中华心血管病杂志编辑委员会，2019. 急性ST段抬高型心肌梗死诊断和治疗指南（2019）. 中华心血管病杂志，47（10）：766-783.

中华医学会心血管病学分会，中华心血管病杂志编辑委员会，2022. 中国冠状动脉左主干分叉病变介入治疗指南. 中华心血管病杂志，50（4）：349-360.

中华医学会心血管病学分会介入心脏病学组，中国医师协会心血管内科医师分会血栓防治专业委员会，等，2016. 中国经皮冠状动脉介入治疗指南（2016）. 中华心血管病杂志，44（5）：382-400.

中华医学会心血管病学分会介入心脏病学组，中华医学会心血管病学分会动脉粥样硬化与冠心病学组，中国医师协会心血管内科医师分会血栓防治专业委员会，2018. 稳定性冠心病诊断与治疗指南. 中华心血管病杂志，46（9）：680-694.

中华医学会心血管病学分会精准心血管病学学组，中国医疗保健国际交流促进会精准心血管病分会，中华心血管病杂编辑委员会，2019. 单基因遗传性心血管疾病基因诊断指南. 中华心血管病杂志，47（3）：175-196.

中华医学会心血管病学分会精准医学学组，中华心血管病杂志编辑委员会，成人暴发性心肌炎工作组，2017. 成人暴发性心肌炎诊断与治疗中国专家共识. 中华心血管病杂志，45：742-752.

中华医学会心血管病学分会精准医学学组，中华心血管病杂志编辑委员会，成人暴发性心肌炎工作组，2017. 成人暴发性心肌炎诊断与治疗中国专家共识. 内科急危重症杂志，23（6）：443-453.

中华医学会心血管病学分会心力衰竭学组，中国医师协会心力衰竭专业委员会，中华心血管病杂志编辑委员会，2018. 中国心力衰竭诊断和治疗指南. 中华心血管病杂志，46（10）：760-789.

中华医学会胸心血管外科分会，2022. 感染性心内膜炎外科治疗中国专家共识. 中华胸心血管外科杂，38（3）：146-155.

Douglas L，Mann，2022. Braunwald心脏病学——心血管内科学教科书. 11版. 陈灏珠，译. 北京：人民卫生出版社.

Al-Khatib SM，Stevenson WG，Ackerman MJ，et al.，2018. 2017 AHA/ACC/HRS guideline for management of patients with ventricular arrhythmias and the prevention of sudden cardiac death: A report of the American College of Cardiology/American Heart Association Task Force on Clinical Practice Guidelines and the Heart Rhythm Society. Heart Rhythm，15（10）：e73-e189.

Antman EM，Leopold JA，Sauer WH，et al.，2022. Atrial fibrillation and catheter ablation. N Engl J Med，387（14）：e31

Basso C，Perazzolo Marra M，Rizzo S，et al.，2015. Arrhythmic mitral valve prolapse and sudden cardiac death. Circulation，132（7）：556-566.

Brignole M, Moya A, de Lange FJ, et al., 2018. 2018 Guidelines for the diagnosis and management of syncope. Eur Heart J, 39 (21): 1883-1948.

Calkins H, 2019. The 2019 ESC Guidelines for the management of patients with supraventricular tachycardia. Eur Heart J, 40(47): 3812-3813.

Camm AJ, Kirchhof P, Lip GY, et al., 2010. Guidelines for the management of atrial fibrillation: the Task Force for the Management of Atrial Fibrillation of the European Society of Cardiology(ESC). Europace, 12(10): 1360-1420.

Cerqueira MD, Weissman NJ, Dilsizian V, et al., 2002. Standardized myocardial segmentation and nomenclature for tomographic imaging of the heart: a statement for healthcare professionals from the Cardiac Imaging Committee of the Council on Clinical Cardiology of the American Heart Association. Circulation, 105(4): 539-542.

Connolly SJ, Ezekowitz MD, Yusuf S, et al., 2009. Dabigatran versus warfarin in patients with atrial fibrillation. N Engl J Med, 361(12): 1139-1151.

Cooper LT, Baughman KL, Feldman AM, et al., 2007. The role of endomyocardial biopsy in the management of cardiovascular disease: a scientific statement from the American Heart Association, the American College of Cardiology, and the European Society of Cardiology. Endorsed by the Heart Failure Society of America and the Heart Failure Association of the European Society of Cardiology. J Am Coll Cardiol, 50(19): 1914-1931.

Daubert JC, Saxon L, Adamson PB, et al., 2012. 2012 EHRA/ HRS expert consensus statement on cardiac resynchronization therapy in heart failure: implant and follow-up recommendations and management. Heart Rhythm, 9(9): 1524-1576.

De Ponti R, Cappato R, Curnis A, et al., 2006. Trans-septal catheterization in the electrophysiology laboratory: data from a multicenter survey spanning 12 years. J Am Coll Cardiol, 47(5): 1037-1042.

Earley MJ, 2009. How to perform a transseptal puncture. Heart, 95

（1）：85-92.

Epstein AE, DiMarco JP, Ellenbogen KA, et al., 2013. 2012 ACCF/AHA/HRS focused update of the 2008 guidelines for device-based therapy of cardiac rhythm abnormalities: a report of the American College of Cardiology Foundation/American Heart Association Task Force on Practice Guidelines. J Thorac Cardiovasc Surg, 144(6): e127-e145.

Evans L, Rhodes A, Alhazzani W, et al., 2021. Surviving sepsis campaign: international guidelines for management of sepsis and septic shock 2021. Intensive Care Med, 47(11): 1181-1247.

Fadhle A, Hu M, Wang Y, 2020. The safety and efficacy of zero-fluoroscopy ablation versus conventional ablation in patients with supraventricular tachycardia. Kardiol Pol, 78(6): 552-558.

Gewitz MH, Baltimore RS, Tani LY, et al., 2015. Revision of the Jones criteria for the diagnosis of acute rheumatic fever in the era of doppler echocardiography: a scientific statement from the American Heart Association. Circulation, 131(20): 1806-1818.

Guandalini GS, Liang JJ, Marchlinski FE, 2019. Ventricular Tachycardia Ablation: Past, Present, and Future Perspectives. JACC Clin Electrophysiol, 5(12): 1363-1383.

Habib G, Lancellotti P, Antunes MJ, et al., 2015. 2015 ESC Guidelines for the management of infective endocarditis: The Task Force for the Management of Infective Endocarditis of the European Society of Cardiology(ESC). Eur Heart J, 36(44): 3075-3128.

Henry TD, Tomey MI, Tamis-Holland JE, et al., 2021. Invasive management of acute myocardial infarction complicated by cardiogenic shock: A scientific statement from the American Heart Association. Circulation, 143(15): e815-e829.

Hindricks G, Potpara T, Dagres N, et al., 2021. 2020 ESC guidelines for the diagnosis and management of atrial fibrillation developed in collaboration with the European Association for Cardio-Thoracic Surgery(EACTS): The Task Force for the diagnosis and management of atrial fibrillation of the European Society of Cardiology(ESC)developed with the special contribution of the European Heart Rhythm Association(EHRA)of the ESC.

Eur Heart J, 42(5): 373-498.

Humbert M, Kovacs G, Hoeper MM, et al., 2022. 2022 ESC/ERS guidelines for the diagnosis and treatment of pulmonary hypertension. European heart journal, 43(38): 3618-3731.

Hundley WG, Bluemke DA, Bogaert J, et al., 2022. Society for Cardiovascular Magnetic Resonance(SCMR)guidelines for reporting cardiovascular magnetic resonance examinations. J Cardiovasc Magn Reson, 24(1): 1-26.

Khouri SJ, Maly GT, Suh DD, et al., 2004. A practical approach to the echocardiographic evaluation of diastolic function. J Am Soc Echocardiogr, 17(3): 290-297.

Kociol RD, Cooper LT, Fang JC, et al., 2020. Recognition and initial management of fulminant myocarditis: A scientific statement from the american heart association. Circulation, 141(6): e69-e92.

Krisai P, Duchateau J, Cheniti G, et al., 2019. Radiofrequency ablation of ventricular fibrillation. Heart Rhythm, 18(11): 2016-2017.

Leiner T, Bogaert J, Friedrich MG, et al., 2020. SCMR Position Paper(2020)on clinical indications for cardiovascular magnetic resonance. J Cardiovasc Magn Reson, 22(1): 76.

Li Z, Zhou C, Tan L, et al., 2017. Variants of genes encoding collagens and matrix metalloproteinase system increased the risk of aortic dissection. Sci China Life Sc, 60(1): 57-65.

McDonagh TA, Metra M, Adamo M, et al., 2021. ESC guidelines for the diagnosis and treatment of acute and chronic heart failure: developed by the Task Force for the diagnosis and treatment of acute and chronic heart failure of the European Society of Cardiology(ESC). With the special contribution of the Heart Failure Association(HFA)of the ESC. Eur J Heart Fail, 24(1): 4-131.

Merchant RM, Topjian AA, Panchal AR, et al., 2020. Part 1: Executive Summary: 2020 American Heart Association Guidelines for Cardiopulmonary Resuscitation and Emergency Cardiovascular Care. Circulation, 142: S337-S357.

Nagueh SF, Smiseth OA, Appleton CP, et al., 2016. Recommendations for the evaluation of left ventricular diastolic function by echocardiography: An update from the American Society of Echocardiography and the European Association of Cardiovascular Imaging. J Am Soc Echocardiogr, 29(4): 277-314.

O'Gara PT, Grayburn PA, Badhwar V, et al., 2017. 2017 ACC expert consensus decision pathway on the management of mitral regurgitation: A report of the American College of Cardiology Task Force on expert consensus decision pathways. J Am Coll Cardiol, 70(19): 2421-2449.

Ortel TL, Neumann I, Ageno W, et al., 2020. American Society of Hematology 2020 guidelines for management of venous thromboembolism: treatment of deep vein thrombosis and pulmonary embolism. Blood Adv, 4(19): 4693-4738.

Otto CM, 2009. Textbook of clinical echocardiography. 3rd ed. Philadelphia: WB Saunders.

Otto CM, Nishimura RA, Bonow RO, et al., 2021. 2020 ACC/ AHA guideline for the management of patients with valvular heart disease. J Am Coll Cardiol, 77: e25-e197.

Page RL, Joglar JA, Caldwell MA, et al., 2016. 2015 ACC/ AHA/HRS guideline for the management of adult patients with supraventricular tachycardia: executive summary: A report of the American College of Cardiology/American Heart Association Task Force on Clinical Practice Guidelines and the Heart Rhythm Society. J Am Coll Cardiol, 67(13): 1575-1623.

Panchal AR, Bartos JA, Cabañas JG, et al., 2020. Part 3: Adult basic and advanced life support: 2020 American Heart Association guidelines for cardiopulmonary resuscitation and emergency cardiovascular care. Circulation, 142(16_suppl_2): S366-S468.

Panchal AR, Berg KM, Hirsch KG, et al., 2019. American Heart Association focused update on advanced cardiovascular life support: Use of advanced airways, vasopressors, and extracorporeal cardiopulmonary resuscitation during cardiac arrest: An update to the American Heart Association guidelines for cardiopulmonary resuscitation and emergency cardiovascular care. Circulation, 140 (24): e881-e894.

Pruszczyk P, Klok FA, Kucher N, et al., 2022. Percutaneous treatment options for acute pulmonary embolism: a clinical consensus statement by the ESC Working Group on pulmonary circulation and right ventricular function and the European Association of percutaneous cardiovascular interventions. euroIntervention：18 （8）：e623-e638.

Pumphrey A，Yang Z，Ye S，et al.，2016. Advanced cardiac chemical exchange saturation transfer（cardioCEST）MRI for in vivo cell tracking and metabolic imaging. NMR Biomed，29（1）：74-83.

Rao P，Smith R，Khalpey Z，2018. Venoarterial extracorporeal membrane oxygenation in cardiogenic shock. JACC Heart Fail，6：887.

Reddy VY，Neuzil P，Koruth JS，et al，2019. Pulsed field ablation for pulmonary vein isolation in atrial fibrillation. J Am Coll Cardiol，74（3）：315-326.

Riccardo Proietti，Yan Wang，Yan Yao，et al.，2019. Cardiac electrophysiology without fluoroscopy. Switzerland：Springer Nature，9：45-64.

Schoenfuss ES，2022. Diagnosis，management，and prevention of acute rheumatic fever in the United States. JAAPA，35（5）：21-27.

Sundt TM，Jneid H，2021. Guideline update on indications for transcatheter aortic valve implantation based on the 2020 American College of Cardiology/American Heart Association guidelines for management of valvular heart disease. JAMA Cardiol，6（9）：1088-1089.

Taggart P，Nash MP，Lambiase P，2022. Ventricular fibrillation：combined myocardial substrate and Purkinje ablation. Eur Heart J，43（12）：1248-1250.

Tokgözoğlu L，Libby P，2022. The dawn of a new era of targeted lipid lowering therapies. Eur Heart J，43（34）：3198-3208.

Tschope C，Kherad B，Schultheiss HP，2015. How to perform an endomyocardial biopsy? Turk Kardiyol Dern Ars，43（6）：572-575.

Valkovič L，Clarke W T，Schmid A I，et al.，2019. Measuring inorganic phosphate and intracellular pH in the healthy and hypertrophic cardiomyopathy hearts by in vivo 7T 31P-cardiovascular magnetic resonance spectroscopy. J Cardiovasc Magn Reson，21（1）：19.

Wang Y，Chen GZ，Yao Y，et al.，2017. Ablation of idiopathic ventricular arrhythmia using zero-fluoroscopy approach with equivalent efficacy and less fatigue: A multicenter comparative study. Medicine, 96(6): e6080.

Writing Committee, Lloyd-Jones DM, Morris PB, et al., 2022. 2022 ACC expert consensus decision pathway on the role of nonstatin therapies for LDL-cholesterol lowering in the management of atherosclerotic cardiovascular disease risk: A report of the American College of Cardiology Solution Set Oversight Committee. J Am Coll Cardiol, 80(14): 1366-1418.

Xu X, Wang JJ, Zhao H, et al., 2022. Variant angina is associated with myocarditis. J Inflamm Res, 15: 4939-4949.

Yannopoulos D, Bartos J, Raveendran G, et al., 2020. Advanced reperfusion strategies for patients with out-of-hospital cardiac arrest and refractory ventricular fibrillation(arrest): A phase 2, single centre, open-label, randomised controlled trial. Lancet, 396 (10265): 1807-1816.

Zeppenfeld K, Tfelt-Hansen J, de Riva M, et al., 2022. 2022 ESC guidelines for the management of patients with ventricular arrhythmias and the prevention of sudden cardiac death. Eur Heart J, 43(40): 3997-4126.

Zipes DP, Camm AJ, Borggrefe M, et al., 2006. ACC/AHA/ ESC 2006 guidelines for management of patients with ventricular arrhythmias and the prevention of sudden cardiac death--executive summary: A report of the American College of Cardiology/ American Heart Association Task Force and the European Society of Cardiology Committee for Practice Guidelines(Writing Committee to Develop Guidelines for Management of Patients with ventricular arrhythmias and the prevention of sudden cardiac death)developed in collaboration with the European Heart Rhythm Association and the Heart Rhythm Society. Eur Heart J, 27(17): 2099-2140.